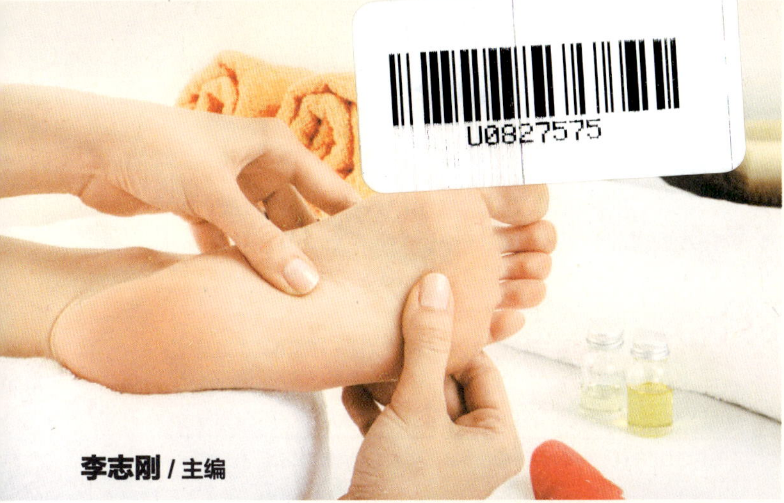

李志刚 / 主编

手耳足反射区按摩全真图解

头痛
手耳足 →
按摩疗法

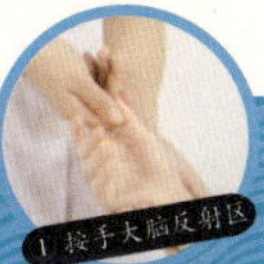

① 按手大脑反射区

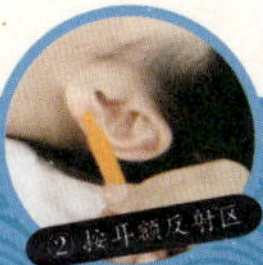

② 按耳额反射区

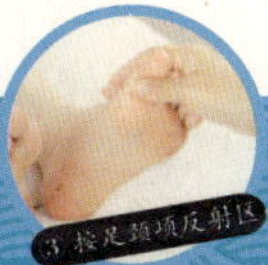

③ 按足颈项反射区

新疆人民出版总社
新疆人民卫生出版社

图书在版编目（CIP）数据

手耳足反射区按摩全真图解 /李志刚主编. --乌鲁木齐：新疆人民卫生出版社，2015.5（2017.4重印）

ISBN 978-7-5372-6131-9

Ⅰ.①手… Ⅱ.①李… Ⅲ.①手－按摩疗法（中医）－图解②足－按摩疗法（中医）－图解③耳－按摩疗法（中医）－图解 Ⅳ.①R244.1-64

中国版本图书馆CIP数据核字(2015)第048869号

手耳足反射区按摩全真图解

SHOUERZU FANSHEQU ANMO QUANZHEN TUJIE

出版发行	新疆人民出版总社 新疆人民卫生出版社
责任编辑	张　宁
摄影摄像	深圳市金版文化发展股份有限公司
策划编辑	深圳市金版文化发展股份有限公司
封面设计	深圳市金版文化发展股份有限公司
地　　址	新疆乌鲁木齐市龙泉街196号
电　　话	0991-2824446
邮　　编	830004
网　　址	http://www.xjpsp.com
印　　刷	深圳市雅佳图印刷有限公司
经　　销	全国新华书店
开　　本	711毫米×1016毫米 32开
印　　张	7.5
字　　数	150千字
版　　次	2016年5月第1版
印　　次	2017年4月第3次印刷
定　　价	19.80元

前言

近年来，老百姓“看病难，看病贵”的呼声一浪高过一浪，因此不少人讳疾忌医。但是，不看医生，自己如何诊断身体的健康问题？不打针吃药，自己如何减轻病痛？本书将告诉您，观察手耳足可知健康，按摩手耳足能祛病痛。

中医认为，手是人体的“脑外之道”，耳是人体脏腑的缩影，足是人体的“第二心脏”。通过对手耳足反射区和穴位的刺激，可以调整人体脏腑功能，提高机体免疫力，从而达到养生保健、辅助诊病和治疗疾病的效果。

本书对人体手部、耳部和足部反射区进行了全面梳理和解读，图文并茂地解说了人体200多个反射区的定位和主治，详细介绍如何通过观察手耳足来诊断疾病。本书将临床疾病分为常见病、慢性病、小病小痛、颈肩腰腿病、两性生殖疾病等六大板块，重点介绍每个疾病对应的手耳足按摩疗法。

全书图文并茂，每个疾病都配有相应的反射区定位图和真人演示按摩图。同时，还运用二维码技术将视频文件插入书中，只需用手机或平板电脑扫描二维码，对应的手耳足按摩疗法的真人视频便在手机或平板电脑上播放。专家示范，化繁为简，让您一看就懂，一学就会。

目录

手耳足反射区健康密码速查即用

第1章 观手耳足知健康

第2章 按摩手耳足消除常见病

第7章

按摩手耳足保健治未病

手耳足反射区健康密码速查即用

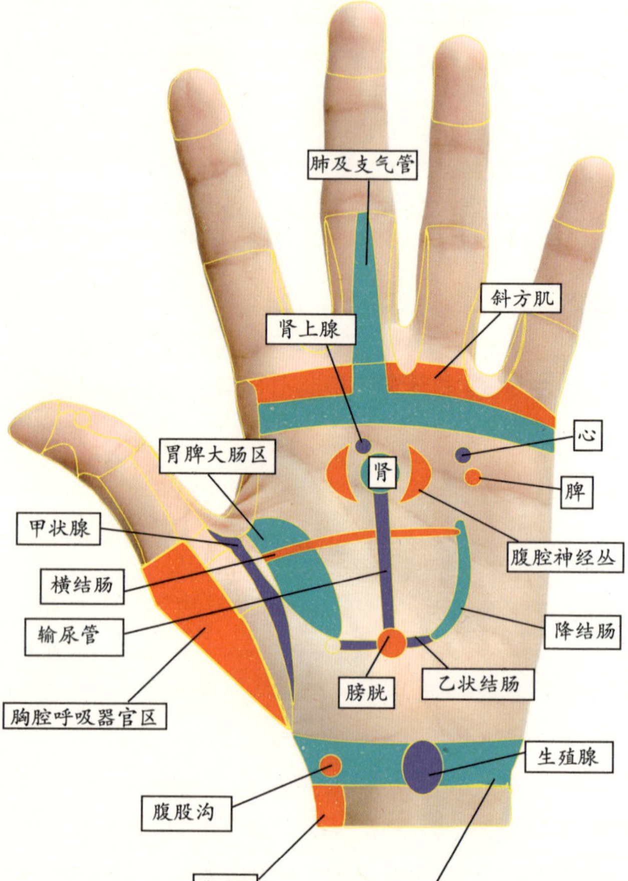

手掌反射区

斜方肌反射区 主治：颈肩背部疼痛、颈椎病、落枕。

肺及支气管反射区 主治：咳嗽、肺炎、支气管炎、肺气肿、胸闷。

心反射区 主治：心绞痛、心悸、胸闷、高血压、低血压。

膀胱反射区 主治：膀胱炎、尿道炎、膀胱结石、高血压。

甲状腺反射区 主治：甲状腺功能亢进或低下、心悸、感冒、肥胖。

脾反射区 主治：消化不良、发热、炎症、贫血。

肾反射区 主治：肾炎、腰痛、高血压、浮肿。

肾上腺反射区 主治：头晕、高血压、手掌多汗、肾上腺皮质不全症。

输尿管反射区 主治：输尿管炎、输尿管结石、高血压、泌尿系统感染。

腹腔神经丛反射区 主治：胃肠功能紊乱、腹胀、更年期综合征、失眠。

生殖腺反射区 主治：性功能低下、不孕不育症、月经不调、痛经。

前列腺、子宫、阴道、尿道反射区 主治：子宫内膜炎、阴道炎、白带异常、尿路感染、尿道炎、前列腺炎、前列腺增生。

降结肠反射区 主治：腹胀、腹泻、便秘、肠炎。

乙状结肠反射区 主治：腹胀、腹痛、肠炎、便秘、腹泻。

肛门反射区 主治：便秘、便血、脱肛、痔疮。

胃脾大肠区反射区 主治：腹痛、腹胀、腹泻、肠炎、便秘。

胸腔呼吸器官区反射区 主治：胸闷、咳嗽、肺炎、支气管炎。

腹股沟反射区 主治：性功能低下、生殖系统病变、疝气、小腹胀痛。

横结肠反射区 主治：腹胀、腹泻、便秘、结肠炎。

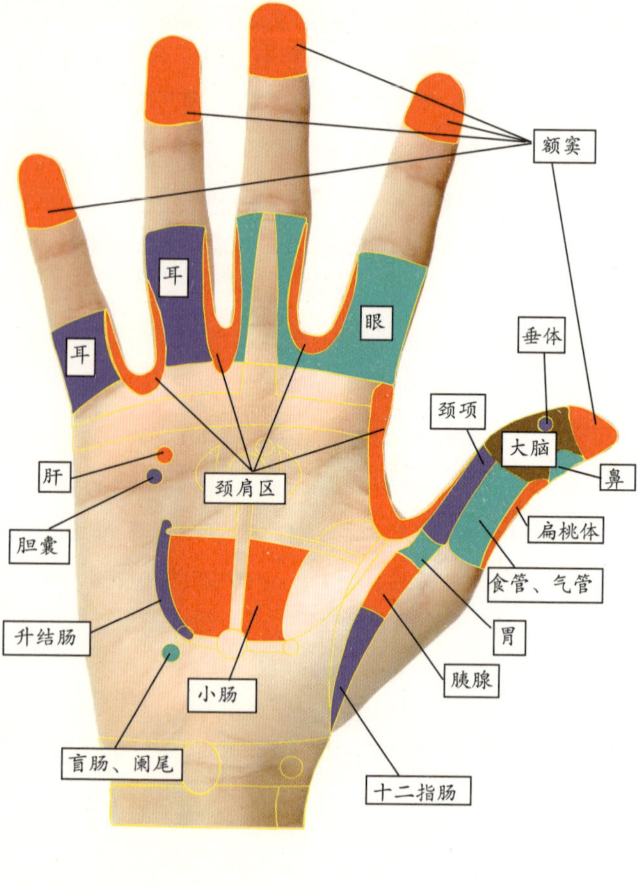
额窦
耳
耳
眼
垂体
颈项
大脑
鼻
肝
颈肩区
胆囊
扁桃体
食管、气管
升结肠
胃
小肠
胰腺
盲肠、阑尾
十二指肠

大脑反射区　主治：脑震荡、头晕、神经衰弱、视觉受损。

肝反射区　主治：肝炎、肝硬化、腹痛、眼病。

胆囊反射区　主治：胆囊炎、厌食、胃肠功能紊乱、痤疮。

胃反射区　主治：胃痛、胃胀、呕吐、急慢性胃炎。

胰腺反射区　主治：消化不良、胰腺炎、糖尿病。

十二指肠反射区　主治：十二指肠溃疡、消化不良、食欲不振、腹胀。

小肠反射区　主治：急慢性肠炎、消化不良、食欲不振、腹胀

盲肠、阑尾反射区　主治：消化不良、腹胀、腹泻、阑尾炎。

升结肠反射区　主治：腹胀、腹泻、腹痛、便秘。

额窦反射区　主治：脑震荡、鼻窦炎、头痛、感冒。

垂体反射区　主治：内分泌失调、更年期综合征。

眼反射区　主治：结膜炎、近视、远视、白内障。

耳反射区　主治：耳鸣、中耳炎、重听。

鼻反射区　主治：鼻塞、流涕、过敏性鼻炎、急慢性鼻炎。

扁桃体反射区　主治：扁桃体炎、上呼吸道感染、发热。

颈项反射区　主治：颈项酸痛、颈项僵硬、头痛、高血压。

颈肩区反射区　主治：肩周炎、颈椎病、落枕。

食管、气管反射区　主治：食管炎、食管肿瘤、气管炎。

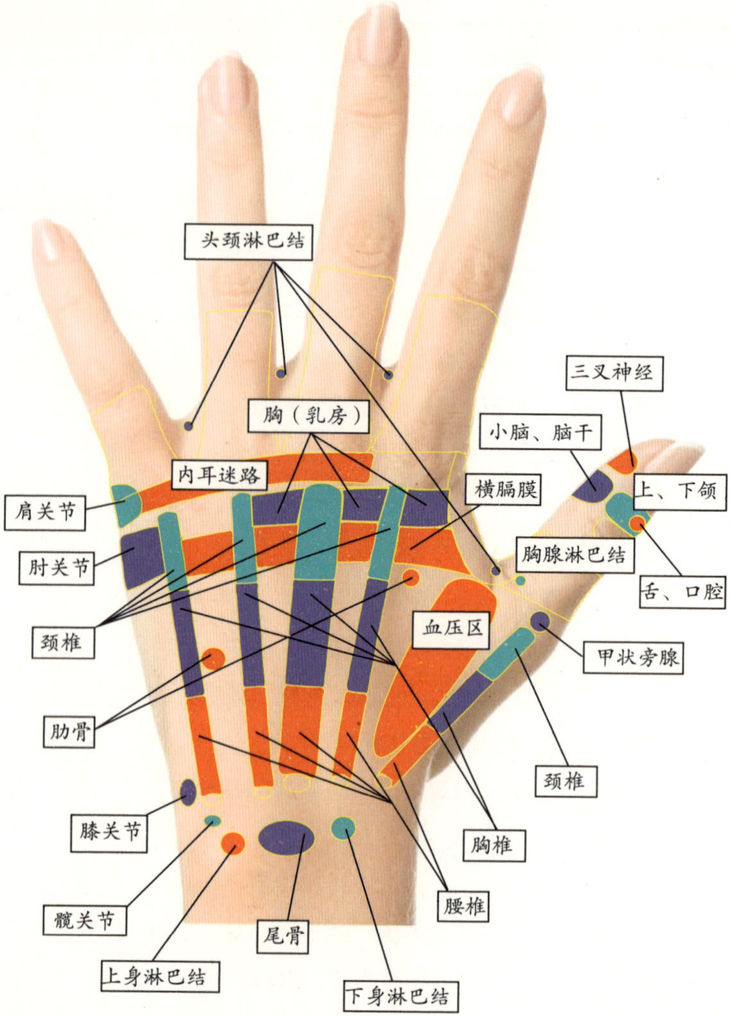
头颈淋巴结
胸（乳房）
内耳迷路
横膈膜
三叉神经
小脑、脑干
上、下颌
胸腺淋巴结
舌、口腔
肩关节
肘关节
颈椎
血压区
甲状旁腺
肋骨
颈椎
膝关节
胸椎
腰椎
髋关节
尾骨
上身淋巴结
下身淋巴结

手背反射区

三叉神经反射区　主治：面神经麻痹、偏头痛、失眠、神经痛。

小脑、脑干反射区　主治：高血压、头晕、失眠、肌肉紧张。

甲状旁腺反射区　主治：过敏、失眠、呕吐、癫痫发作。

舌、口腔反射区　主治：口腔溃疡、味觉异常。

上、下颌反射区　主治：颞颌关节紊乱综合征、牙周炎、口腔溃疡。

内耳迷路反射区　主治：头晕、耳鸣、高血压、低血压。

颈椎反射区　主治：颈项僵硬、颈项酸痛、头晕、落枕。

胸椎反射区　主治：肩背酸痛、胸椎间盘突出、胸闷、胸痛。

腰椎反射区　主治：腰背酸痛、腰肌劳损、腰椎间盘突出、腰脊强痛。

肋骨反射区　主治：胸膜炎、胸闷。

肩关节反射区　主治：肩周炎、手臂酸痛、手麻、肩部损伤。

尾骨反射区　主治：坐骨神经痛、尾骨受伤后遗症。

髋关节反射区　主治：坐骨神经痛、腰背痛。

膝关节反射区　主治：膝关节炎、半月板损伤、下肢屈伸不利。

血压区反射区　主治：高血压、低血压、头痛、眩晕。

胸腺淋巴结反射区　主治：发热、炎症、乳腺炎、子宫肌瘤。

上身淋巴结反射区　主治：发热、炎症、囊肿、子宫肌瘤。

下身淋巴结反射区　主治：发热、炎症、囊肿、子宫肌瘤。

头颈淋巴结反射区　主治：颈部淋巴结肿大、甲状腺肿大、牙痛、鼻炎。

胸（乳房）反射区　主治：胸部疾病、呼吸系统疾病、乳房疾病、心脏病。

横膈膜反射区　主治：呃逆、呕吐、腹胀、腹痛。

肘关节反射区　主治：网球肘、肱骨内上髁炎、手臂麻木。

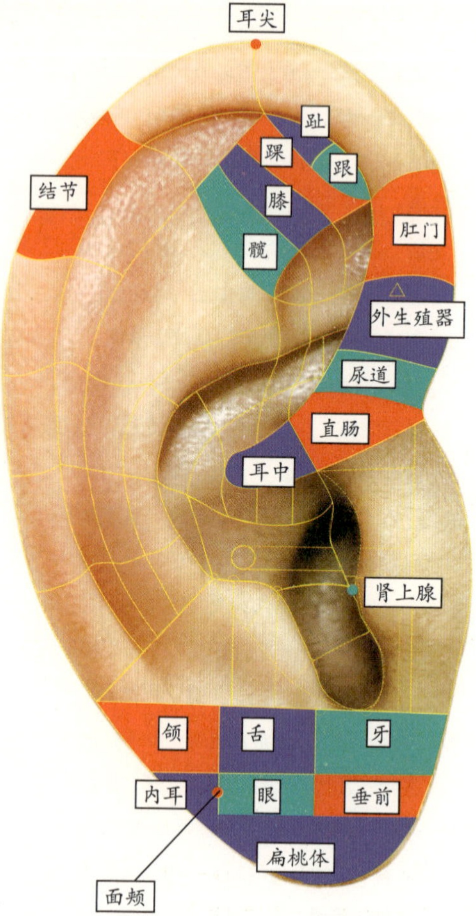
耳尖
趾
踝
跟
结节
膝
肛门
髋
外生殖器
尿道
直肠
耳中
肾上腺
颌
舌
牙
内耳
眼
垂前
扁桃体
面颊

耳部反射区

肛门反射区　主治：便秘、脱肛、痔疮、里急后重。

外生殖器反射区　主治：带下病、外阴瘙痒、遗精、阳痿。

尿道反射区　主治：尿急、尿痛、尿潴留、尿路感染。

直肠反射区　主治：便秘、脱肛、痔疮。

耳中反射区　主治：呃逆、胃痛、小儿遗尿。

耳尖反射区　主治：高血压、发热、急性结膜炎。

结节反射区　主治：头晕、头痛、高血压。

颌反射区　主治：下颌淋巴结炎、牙痛。

舌反射区　主治：舌痛、口腔溃疡。

牙反射区　主治：牙痛、低血压。

垂前反射区　主治：神经衰弱、牙痛、面神经瘫痪。

内耳反射区　主治：耳鸣、听力减退。

面颊反射区　主治：口眼歪斜、三叉神经痛、腮腺炎。

眼反射区　主治：近视、结膜炎、麦粒肿。

扁桃体反射区　主治：急性扁桃体炎。

趾反射区　主治：甲沟炎、趾痛。

跟反射区　主治：足跟痛、跟骨骨质增生。

踝反射区　主治：踝关节扭伤。

膝反射区　主治：风湿性关节炎、膝部肿痛。

髋反射区　主治：坐骨神经痛、臀部疼痛。

肾上腺反射区　主治：风湿性关节炎、腮腺炎。

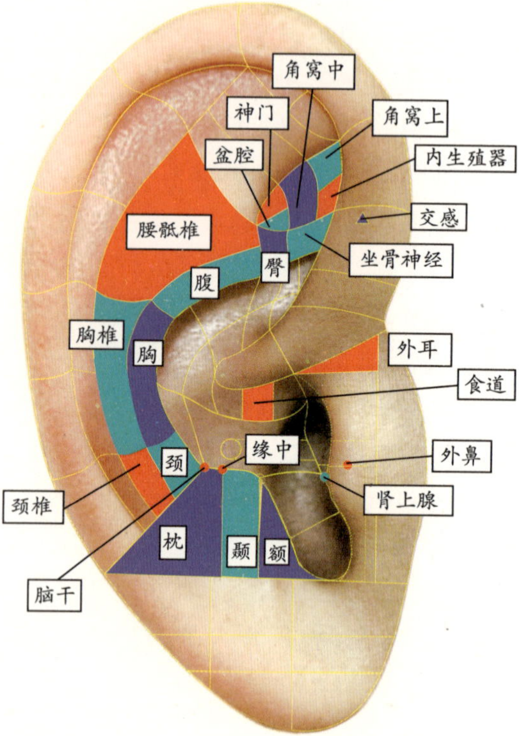
角窝中
神门
角窝上
盆腔
内生殖器
交感
腰骶椎
坐骨神经
臀
腹
胸椎
外耳
胸
食道
缘中
外鼻
颈
颈椎
肾上腺
枕
颞
额
脑干

交感反射区　主治：胃肠痉挛、胃痛。

坐骨神经反射区　主治：坐骨神经痛。

臀反射区　主治：坐骨神经痛、腰骶痛、便秘、痔疮、脱肛。

腹反射区　主治：腹痛、腹泻、腹胀、消化不良、胃肠炎、食欲不振。

腰骶椎反射区　主治：坐骨神经痛、腰骶痛、腹痛。

胸反射区　主治：乳腺炎、产后缺乳、胸胁痛。

胸椎反射区　主治：胸背痛、胸椎间盘突出。

颈椎反射区　主治：落枕、颈椎病、头晕、耳鸣。

颈反射区　主治：落枕、颈椎病、头晕、耳鸣。

角窝中反射区　主治：哮喘。

角窝上反射区　主治：高血压。

内生殖器反射区　主治：月经不调、痛经、闭经、遗精、阳痿。

神门反射区　主治：急性腰扭伤、麦粒肿。

盆腔反射区　主治：急慢性盆腔炎。

外耳反射区　主治：耳鸣、耳聋、听力减退、耳道炎。

外鼻反射区　主治：鼻炎、鼻塞、鼻出血。

枕反射区　主治：头痛、恶心、晕动症。

颞反射区　主治：眩晕、偏头痛、耳鸣。

额反射区　主治：头痛、头晕、失眠、多梦。

缘中反射区　主治：三叉神经痛、偏头痛、遗尿。

脑干反射区　主治：感冒、眩晕、头痛、失眠。

食道反射区　主治：食管炎、恶心、呕吐、胸闷。

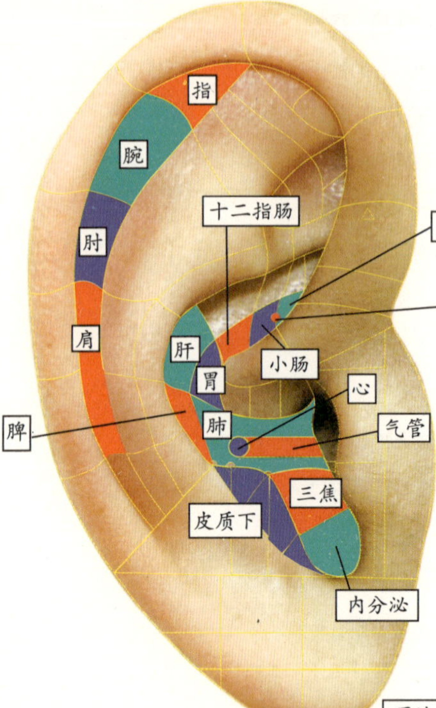
指
腕
肘
肩
十二指肠
大肠
阑尾
肝
胃
小肠
心
脾
肺
气管
三焦
皮质下
内分泌

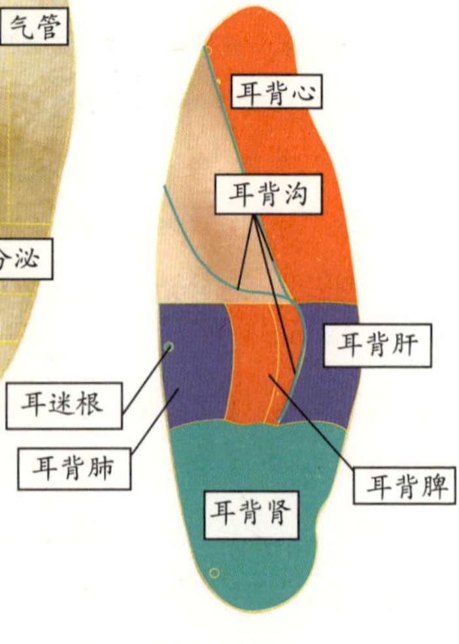
耳背心
耳背沟
耳背肝
耳迷根
耳背肺
耳背脾
耳背肾

皮质下反射区　主治：神经衰弱、月经不调、近视。

胃反射区　主治：胃痛、消化不良、食欲不振、胃肠炎。

大肠反射区　主治：便秘、腹泻、腹痛、胃肠炎、痤疮。

阑尾反射区　主治：阑尾炎、腹痛。

小肠反射区　主治：腹痛、腹泻、腹胀、胃肠炎。

十二指肠反射区　主治：十二指肠溃疡、上腹痛。

肝反射区　主治：肝郁胁痛、高血压、经前综合征。

脾反射区　主治：腹泻、眩晕。

肺反射区　主治：咳嗽、哮喘、支气管炎、肺炎、感冒、发热。

心反射区　主治：心血管系统疾病、无脉症。

气管反射区　主治：咳嗽、哮喘、支气管炎。

三焦反射区　主治：便秘、单纯性肥胖。

内分泌反射区　主治：月经不调、更年期综合征。

指反射区　主治：甲沟炎、手指麻木。

腕反射区　主治：腕部扭伤、疼痛。

肘反射区　主治：肘臂酸痛、肱骨外上髁炎。

肩反射区　主治：肩周炎、肩胛痛、颈项强痛、落枕、手臂酸痛。

耳背脾反射区　主治：腹胀、腹泻、胃痛、消化不良。

耳背肺反射区　主治：哮喘、咳嗽、胃痛。

耳背心反射区　主治：心悸、多梦、失眠、神经衰弱。

耳背肝反射区　主治：肝炎、肝硬化、胆囊炎。

耳背肾反射区　主治：月经不调、神经衰弱。

耳背沟反射区　主治：高血压。

耳迷根反射区　主治：胃痛、腹痛、腹泻、胆囊炎。

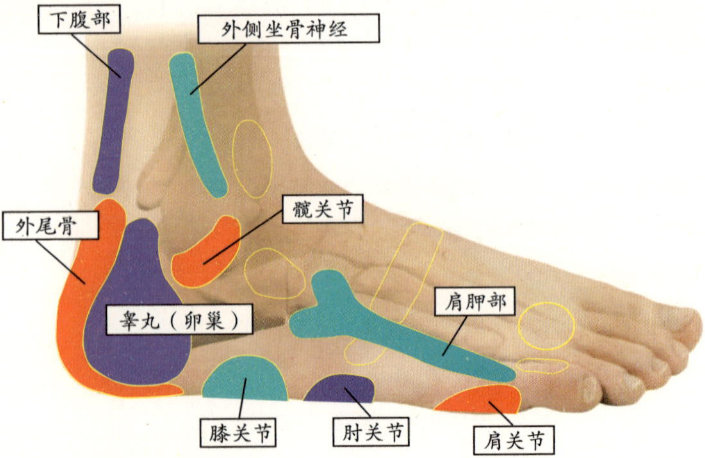
下腹部
外侧坐骨神经
髋关节
外尾骨
睾丸（卵巢）
肩胛部
膝关节
肘关节
肩关节

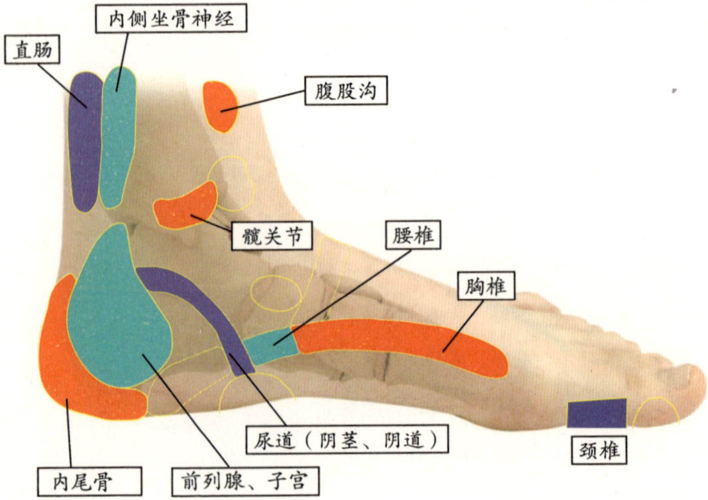
内侧坐骨神经
直肠
腹股沟
髋关节
腰椎
胸椎
尿道（阴茎、阴道）
颈椎
内尾骨
前列腺、子宫

足侧反射区

腹股沟反射区　主治：性功能低下、疝气、小腹胀痛。

直肠反射区　主治：便秘、脱肛、痔疮、肠炎。

腰椎反射区　主治：腰酸背痛、腰肌劳损、腰椎间盘突出、腰脊强痛。

胸椎反射区　主治：胸椎间盘突出、胸闷、胸痛。

颈椎反射区　主治：颈项僵硬、头晕、头痛、落枕、颈椎病。

尿道（阴茎、阴道）反射区　主治：阴道炎、白带异常、尿路感染、阴茎痛。

坐骨神经反射区　主治：坐骨神经痛、脚抽筋、腿脚麻木。

内尾骨反射区　主治：坐骨神经痛、尾骨受伤后遗症。

髋关节反射区　主治：坐骨神经痛、腰背痛。

下腹部反射区　主治：月经不调、痛经、腹胀。

外尾骨反射区　主治：坐骨神经痛、尾骨受伤后遗症。

肘关节反射区　主治：肱骨外上髁炎、肘臂酸痛。

膝关节反射区　主治：膝关节炎、半月板损伤、下肢屈伸不利。

肩关节反射区　主治：肩周炎、手臂酸痛、手麻、肩部损伤、肩胛痛。

睾丸（卵巢）反射区　主治：睾丸疼痛、睾丸炎、附件炎、卵巢囊肿。

前列腺、子宫反射区　主治：前列腺炎、前列腺增生、前列腺肥大、子宫肌瘤、子宫内膜炎。

肩胛部反射区　主治：肩周炎、手臂酸痛、肩部损伤、肩背痛。

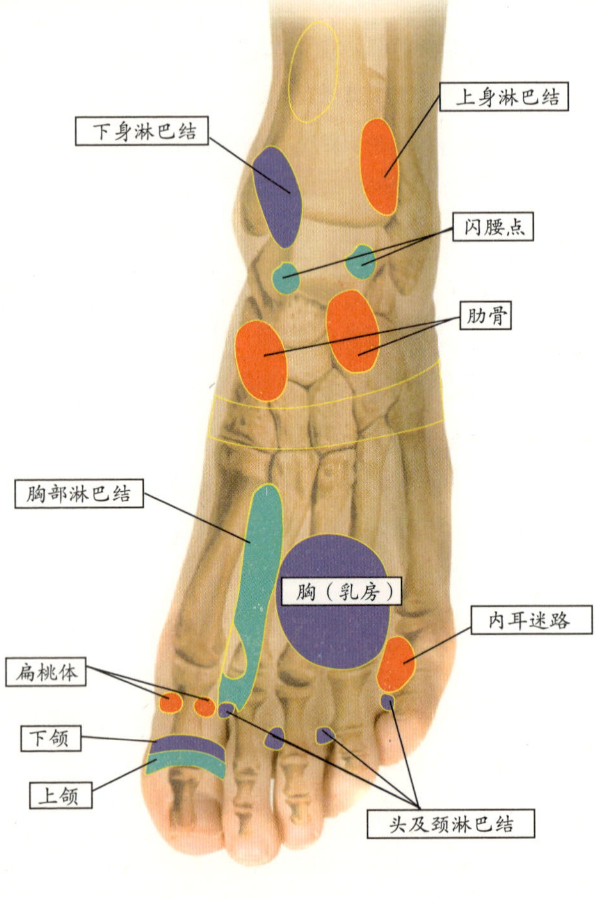
上身淋巴结
下身淋巴结
闪腰点
肋骨
胸部淋巴结
胸（乳房）
内耳迷路
扁桃体
下颌
上颌
头及颈淋巴结

足背反射区

胸（乳房）反射区　主治：胸闷、胸痛、乳腺炎、食道疾病。

内耳迷路反射区　主治：头晕、耳鸣、晕动症、高血压。

胸部淋巴结反射区　主治：发热、炎症、囊肿。

扁桃体反射区　主治：扁桃体炎、上呼吸道感染。

上颌反射区　主治：颞颌关节紊乱综合征、牙周炎、口腔溃疡。

下颌反射区　主治：颞颌关节紊乱综合征、牙周炎、口腔溃疡。

肋骨反射区　主治：胸膜炎、胸闷、肋间神经痛。

上身淋巴结反射区　主治：发热、炎症、囊肿、水肿。

下身淋巴结反射区　主治：发热、各种炎症、囊肿。

头及颈淋巴结反射区　主治：颈部淋巴结肿大、甲状腺肿大、牙痛、鼻炎。

闪腰点反射区　主治：腰肌劳损、腰部损伤及疼痛。

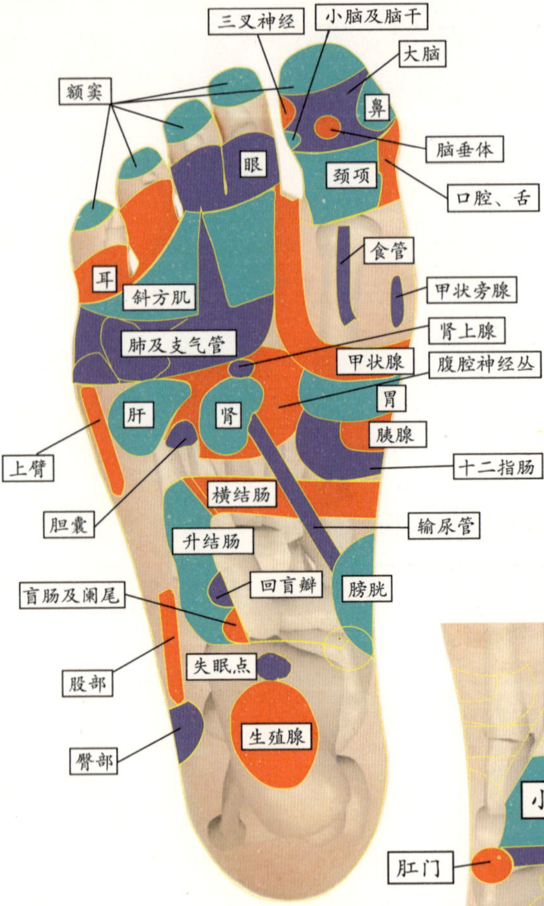
三叉神经
小脑及脑干
大脑
额窦
鼻
脑垂体
眼
颈项
口腔、舌
食管
耳
斜方肌
甲状旁腺
肾上腺
肺及支气管
甲状腺
腹腔神经丛
胃
肝
肾
胰腺
上臂
十二指肠
横结肠
胆囊
输尿管
升结肠
回盲瓣
膀胱
盲肠及阑尾
失眠点
股部
生殖腺
臀部

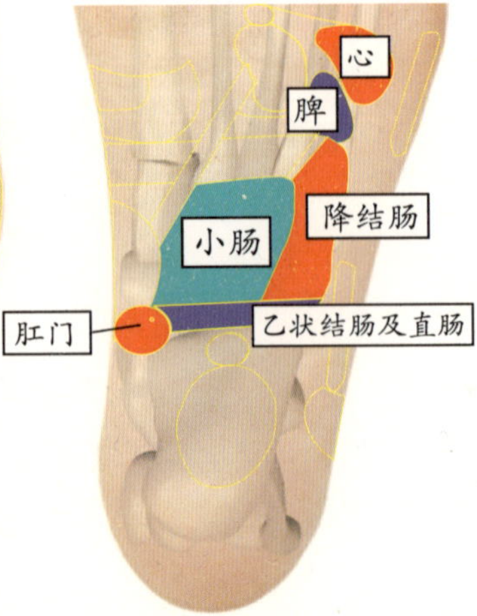
心
脾
降结肠
小肠
肛门
乙状结肠及直肠

足掌反射区

腹腔神经丛反射区　主治：胃痉挛、腹胀、胸闷、腰酸背痛。

肾上腺反射区　主治：各种炎症、哮喘、心律不齐、风湿症。

肾反射区　主治：肾炎、肾结石、腰痛、高血压。

输尿管反射区　主治：输尿管炎、高血压、动脉硬化、泌尿系统感染。

膀胱反射区　主治：泌尿系统疾病及膀胱疾病。

股部反射区　主治：腿脚屈伸不利、腿膝痿痹。

臀部反射区　主治：腰痛、膝冷、下肢痿痹。

上臂反射区　主治：手臂酸痛、手麻、网球肘。

大脑反射区　主治：脑血栓、头晕、头痛、神经衰弱。

额窦反射区　主治：脑卒中、眼耳口鼻疾病。

脑垂体反射区　主治：各种腺体功能失调及更年期综合征。

颈项反射区　主治：颈项酸痛、头晕、落枕、高血压。

口腔、舌反射区　主治：口腔溃疡、味觉异常、牙痛。

食管反射区　主治：食管炎、食管肿瘤。

回盲瓣反射区　主治：消化不良、反酸、胃痛。

盲肠及阑尾反射区　主治：腹胀、腹泻、阑尾炎。

肝反射区　主治：肝炎、肝硬化、食欲不振、眼病。

胆囊反射区　主治：胆囊炎、胆结石、便秘、食欲不振。

升结肠反射区　主治：腹胀、腹泻、腹痛、便秘。

小脑及脑干反射区　主治：高血压、脑震荡、肌腱关节疾病。

鼻反射区　主治：鼻塞、流涕、鼻炎、上呼吸道感染。

三叉神经反射区　主治：面神经麻痹、感冒、失眠、神经痛。

眼反射区　主治：结膜炎、近视、远视、白内障。

耳反射区　主治：耳鸣、中耳炎、耳聋。

甲状旁腺反射区　主治：过敏、失眠、呕吐、癫痫发作。

甲状腺反射区　主治：甲状腺功能亢进或低下、甲状腺炎、失眠。

斜方肌反射区　主治：肩周炎、颈肩背部疼痛、落枕、手麻。

肺及支气管反射区　主治：肺炎、支气管炎、肺气肿、胸闷。

胃反射区　主治：胃痛、胃胀、恶心、急慢性胃炎。

胰腺反射区　主治：消化不良、胰腺炎、糖尿病。

十二指肠反射区　主治：十二指肠溃疡、消化不良、食欲不振、腹胀。

小肠反射区　主治：急慢性肠炎、消化不良、食欲不振、腹胀。

心反射区　主治：心绞痛、胸闷、高血压、低血压。

脾反射区　主治：消化不良、食欲不振、贫血。

横结肠反射区　主治：腹胀、腹泻、便秘、肠炎。

降结肠反射区　主治：腹胀、腹泻、便秘、肠炎。

乙状结肠及直肠反射区　主治：腹胀、腹泻、腹痛、便秘、肠炎。

肛门反射区　主治：便秘、便血、脱肛、痔疮。

生殖腺反射区　主治：性功能低下、不孕不育症、月经不调、痛经、遗精。

失眠点反射区　主治：失眠、多梦、头晕、头痛、神经衰弱。

第1章

观手耳足 知健康

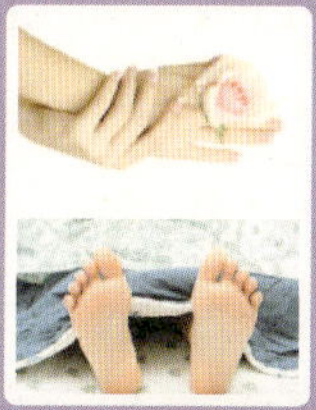

健康的手一般整体对称，手形圆润饱满，肤色红润有光泽，富有弹性。健康的耳，耳郭位于头部两侧，上缘齐眉，下缘达鼻翼高度，其长轴与鼻梁平行。足有“人体的第二心脏”之称，是全身上下内外器官组织的缩影。当器官组织发生病变时，手耳足的形态、颜色会出现异常。通过观察手耳足的状况，可以得知人体的健康状况。

观手诊病

健康的手一般整体相对称，手形圆润饱满，五指挺直且可并拢，指关节圆润有力，指尖圆秀、健壮，肤色红润有光泽，富有弹性。若手掌形态、颜色，手指，指甲出现异常，则属于病态的手。通过基础的手诊，再加上正确的手部按摩手法，就可以有效改善身体状况，祛痛疗疾。

◎观手形

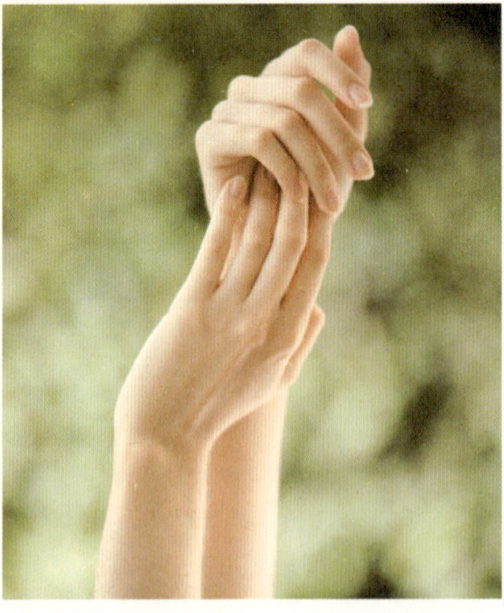

手掌肌肉弹性差，多容易疲劳，精力欠佳。

手掌软薄无力，多精力不济，体弱多病。

手掌硬直而瘦者，提示可能患有脾胃疾患，多为消化系统功能减退的征象。

大鱼际处青筋鼓起，则表示脾胃虚寒，易患泄泻。若是急性腹泻，则青筋鼓起更为明显。

大小鱼际太过臃肿肥厚，提示可能患有高脂血症。

◎观手色

手掌面呈白色，青筋暴露且指端发凉，常见于感冒引发的肺部疾病。

手掌面呈黄色，多提示有肝胆方面的疾病，或贫血、脾虚等。

手掌面呈紫色，多为瘀血表现。若紫色出现在劳宫穴处，多提示有冠心病、动脉硬化、糖尿病等。

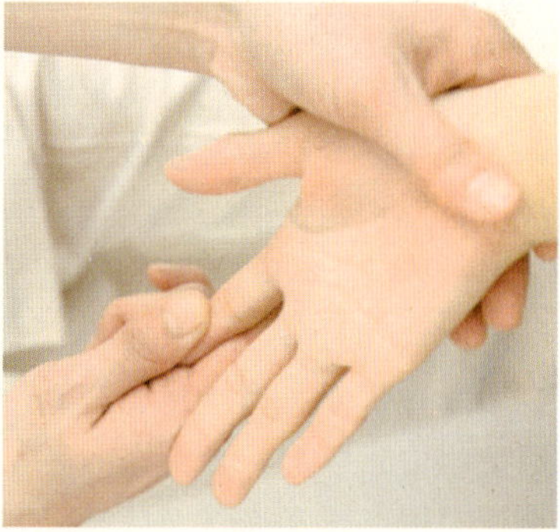

手掌面呈红色，多有口臭、咽干、多食善饥等内热证。

大鱼际丘上部的颜色发红，多见于上呼吸道炎症，如急性咽喉炎、扁桃体炎、支气管炎、口腔溃疡等。

小鱼际处发红、色深者称之为肝掌，多数是肝硬化的表现。

◎观手指

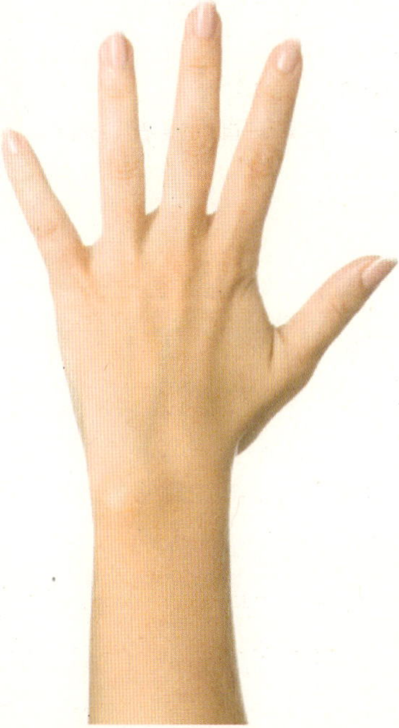

拇指若过分粗壮，其人多性情偏激，易动肝火，有患中风及心脏疾患的倾向；若过于扁平薄弱，其人体质多较差，往往有神经衰弱、头痛、失眠等症状。

食指苍白而瘦弱，提示肝脏功能较差，容易疲劳；若食指偏曲，指尖漏缝，则同时揭示消化系统功能较差。

中指与心脏及其循环系统的功能有关。指直而不偏曲，则心脏功能佳，元气旺盛，反之，则心脏功能差，造血功能欠佳。

无名指瘦小、柔弱的人，大多肾脏和生殖系统功能较差。

小指太过细小，则易患肠道疾病，引起消化不良或排便不畅。

◎观指甲

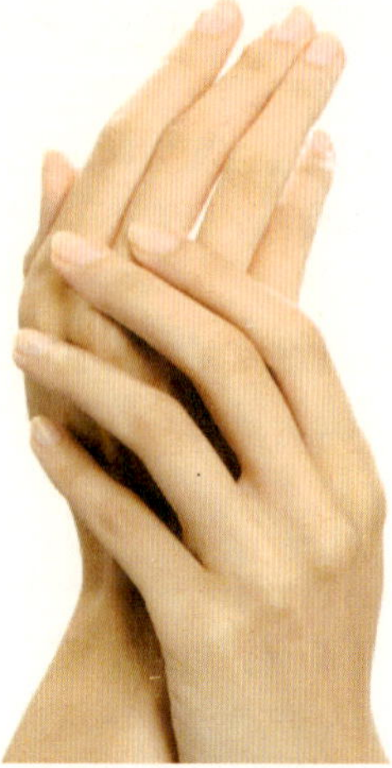

指甲短小，且已呈现暗红色，则患上心脏病、脑血栓、脑出血的概率很大。

在指甲上，半月甲的颜色以乳白色为最佳。如果发青，则表示呼吸系统有问题，容易患上心血管疾患；若完全看不到半月甲，大多有贫血或神经衰弱的症状。

指甲上有横纹表明有肠胃炎、结肠炎等肠胃疾病。

指甲偏白，多见于营养不良或贫血。

指甲呈青紫色或有瘀血点，多见于冠心病、心绞痛等疾病。

指甲，尤其是拇指和食指的指甲呈浅黑色，说明消化系统有问题。

指甲硬脆容易出现裂痕，多见于甲状腺功能低下、维生素A缺乏、B族维生素缺乏等症，也有可能患有肺气肿或缺铁性贫血等病症。

指甲灰暗、黑滞，多表示该患者肾功能不全。

◎手部按摩宜忌

按摩前需要准备一支按摩棒、一条毛巾、一瓶凡士林油。用手指按摩时，应先注意修剪指甲；用其他工具刺激时，应注意工具光滑无刺，以免损伤皮肤。

手部皮肤有创伤、感染或者患有皮肤病的人不可进行按摩，如湿疹、烫伤或开放性伤口。

沐浴后、剧烈运动后、饮酒后、高热时、女性月经期及妊娠期，均不宜按摩。

患有某种传染性疾病（如肝炎、结核等）的患者，不宜按摩。

严重心脏病、精神病、高血压及脑、肺、肝、肾等疾病患者均不宜按摩。

各种急症如急性阑尾炎、胃穿孔、急性中毒等患者，不宜按摩。

应避免在过饥、过饱或过度疲劳时做保健按摩，饭前、饭后1小时内不宜按摩。

◎8种手部按摩手法

01 指摩法

医者将一手手指的指关节腹面附着在施术部位，进行有节奏、有规律的直线或环形摩擦。按摩时，手指应当并拢、自然伸直，腕微微弯曲，指关节腹面要贴于施术部位。

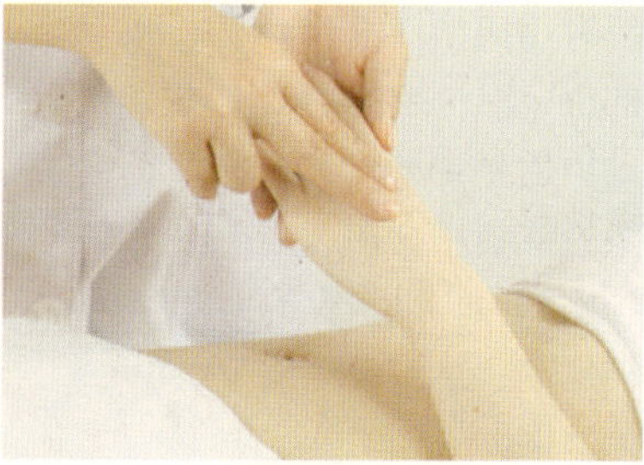

02 指按法

医者用双手拇指同时施力，按压施术部位。按摩的方向要垂直向下，力度由轻至重，保持稳定而持续的状态。每次按摩快要结束时不宜突然减小力度，应由重至轻逐渐减小按压力量。

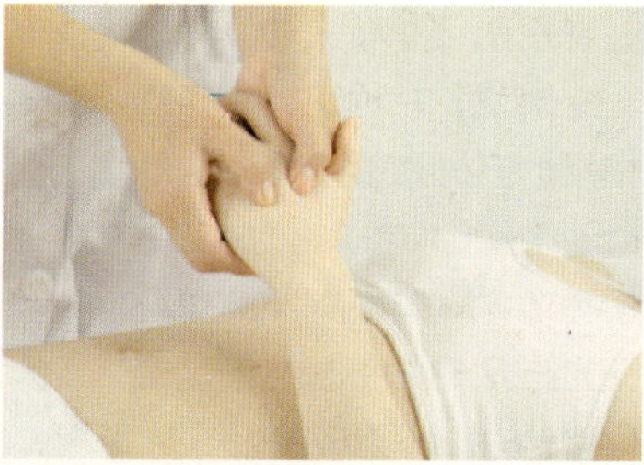

03 揪法

医者用拇指和食指揪住施术部位向外牵拉，反复操作数次；或者以食指、中指呈钳形夹住施术部位，向外拔出，反复操作数次。按摩时注意揪的力度不宜过大，以受术者能承受为宜。

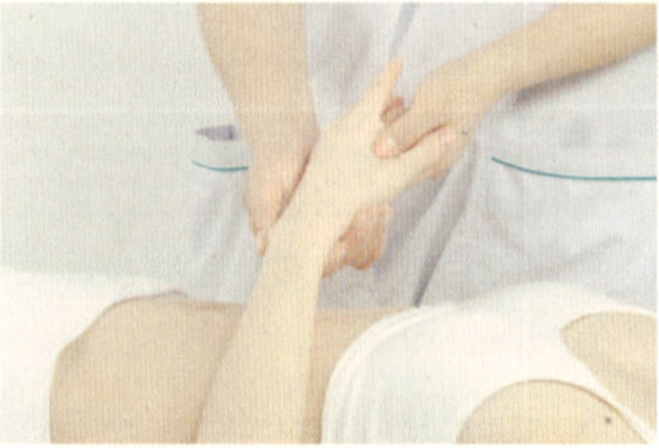

04 指揉法

医者用拇指指腹着力于施术部位，以一定的力度旋转揉动，达到带动皮下组织的效果；或者用食指、中指贴于施术部位，以一定的力度旋转揉动，达到带动皮下组织的效果。

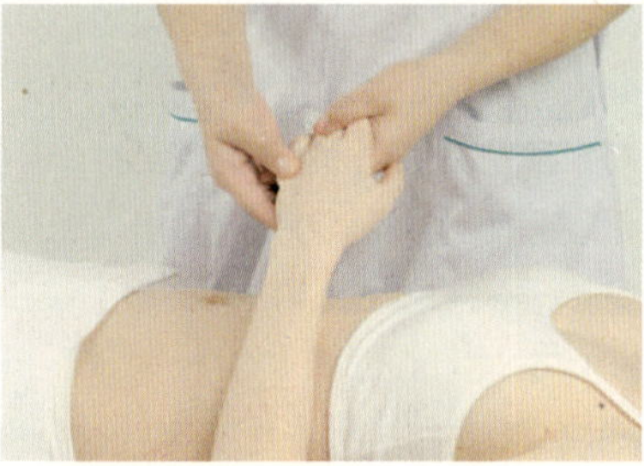

05 搓法

医者用两手掌面夹住肢体的一定部位，对称用力作方向相反的来回搓揉动作。搓动时动作幅度均等、施力对称、用力适中。应根据实际情况调整搓法的频率，在固定部位搓动时，频率可快些。

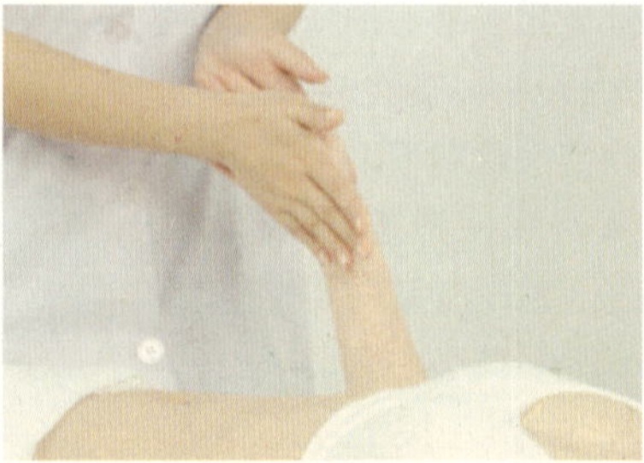

06 擦法

医者用掌面着力于施术部位，触于皮表，循于肌肤推擦或摩擦，以产生一定的热量为度。腕部伸直，使前臂与手掌面接近于同一平面，然后将手掌面或鱼际附着在施术部位皮肤上推擦或摩擦。

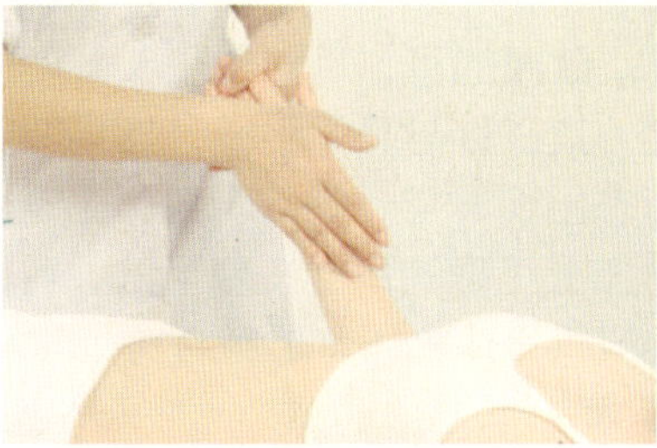

07 叩法

医者单手半握拳呈虚掌，以腕部屈伸带动手部，用小鱼际着力，叩击施术部位；或者五指指端并拢，以腕部屈伸带动手部，用指端叩击施术部位。操作时，运用腕部的力量，这样能更好地掌握叩击力度。

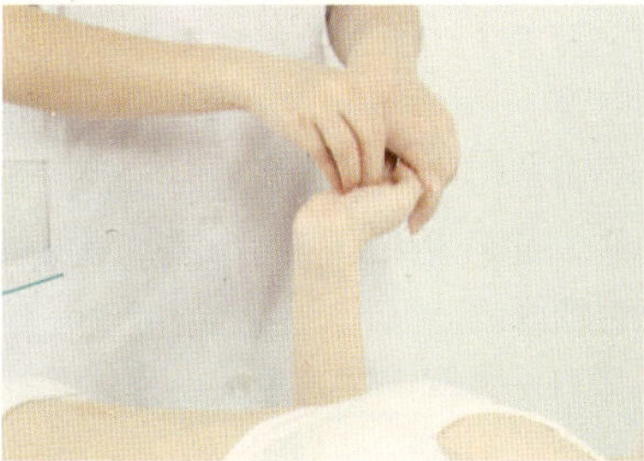

08 掐法

医者用单手拇指指甲着力，用力地掐压施术部位；或者用双手拇指同时着力，掐压施术部位。操作时拇指端置于施术部位后不要再移动，力量由轻至重，再由重至轻，力度以渗透皮肤组织为宜。

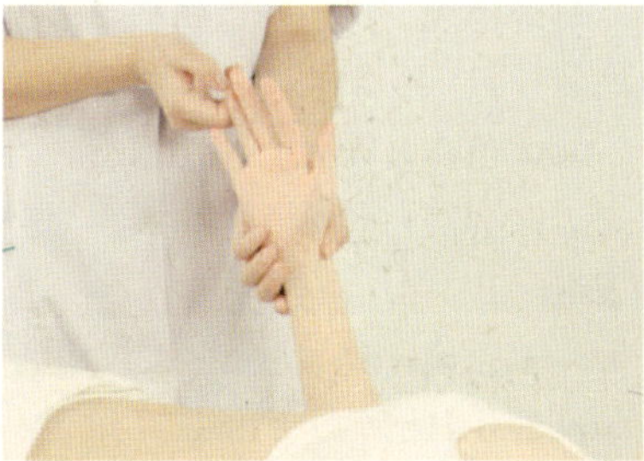

观耳诊病

健康的耳，耳郭位于头部两侧，上缘齐眉，下缘达鼻翼高度，其长轴与鼻梁平行，与头部侧壁约呈30°。若耳部色泽、形态出现异常，则提示身体出现健康问题。通过基础的耳诊，再加上正确的耳部按摩手法，可以通经活络、行气活血，有效地改善身体机能，防病治病。

◎观耳色

耳背上见到红色的脉络，伴有耳根发凉多为麻疹先兆。

耳部见暗黑色点状，或有结节状隆起，多见于肿瘤。

耳郭上产生白色的糠皮样皮肤脱屑，擦之不宜除去，常见于各种皮肤病。

耳垂经常潮红，多为血质体质者。由于受寒耳垂变为紫红色就会肿胀，甚至发展为溃疡，还容易发生痂皮，这是体内糖过剩的表现，易患糖尿病。

耳垂肉厚而宽，色红，身体肥胖者容易患脑出血。耳垂肉薄呈咖啡色，见于肾脏病、糖尿病。

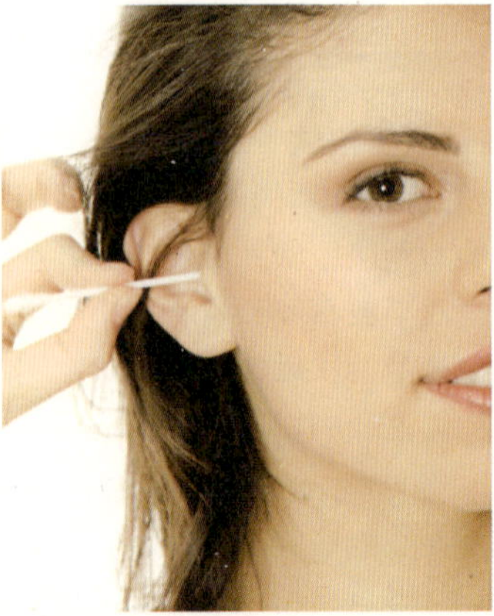

耳郭或全耳色白，提示患贫血、低血压等。

耳郭色黑，见于肾虚体弱，多有重病。

耳郭色青，常见于剧痛患者，亦可见于缺氧等；耳垂青色为房事过多的表现。

耳郭色黄，提示为贫血或黄疸。

耳郭色鲜红，主热证，常见于发

热患者。若红而痛为肝胆湿热或火毒上蒸，或炎症所致。若耳为暗红色，主血瘀，提示人体有血液循环障碍。

◎观耳型

耳郭上缘低于眼水平线以下，提示先天性肾发育不良，影响骨的发育，此类人易患骨病、肾病及生殖系统疾病。

耳郭薄软、无耳垂，提示脏腑功能弱，抵抗力低下，易患病。

耳郭萎缩，提示身体虚弱，常见于慢性消耗性疾病或大病之后。

耳郭焦枯，青筋暴起，常有剧痛，提示肾虚、阴精耗伤，易导致耳鸣。

耳轮红肿，为风热、肝阳火盛的表现，易引起咳嗽、鼻塞、头痛等病症。

耳内暗红色为气滞血瘀的表现，易引起心胸闷痛、肩肘臂疼痛。

耳郭软骨增生在两处以上，可能为癌症的先兆。

耳部生出肿块形如樱桃或羊奶者，称为“耳痔”。提示实热证，常见于喉咙干痛、腹痛、便秘等。

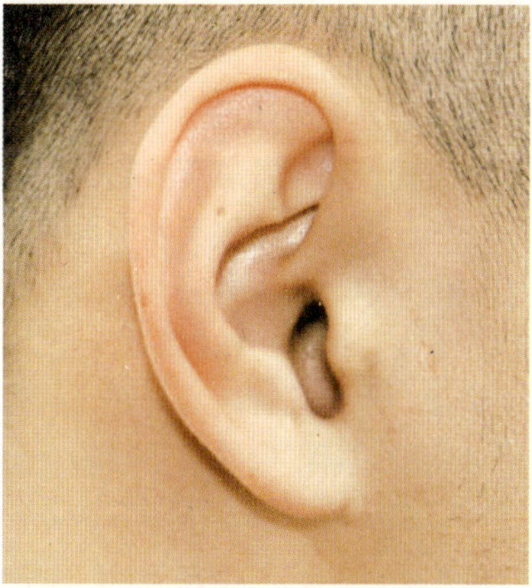

耳轮出现粗糙不平的棘突状结构，一般常见于腰椎、颈椎骨质增生。

耳折征，即耳垂上之斜行折纹，双侧均见折纹者，提示可能有冠心病。

耳垂肉薄呈咖啡色，常见于肾病和糖尿病。

耳面皮肤血管充盈易见，常见于支气管扩张、冠心病、心肌梗死、高血压病等。

耳郭背部呈陷窝状或皱襞状，如有指甲压痕样的微小畸形，提示先天性神经发育不良，易患精神分裂症。

耳垂肉薄，连血管网都看得清者，见于呼吸系统疾病或甲状腺肿患者。

◎耳部按摩禁忌

按摩时忌指甲过长，忌耳屎过多。

按摩时，不要用力过大、过猛，以免搓伤皮肤。

聋哑者不宜进行耳部按摩。

耳鸣、眩晕严重者暂停耳部按摩，否则会加重病情。

耳周皮肤发炎、中耳炎、外耳道发炎者不能按摩。

患严重心脏病者不宜按摩，更不宜用强刺激手法。

女性怀孕期间，特别是有习惯性流产史的孕妇忌耳部按摩。

年老体弱者、有严重器质性疾病者、高血压病患者，治疗前应适当休息，治疗时手法要轻柔，刺激量不宜过大，以防意外。

◎4种耳部按摩手法

01 切按法

医者用指甲或器具（牙签或按摩棒）切压耳部反射区，一按一放有节律地反复施术1～2分钟。施术前将双手清洗干净，或对切按器具进行消毒。掌握好切按的力度，避免刮破耳部皮肤。切按的动作要保持平稳，不要忽快忽慢。

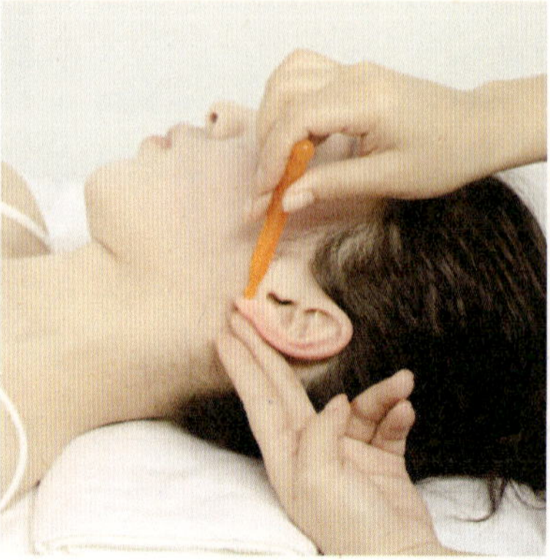

02 捏揉法

医者用拇指和食指或中指指腹相对捏揉，同时以每分钟20～30转的频率旋转揉动耳穴。可以于施术部位贴上一小块胶布，然后再进行捏揉操作，这样能防止损伤施术部位皮肤。

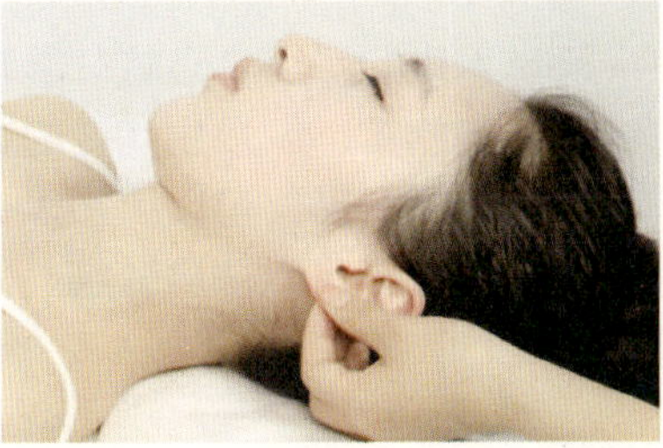

03 搓摩法

医者将食指或中指屈曲，置于耳部相应的施术部位，配合拇指以指腹施力，做上下或左右来回搓摩，以局部皮肤出现热感为度。或者用牙签、按摩棒代替手指施力，来回搓摩耳部施术部位。

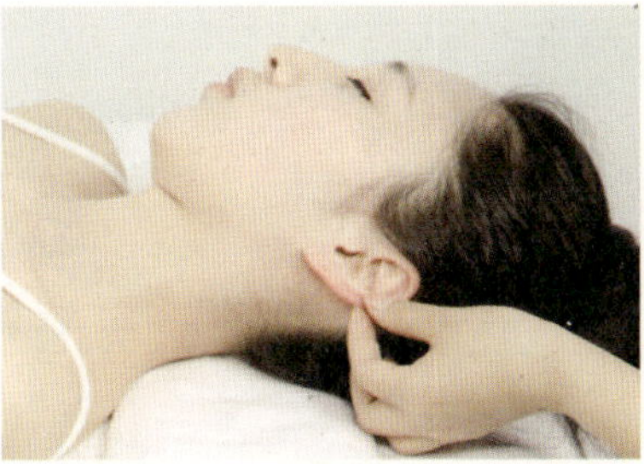

04 刮拭法

医者手持刮痧板刮拭施术部位，顺着一个方向有节律地反复施术1～2分钟，每日施治2～3次。施术前将双手清洗干净，并对刮痧板进行消毒。施术时掌握好刮拭的力度，顺着一个方向刮拭。

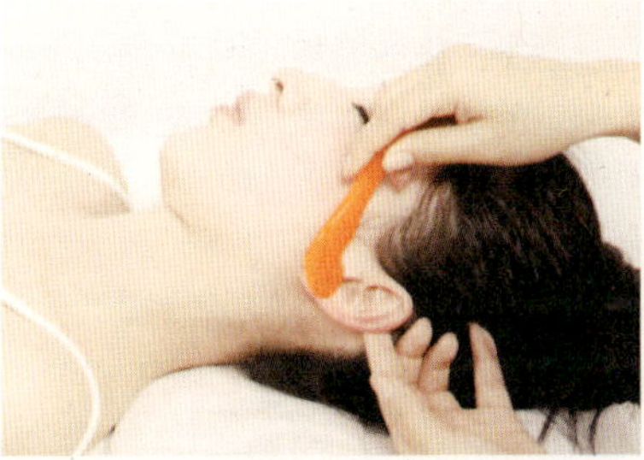

观足诊病

足有人体的“第二心脏”之称，是全身上下内外器官组织的缩影。当器官组织发生病变时，足部的形态、颜色会出现异常。通过观察足部，可以得知人体的健康状况，再加上正确的足部按摩手法，可以祛瘀散结、舒经活络，有效地防治身体常见病。

◎观足色

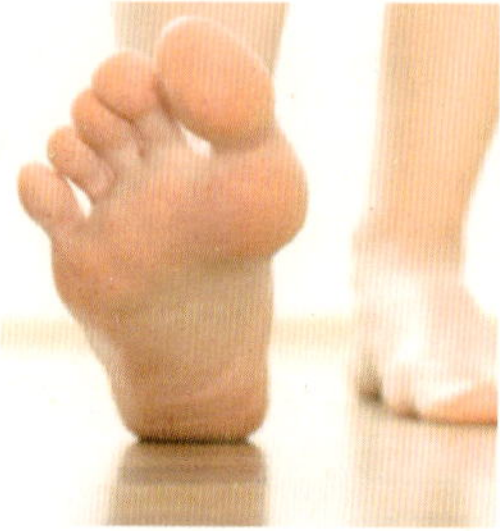

健康的足色为皮肤润泽，白里透红。

脚掌皮肤发青，可能是静脉曲张或中风先兆。

脚掌皮肤发赤，提示为多血质体质，易患实热证、炎症等。

脚掌皮肤发黑，提示有瘀血及肿瘤可能。

脚掌皮肤发黄，则提示患有肝炎、脾病等。

◎观足型

健康的足掌，足背曲线柔和丰满，脚趾整齐、柔软有弹性，趾头圆润，且有光泽；足弓正常，弧度匀美。

实型足：五趾向中间靠拢，趾外倾弧度适当且紧并第二趾；趾甲、足弓、掌垫等均正常，此足型的人各脏器功能正常，抗病能力强，不宜为外邪侵袭而感染疾病。

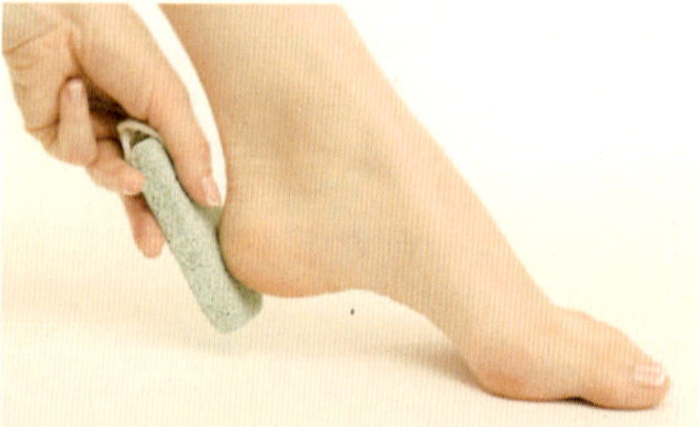

散型足：五趾向外散开不能合并，足部整体显得瘦小。趾甲泛白，透明度降

低，足弹性不强，掌弓下陷，掌垫扩大。此足型的人体质虚弱，易发生呼吸、循环、消化系统疾病，特别容易感冒。

骨型足：大脚趾短窄，二脚趾突出，各脚趾明显向心歪斜，足中部鼓宽，足呈钝梭型。此足型的人体质较差，常见于泌尿系统病变和神经系统病变。

枯型足：足部皮肤干燥，无肌肉感，骨型突出，趾甲无华，甚至产生褶皱或重甲。此足型的人营养吸收不好，常有疲劳感，多见于脑力劳动过度或房事过度，损伤肾精者。

跷型足：大脚趾上翘，其余四个脚趾向下扣，足背可见青色血管。大脚趾下常可见掌垫加厚。此足型多见于脑力劳动者和性生活无度者，常常伴有头晕、腰痛、视疲劳等。

◎观足姿

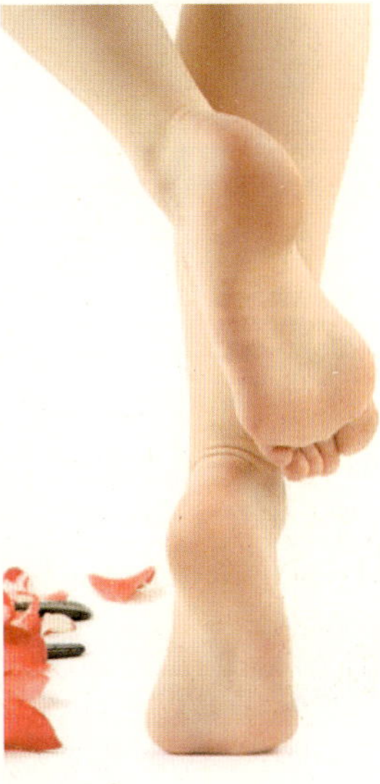

健康的足姿是这样的：两脚大小差别不大，走路时两脚持重一致，跨度相等。起足时先提足跟，落地时足跟先着地，两脚平正；俯卧时，两脚尖向内侧倾；仰卧时，两脚尖向外，呈60° 分开。

双足长度不一，差距较大者易感冒，或患有胃病，女性易发生痛经。

俯卧时，双足足尖向左倾斜，提示左心或左腿有疾患。

俯卧时，双足足尖向右倾斜，提示右肾或心脏功能不好，也有可能患颈部淋巴结核。

脚腕粗细不一，转动不灵活，提示有肾脏疾患。

仰卧时，只有一只脚向外侧倾，提示

同侧腋下淋巴结易肿胀。

喜欢仰卧、屈膝、脚掌平放在床上，则有可能易患消化道疾病。

仰卧，将足尖对足尖，足跟对足跟，脚掌心不能合拢，提示女性易患子宫肌瘤、子宫癌、难产、不孕、性功能减退及其他子宫、卵巢、输卵管疾病。

◎观趾甲

健康人趾甲呈粉红色，表面平滑，有光泽，半透明，甲根部有半月形的甲弧。

趾甲苍白，可能患有贫血。

趾甲半白半红，可能患有肾脏疾病。

趾甲常呈青色，可能患有心血管疾病。

趾甲呈紫色，往往是心肺患病的征象。

蓝甲和黑甲，很可能是甲沟炎或服用了某些药物所致。

脚趾甲变得不平、薄软、有纵沟，甚至剥落，可能出现了营养不良、贫血。

脚趾甲横贯白色条纹，要警惕糙皮病、慢性肾炎或砷、盐中毒。

脚趾甲扣嵌入肉或呈钩状，可能会有多发性神经炎、神经衰弱或脉管炎等症。

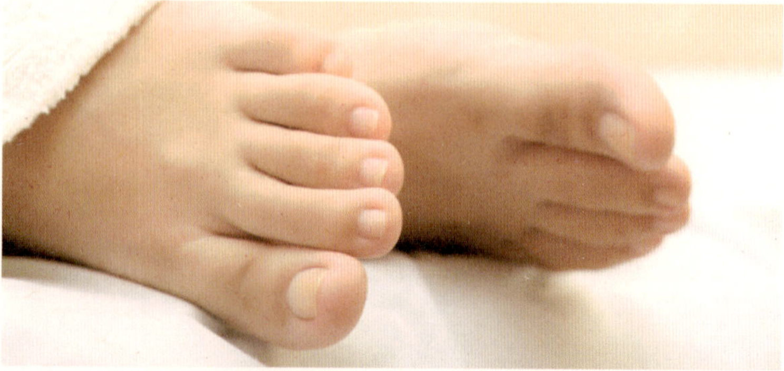

脚趾甲动摇脱落，可能患有肝病。

脚趾甲青紫透裂，直至甲顶，常常是中风的先兆。

脚趾甲麻木，可能是心血管疾病所致。

◎足部按摩禁忌

饭后1小时内不得按摩，空腹时不宜进行按摩；在同一部位上连续按摩刺激，一般不应超过5分钟。

用手指按摩时，应先注意修剪指甲；用其他工具刺激时，应注意工具光滑无刺，以免损伤皮肤。

按摩时应避开骨骼突起部位，以免损伤骨膜。老人骨骼变脆，关节僵硬，儿童皮肤细嫩，按摩时不可用力过大。

患有各种严重出血的病人，如尿血、便血、呕血、咯血等患者，不宜做足部按摩。

按摩后由于毛细血管处于扩张状态，体温会稍有升高，此时严禁用冷水洗或用冷毛巾擦拭按摩部位。最好用温开水洗脚，同时要注意双脚的保暖。

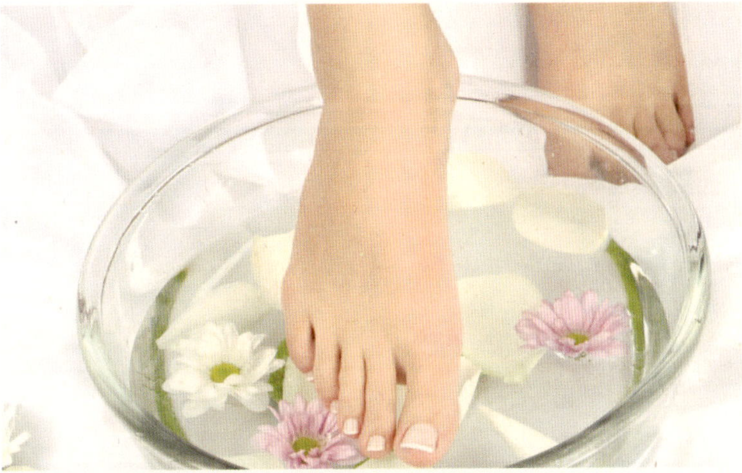

◎6种足部按摩手法

01 拇指指腹按压法

医者用一手的拇指指腹贴于施术部位施力，按压施术部位；或者两拇指交叠，贴于施术部位按压。按摩时拇指指腹垂直施力，力度以受术者能承受为宜，注意避免指甲划伤受术者皮肤。

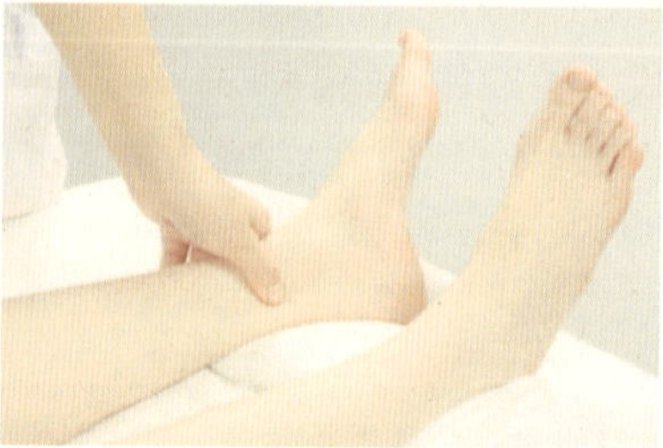

02 单食指叩拳法

医者一手固定按摩部位，另一手除食指外，其余四指握拳，食指弯曲，拇指固定，以食指的近节指间关节为施力点，顶压施术部位；或者以按摩棒代替食指贴于施术部位顶压。

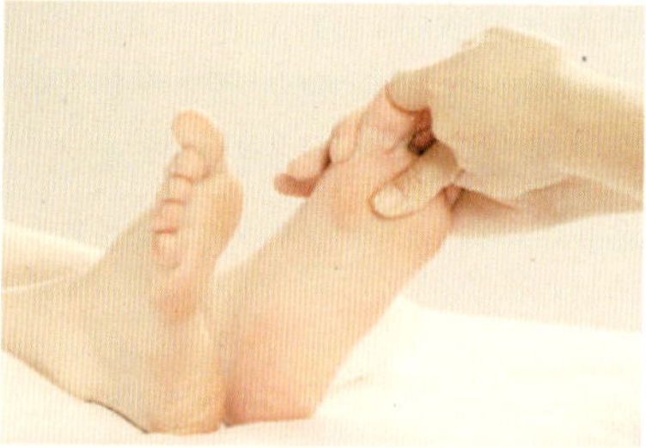

03 刮压法

医者一手拇指固定，食指弯曲呈镰刀状，用食指尺侧缘施力刮压施术部位；或者用刮痧板代替食指贴于施术部位刮压施术。

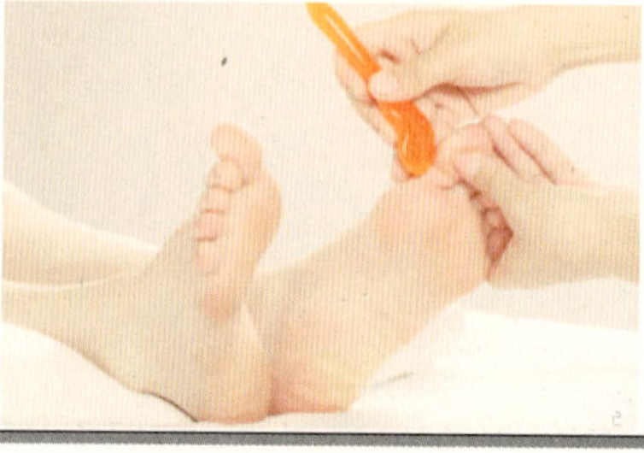

04 双指夹压法

医者一手固定足部，另一手食指、中指弯曲呈钳状，夹住施术部位，对施术部位施力夹压并向外牵拉。操作时注意夹压力量保持适中。

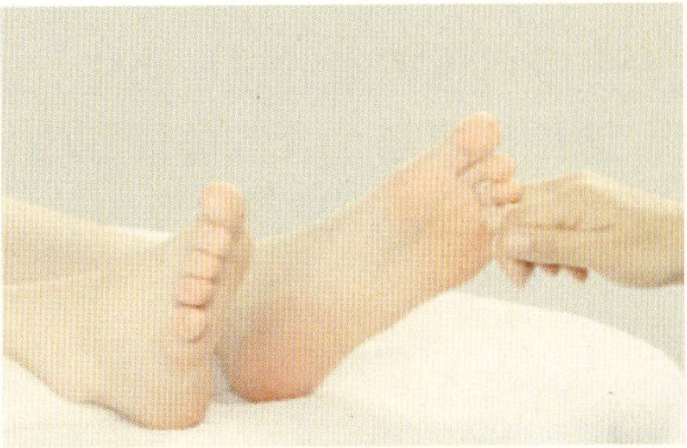

05 拇指指腹推压法

医者以一手拇指指腹贴于施术部位，施力推压；或者双手握住足部，用双手的拇指指腹同时施力推压按摩。操作时双手拇指要同时施力，力量保持均衡。

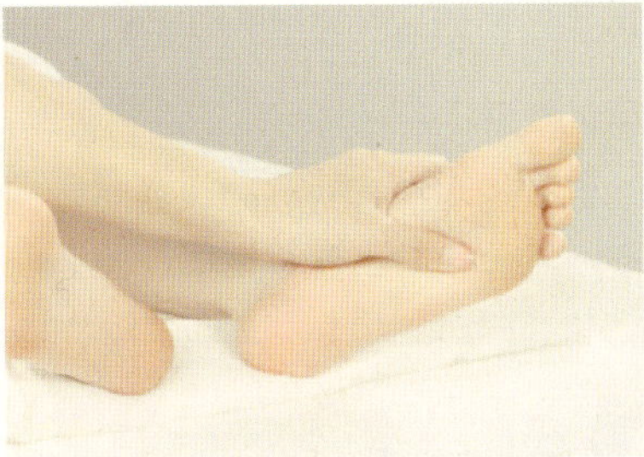

06 掐法

医者用单手拇指指甲着力，用力掐压施术部位；或者用双手拇指同时着力，掐压施术部位。操作时拇指端置于施术部位后不要再移动，力量由轻及重，再由重及轻，力度以渗透皮肤组织为宜。

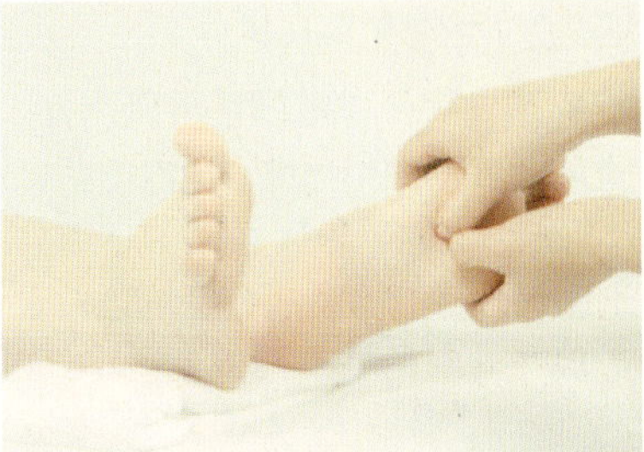

手耳足按摩可能出现的症状

在手耳足按摩的过程当中，疲劳和兴奋可能会反复交替出现，这种现象与个人的体质和性格有关。除此之外，被按摩者的身体可能还会出现以下反应。

◎发热或发冷

发热或发冷会因体质而表现不同。发热是血管扩张、血液循环或淋巴循环改善后，免疫系统发挥功能与细菌奋战的结果，这是正常现象，不必惊慌；发冷则是刺激下丘脑而引起的体温自动调节。但如果是因为按摩的力度不当所引起的，则必须做适当的处理。

◎口干

口干是按摩促进新陈代谢所致，多喝水即可解决。按摩时喝水可以促进血液循环，加速新陈代谢。但是严重的肾脏病患者，注意饮水不能过量。

◎皮肤苍白

皮肤苍白，通常是贫血的一种表现。宜多做几次心脏、头部反射区的按摩，不必惊慌失措，按摩应循序渐进，力度适中。

◎皮肤发红

皮肤发红是血液循环得以改善、血管扩张的良性反应。若皮肤有发炎问题，操作时注意避免对皮肤过度摩擦。

◎出现红疹

皮肤若有红疹是因血管扩张，使皮肤产生红疹，或是神经敏感的表象。宜加强肝、肾反射区的按摩。

第2章

按摩手耳足消除常见病

常见病主要是指发病率较高的疾病，也可以叫多发病，如感冒、咳嗽、头痛、失眠、脂肪肝、痔疮等。经常按摩手、耳、足上的反射区，可以舒畅气机，调节脏腑功能，增强体质，对防治家庭常见疾病大有裨益。

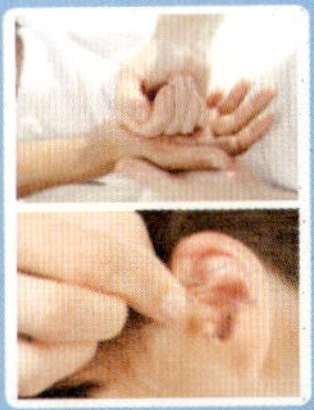

扫一扫看视频

感冒

风寒风热辨证疗

感冒，中医称“伤风”，是一种由多种病毒引起的呼吸道常见病。感冒一般分为风寒感冒和风热感冒。风寒感冒起病急、发热轻、恶寒重、头痛、周身酸痛、无汗、流清涕、咳嗽吐清痰等。风热感冒主要症状为发热重、恶寒轻、流黄涕、咳吐黄痰、口渴、咽痛、大便干、小便黄、扁桃体肿大等。

手部反射区

反射区诊断

手掌部青筋暴露，大鱼际青暗，提示可能患有感冒。

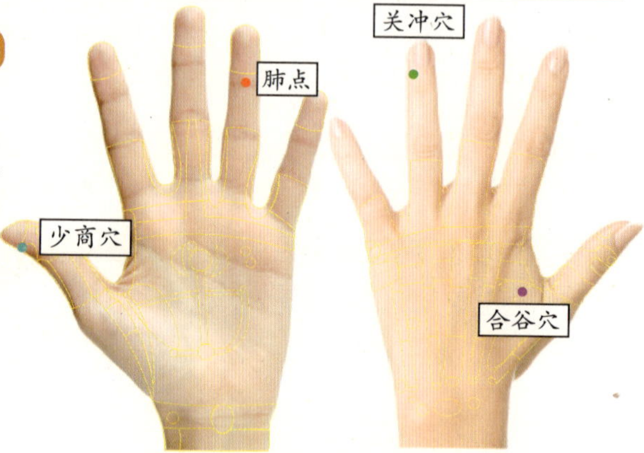

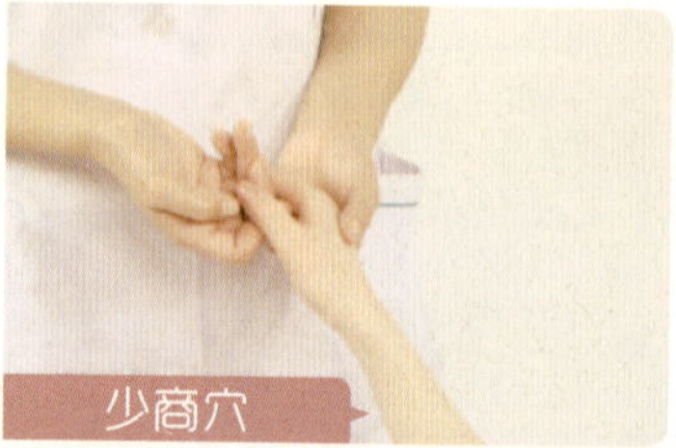

少商穴

➡ **按摩方法：** 用掐法掐按少商穴1～2分钟，力度适中，以局部皮肤酸痛为宜。

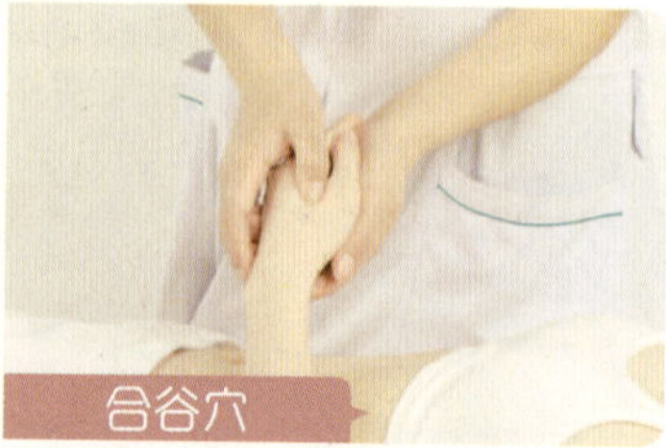

合谷穴

➡ **按摩方法：** 用指按法按压合谷穴1～2分钟，以局部皮肤酸痛为宜。

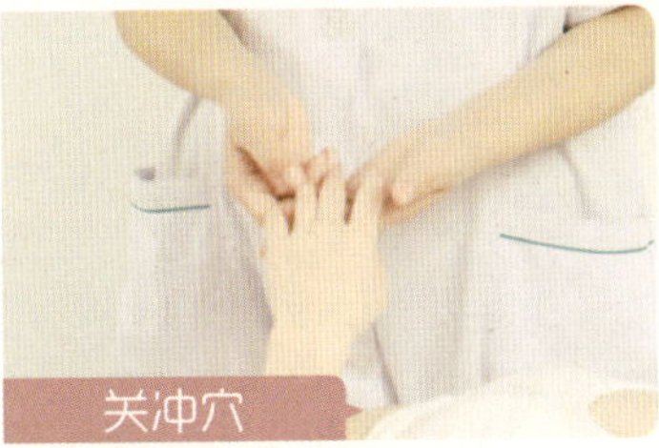

➔ **按摩方法：** 用掐法掐按关冲穴1～2分钟，以局部皮肤酸痛为宜。

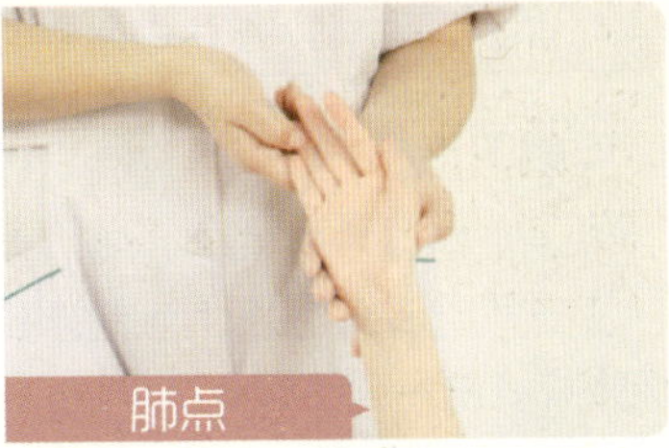

➔ **按摩方法：** 用掐法掐按肺点1～2分钟，力度由轻渐重，以局部酸痛为宜。

耳部反射区

反射区诊断

用耳穴探棒或火柴棒探查压痛点，气管反射区痛感显著，提示有感冒。

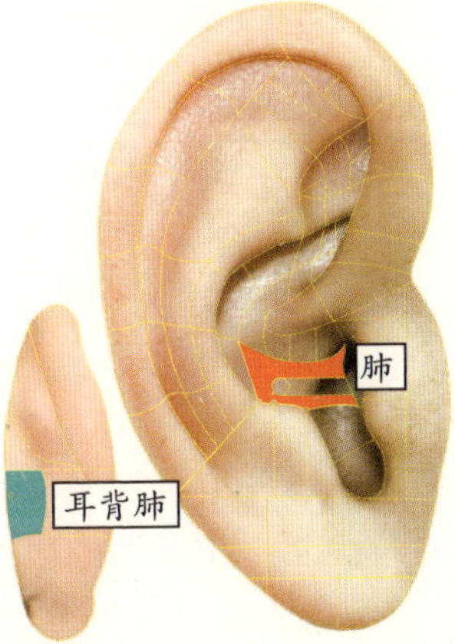

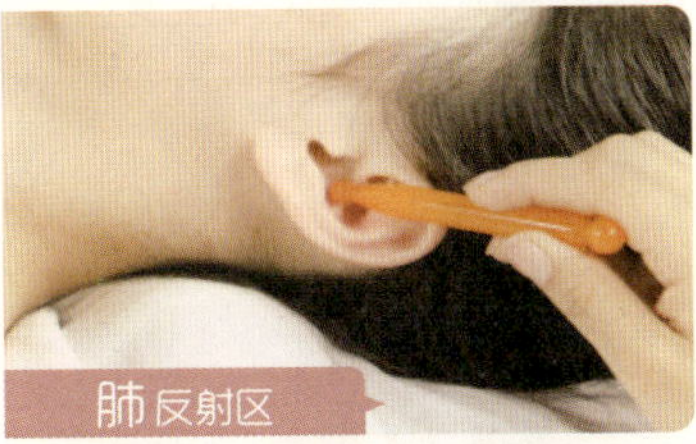

➔ **按摩方法：** 用搓摩法搓摩肺反射区1～2分钟，以按摩部位发红或有酸胀感为宜。

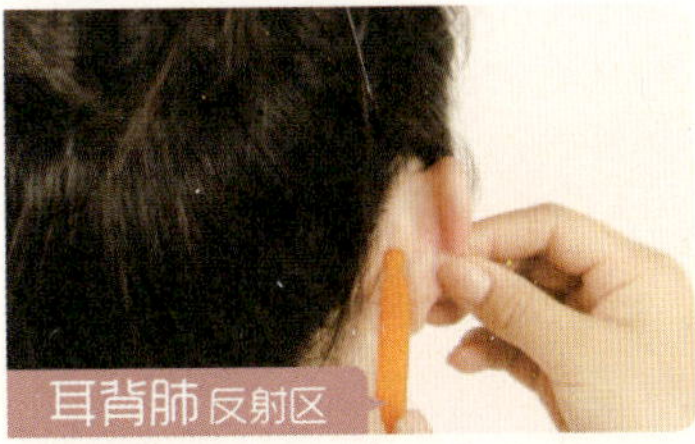

➔ **按摩方法：** 用搓摩法搓摩耳背肺反射区1～2分钟，以局部酸痛为宜。

足部反射区

反射区诊断

按揉额窦、三叉神经、鼻、肺及支气管等反射区，手感似捻发样，提示有感冒。

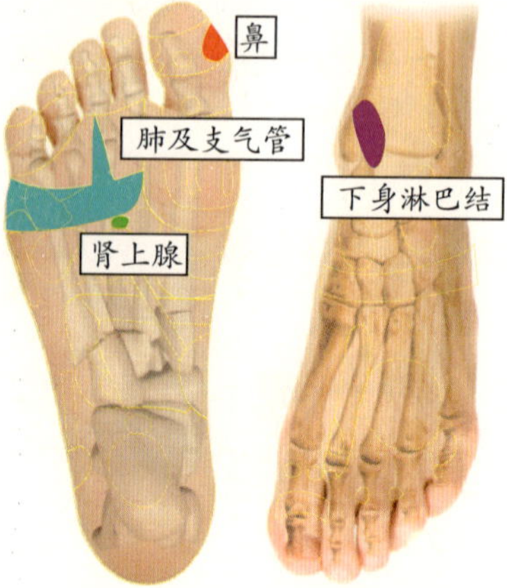

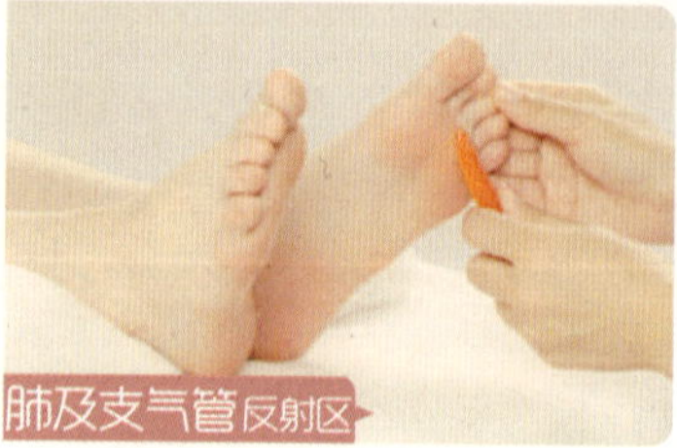

→ **按摩方法**：用刮压法刮压肺及支气管反射区2～5分钟，以局部酸痛为宜。

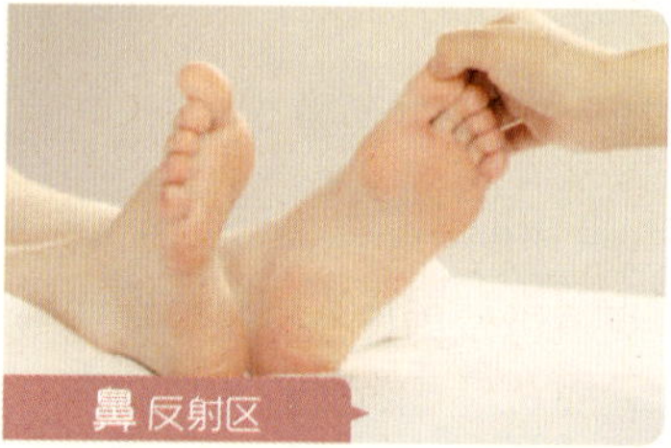

→ **按摩方法**：用掐法掐按鼻反射区2～5分钟，以局部皮肤酸痛为宜。

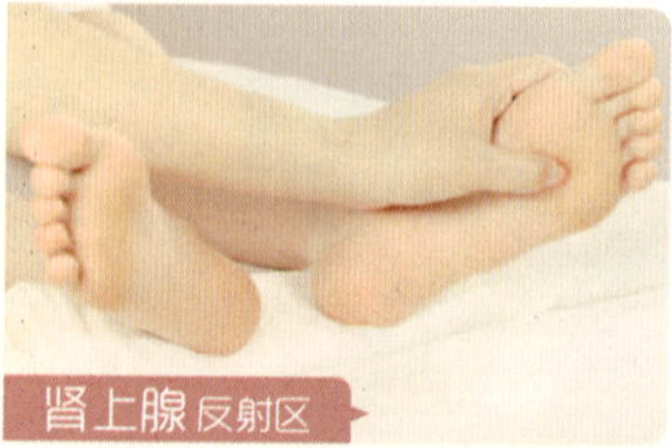

→ **按摩方法**：用掐法掐按肾上腺反射区2～5分钟，以局部酸痛为宜。

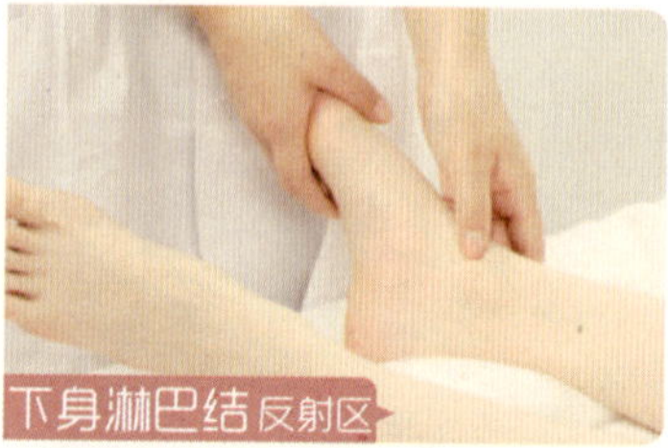

→ **按摩方法**：用掐法掐按下身淋巴结反射区2～5分钟，以局部酸痛为宜。

咳嗽

咽痛喉痒易咳痰

扫一扫看视频

咳嗽是呼吸系统疾病的主要症状，中医认为咳嗽是外感六淫影响于肺所致的有声有痰之症。咳嗽的原因有上呼吸道感染、支气管炎、肺炎、喉炎等。咳嗽的主要症状：痰多色稀白或痰色黄稠，量少，喉间有痰声，似水笛哮鸣声音，易咳出，喉痒欲咳等。

手部反射区

反射区诊断

大鱼际青筋明显，鼻、肺及支气管反射区见白、红相间异常点，提示有咳嗽症状。

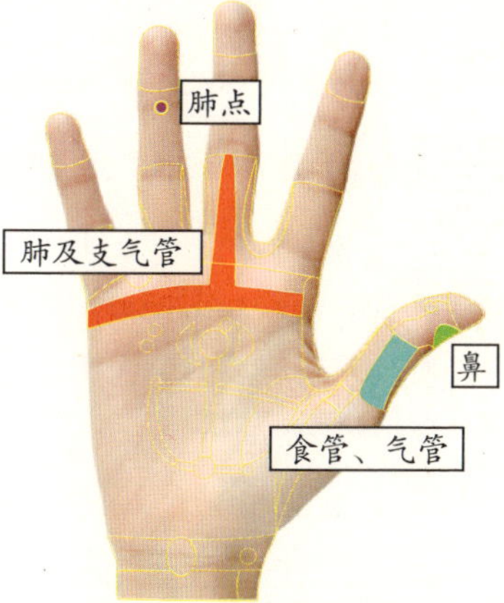

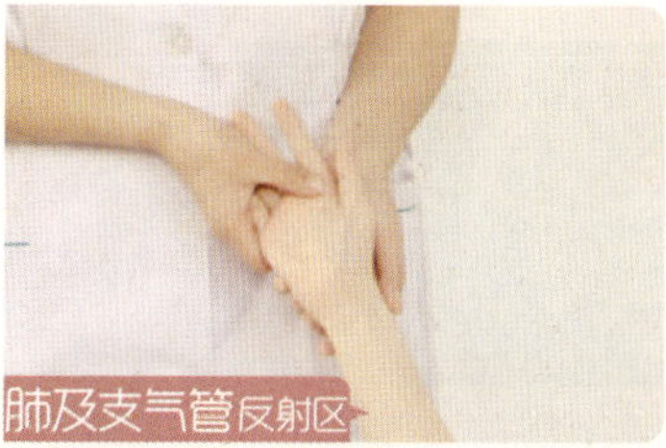

按摩方法： 用指按法按压肺及支气管反射区1～2分钟，以局部酸痛为宜。

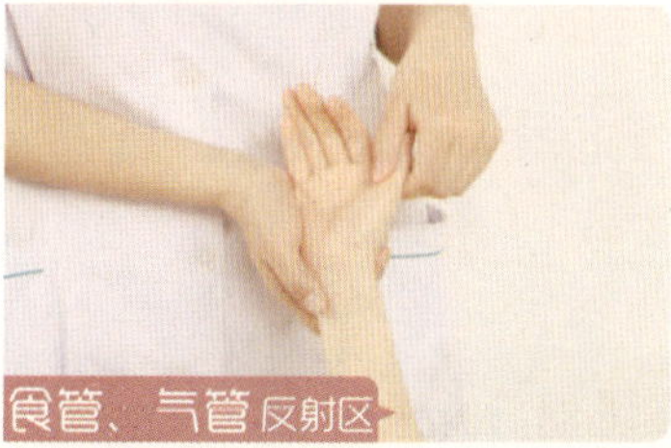

按摩方法： 用指按法按压食管、气管反射区1～2分钟，以局部酸痛为宜。

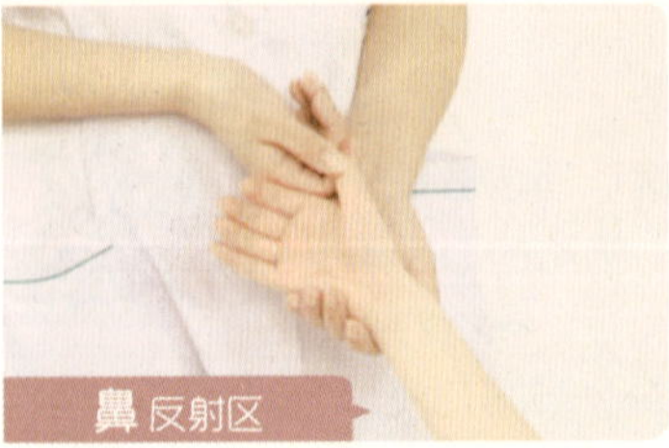

鼻反射区

→ **按摩方法**：用指揉法按揉鼻反射区1～2分钟，以局部酸痛为宜。

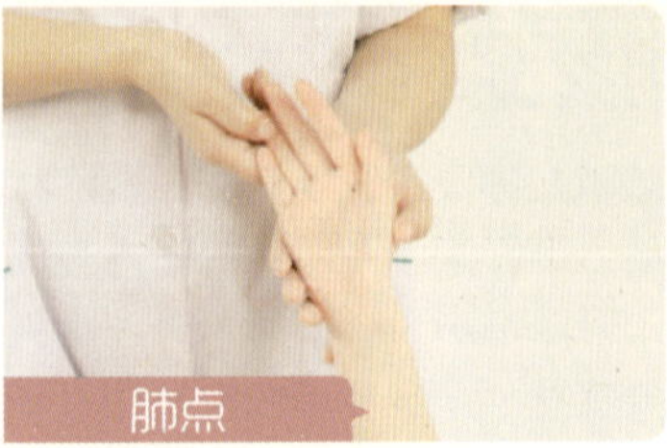

肺点

→ **按摩方法**：用掐法掐按肺点1～2分钟，以局部酸痛为宜。

耳部反射区

反射区诊断

用耳穴探棒或火柴棒探查压痛点，肺、气管等反射区压痛显著，提示有咳嗽症状。

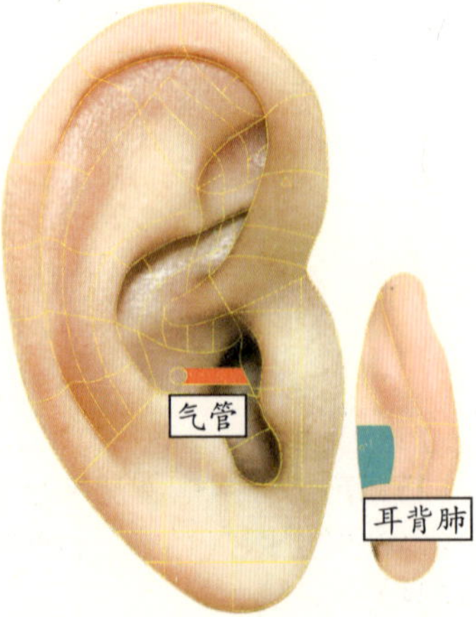

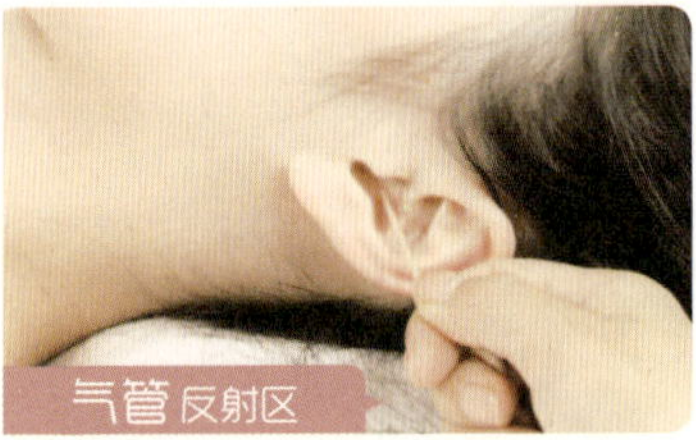

气管反射区

→ **按摩方法**：用切按法切压气管反射区1～2分钟，以按摩部位发红或有酸胀感为宜。

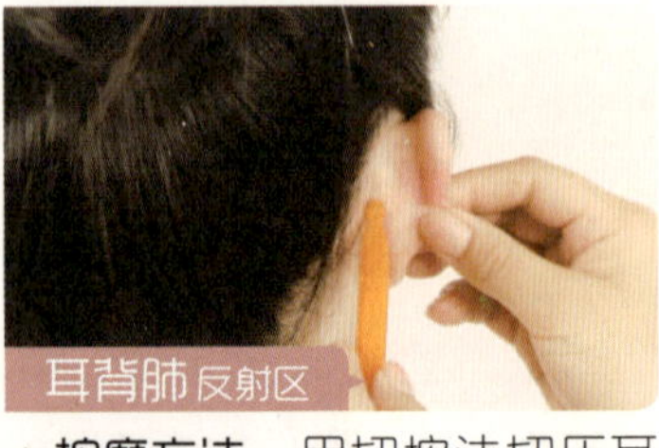

耳背肺反射区

→ **按摩方法**：用切按法切压耳背肺反射区1～2分钟，以按摩部位发红或有酸胀感为宜。

足部反射区

反射区诊断

用拇指由后向前纵向推按左脚肺及支气管反射区，出现气感或颗粒，提示有咳嗽。

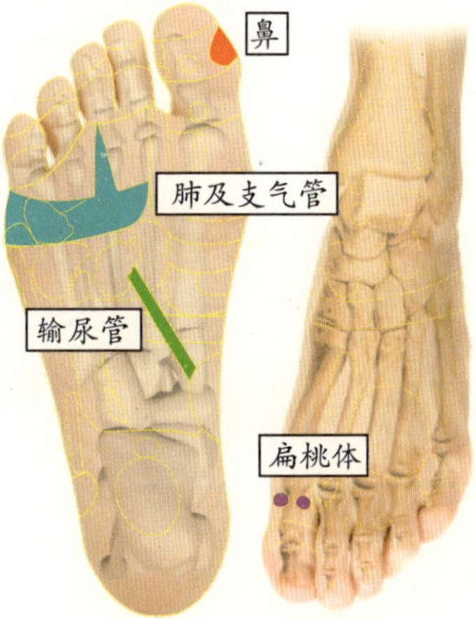

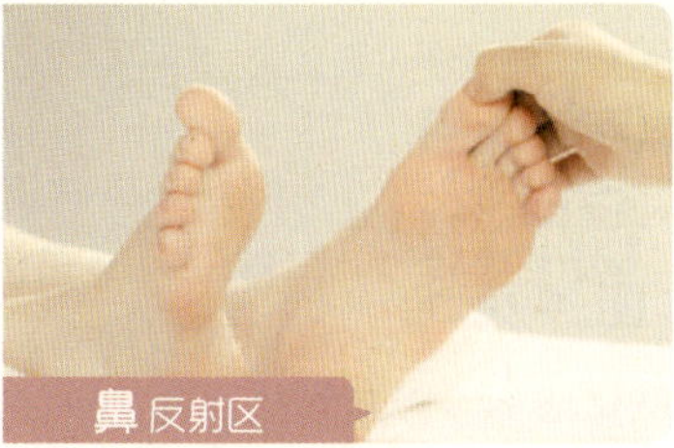

鼻反射区

→ **按摩方法**：用掐法掐按鼻反射区2～5分钟，以局部皮肤酸痛为宜。

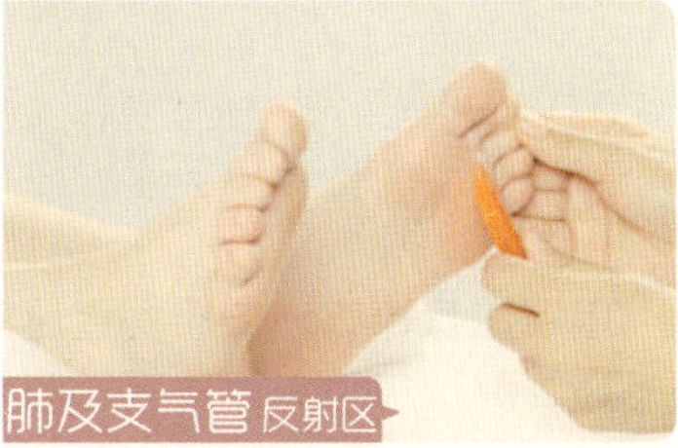

肺及支气管反射区

→ **按摩方法**：用刮压法刮压肺及支气管反射区2～5分钟，以局部酸痛为宜。

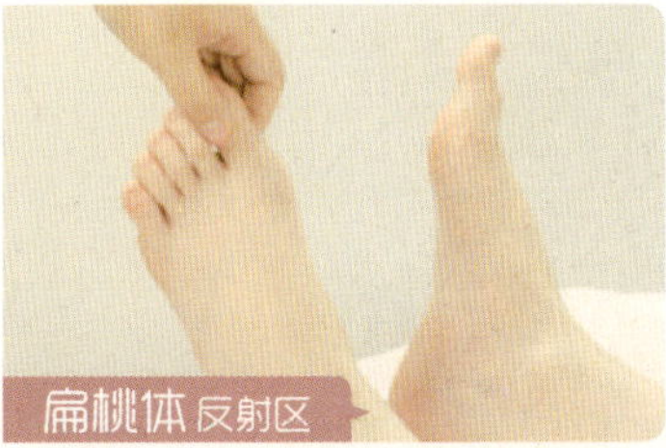

扁桃体反射区

→ **按摩方法**：用掐法掐按扁桃体反射区2～5分钟，以局部酸痛为宜。

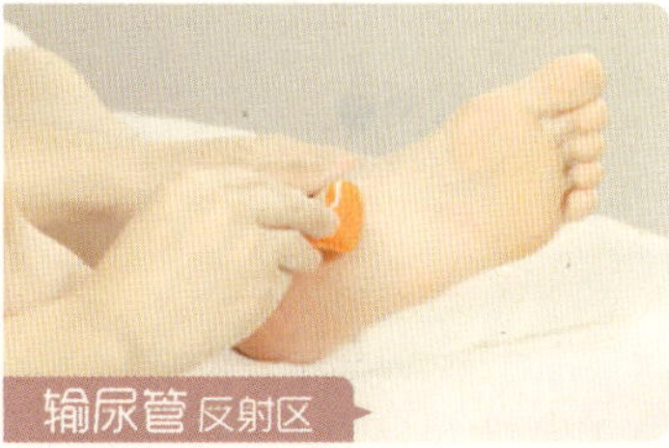

输尿管反射区

→ **按摩方法**：用刮压法刮压输尿管反射区2～5分钟，以局部酸痛为宜。

扫一扫看视频

头痛

头胀欲裂痛难忍

头痛是临床常见的病症。痛感有轻有重，疼痛时间有长有短，形式也多种多样。常见的症状有胀痛、闷痛、撕裂样痛、针刺样痛，部分伴有血管搏动感及头部紧箍感，以及发热、恶心、呕吐、头晕、食欲不振等症状。头痛的发病原因繁多，如神经痛、脑血管疾病、五官疾病等均可导致头痛。

手部反射区

反射区诊断

中指根横纹周围白色，提示有头痛。

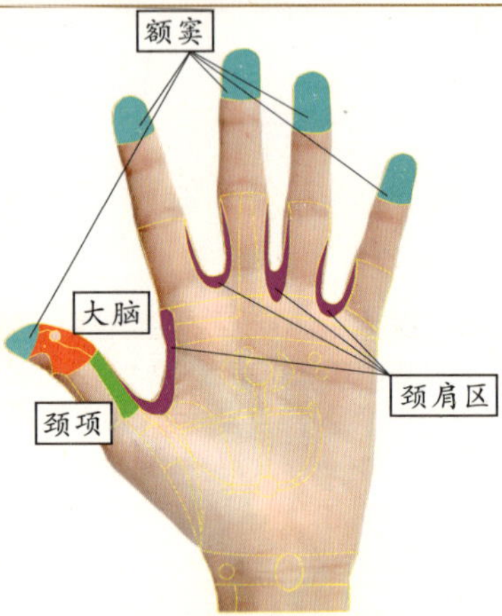

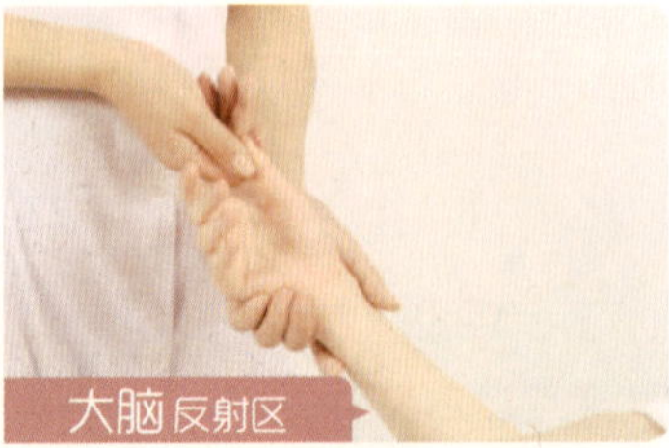

大脑反射区

→ **按摩方法**：用指揉法按揉大脑反射区1～2分钟，以局部酸痛为宜。

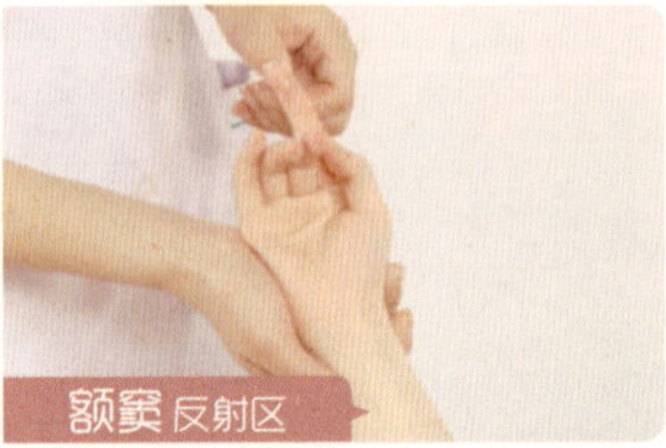

额窦反射区

→ **按摩方法**：用指揉法按揉额窦反射区1～2分钟，以局部酸痛为宜。

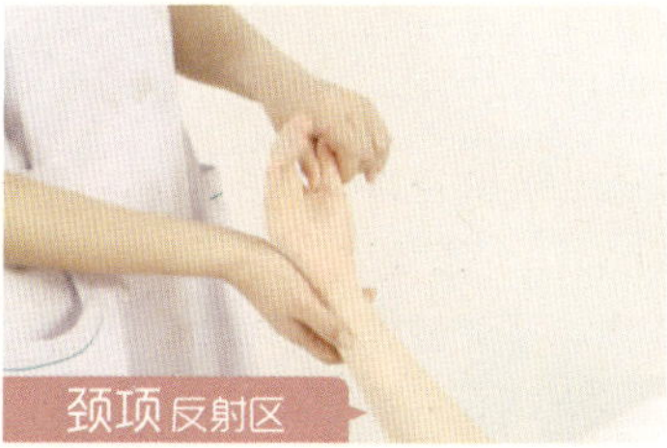

→ **按摩方法：** 用指揉法按揉颈项反射区1～2分钟，以局部酸痛为宜。

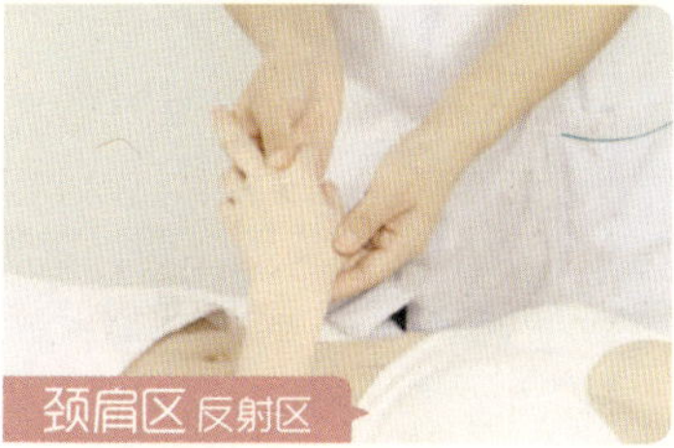

→ **按摩方法：** 用指揉法按揉颈肩区反射区1～2分钟，以局部酸痛为宜。

耳部反射区

反射区诊断

用耳穴探棒或火柴棒探查压痛点，额反射区压痛显著者，提示有头痛。

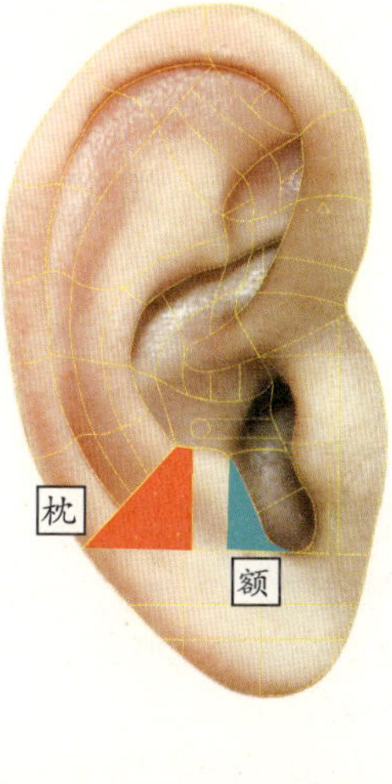

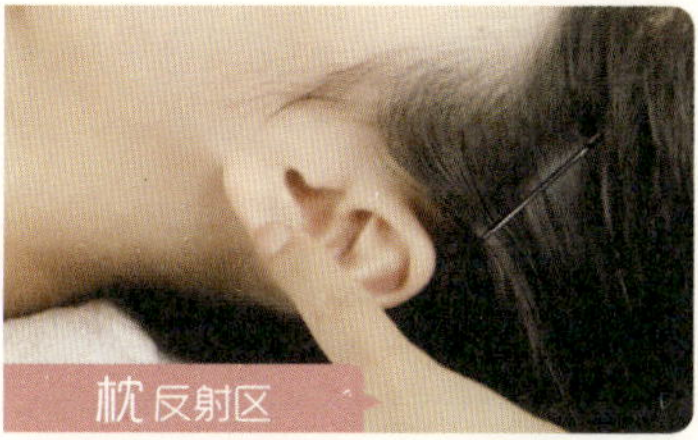

→ **按摩方法：** 用搓摩法搓摩枕反射区1～2分钟，以按摩部位发红或有酸胀感为宜。

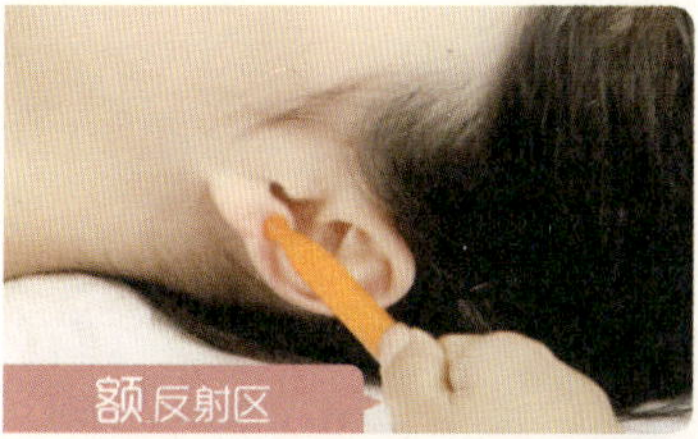

→ **按摩方法：** 用搓摩法搓摩额反射区1～2分钟，以局部酸痛为宜。

足部反射区

反射区诊断

额窦反射区外观不光滑，或被压平，或成尖状，足趾不平整，提示有头痛。

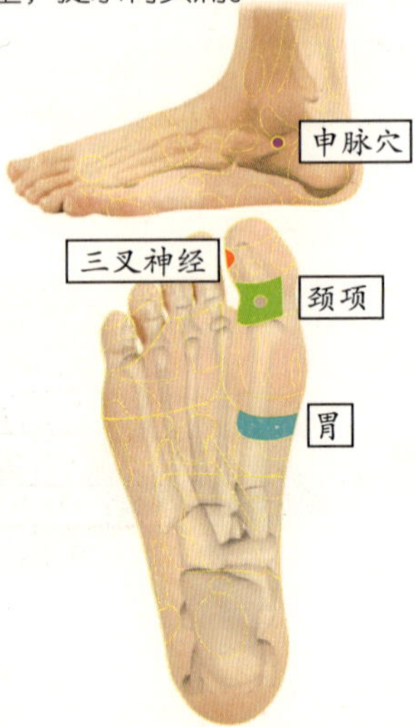

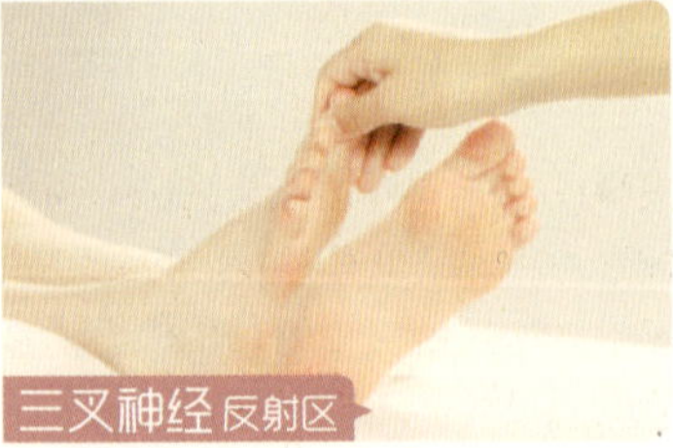

➜ **按摩方法**：用指揉法揉按三叉神经反射区2～5分钟，以局部酸痛为宜。

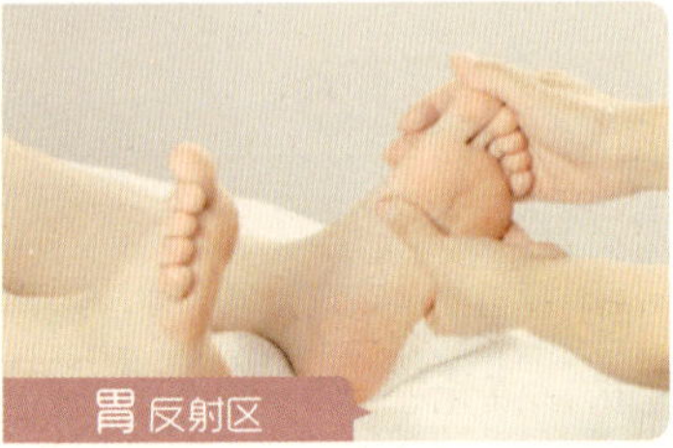

➜ **按摩方法**：用拇指指腹按压法按压胃反射区2～5分钟，以局部酸痛为宜。

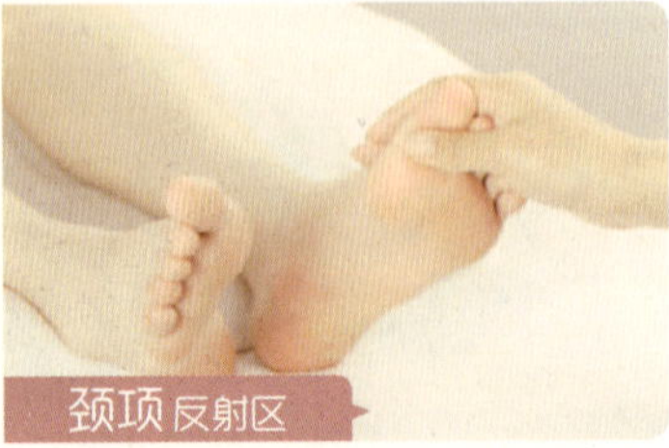

➜ **按摩方法**：用拇指指腹按压法按压颈项反射区2～5分钟，以局部酸痛为宜。

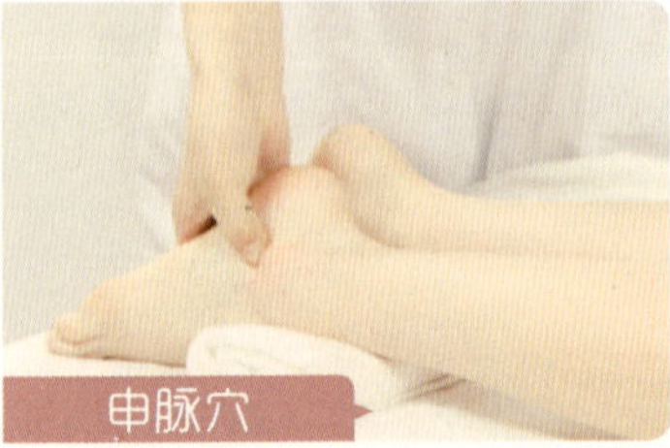

➜ **按摩方法**：用掐法掐按申脉穴2～5分钟，以皮肤出现酸痛感为宜。

失眠

精神疲惫难入睡

扫一扫看视频

失眠是指无法入睡或无法保持睡眠状态，即睡眠失常。失眠虽不属于危重疾病，但影响人们的日常生活。睡眠不足会导致健康不佳，生理节奏被打乱，继之引起人的疲劳感及全身不适、无精打采、反应迟缓、头痛、记忆力减退等症状。失眠所造成的直接影响是精神方面的，严重者会导致精神分裂。

手部反射区

反射区诊断

拇指近节指骨段掌面纹理凌乱，皮肤粗糙，或无名指指节漏缝，提示有失眠。

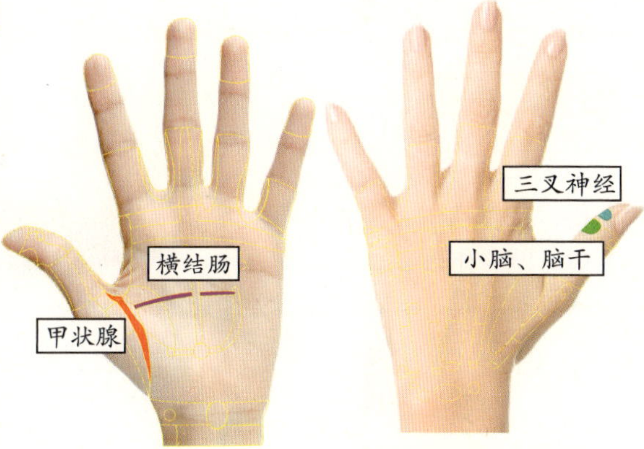

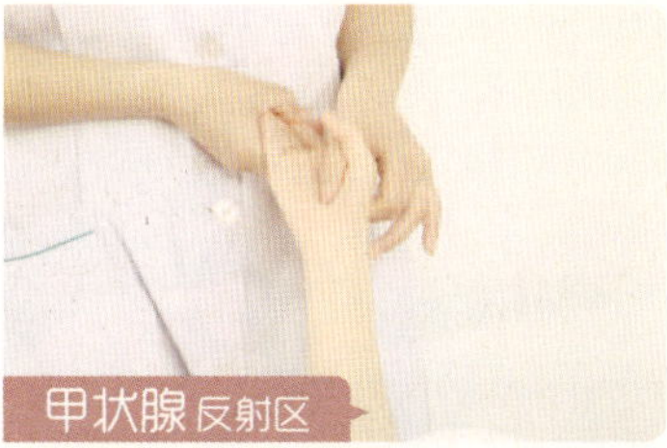

甲状腺反射区

➜ **按摩方法**：用指揉法按揉甲状腺反射区1～2分钟，以局部酸痛为宜。

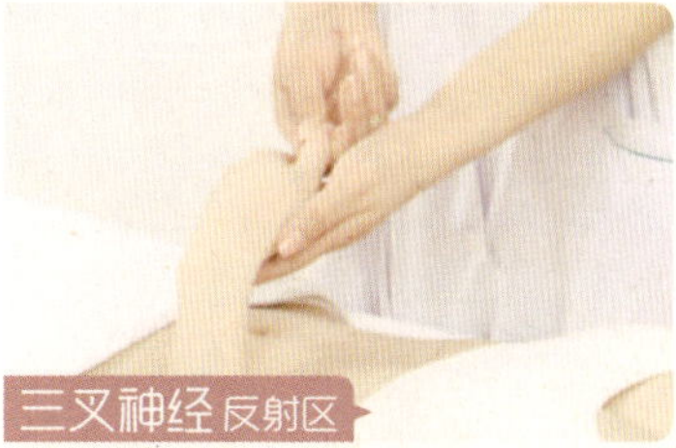

三叉神经反射区

➜ **按摩方法**：用指揉法按揉三叉神经反射区1～2分钟，以局部酸痛为宜。

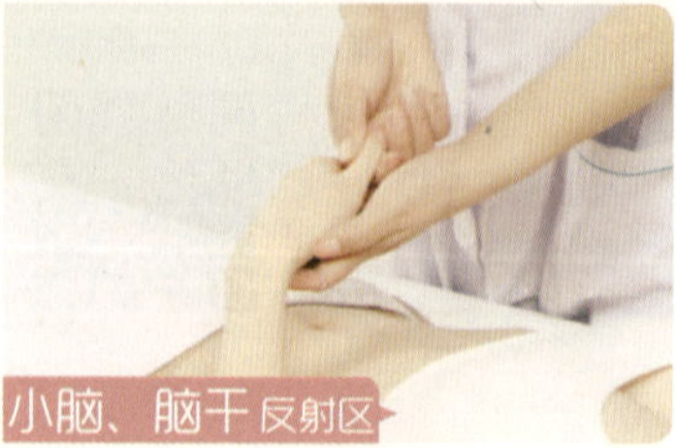

→ **按摩方法**：用指揉法揉按小脑、脑干反射区1～2分钟，以局部酸痛为宜。

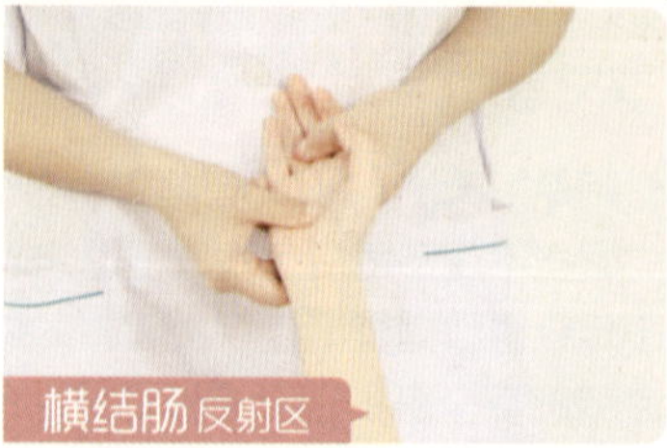

→ **按摩方法**：用指按法按压横结肠反射区1～2分钟，以局部酸痛为宜。

耳部反射区

反射区诊断

用耳穴探棒或火柴棒探查压痛点，额反射区或脑干反射区压痛显著，提示有失眠。

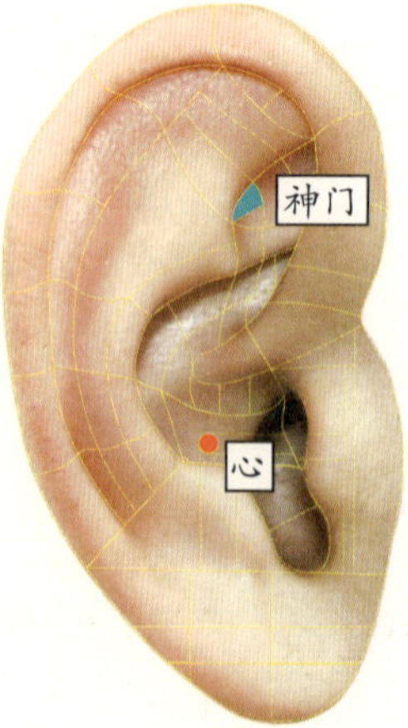

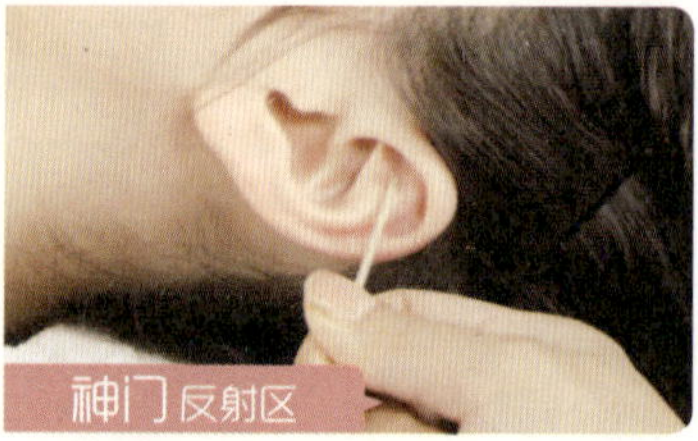

→ **按摩方法**：用切按法切压神门反射区1～2分钟，以按摩部位发红或有酸胀感为宜。

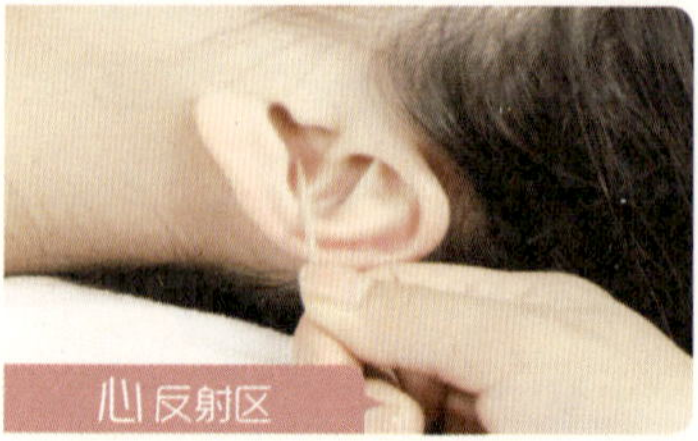

→ **按摩方法**：用切按法切压心反射区1～2分钟，以按摩部位发红或有酸胀感为宜。

足部反射区

反射区诊断

按揉大脑反射区，手感如捻发样，提示有失眠。

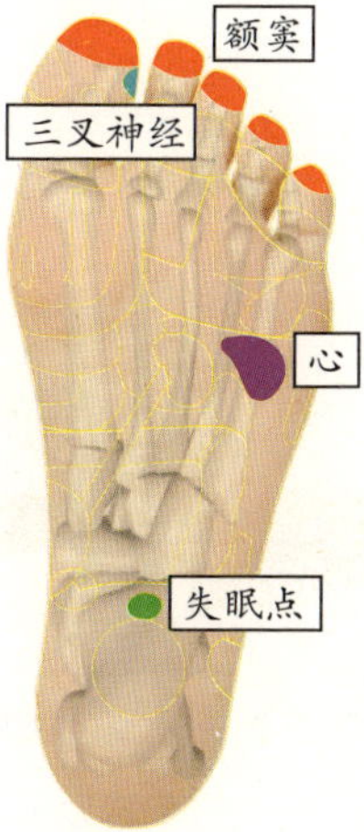

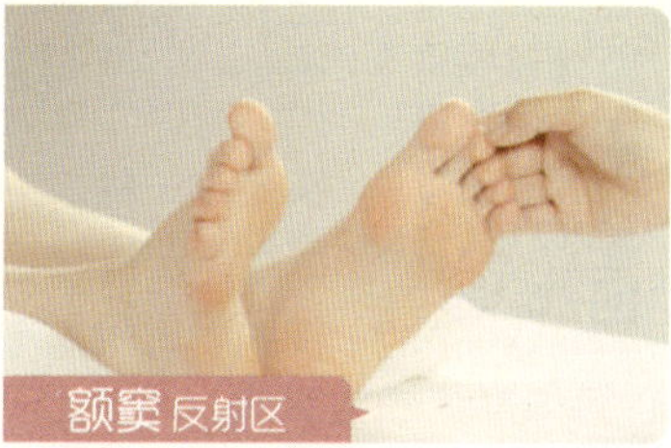

➜ **按摩方法：** 用掐法掐按额窦反射区2～5分钟，以局部酸痛为宜。

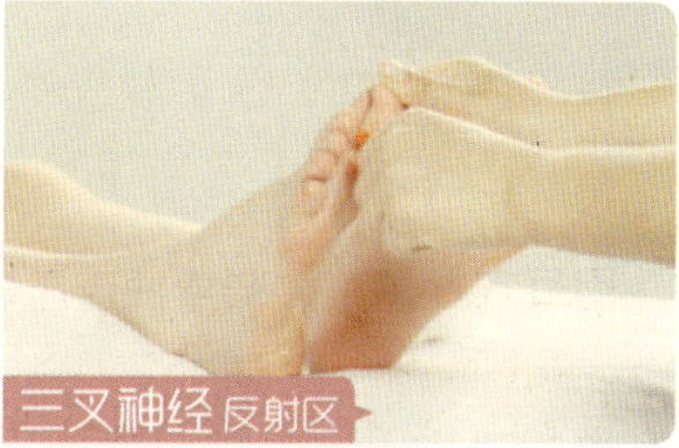

➜ **按摩方法：** 用掐法掐按三叉神经反射区2～5分钟，以局部酸痛为宜。

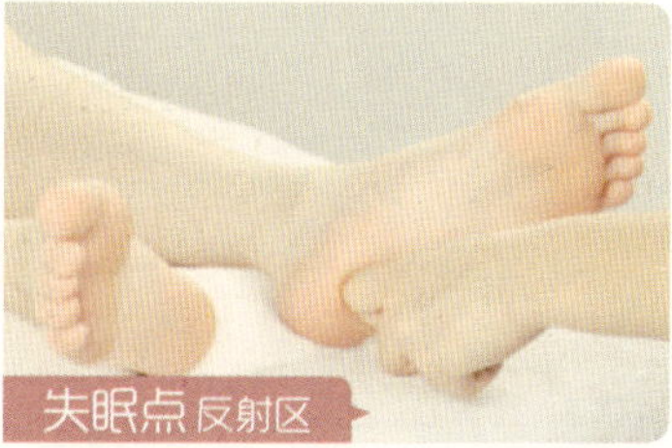

➜ **按摩方法：** 用单食指叩拳法顶压失眠点反射区2～5分钟，以局部酸痛为宜。

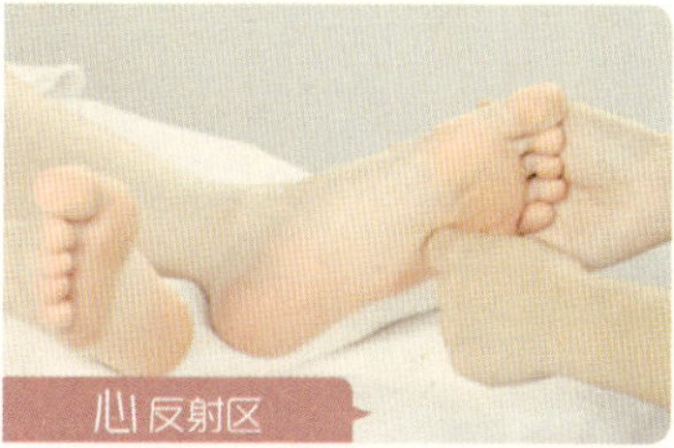

➜ **按摩方法：** 用单食指叩拳法顶压心反射区2～5分钟，以局部酸痛为宜。

扫一扫看视频

头晕

头昏脑胀眼睛花

头晕是一种常见的脑部功能性障碍，表现为头昏、头胀、头重脚轻、脑内摇晃、眼花等不适。头晕可由多种原因引起，常见于发热性疾病、高血压病、贫血、心律失常、心力衰竭、低血压等。常按摩刺激手耳足的反射区和穴位，可增强血运，疏通经络，有效缓解头晕。

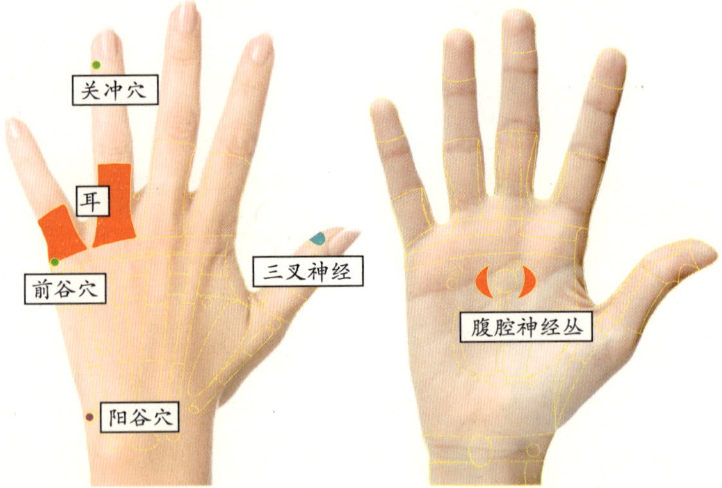

手部反射区

反射区诊断

中指第二指节横纹发青或发白提示可能有头晕。

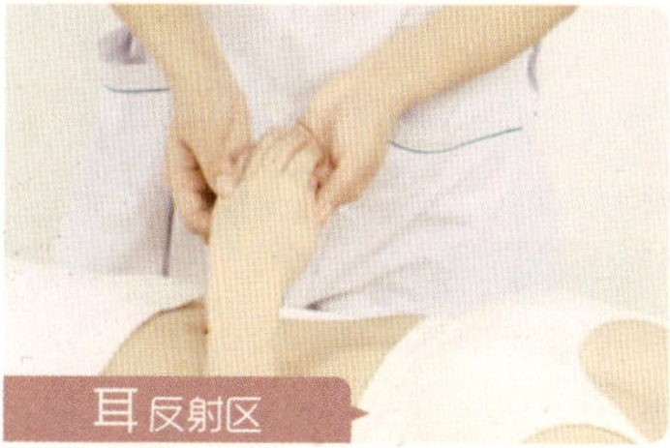

➜ **按摩方法**：用指按法按压耳反射区1～2分钟，以局部酸痛为宜。

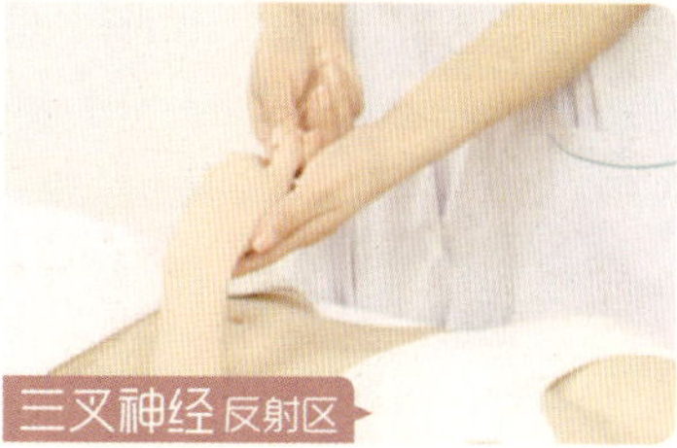

➜ **按摩方法**：用指揉法按揉三叉神经反射区1～2分钟，以局部酸痛为宜。

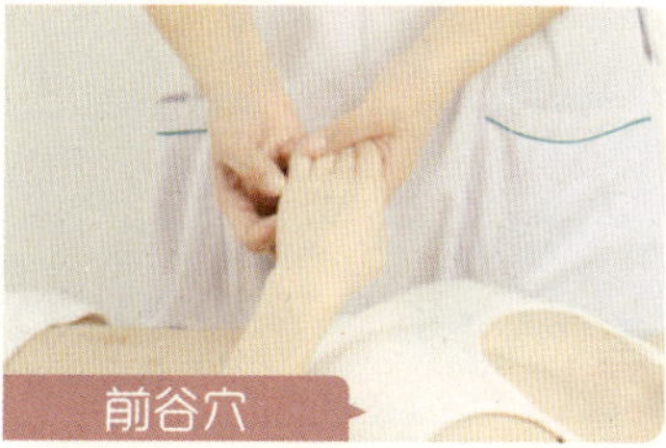

➜ **按摩方法**：用掐法轻轻掐按前谷穴1～2分钟，以局部酸痛为宜。

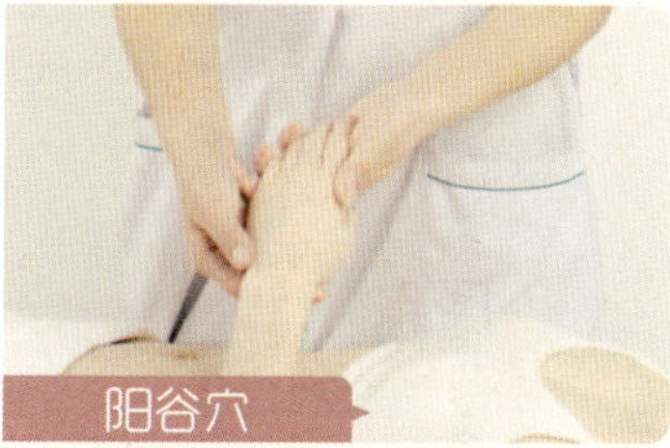

➜ **按摩方法**：用指按法按压阳谷穴1～2分钟，以局部皮肤酸痛为宜。

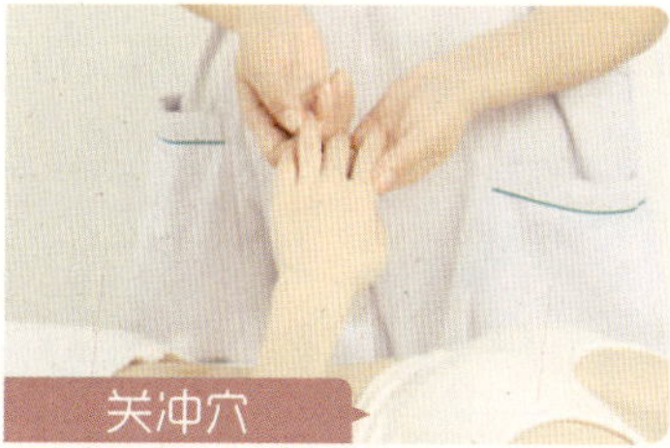

➜ **按摩方法**：用指按法按压关冲穴1～2分钟，以局部皮肤酸痛为宜。

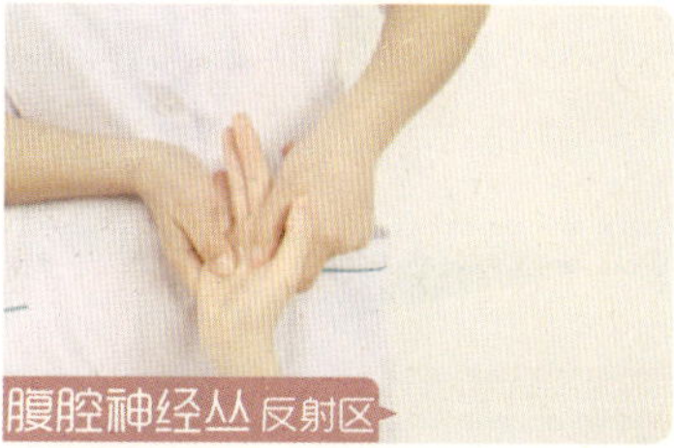

➜ **按摩方法**：用指按法按压腹腔神经丛反射区1～2分钟，以局部酸痛为宜。

耳部反射区

反射区诊断

用耳穴探棒或火柴棒探查压痛点，颈椎、交感等反射区压痛显著者，提示可能有头晕。

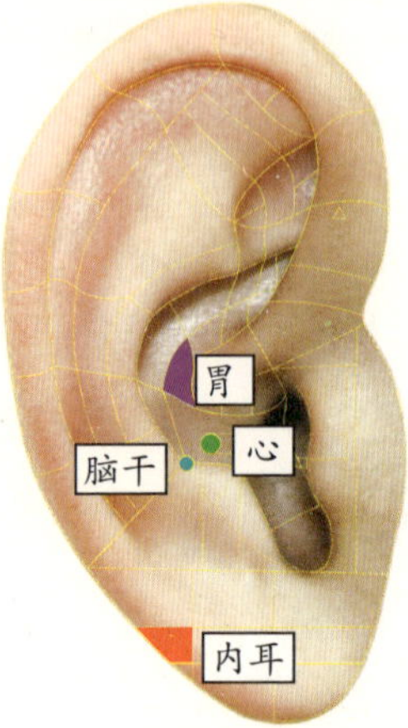

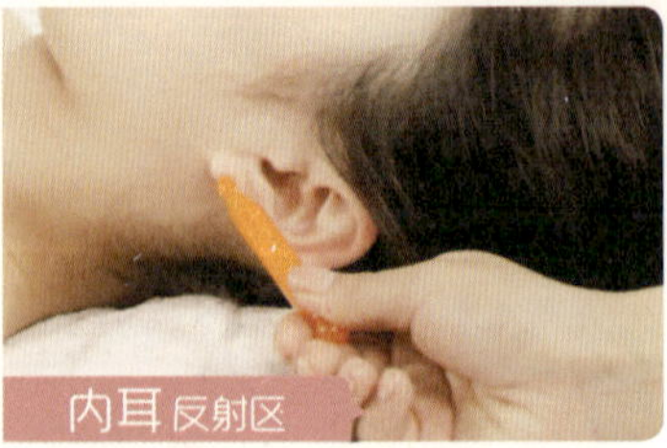

→ **按摩方法**：用切按法切压内耳反射区1～2分钟，以按摩部位发红或有酸胀感为宜。

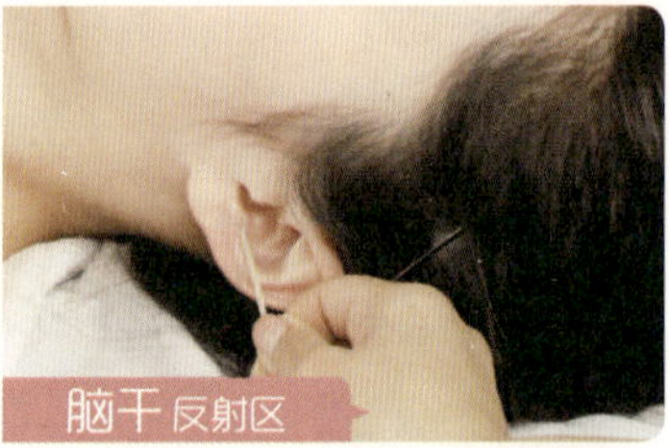

→ **按摩方法**：用搓摩法搓摩脑干反射区1～2分钟，以按摩部位发红或有酸胀感为宜。

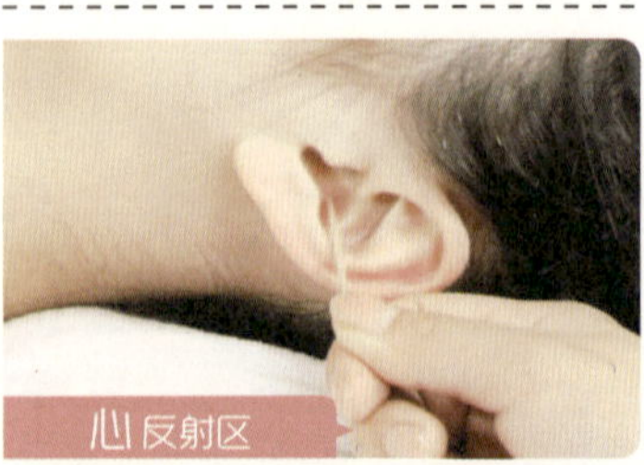

→ **按摩方法**：用切按法切压心反射区1～2分钟，以按摩部位有酸胀感为宜。

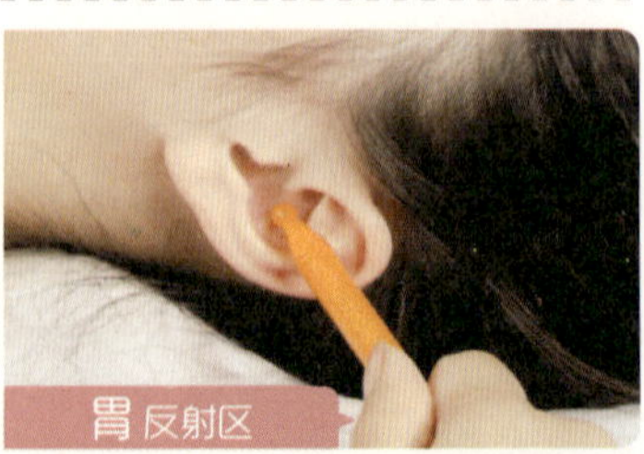

→ **按摩方法**：用切按法切压胃反射区1～2分钟，以按摩部位发红为宜。

足部反射区

反射区诊断

按揉额窦反射区的手感似捻发样，大脑反射区或有相同现象，提示有头晕。

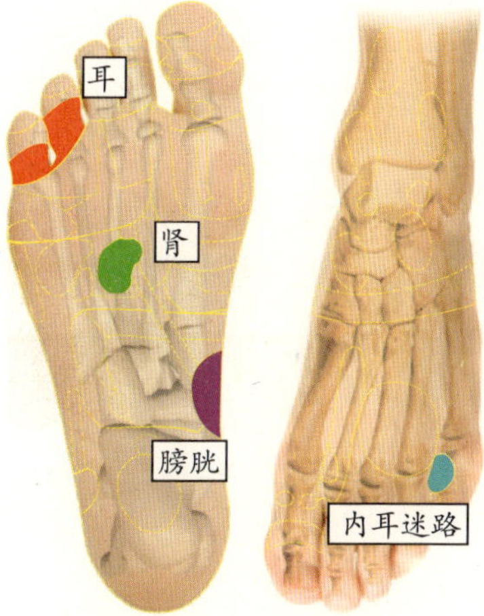

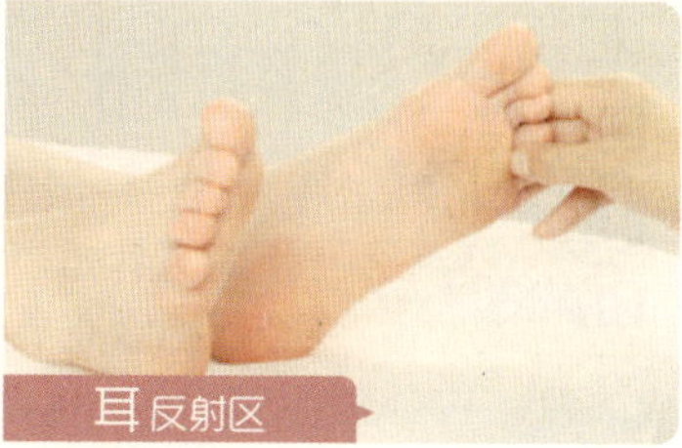

➜ **按摩方法**：用掐法掐按耳反射区2～5分钟，以局部皮肤酸痛为宜。

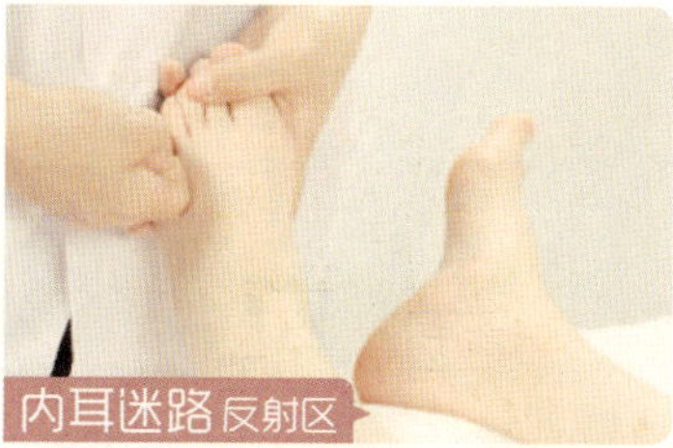

➜ **按摩方法**：用单食指叩拳法顶压内耳迷路反射区2～5分钟，以局部酸痛为宜。

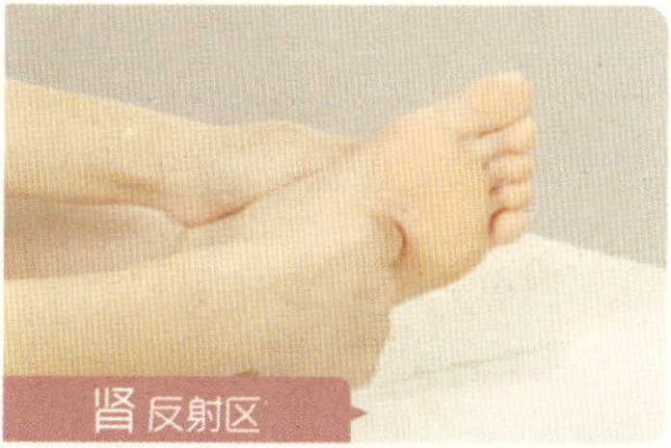

➜ **按摩方法**：用单食指叩拳法顶压肾反射区2～5分钟，以局部酸痛为宜。

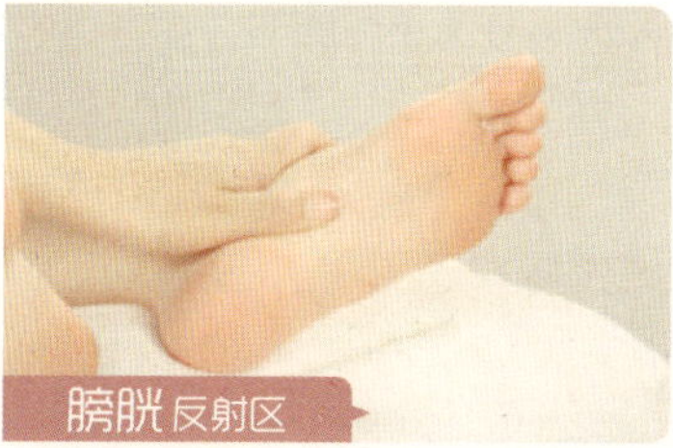

➜ **按摩方法**：用拇指指腹推压法推压膀胱反射区2～5分钟，以局部酸痛为宜。

扫一扫看视频

哮喘

喘息气促呼吸难

哮喘是一种慢性呼吸道疾病，其主要临床表现包括喘息、呼吸困难、咳嗽、咳痰、胸闷、胸痛等。典型的表现为发作性伴有哮鸣音的呼气性呼吸困难，病情严重患者表现为干咳或咯大量白色泡沫痰。中医学认为，当人体外感风寒、情志不畅，导致痰气壅阻，气道不畅，引起肺气升降不利而最终引发哮喘。

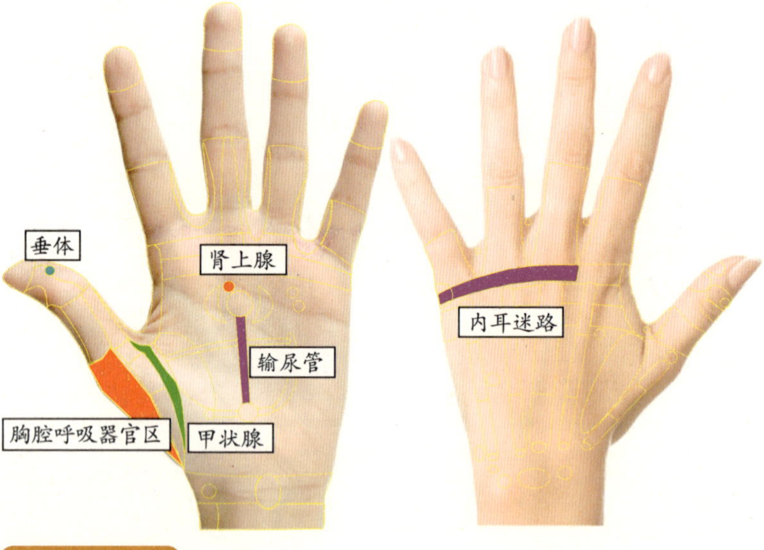

手部反射区

反射区诊断

鼻反射区、肺及支气管反射区见红白相间异常点，提示可能有哮喘或是喘息。

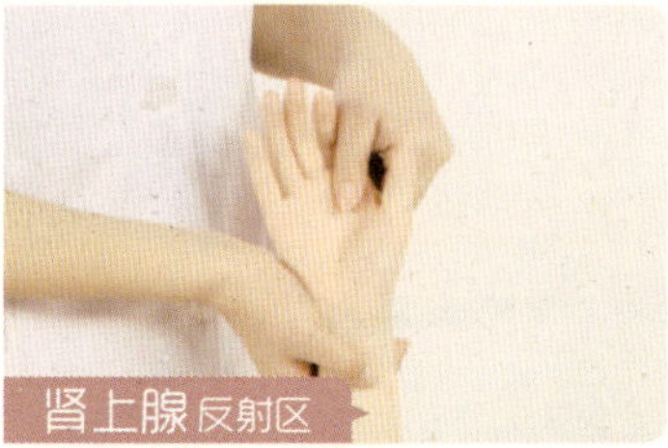

肾上腺反射区

→ **按摩方法：** 用指揉法按揉肾上腺反射区1～2分钟，以局部酸痛为宜。

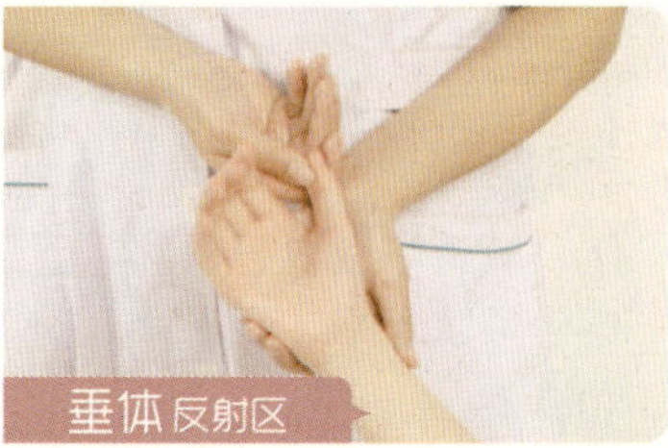

垂体反射区

→ **按摩方法：** 用指揉法揉按垂体反射区1～2分钟，以局部酸痛为宜。

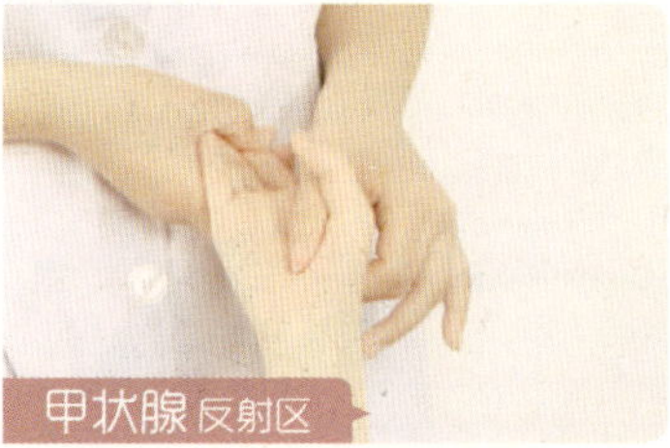

甲状腺反射区

→ **按摩方法：** 用指揉法按揉甲状腺反射区1～2分钟，以局部酸痛为宜。

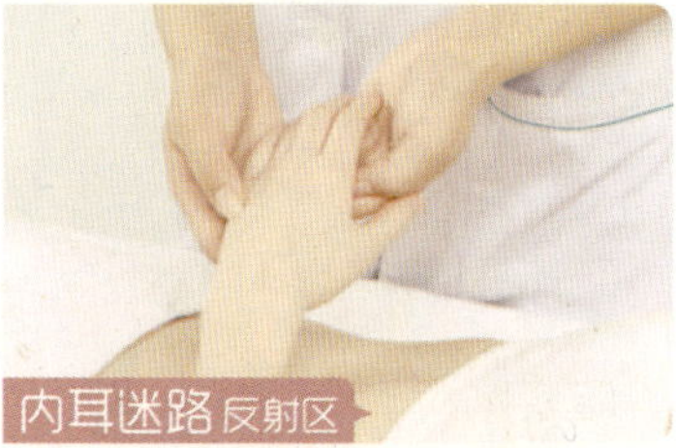

内耳迷路反射区

→ **按摩方法：** 用指按法按压内耳迷路反射区1～2分钟，以局部酸痛为宜。

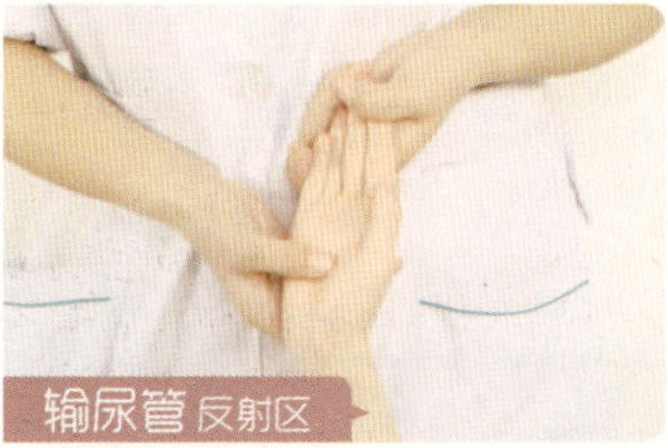

输尿管反射区

→ **按摩方法：** 用指按法按压输尿管反射区1～2分钟，以局部酸痛为宜。

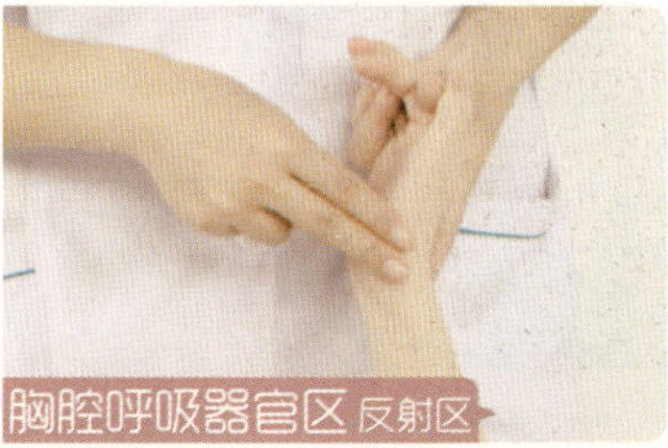

胸腔呼吸器官区反射区

→ **按摩方法：** 用指摩法摩擦胸腔呼吸器官区反射区1～2分钟，以局部酸痛为宜。

耳部反射区

反射区诊断

肺、气管等反射区看到红色或白色点状丘疹，无光泽，提示有哮喘。

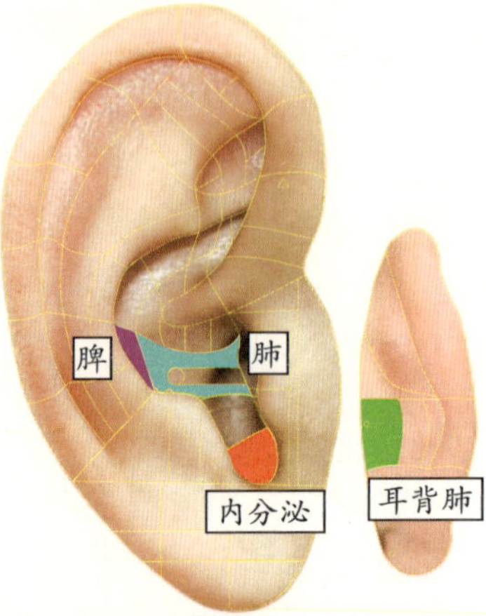

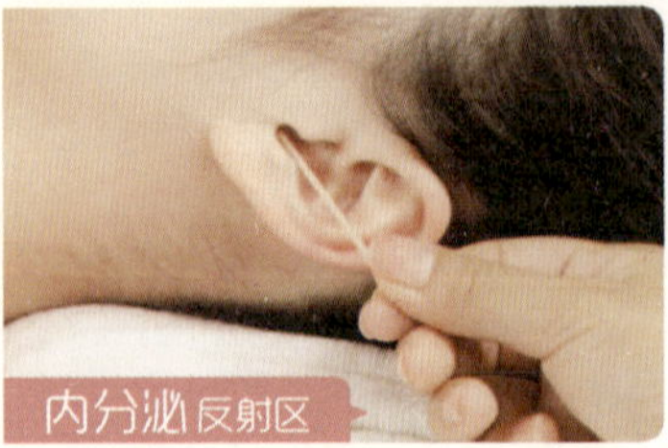

→ **按摩方法**：用切按法切压内分泌反射区1～2分钟，以按摩部位发红为宜。

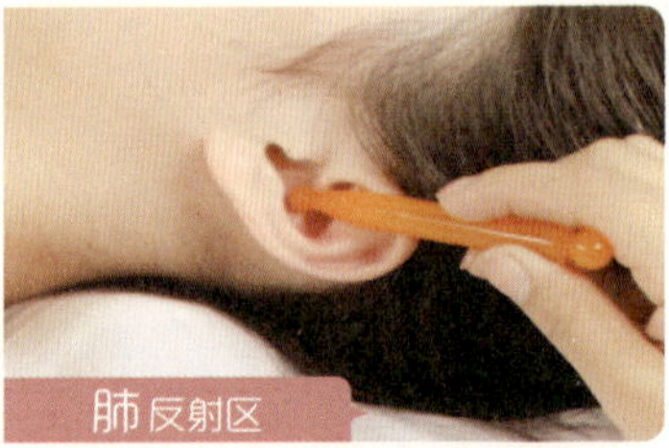

→ **按摩方法**：用切按法切压肺反射区1～2分钟，以按摩部位有酸胀感为宜。

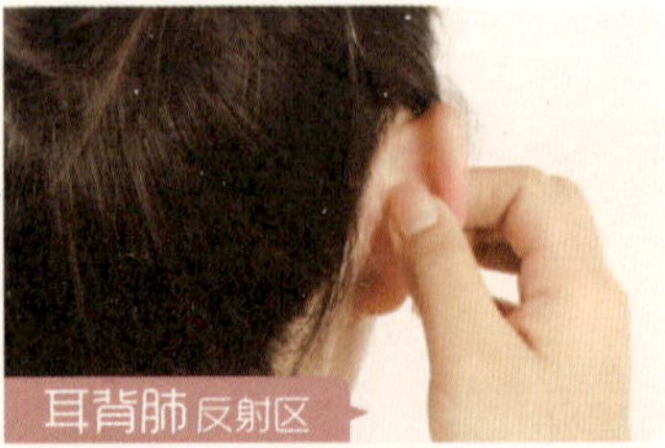

→ **按摩方法**：用捏揉法揉动耳背肺反射区1～2分钟，以按摩部位发红或有酸胀感为宜。

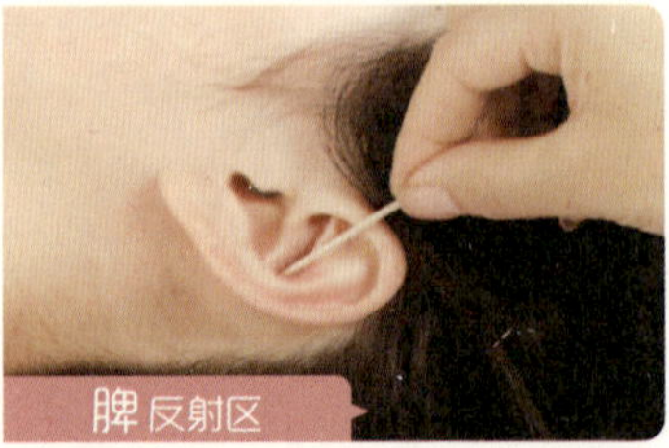

→ **按摩方法**：用切按法切压脾反射区1～2分钟，以按摩部位有酸胀感为宜。

足部反射区

反射区诊断

用拇指由后向前纵向推按左脚肺及支气管反射区，出现气感与颗粒，提示有哮喘。

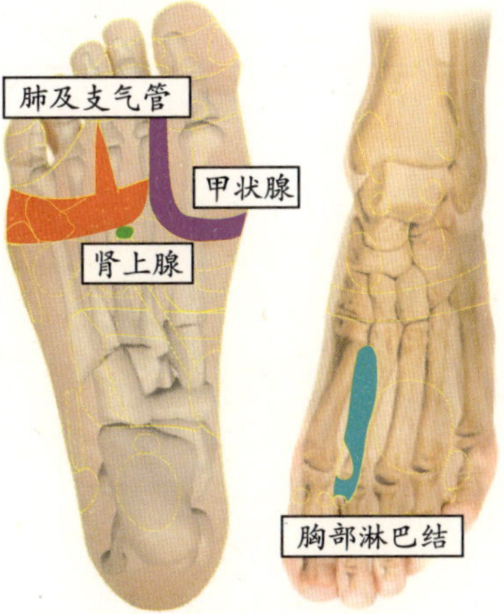

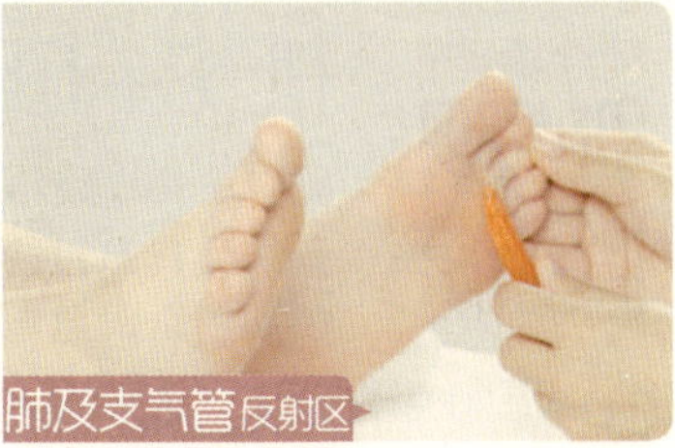

➜ **按摩方法**：用刮压法刮压肺及支气管反射区2～5分钟，以局部酸痛为宜。

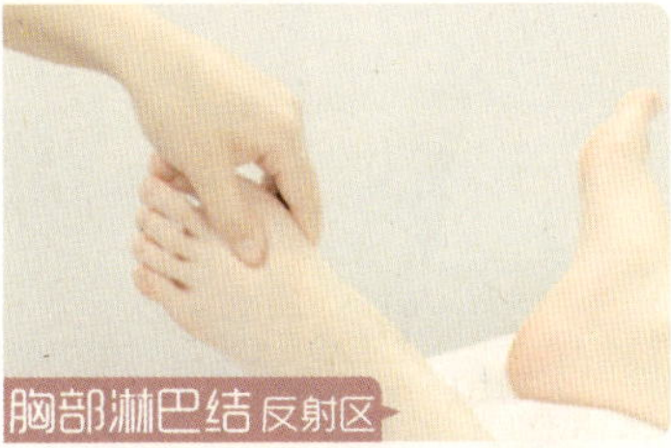

➜ **按摩方法**：用拇指指腹按压法按压胸部淋巴结反射区2～5分钟，以局部酸痛为宜。

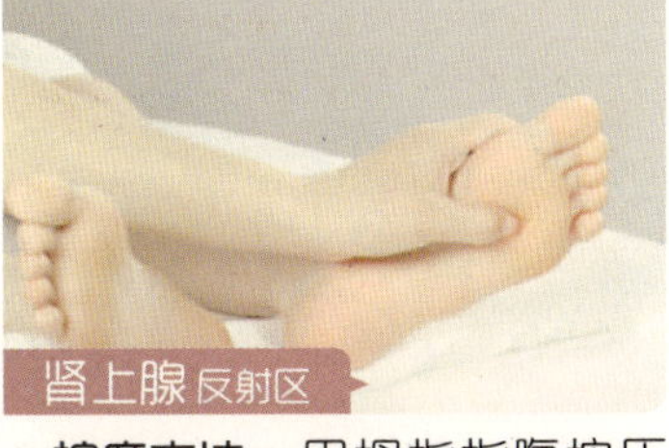

➜ **按摩方法**：用拇指指腹按压法按压肾上腺反射区2～5分钟，以局部酸痛为宜。

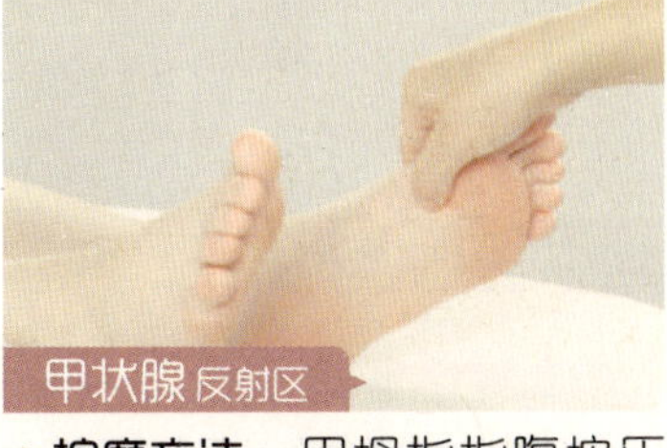

➜ **按摩方法**：用拇指指腹按压法按压甲状腺反射区2～5分钟，以局部酸痛为宜。

扫一扫看视频

肥胖症

体脂过多体重增

肥胖是指一定程度的明显超重与脂肪层过厚，是体内脂肪尤其是甘油三酯积聚过多而导致的一种状态。肥胖严重者容易引起血压高、心血管病、肝脏病变、肿瘤、睡眠呼吸暂停等一系列的问题。本症状是由于食物摄入过多或机体代谢改变而导致体内脂肪积聚过多，造成体重过度增长。

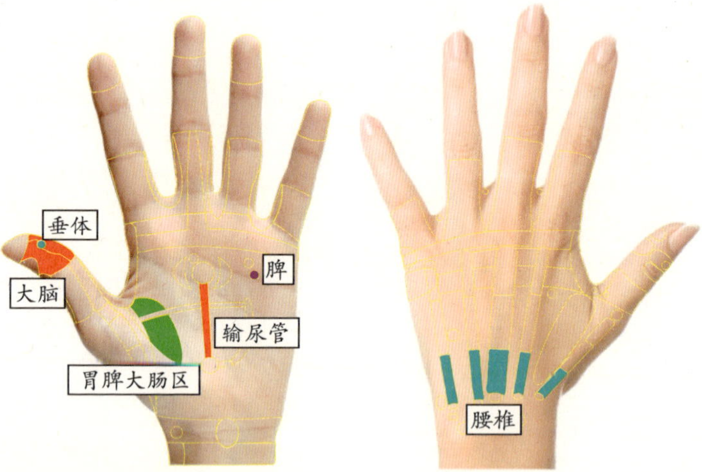

手部反射区

反射区诊断

大鱼际异常柔软，手掌多汗，提示可能有肥胖症。

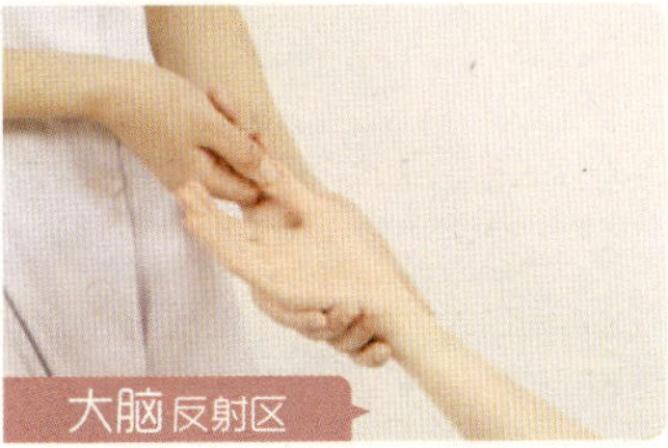

→ **按摩方法**：用揪法揪大脑反射区1～2分钟，以局部皮肤酸痛为宜。

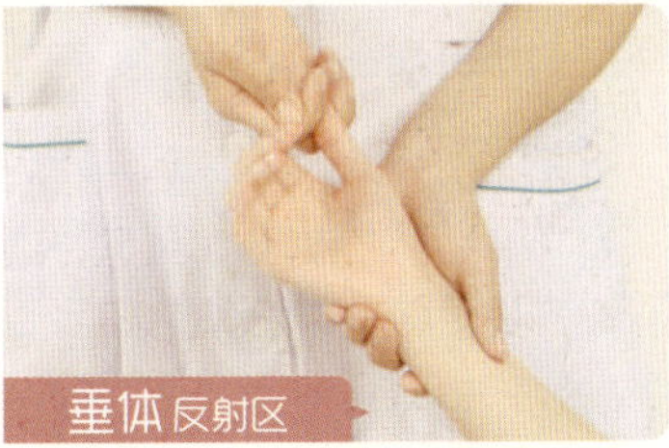

→ **按摩方法**：用揪法揪垂体反射区1～2分钟，以局部皮肤酸痛为宜。

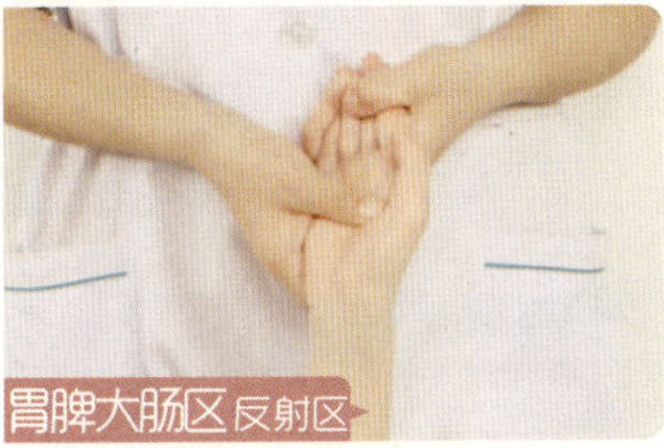

→ **按摩方法**：用指揉法按揉胃脾大肠区反射区1～2分钟，以局部酸痛为宜。

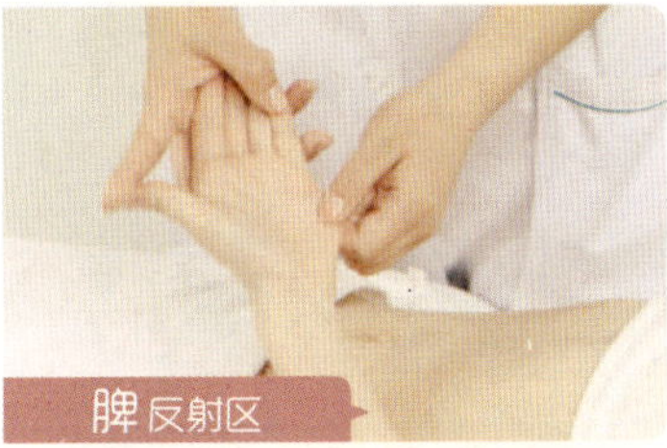

→ **按摩方法**：用揪法揪脾反射区1～2分钟，以局部皮肤酸痛为宜。

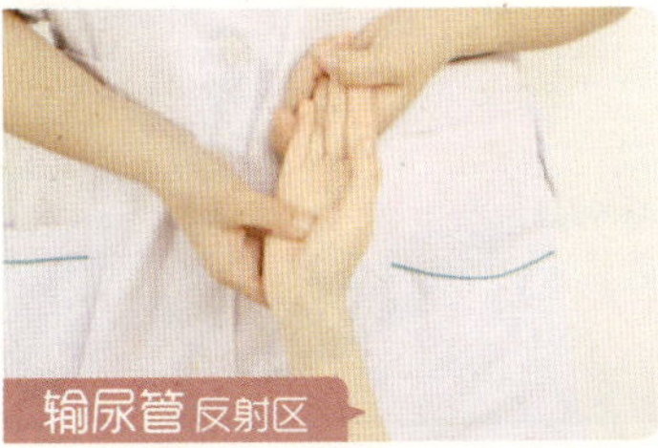

→ **按摩方法**：用指按法按压输尿管反射区1～2分钟，以局部酸痛为宜。

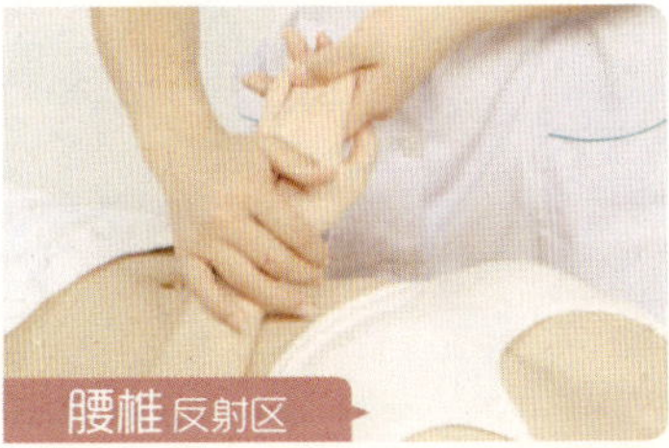

→ **按摩方法**：用擦法推擦腰椎反射区1～2分钟，以局部酸痛为宜。

耳部反射区

反射区诊断

耳甲腔见结节状或条索状隆起，提示可能有肥胖症。

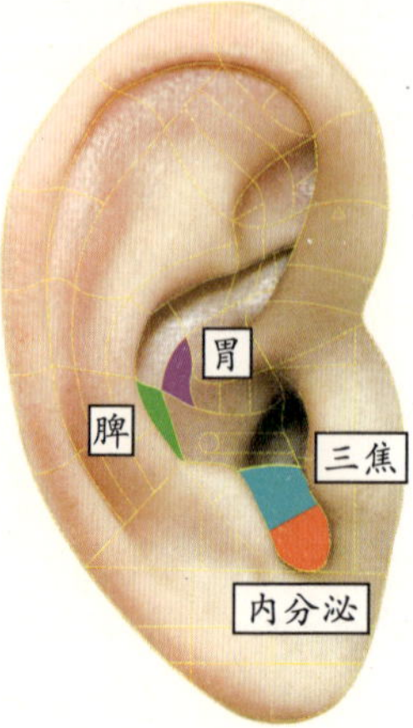

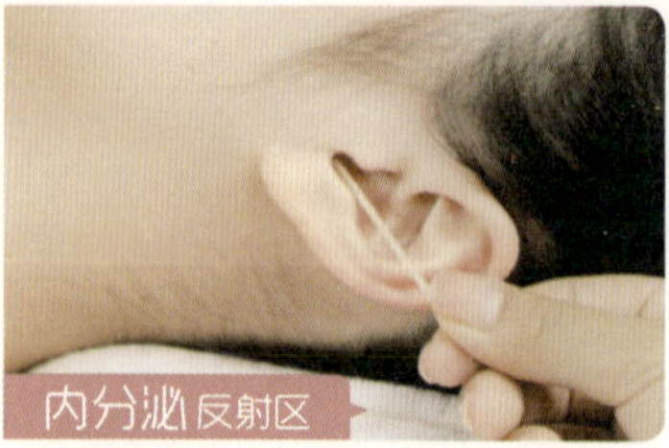

➜ **按摩方法**：用切按法切压内分泌反射区1～2分钟，以按摩部位发红为宜。

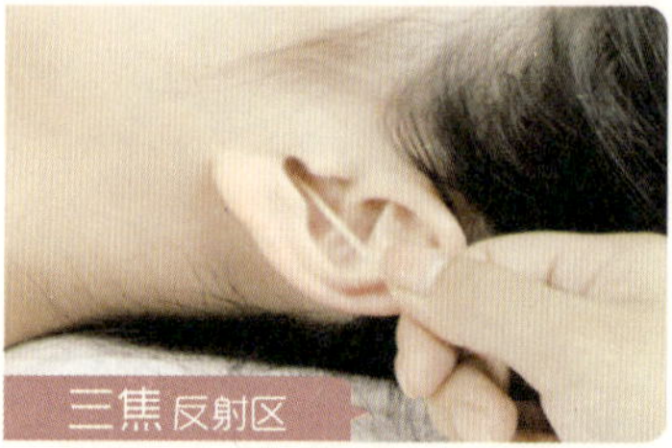

➜ **按摩方法**：用切按法切压三焦反射区1～2分钟，以按摩部位有酸胀感为宜。

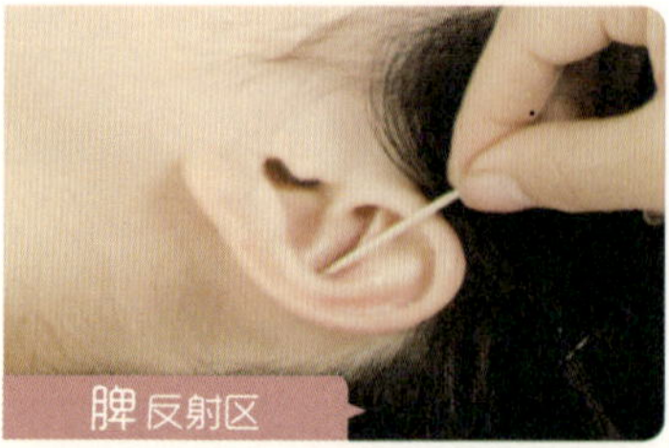

➜ **按摩方法**：用切按法切压脾反射区1～2分钟，以按摩部位发红或有酸胀感为宜。

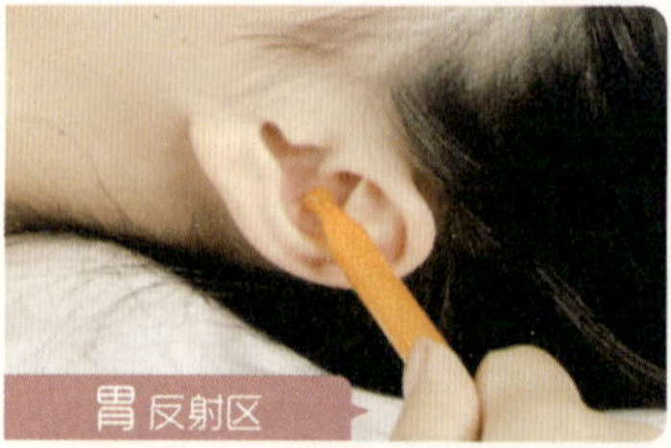

➜ **按摩方法**：用切按法切压胃反射区1～2分钟，以按摩部位有酸胀感为宜。

足部反射区

反射区诊断

按揉脾、胃等反射区，酸痛感显著者，可能有肥胖症。

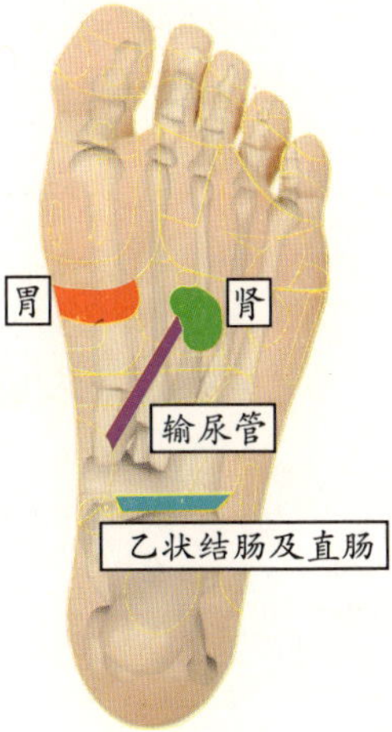

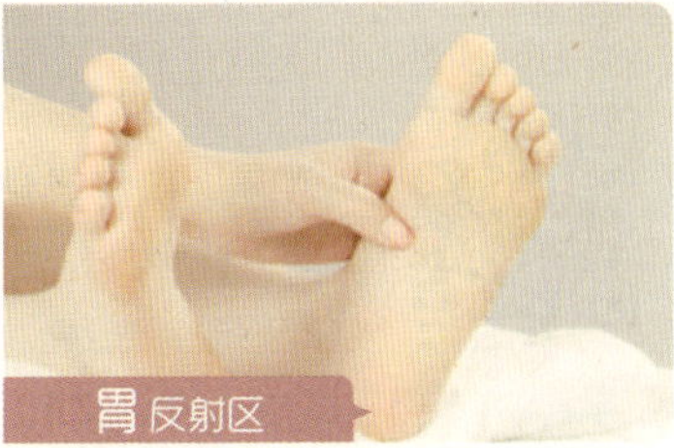

➜ **按摩方法**：用拇指指腹推压法推压胃反射区2～5分钟，以局部酸痛为宜。

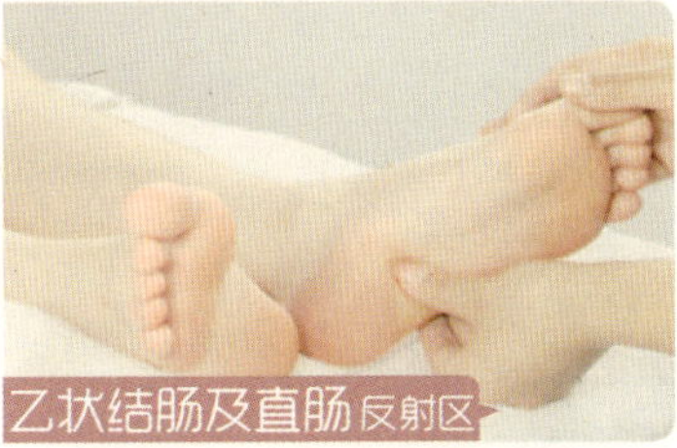

➜ **按摩方法**：用拇指指腹推压法推压乙状结肠及直肠反射区2～5分钟，以局部酸痛为宜。

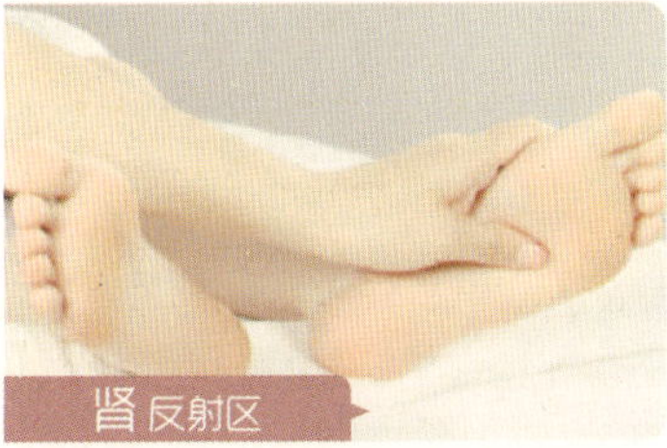

➜ **按摩方法**：用拇指指腹推压法推压肾反射区2～5分钟，以局部酸痛为宜。

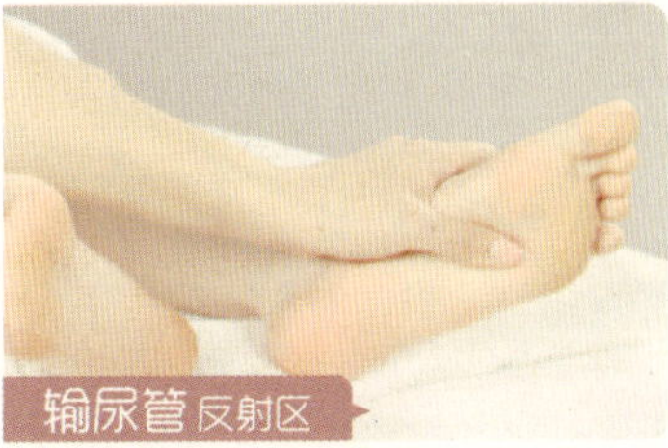

➜ **按摩方法**：用拇指指腹推压法推压输尿管反射区2～5分钟，以局部酸痛为宜。

扫一扫看视频

胃肠炎

腹痛腹泻精神差

胃肠炎是胃肠粘膜及其深层组织的出血性或坏死性炎症，典型临床表现为腹泻、呕吐、食欲不振、腹痛、精神不振、发热。胃肠炎通常因微生物感染引起，也可因化学毒物或药品导致。预防胃肠炎，生活中要做到勤洗手，注意餐具卫生，生食和熟食分开放置。不食不洁净的瓜果，避免进食刺激性食物。

手部反射区

反射区诊断

小鱼际见红白相间斑点，小鱼际赤白肉际线青暗，提示有胃肠炎。

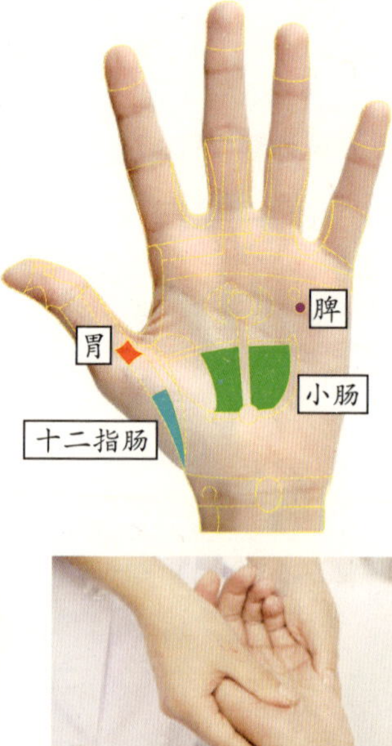

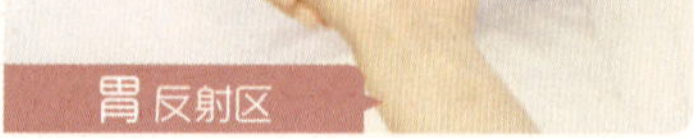

胃 反射区

→ **按摩方法**：用指揉法按揉胃反射区1～2分钟，以局部酸痛为宜。

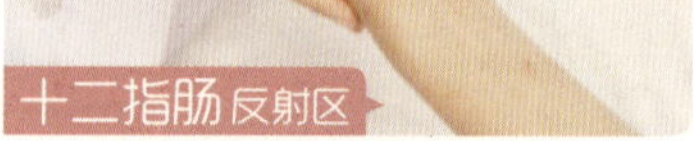

十二指肠 反射区

→ **按摩方法**：用指揉法轻轻按揉十二指肠反射区1～2分钟，以局部酸痛为宜。

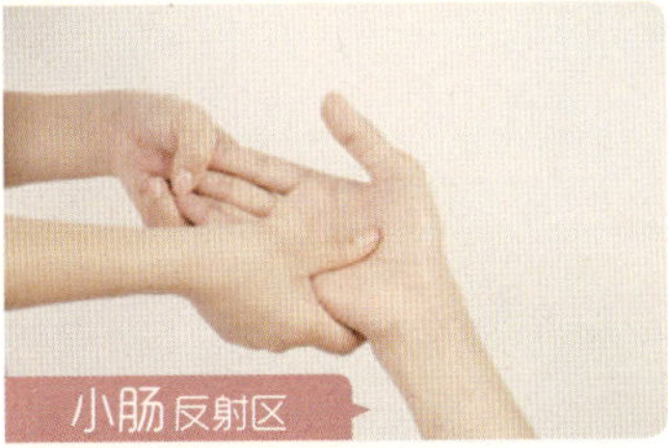

➜ 按摩方法：用指揉法按揉小肠反射区1～2分钟，以局部酸痛为宜。

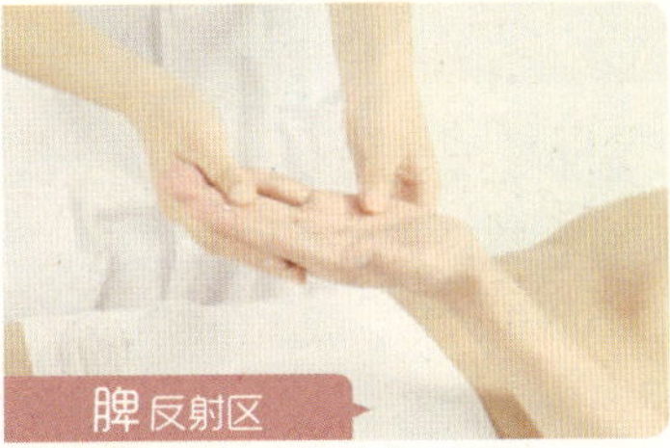

➜ 按摩方法：用指揉法按揉脾反射区1～2分钟，以局部酸痛为宜。

耳部反射区

反射区诊断

在大肠、小肠等反射区有片状或丘疹充血，并有脂溢，提示有胃肠炎。

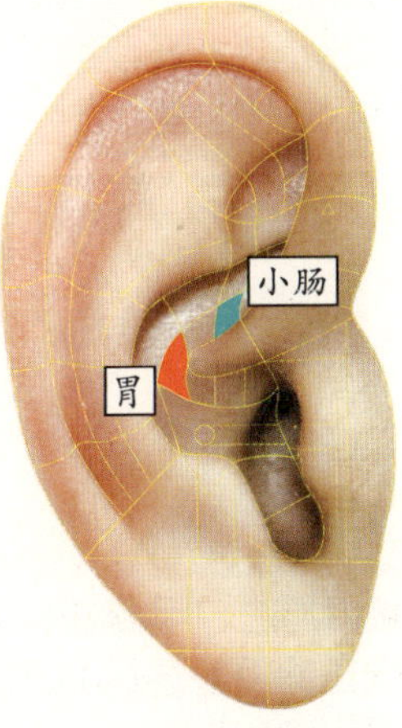

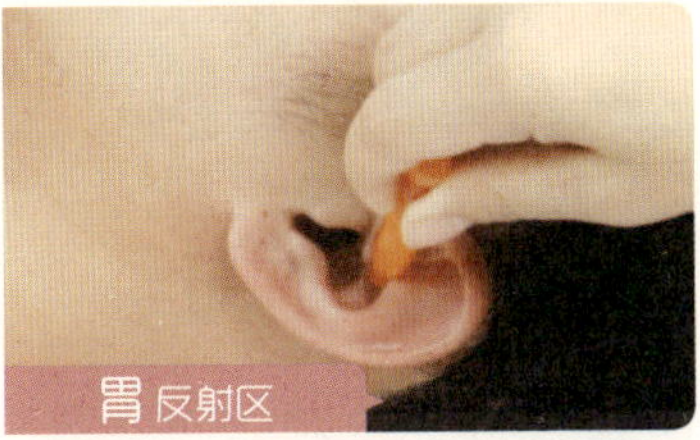

➜ 按摩方法：用切按法切压胃反射区1～2分钟，以按摩部位有酸胀感为宜。

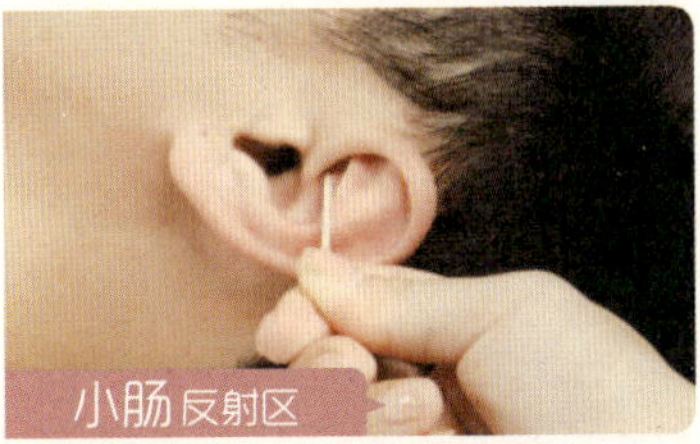

➜ 按摩方法：用切按法切压小肠反射区1～2分钟，以按摩部位发红为宜。

足部反射区

反射区诊断

推按降结肠或直肠反射区，有气感或颗粒，提示有胃肠炎。

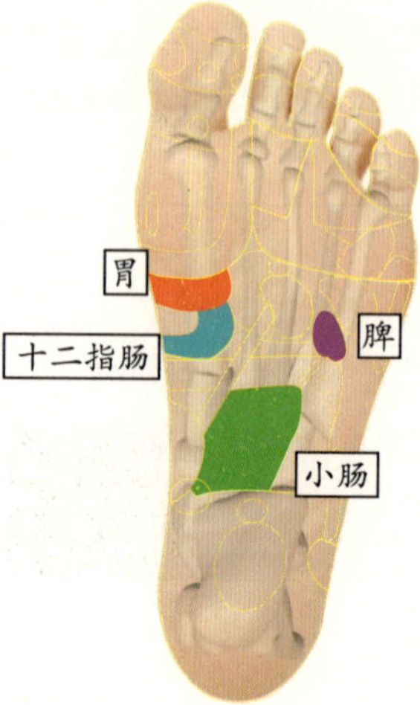

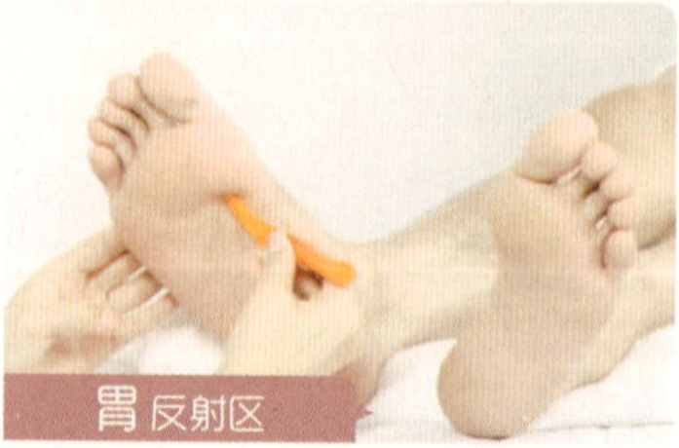

胃 反射区

➜ **按摩方法**：用刮压法刮压胃反射区2～5分钟，以局部酸痛为宜。

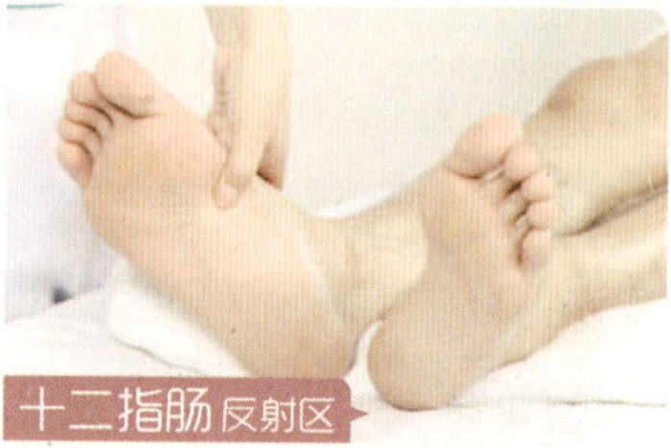

十二指肠 反射区

➜ **按摩方法**：用拇指指腹按压法按压十二指肠反射区2～5分钟，以局部酸痛为宜。

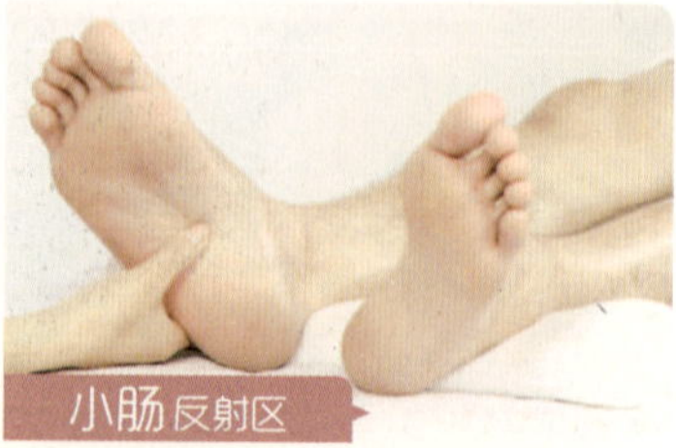

小肠 反射区

➜ **按摩方法**：用拇指指腹按压法按压小肠反射区2～5分钟，以局部酸痛为宜。

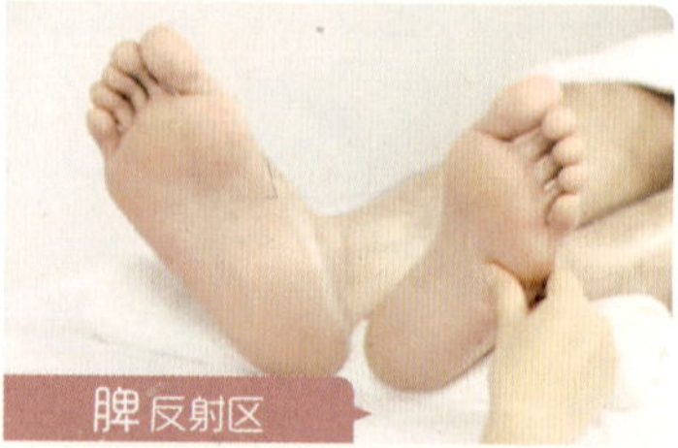

脾 反射区

➜ **按摩方法**：用拇指指腹按压法按压脾反射区2～5分钟，以局部酸痛为宜。

脂肪肝 肥胖失眠易发病

扫一扫看视频

脂肪肝，是指由于各种原因引起的肝细胞内脂肪堆积过多的病变。脂肪性肝病正严重地威胁着国人的健康，成为仅次于病毒性肝炎的第二大肝病，已被公认为隐蔽性肝硬化的常见原因。在经常失眠、疲劳、不思茶饭、胃肠功能失调的亚健康人群中脂肪肝的发病率较高。

手部反射区

反射区诊断

小鱼际处颜色偏红，一般提示患有肝胆方面的疾病，如脂肪肝、肝炎等病症。

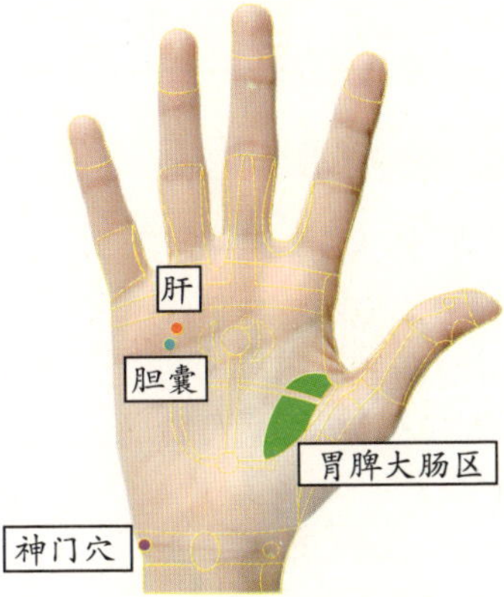

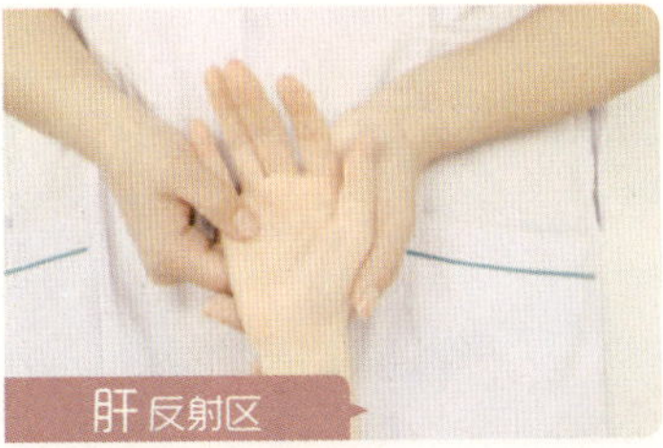

→ **按摩方法**：用指按法按压肝反射区1～2分钟，以局部酸痛为宜。

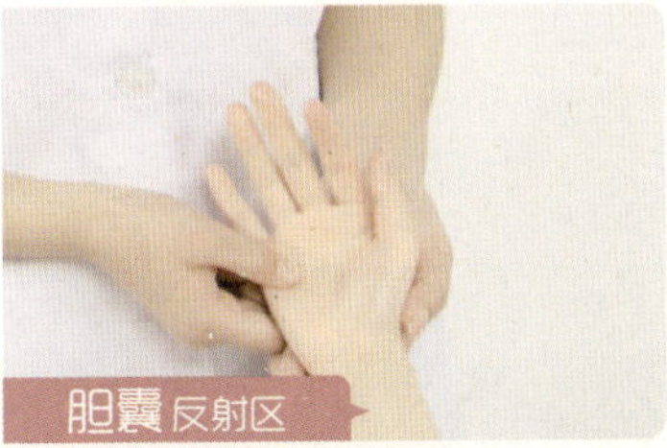

→ **按摩方法**：用指按法按压胆囊反射区1～2分钟，以局部酸痛为宜。

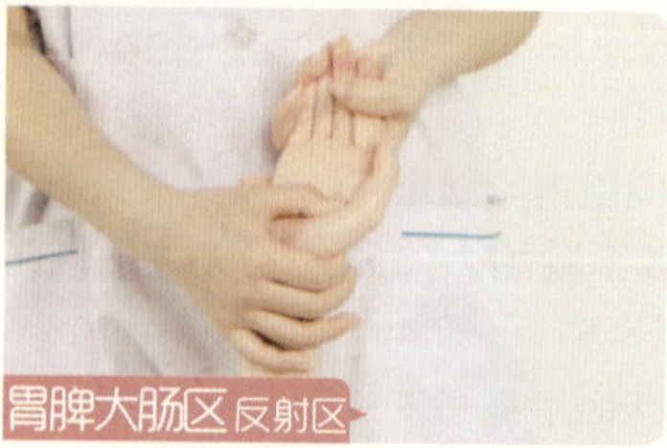

→ **按摩方法**：用指按法按压胃脾大肠区反射区1～2分钟，以局部酸痛为宜。

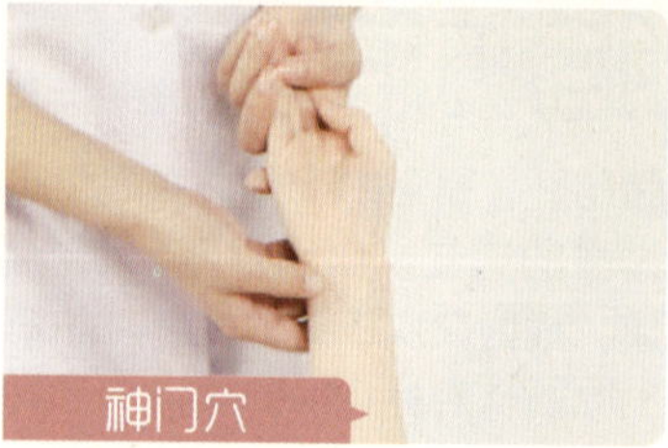

→ **按摩方法**：用掐法掐按神门穴1～2分钟，以局部皮肤酸痛为宜。

耳部反射区

反射区诊断

肝或胰胆反射区呈点状或片状红晕、暗红、暗灰、苍白或中央苍白，边缘红晕等，提示有脂肪肝。

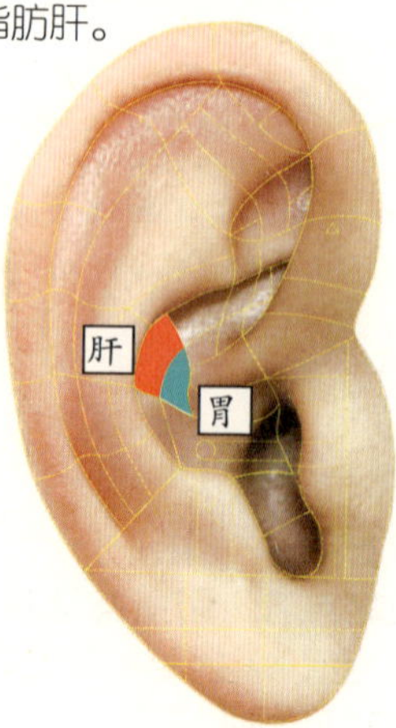

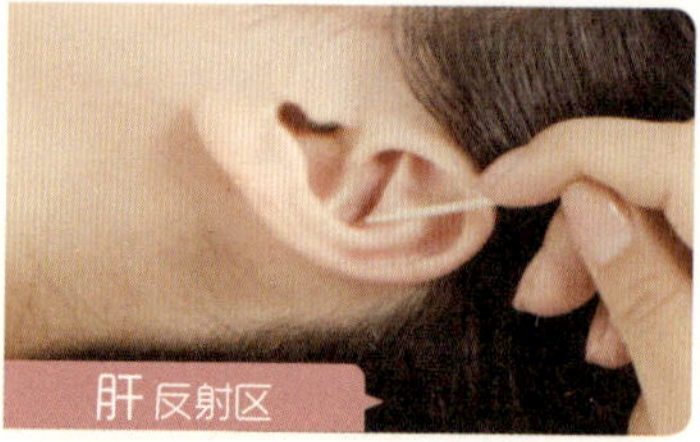

→ **按摩方法**：用切按法切压肝反射区1～2分钟，以按摩部位有酸胀感为宜。

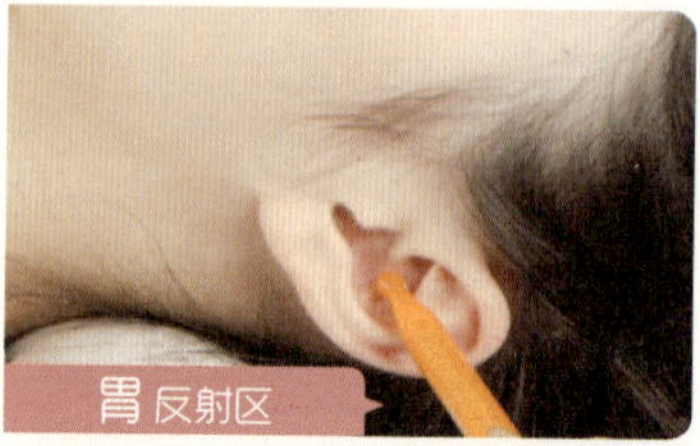

→ **按摩方法**：用切按法切压胃反射区1～2分钟，以按摩部位发红为宜。

足部反射区

反射区诊断

脚掌皮肤发黄，提示患有肝炎、脂肪肝等病症。

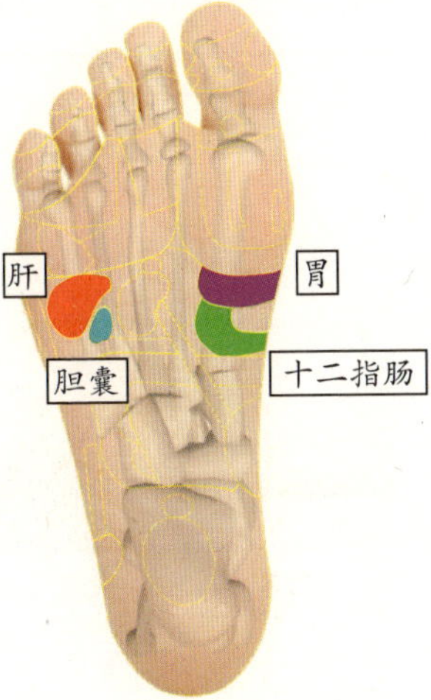

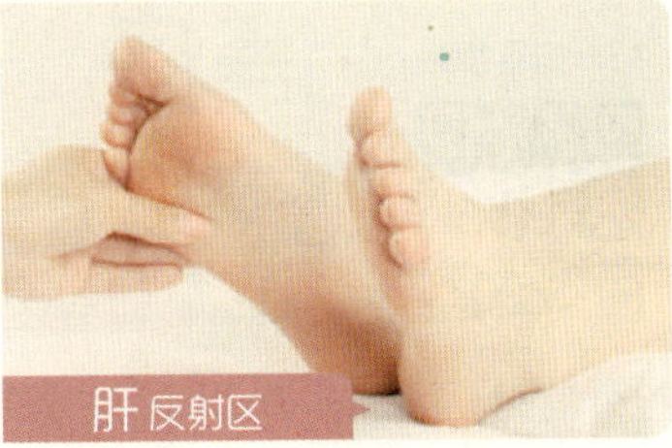

→ **按摩方法**：用拇指指腹按压法按压肝反射区2～5分钟，以局部酸痛为宜。

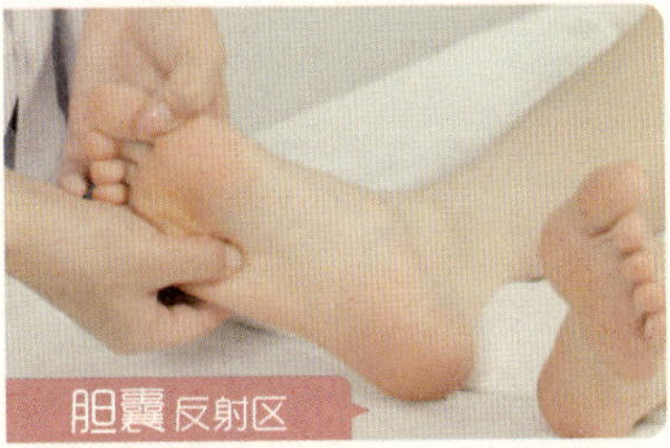

→ **按摩方法**：用拇指指腹按压法按压胆囊反射区2～5分钟，以局部酸痛为宜。

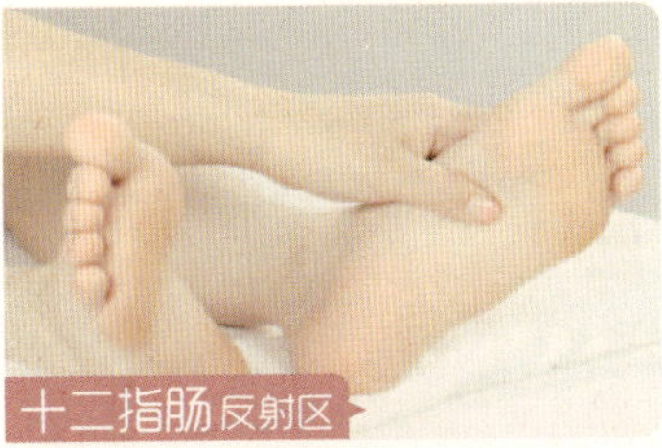

→ **按摩方法**：用拇指指腹按压法按压十二指肠反射区2～5分钟，以局部酸痛为宜。

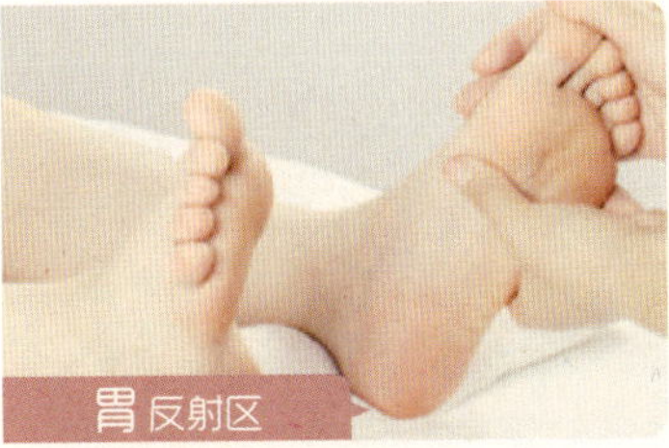

→ **按摩方法**：用拇指指腹按压法按压胃反射区2～5分钟，以局部酸痛为宜。

扫一扫看视频

痔疮

大肠湿热便带血

痔疮是肛门科最常见的疾病。临床上分为三种类型：位于齿线以上的为内痔，在肛门齿线外的为外痔，二者混合存在的称混合痔。外痔主要表现为感染发炎或形成血栓外痔时，局部肿痛。内痔主要表现为便后带血，重者有不同程度的贫血。中医认为本病多由大肠素积湿热，或过食炙烤辛辣之物所致。

手部反射区

反射区诊断

大鱼际及腕横纹有青筋，提示可能有痔疮。

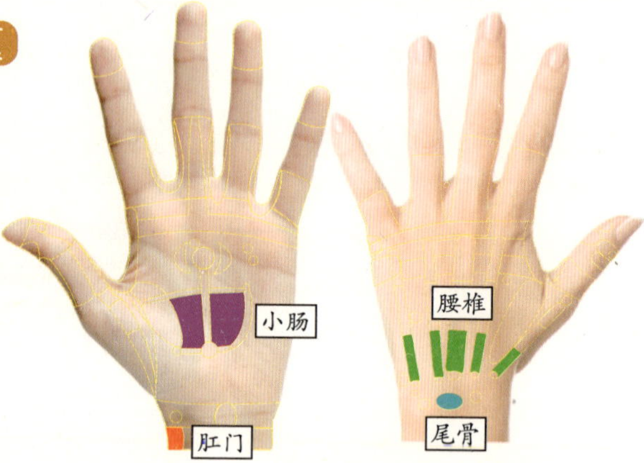

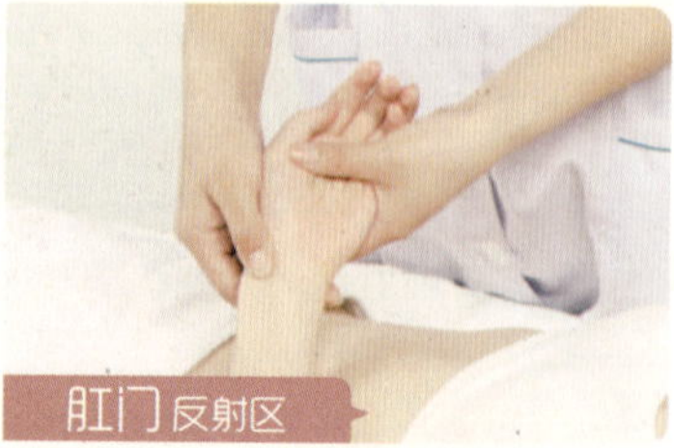

→ **按摩方法**：用指按法按压肛门反射区1～2分钟，以局部酸痛为宜。

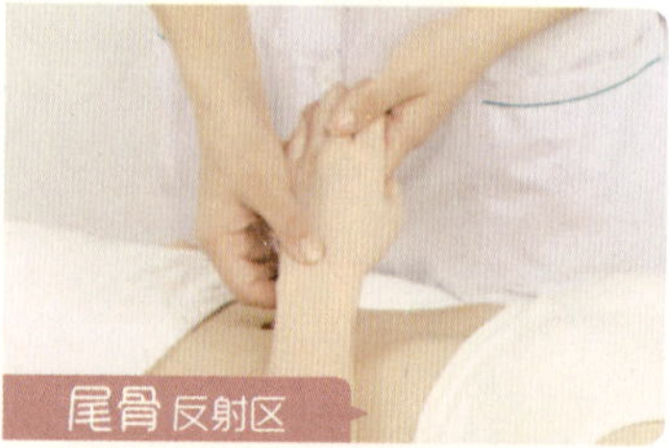

→ **按摩方法**：用指按法按压尾骨反射区1～2分钟，以局部酸痛为宜。

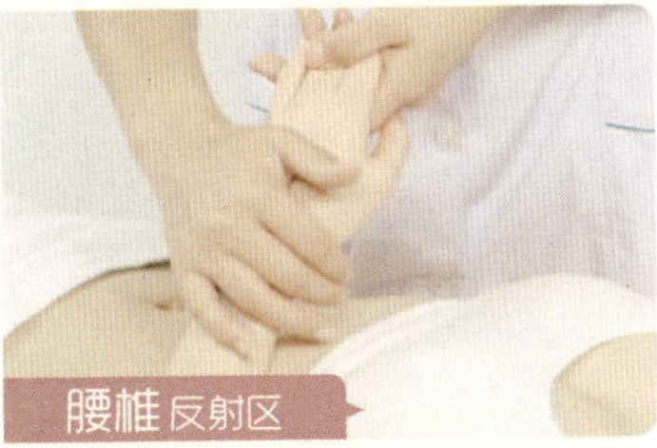

→ **按摩方法**：用擦法推擦腰椎反射区1～2分钟，以局部酸痛为宜。

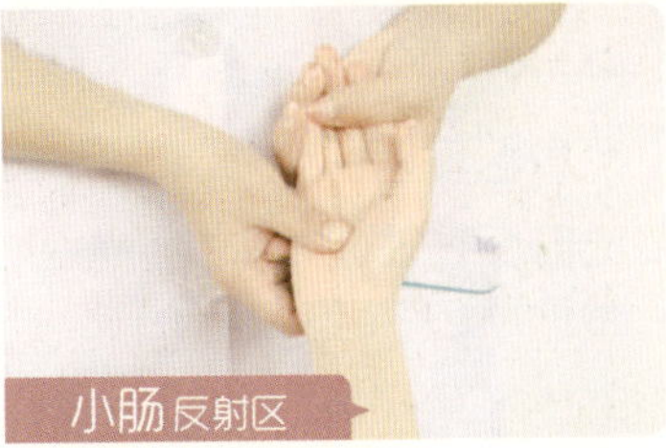

→ **按摩方法**：用指揉法按揉小肠反射区1～2分钟，以局部酸痛为宜。

耳部反射区

反射区诊断

用耳穴探棒或火柴棒探查压痛点，三焦反射区压痛显著，提示可能有痔疮。

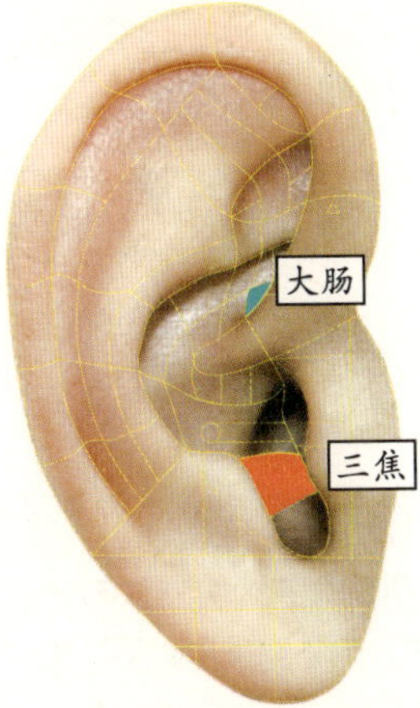

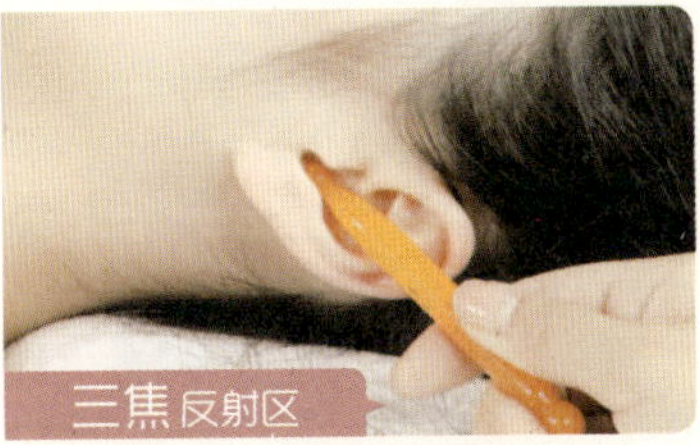

→ **按摩方法**：用切按法切压三焦反射区1～2分钟，以按摩部位发红或有酸胀感为宜。

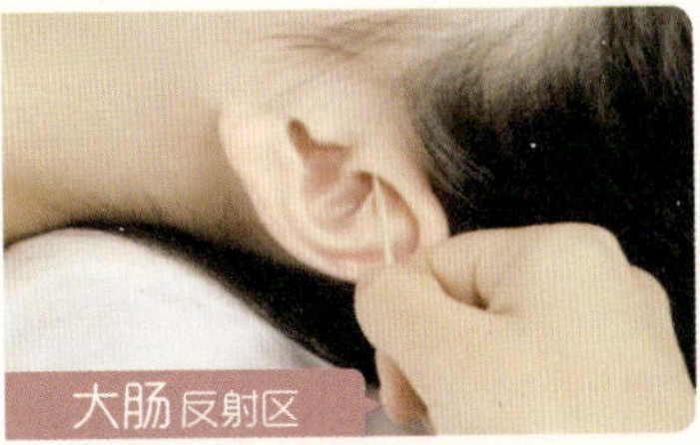

→ **按摩方法**：用切按法切压大肠反射区1～2分钟，以按摩部位有酸胀感为宜。

足部反射区

反射区诊断

结肠反射区有敏感的压痛点，提示可能有痔疮。

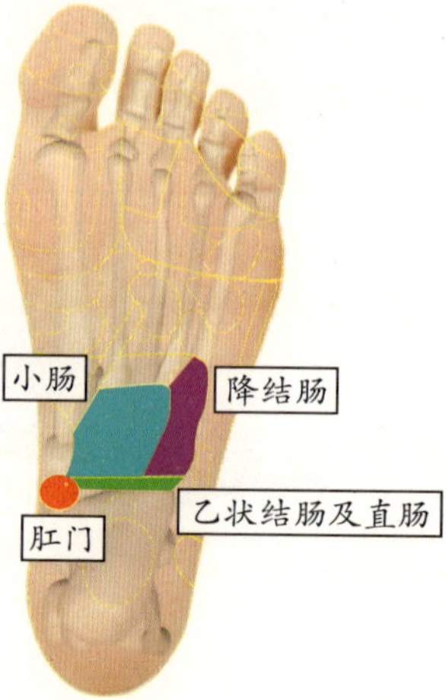

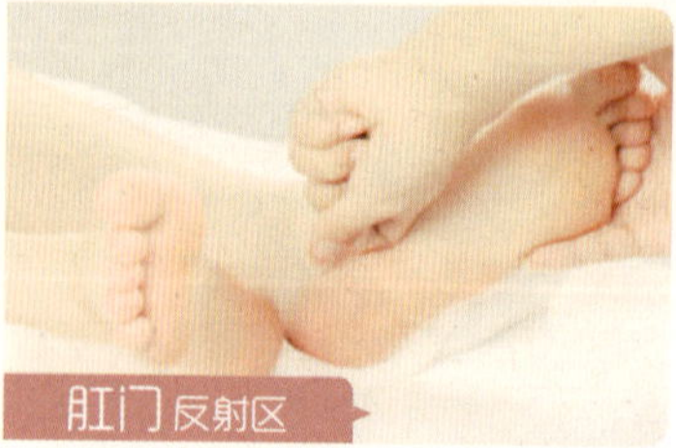

→ 按摩方法： 用单食指叩拳法顶压肛门反射区2～5分钟，以局部酸痛为宜。

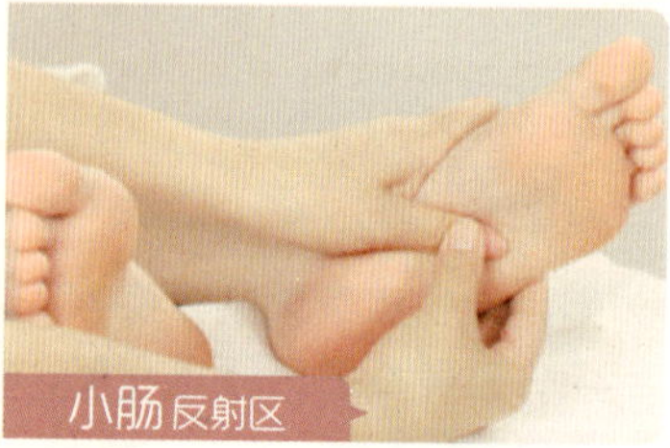

→ 按摩方法： 用拇指指腹按压法按压小肠反射区2～5分钟，以局部酸痛为宜。

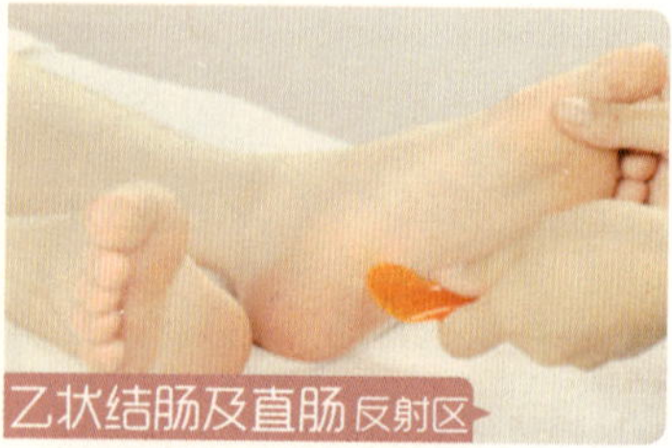

→ 按摩方法： 用刮压法刮压乙状结肠及直肠反射区2～5分钟，以局部酸痛为宜。

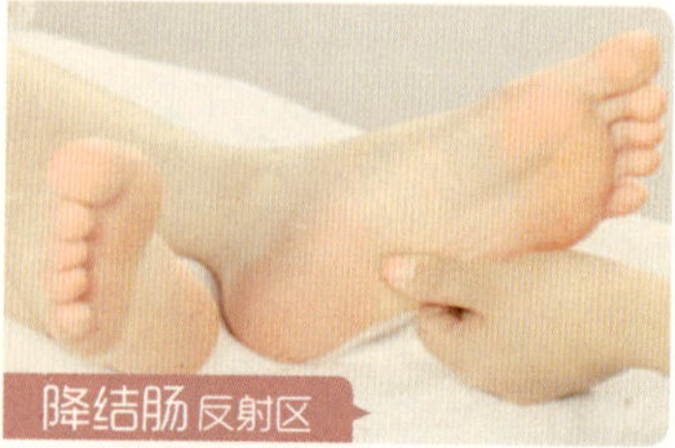

→ 按摩方法： 用拇指指腹按压法按压降结肠反射区2～5分钟，以局部酸痛为宜。

更年期综合征

月经紊乱易烦躁

扫一扫看视频

更年期综合征是指女性从生育期向老年期过渡期间，因卵巢功能逐渐衰退，导致人体雌激素分泌量减少，从而引起植物神经功能失调，代谢障碍为主的一系列疾病。本病多发于45岁以上的女性，其主要临床表现有月经紊乱、不规则，伴潮热、心悸、胸闷、烦躁不安、失眠、小便失禁等症状。

手部反射区

反射区诊断

各主线干扰纹，小鱼际外缘呈圆弧状，提示为更年期综合征。

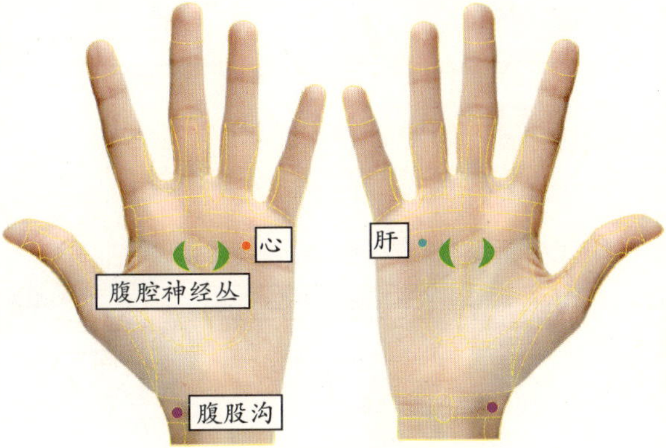

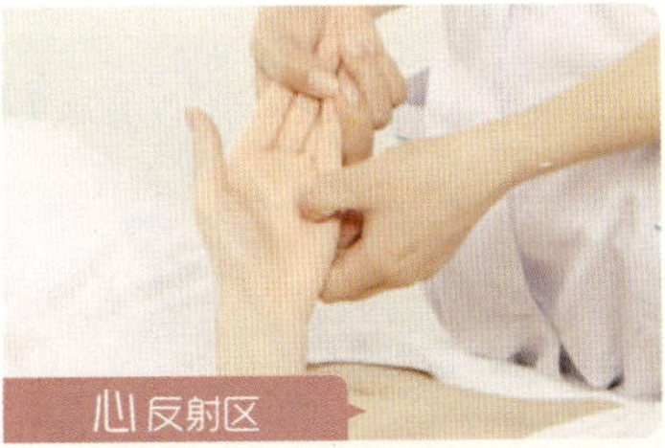

→ **按摩方法**：用掐法轻轻掐按心反射区1～2分钟，以局部酸痛为宜。

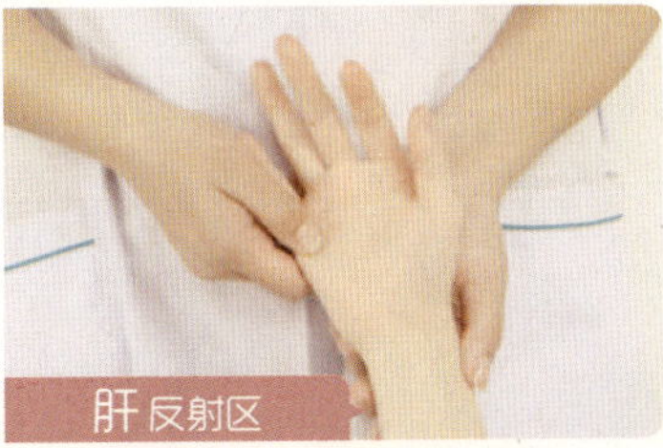

→ **按摩方法**：用指揉法按揉肝反射区1～2分钟，以局部酸痛为宜。

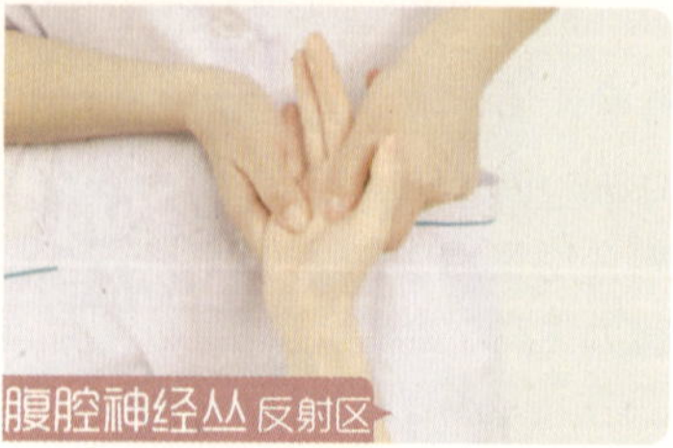

➔ **按摩方法**：用指按法按压腹腔神经丛反射区1～2分钟，以局部酸痛为宜。

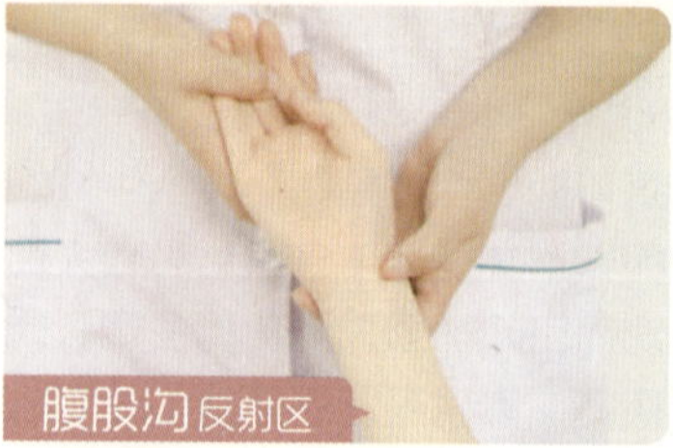

➔ **按摩方法**：用掐法掐按腹股沟反射区1～2分钟，以局部酸痛为宜。

耳部反射区

反射区诊断

肺反射区见糠皮样脱屑，不易擦去，提示为更年期综合征。

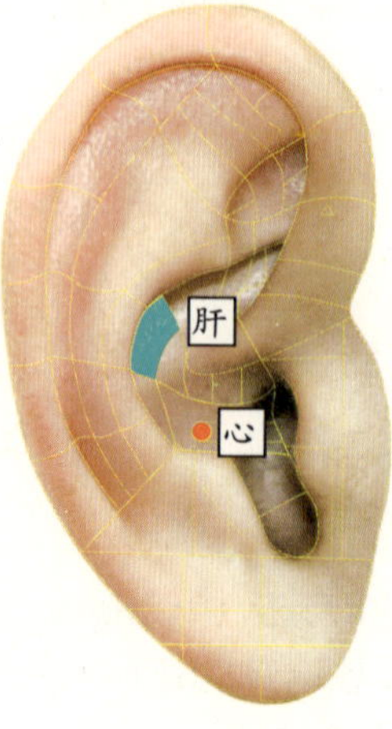

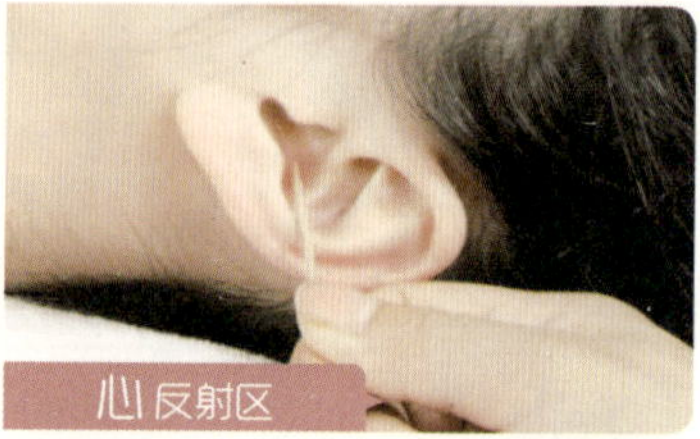

➔ **按摩方法**：用切按法切压心反射区1～2分钟，以按摩部位发红或有酸胀感为宜。

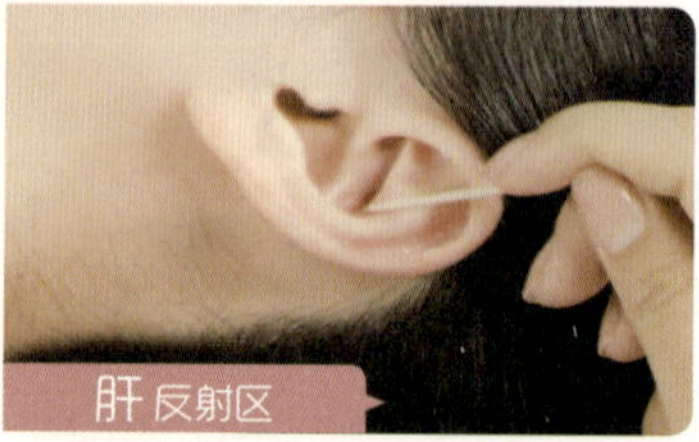

➔ **按摩方法**：用切按法切压肝反射区1～2分钟，以按摩部位有酸胀感为宜。

足部反射区

反射区诊断

足后跟疼痛或干裂，提示可能为更年期综合征。

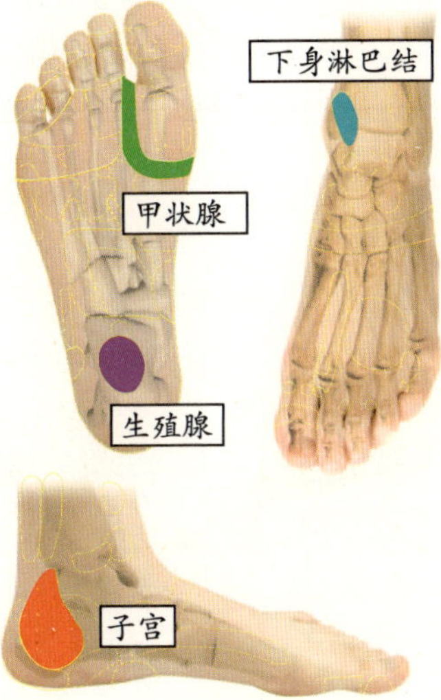

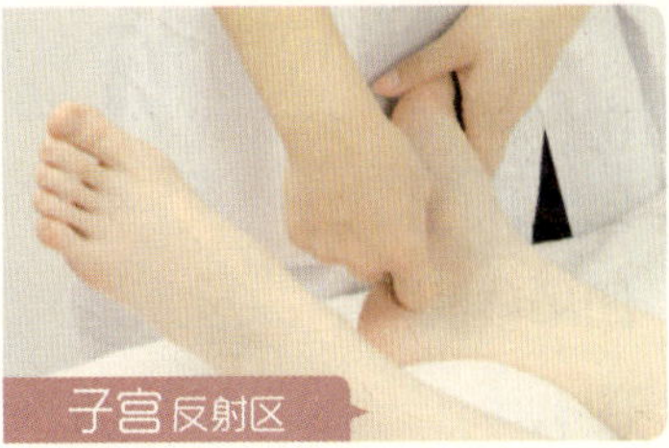
子宫 反射区

→ **按摩方法：** 用单食指叩拳法顶压子宫反射区2～5分钟，以局部酸痛为宜。

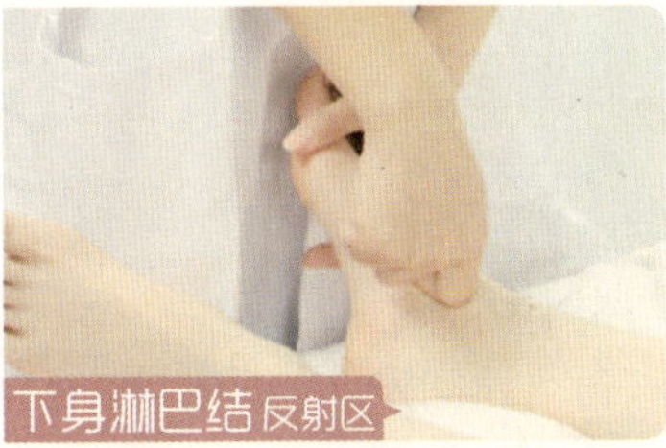
下身淋巴结 反射区

→ **按摩方法：** 用单食指叩拳法顶压下身淋巴结反射区2～5分钟，以局部酸痛为宜。

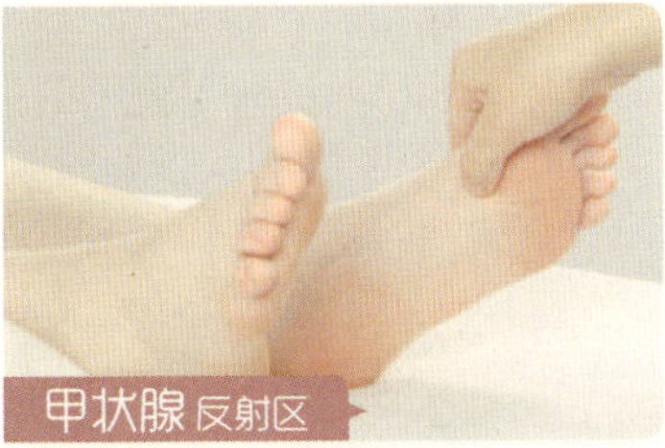
甲状腺 反射区

→ **按摩方法：** 用拇指指腹按压法按压甲状腺反射区2～5分钟，以局部酸痛为宜。

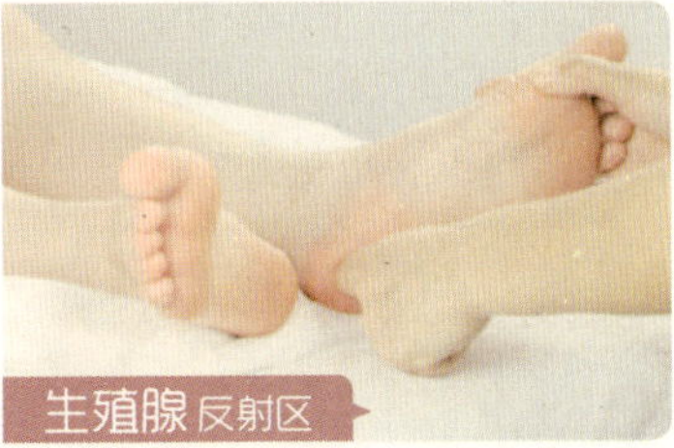
生殖腺 反射区

→ **按摩方法：** 用单食指叩拳法顶压生殖腺反射区2～5分钟，以局部酸痛为宜。

扫一扫看视频

乳腺增生

乳房疼痛有肿块

乳腺增生是女性最常见的乳房疾病，其发病率占乳腺疾病的首位。乳腺增生是指正常乳腺小叶生理性增生与复旧不全，乳腺正常结构出现紊乱，它是既非炎症又非肿瘤的一类病。临床表现为乳房疼痛、乳房肿块及乳房溢液等。本病多认为由内分泌失调、精神、环境因素、服用激素保健品等所致。

手部反射区

反射区诊断

双手若在生殖腺反射区出现青色，说明有气滞血瘀，或伴有乳腺增生、闭经。

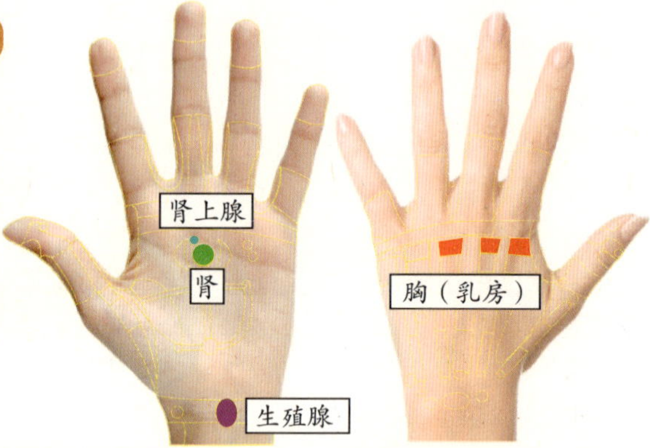

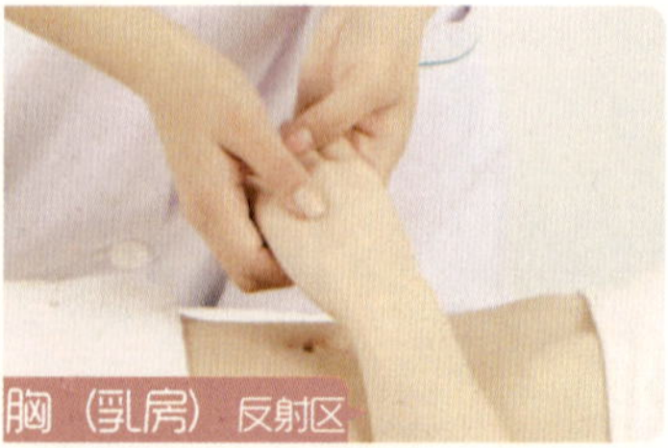
胸（乳房）反射区

➜ **按摩方法：** 用指揉法按揉胸（乳房）反射区1～2分钟，以局部酸痛为宜。

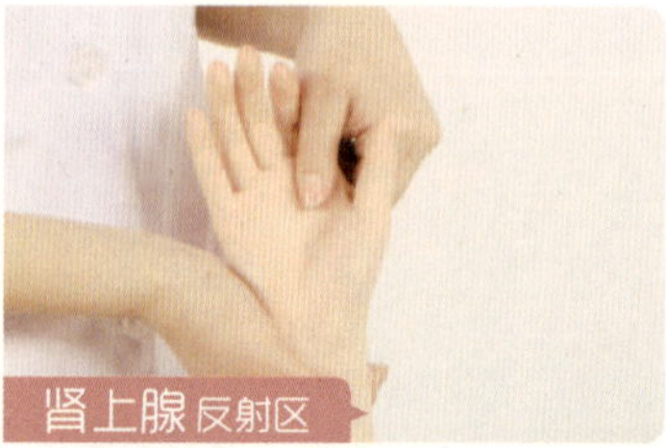
肾上腺 反射区

➜ **按摩方法：** 用指揉法按揉肾上腺反射区1～2分钟，以局部酸痛为宜。

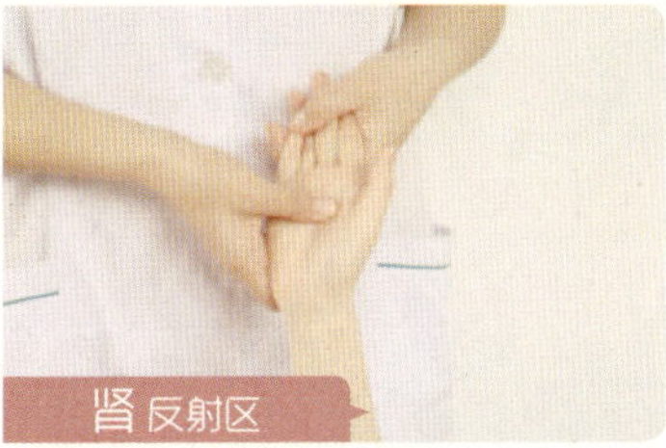

➜ **按摩方法**：用指揉法按揉肾反射区1～2分钟，以局部酸痛为宜。

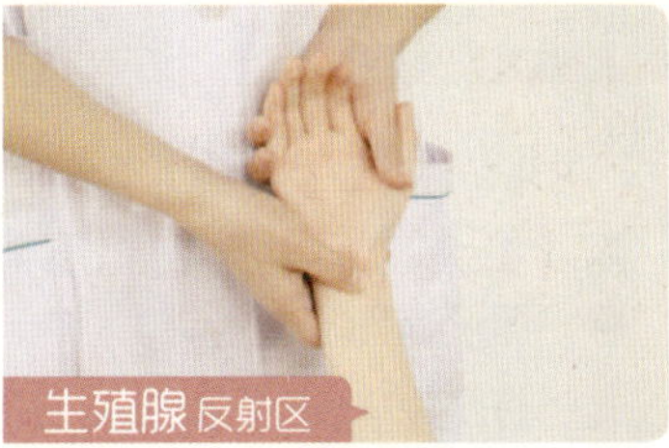

➜ **按摩方法**：用指揉法按揉生殖腺反射区1～2分钟，以局部酸痛为宜。

耳部反射区

反射区诊断

对耳轮隆起，两侧有白色点状或片状凹陷或隆起，提示有乳腺增生。

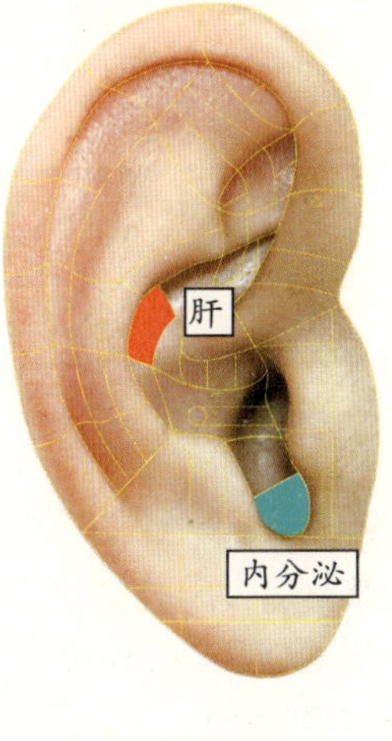

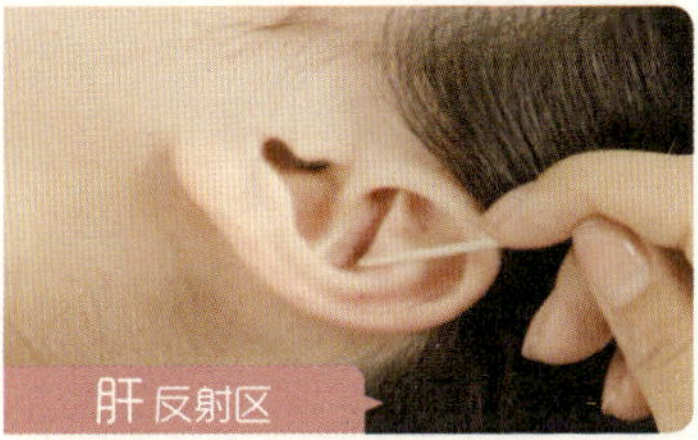

➜ **按摩方法**：用切按法切压肝反射区1～2分钟，以按摩部位发红或有酸胀感为宜。

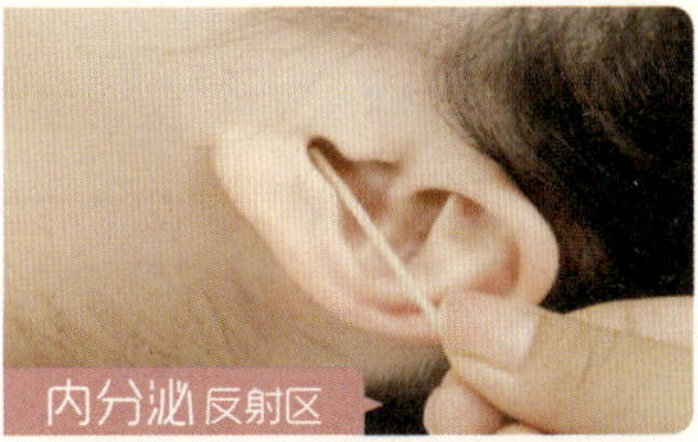

➜ **按摩方法**：用切按法切压内分泌反射区1～2分钟，以按摩部位有酸胀感为宜。

足部反射区

反射区诊断

胸（乳房）反射区若有压痛感，提示有乳腺增生。

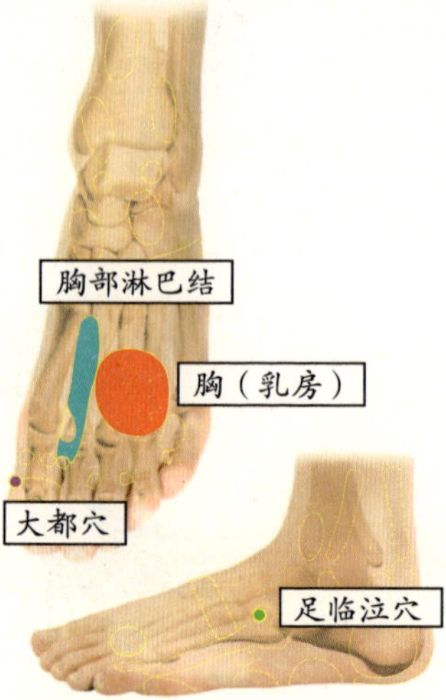

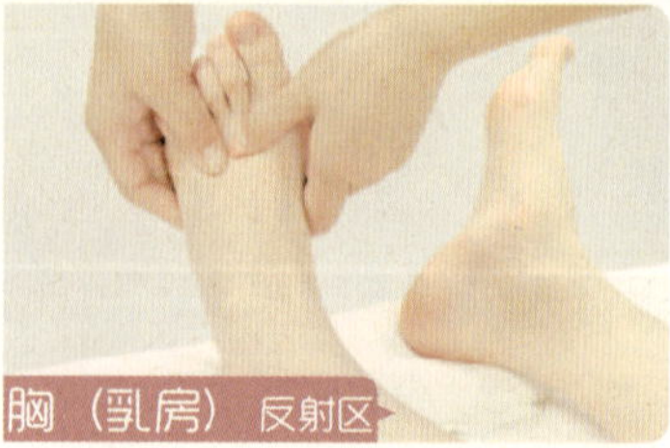

→ **按摩方法：** 用拇指指腹按压法按压胸（乳房）反射区2～5分钟，以局部酸痛为宜。

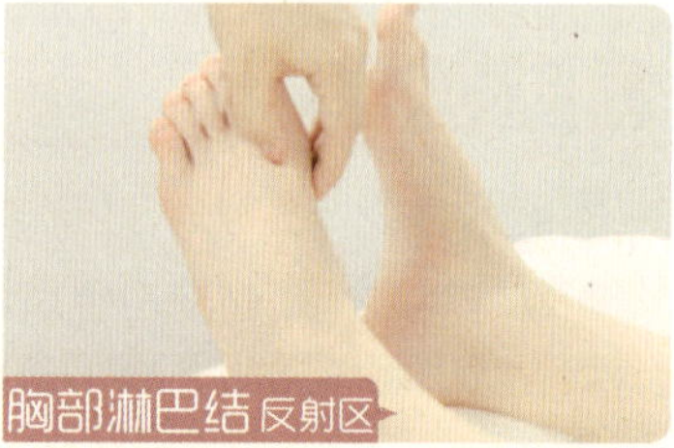

→ **按摩方法：** 用掐法掐按胸部淋巴结反射区2～5分钟，以局部酸痛为宜。

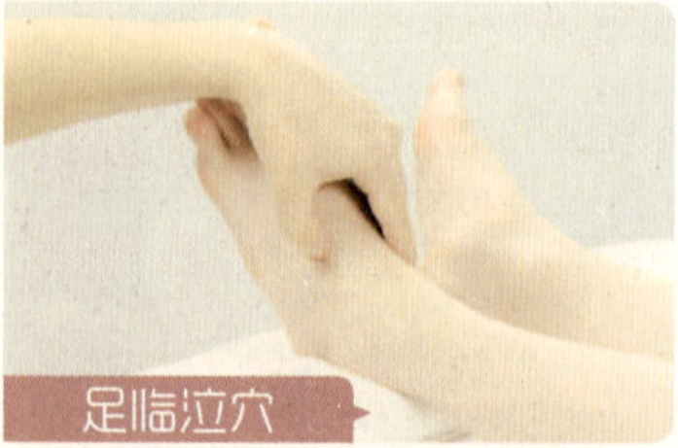

→ **按摩方法：** 用掐法掐按足临泣穴2～5分钟，以出现酸痛感为宜。

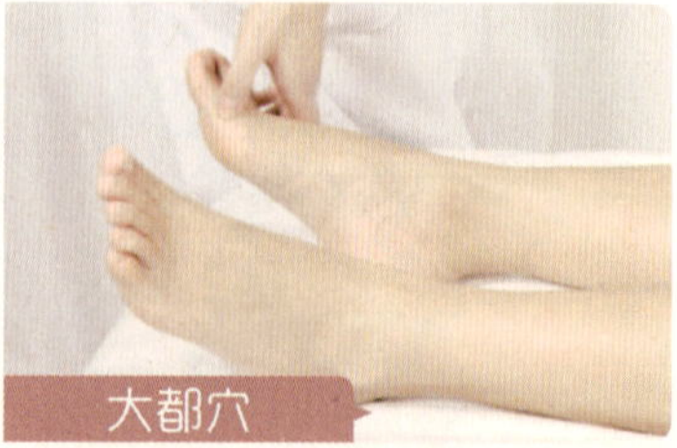

→ **按摩方法：** 用拇指指腹按压法按压大都穴2～3分钟，力度略重。

第3章

按摩手耳足改善慢性病

慢性病是指以心脑血管疾病（高血压、冠心病、脑卒中等）、糖尿病、慢性阻塞性肺病、肿瘤等为代表的一组疾病，具有病程长、病因复杂、危害大等特点。据报道，我国因慢性病导致的死亡占总死亡的85%，因此要引起重视。在寻求药物或手术治疗的同时，按摩手、耳、足反射区也是一个很好的辅助治疗方法。

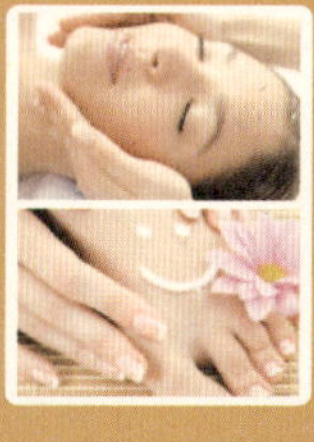

慢性鼻炎

鼻塞涕多易反复

扫一扫看视频

慢性鼻炎是鼻腔黏膜和黏膜下层的慢性炎症。慢性鼻炎主要病因包括急性鼻炎反复发作或治疗不彻底而演变成慢性鼻炎、邻近部位的慢性炎症长期刺激。主要表现为鼻塞、鼻涕多等症状；肥厚性鼻炎可表现为持续性鼻塞；单纯性鼻炎为间歇性鼻塞。

手部反射区

反射区诊断

手部大鱼际丘上的颜色发红，可能患有上呼吸道炎症，如慢性鼻炎、慢性咽炎。

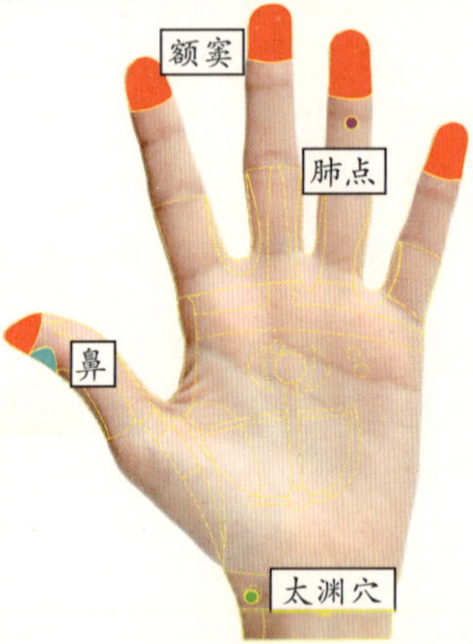

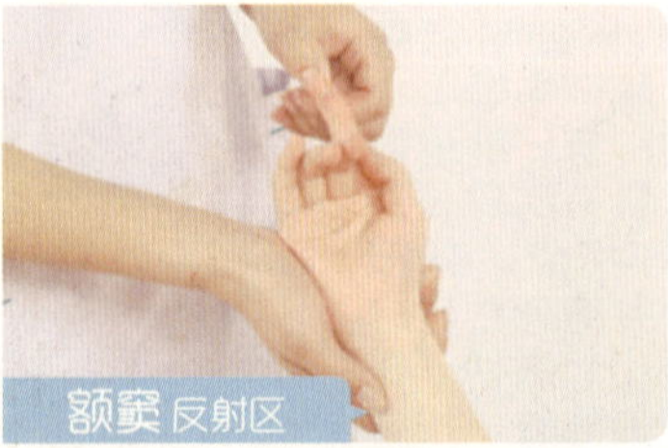

→ **按摩方法**：用指揉法按揉额窦反射区1～2分钟，以局部皮肤酸痛为宜。

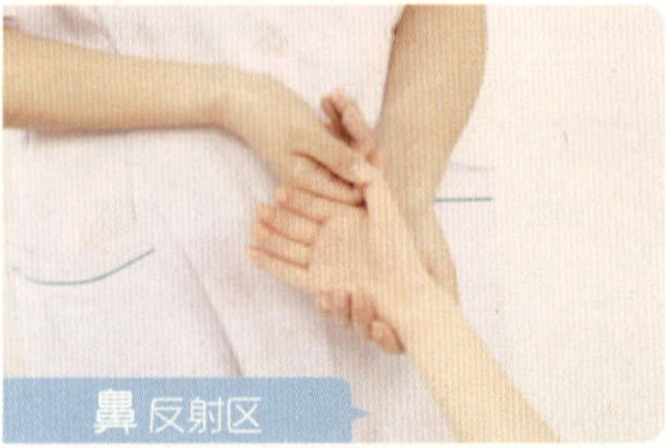

→ **按摩方法**：用指按法按压鼻反射区1～2分钟，以局部皮肤酸痛为宜。

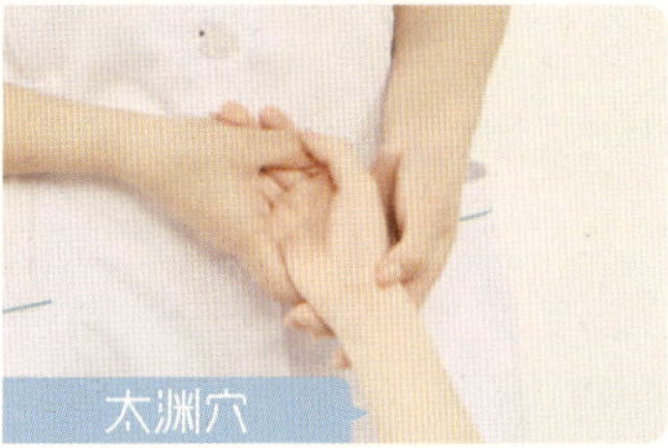

→ **按摩方法**：用掐法掐按太渊穴1～2分钟，以局部皮肤酸痛为宜。

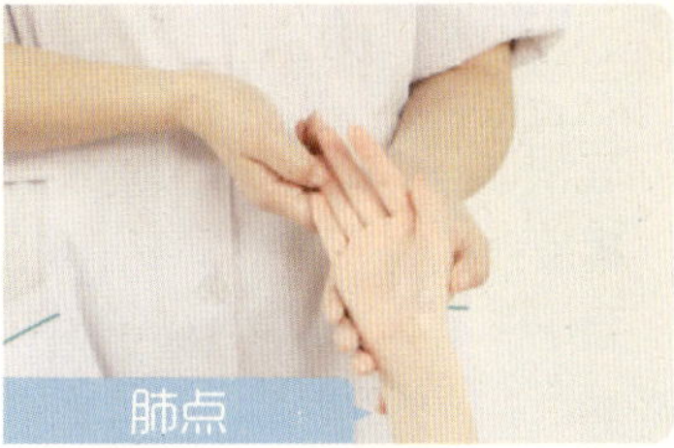

→ **按摩方法**：用掐法掐按肺点1～2分钟，以局部酸痛为宜。

耳部反射区

反射区诊断

耳上有水泡丘疹及灰色丘疹，多见于过敏性疾病或慢性功能性疾病，如慢性鼻炎。

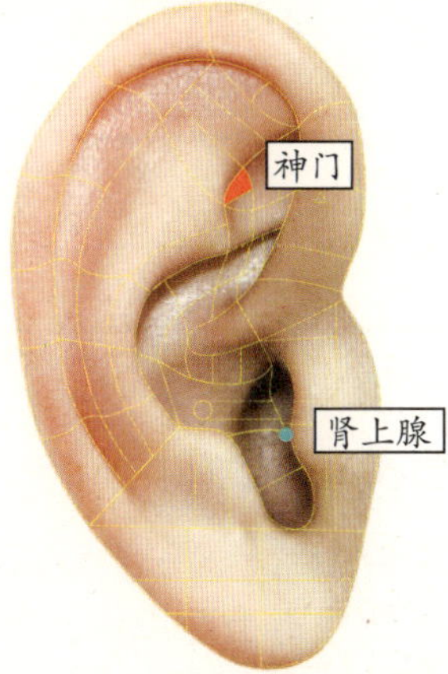

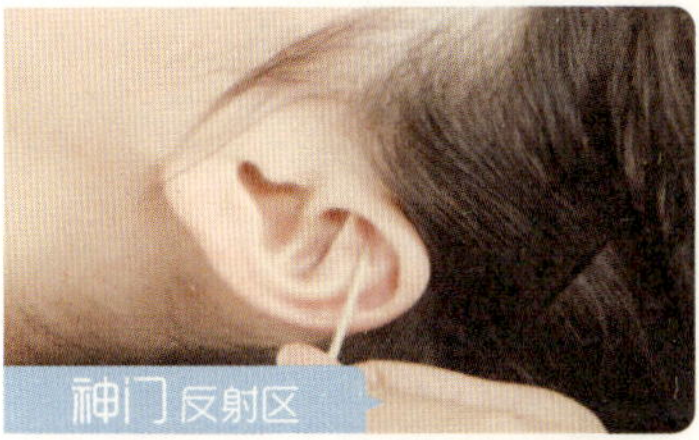

→ **按摩方法**：用切按法切压神门反射区1～2分钟，以按摩部位发红为宜。

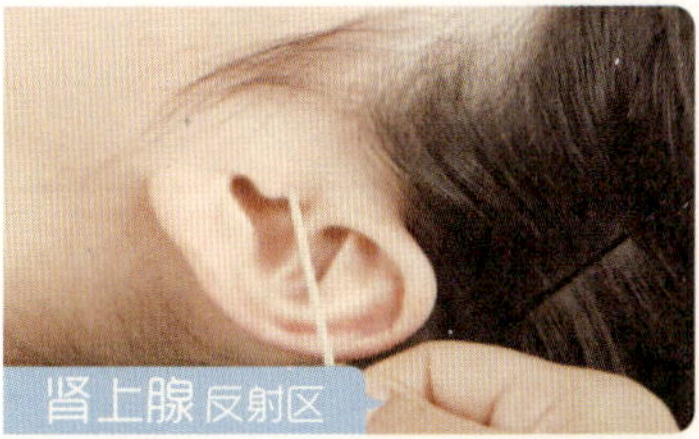

→ **按摩方法**：用切按法切压肾上腺反射区1～2分钟，以按摩部位有酸胀感为宜。

足部反射区

反射区诊断

鼻反射区有压痛感，提示鼻部有疾患，如慢性鼻炎。

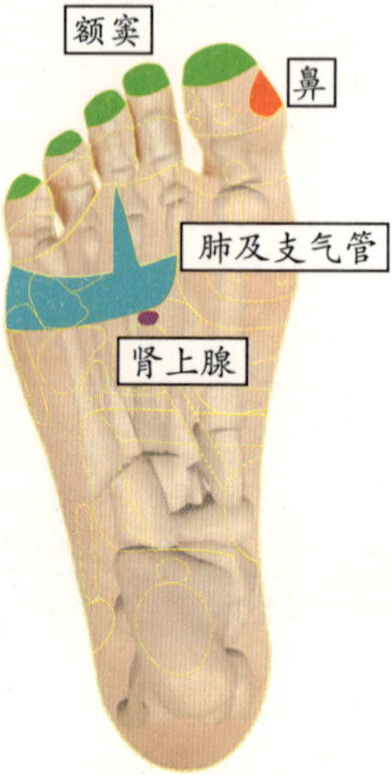

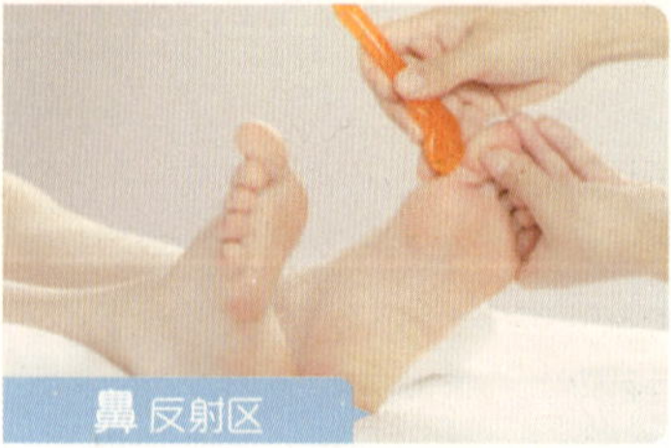

→ **按摩方法**：用刮压法刮压鼻反射区2～5分钟，以局部皮肤酸痛为宜。

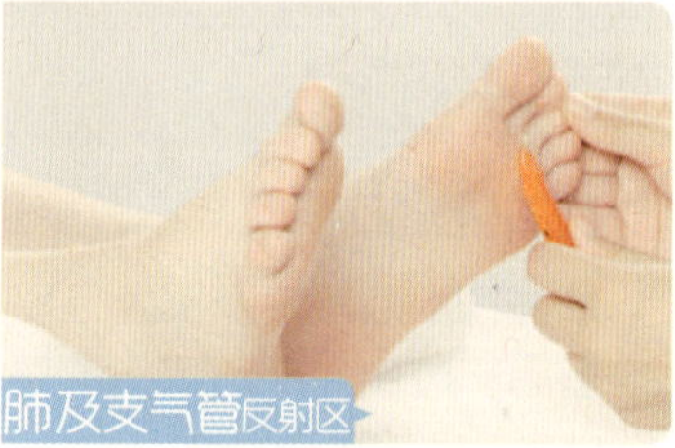

→ **按摩方法**：用刮压法刮压肺及支气管反射区2～5分钟，以局部酸痛为宜。

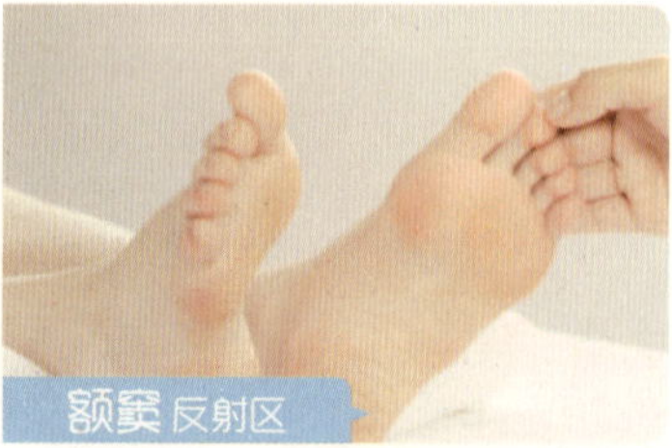

→ **按摩方法**：用掐法掐按额窦反射区2～5分钟，以局部皮肤酸痛为宜。

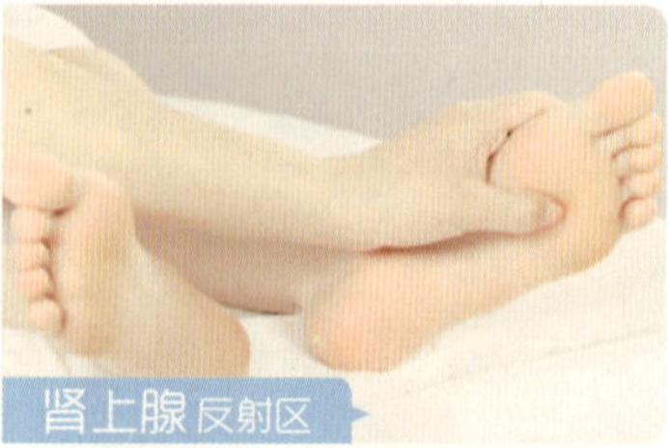

→ **按摩方法**：用拇指指腹按压法按压肾上腺反射区2～5分钟，以局部皮肤酸痛为宜。

冠心病 / 心力衰竭易疼痛

扫一扫看视频

冠心病是由冠状动脉发生粥样硬化，导致心肌缺血的疾病，是中老年人心血管疾病中最常见的一种。在临床上冠心病主要特征为心绞痛、心律不齐、心肌梗死及心力衰竭等，主要症状有胸骨后疼痛，呈压榨样、烧灼样疼痛。中医认为本病主要是因气滞血瘀所致，与心、肝、脾、肾诸脏功能失调有关。

手部反射区

反射区诊断

指甲呈青紫色，可能患有冠心病或心绞痛。

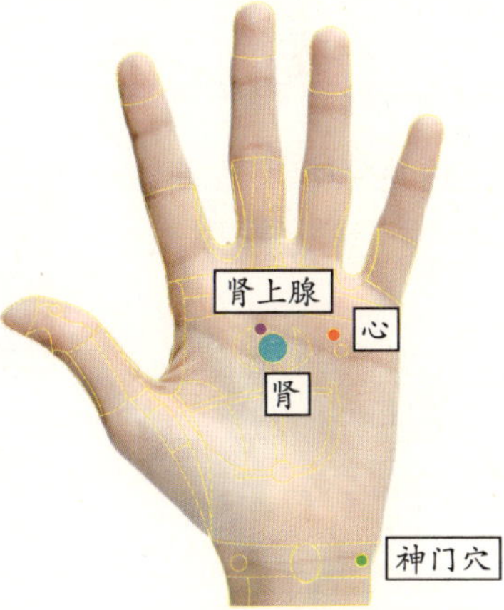

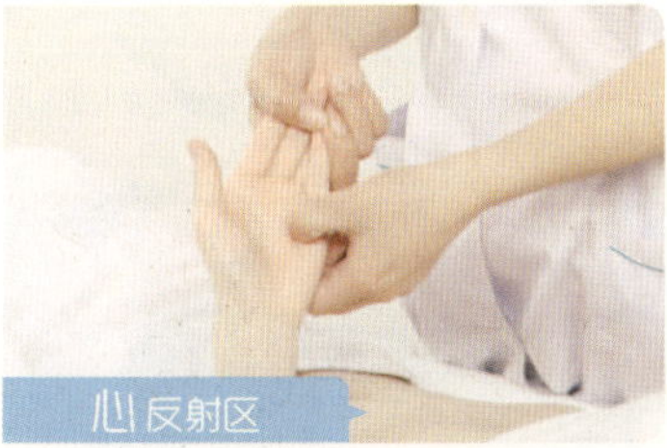

➜ **按摩方法**：用掐法掐按心反射区1～2分钟，以局部皮肤酸痛为宜。

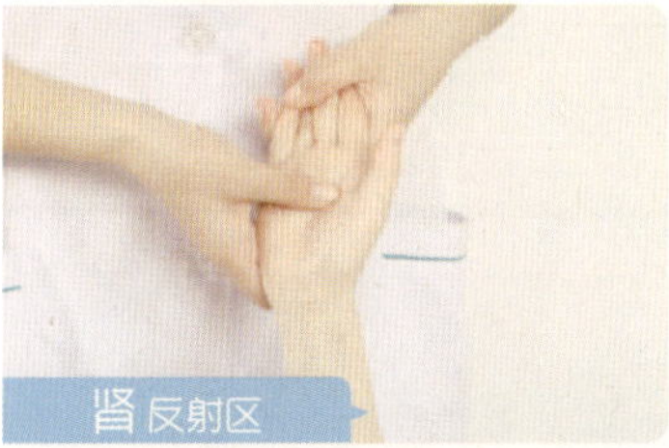

➜ **按摩方法**：用指揉法按揉肾反射区1～2分钟，以局部皮肤酸痛为宜。

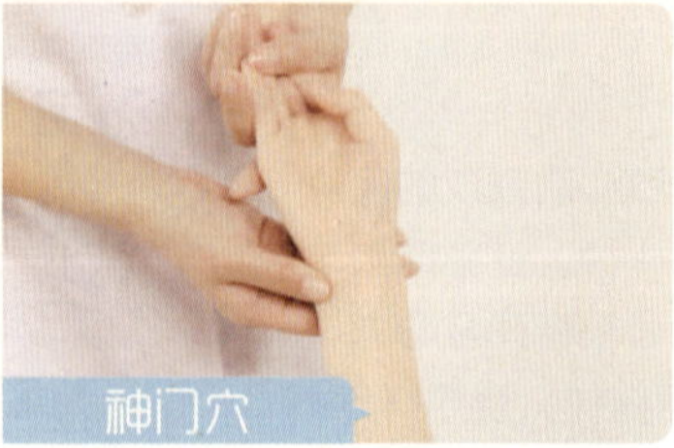

→ **按摩方法：** 用指揉法按揉神门穴1～2分钟，以局部皮肤酸痛为宜。

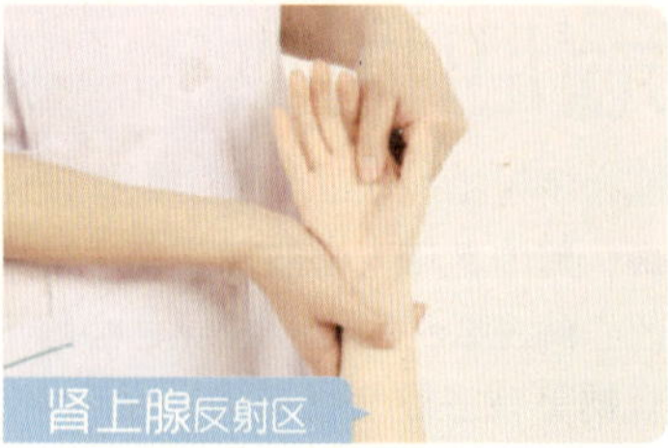

→ **按摩方法：** 用指揉法按揉肾上腺反射区1～2分钟，以局部皮肤酸痛为宜。

耳部反射区

反射区诊断

耳垂部出现斜行皱纹，同时还可能在心区观察到形态变化，如呈半圆形或条状红色、暗红等，提示有冠心病。

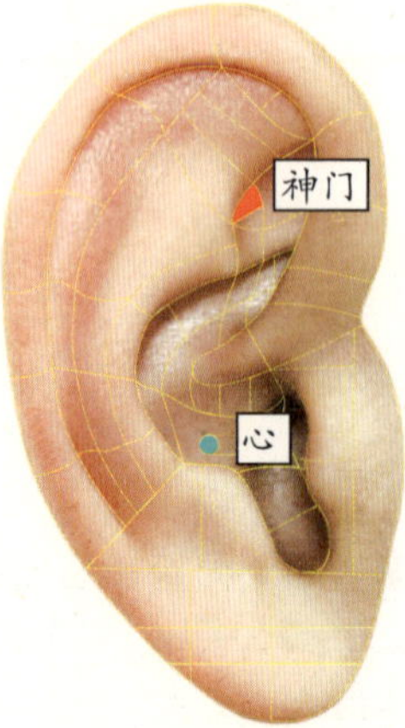

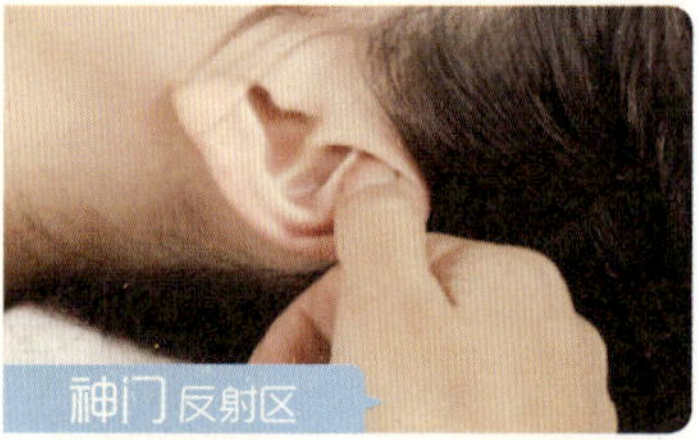

→ **按摩方法：** 用捏揉法揉动神门反射区1～2分钟，以按摩部位发红或有酸胀感为宜。

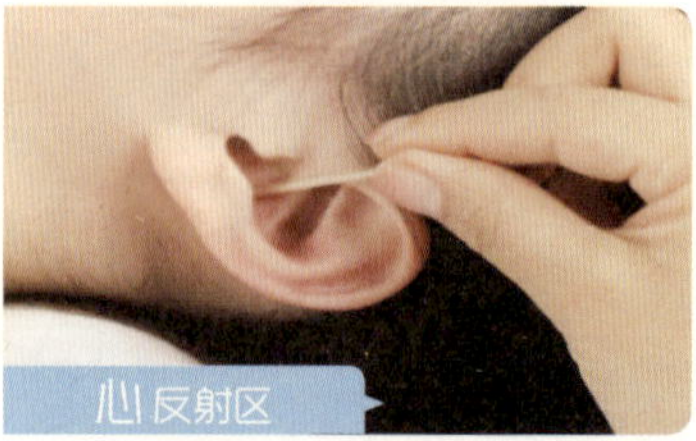

→ **按摩方法：** 用切按法切压心反射区1～2分钟，以按摩部位有酸胀感为宜。

足部反射区

反射区诊断

脚掌小拇趾头上方有硬块，指压感觉很痛，提示可能有冠心病，要注意心脏健康问题。

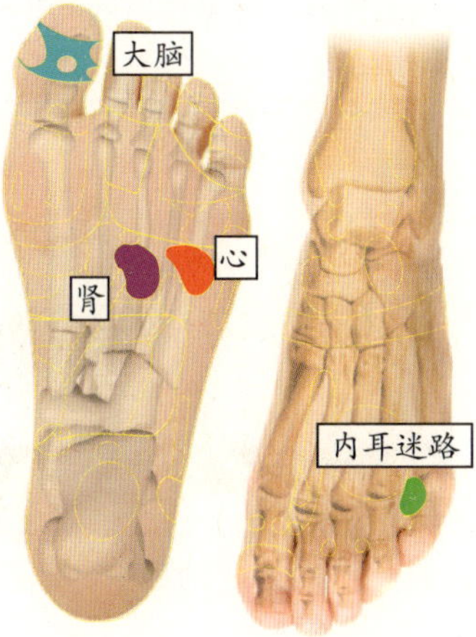

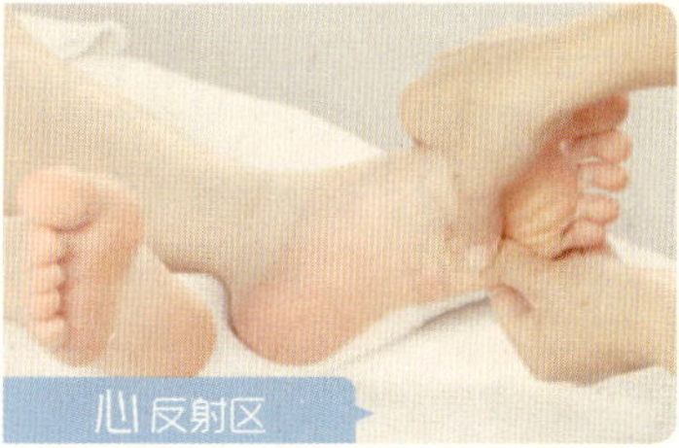

按摩方法：用拇指指腹按压法按压心反射区2～5分钟，以局部皮肤酸痛为宜。

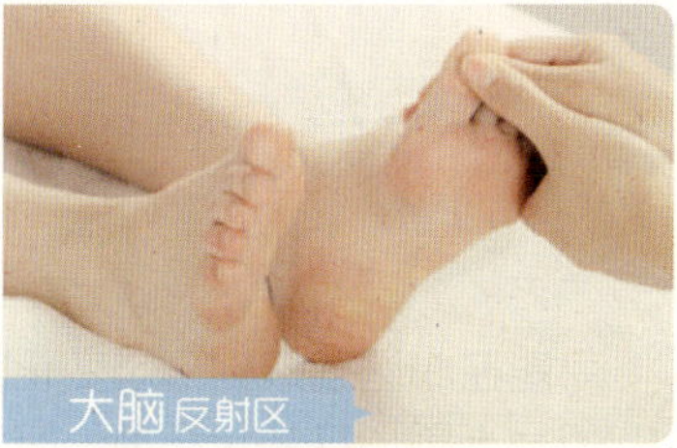

按摩方法：用拇指指腹按压法按压大脑反射区2～5分钟，以局部皮肤酸痛为宜。

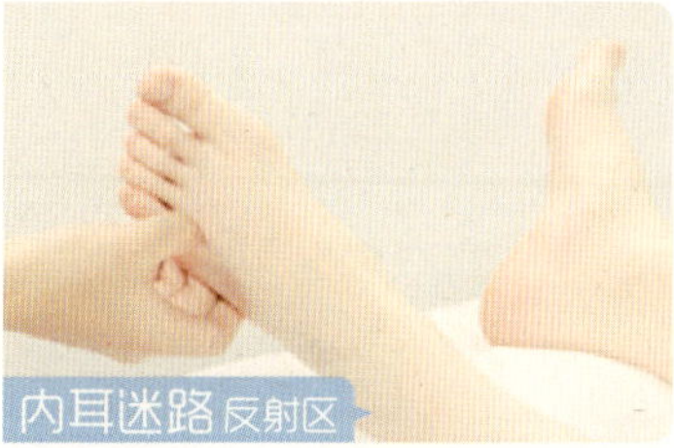

按摩方法：用掐法掐按内耳迷路反射区2～5分钟，以局部皮肤酸痛为宜。

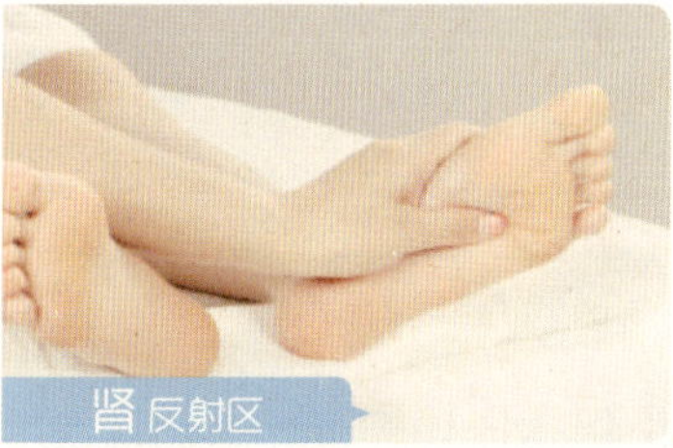

按摩方法：用拇指指腹按压法按压肾反射区2～5分钟，以局部皮肤酸痛为宜。

扫一扫看视频

心脏病

心肌缺血需平和

心脏病是心脏疾病的总称，包括风湿性心脏病、先天性心脏病、高血压性心脏病、冠心病、心肌炎等各种心脏病。大多数心脏病是可以预防和治疗的，关键在于平时要养成良好的生活习惯，注意多运动，坚持吃低脂肪食品，戒烟限酒，保持平和的心态，做好这些预防措施，可以有效降低心脏病发生几率。

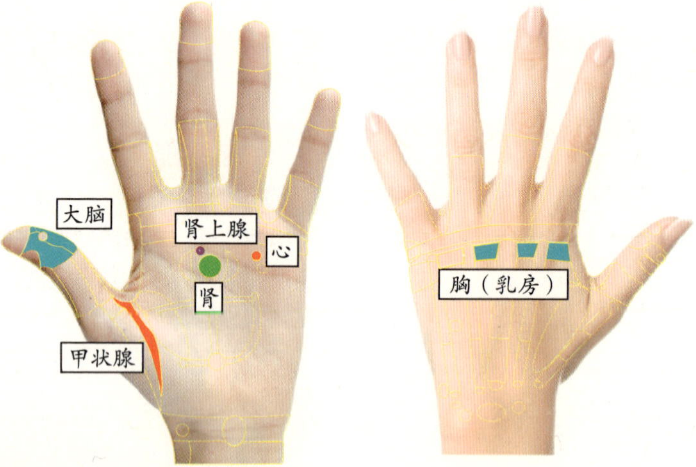

手部反射区

反射区诊断

心反射区见青暗异常点，或中指、食指甲体见凹陷横纹，提示可能患有心脏疾患。

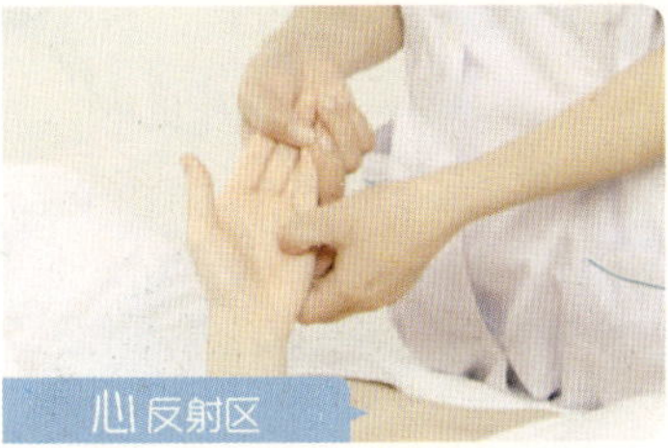

→ **按摩方法：** 用掐法掐按心反射区1～2分钟，以局部皮肤酸痛为宜。

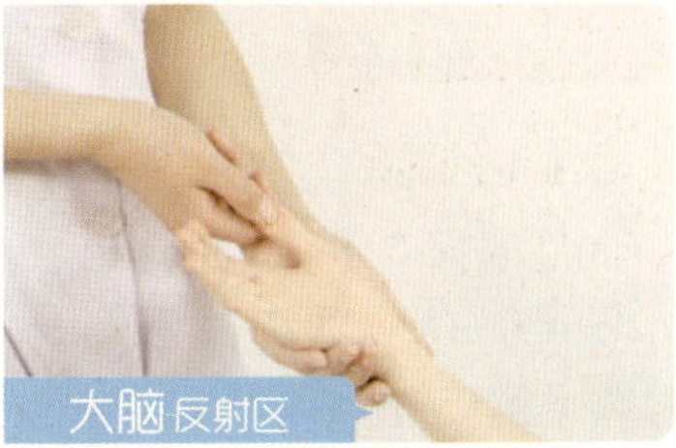

→ **按摩方法：** 用揪法揪大脑反射区1～2分钟，以局部皮肤酸痛为宜。

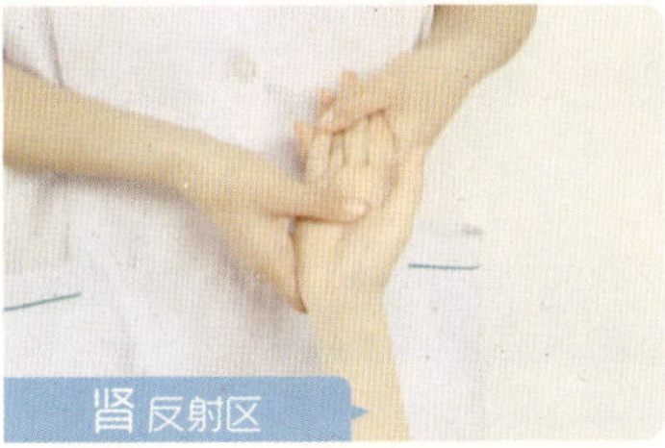

→ **按摩方法：** 用指按法按压肾反射区1～2分钟，以局部皮肤酸痛为宜。

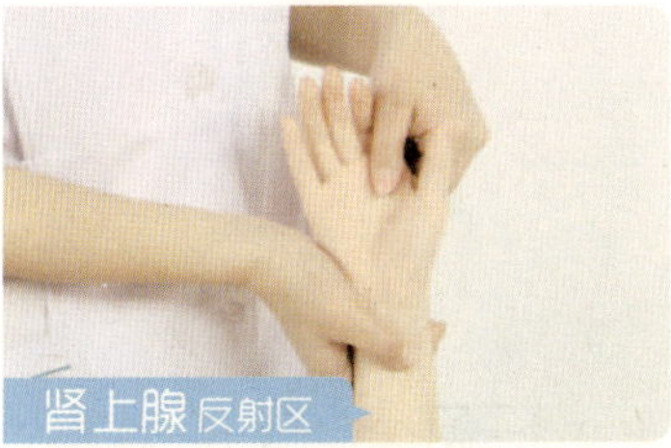

→ **按摩方法：** 用指揉法按揉肾上腺反射区1～2分钟，以局部皮肤酸痛为宜。

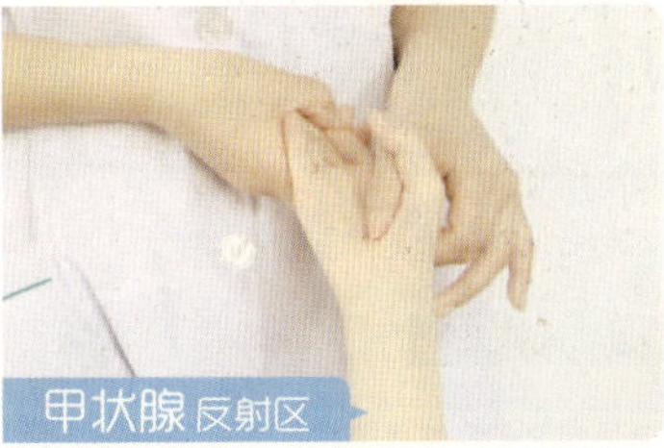

→ **按摩方法：** 用指揉法按揉甲状腺反射区1～2分钟，以局部皮肤酸痛为宜。

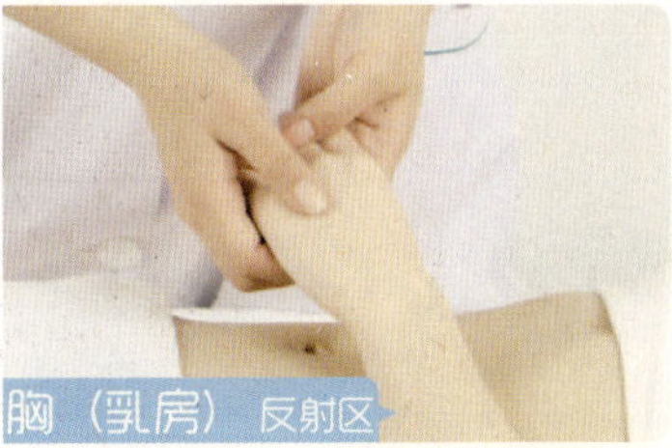

→ **按摩方法：** 用指揉法按揉胸（乳房）反射区1～2分钟，以局部皮肤酸痛为宜。

耳部反射区

反射区诊断

心反射区或小肠反射区见点状凹陷，或点状白色、边缘红晕，提示可能有心脏疾病。

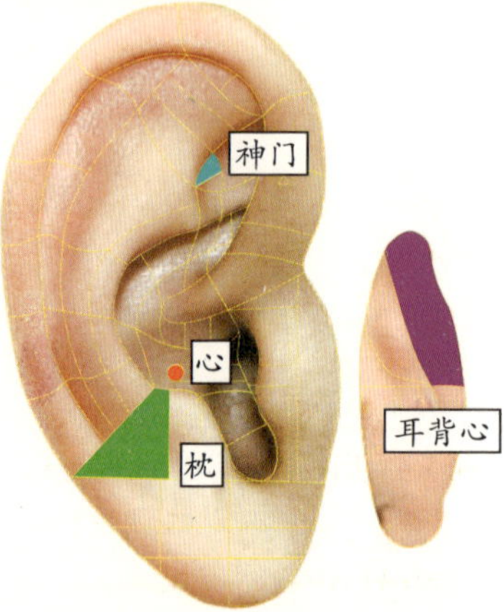

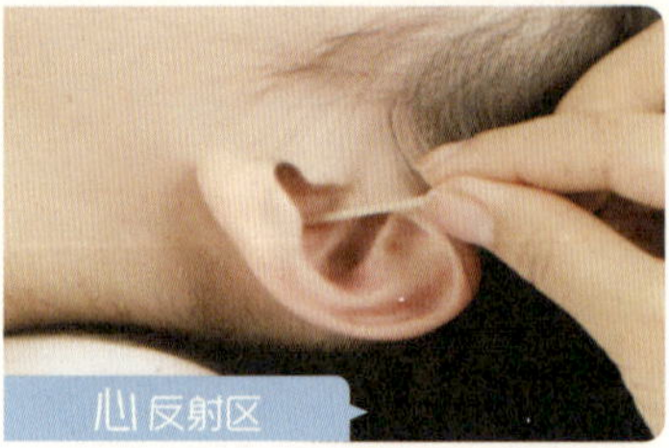

➜ **按摩方法**：用切按法切压心反射区1～2分钟，以按摩部位发红或有酸胀感为宜。

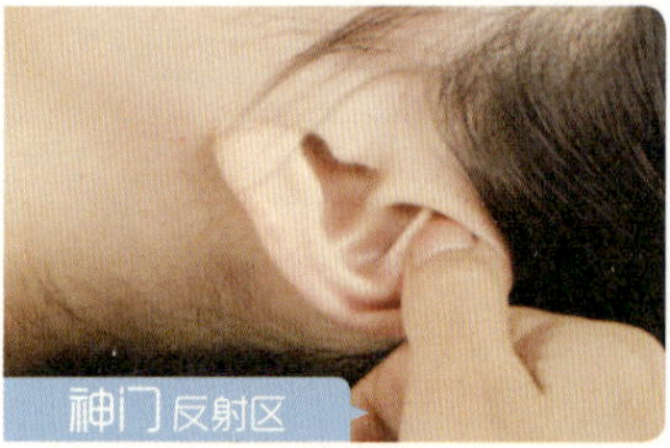

➜ **按摩方法**：用捏揉法揉动神门反射区1～2分钟，以按摩部位有酸胀感为宜。

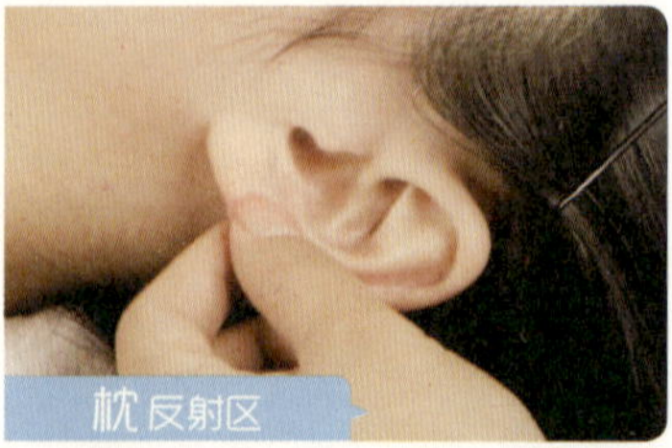

➜ **按摩方法**：用捏揉法揉动枕反射区1～2分钟，以按摩部位有酸胀感为宜。

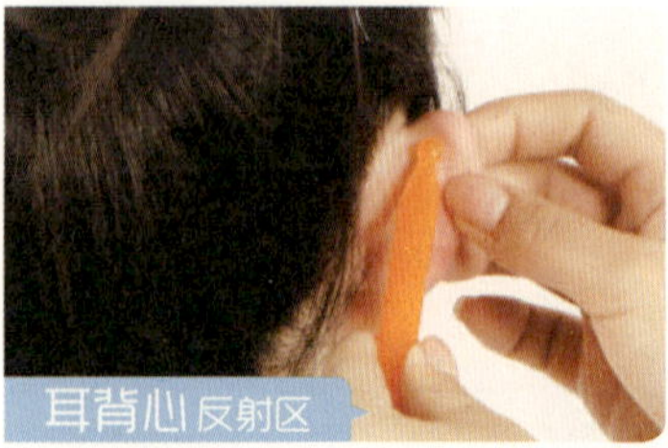

➜ **按摩方法**：用切按法切压耳背心反射区1～2分钟，以按摩部位发红为宜。

足部反射区

反射区诊断

按揉心反射区或甲状腺反射区，触觉有气体、颗粒或条索物，提示可能患有心脏疾患。

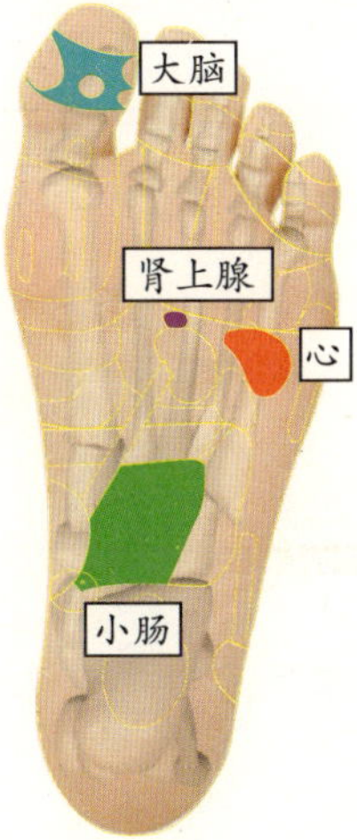

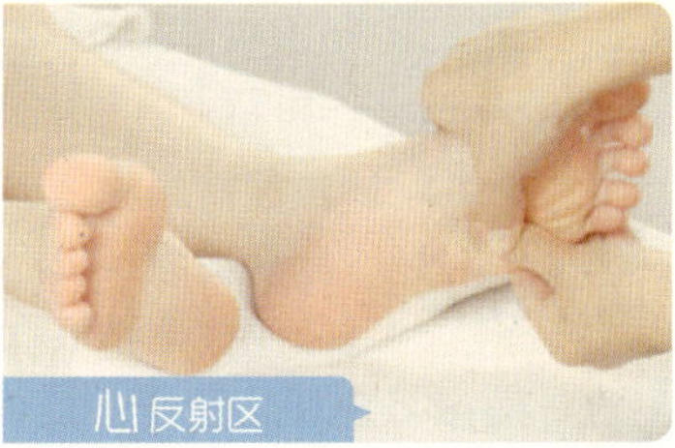

→ **按摩方法**：用拇指指腹按压法按压心反射区2～5分钟，以局部皮肤酸痛为宜。

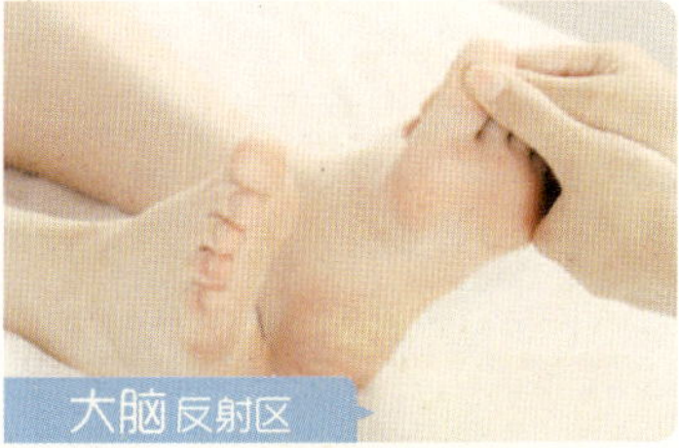

→ **按摩方法**：用拇指指腹按压法按压大脑反射区2～5分钟，以局部皮肤酸痛为宜。

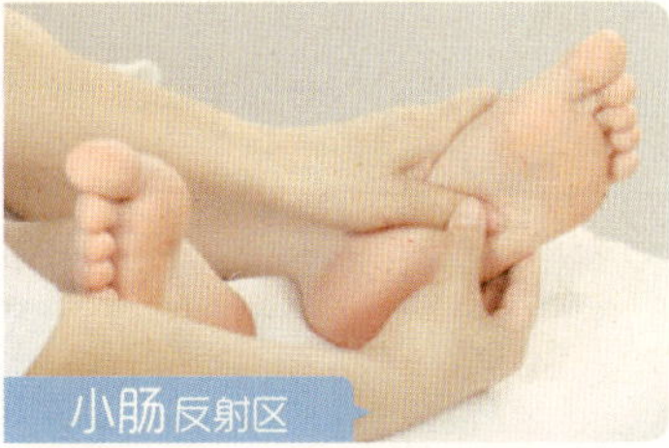

→ **按摩方法**：用拇指指腹按压法按压小肠反射区2～5分钟，以局部皮肤酸痛为宜。

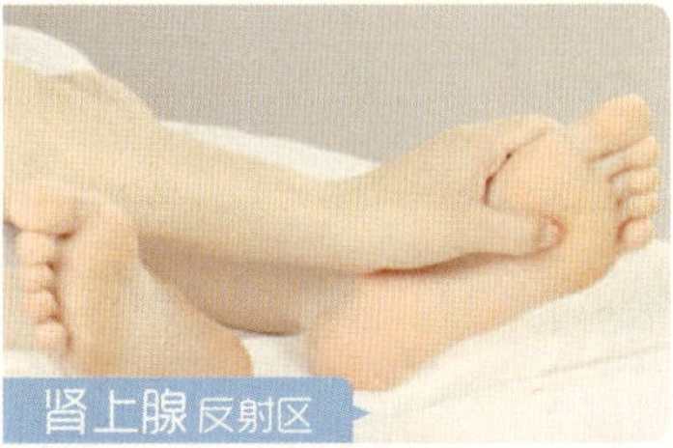

→ **按摩方法**：用掐法掐按肾上腺反射区2～5分钟，以局部皮肤酸痛为宜。

扫一扫看视频

糖尿病

代谢紊乱血糖高

糖尿病是由于血中胰岛素相对不足，导致血糖过高，出现糖尿，进而引起脂肪和蛋白质代谢紊乱的常见内分泌代谢性疾病。临床上可出现多尿、烦渴、多饮、多食、消瘦等表现，持续高血糖与长期代谢紊乱等症状可导致眼、肾、心血管系统及神经系统的损害及其功能障碍或衰竭。

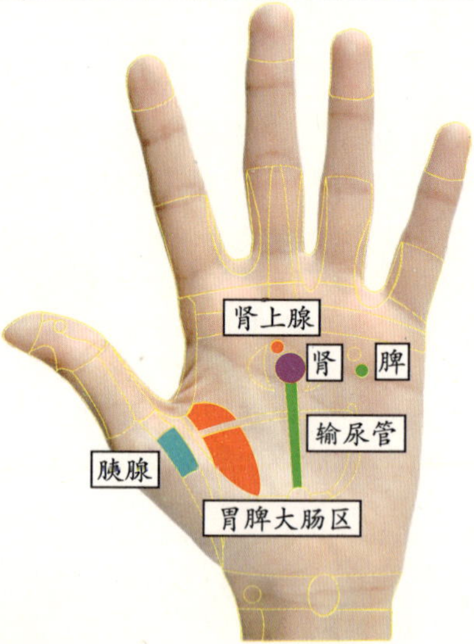

手部反射区

反射区诊断

十指端红于掌色，半月痕粉红，边缘不清，提示可能有糖尿病。

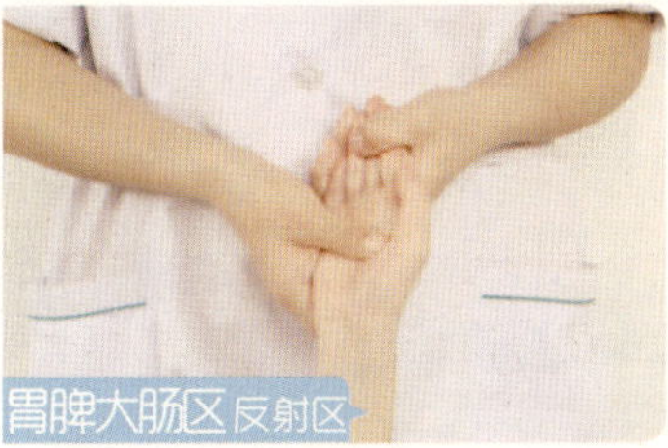

➜ **按摩方法**：用指揉法按揉胃脾大肠区反射区1～2分钟，以局部皮肤酸痛为宜。

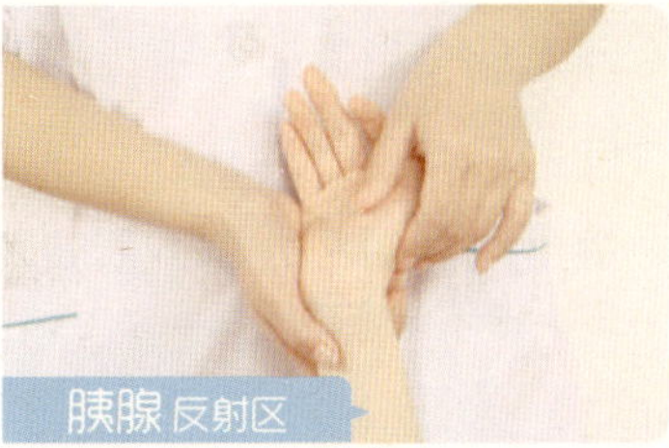

➜ **按摩方法**：用指揉法按揉胰腺反射区1～2分钟，以局部皮肤酸痛为宜。

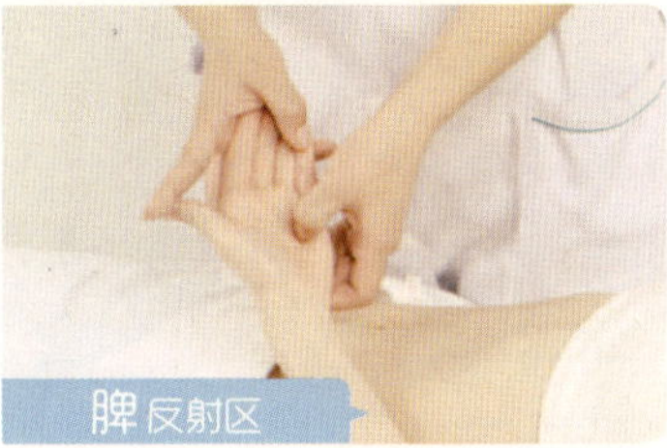

➜ **按摩方法**：用掐法掐按脾反射区1～2分钟，以局部皮肤酸痛为宜。

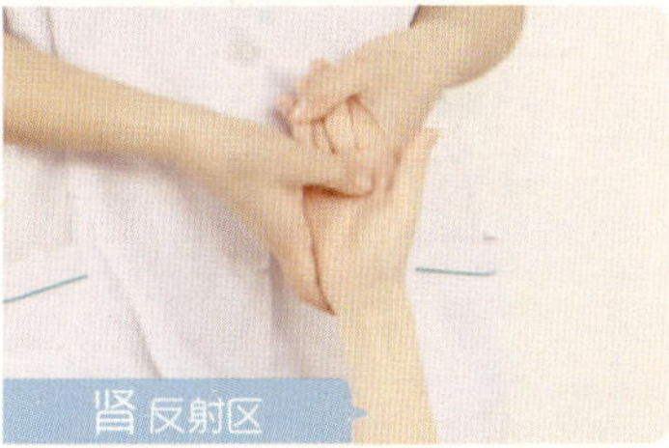

➜ **按摩方法**：用掐法掐按肾反射区1～2分钟，以局部皮肤酸痛为宜。

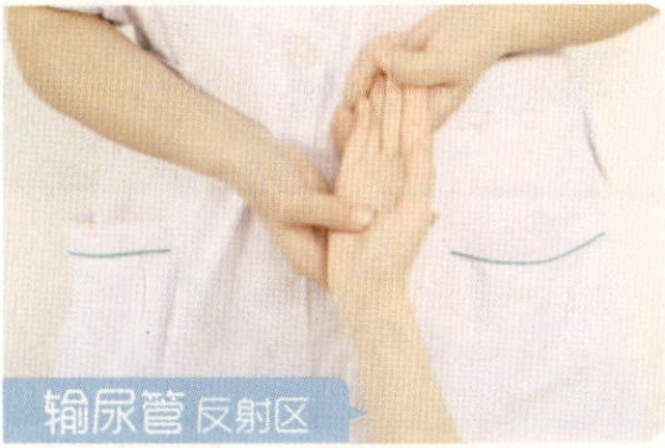

➜ **按摩方法**：用指按法按压输尿管反射区1～2分钟，以局部皮肤酸痛为宜。

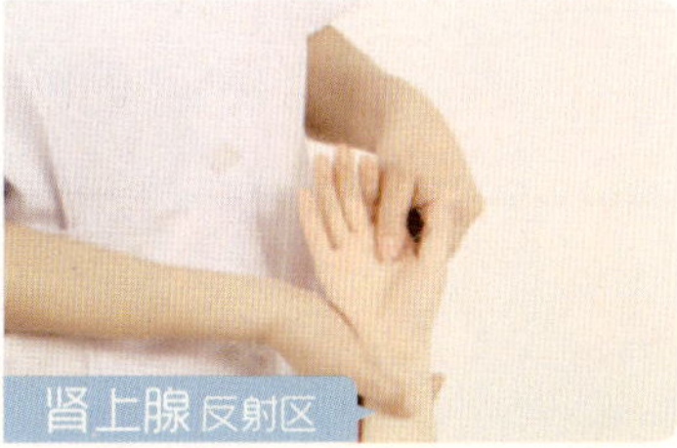

➜ **按摩方法**：用指揉法按揉肾上腺反射区1～2分钟，以局部皮肤酸痛为宜。

耳部反射区

反射区诊断

耳垂经常潮红，或肿胀、脱皮，提示易患糖尿病。

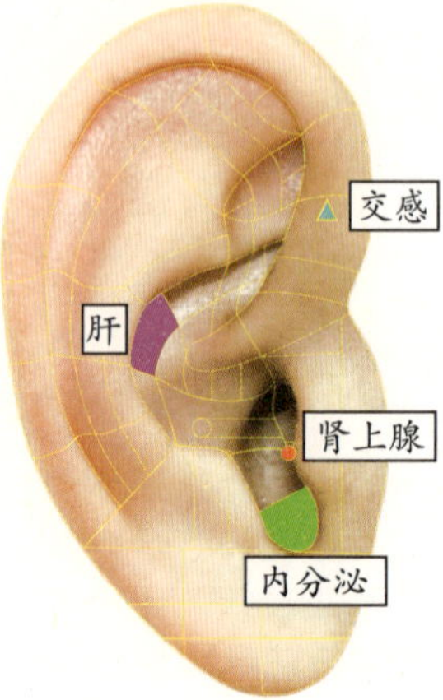

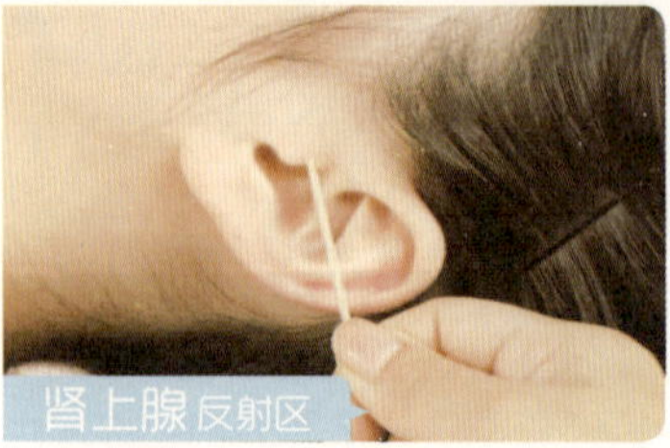

→ **按摩方法**：用切按法切压肾上腺反射区1～2分钟，以按摩部位发红或有酸胀感为宜。

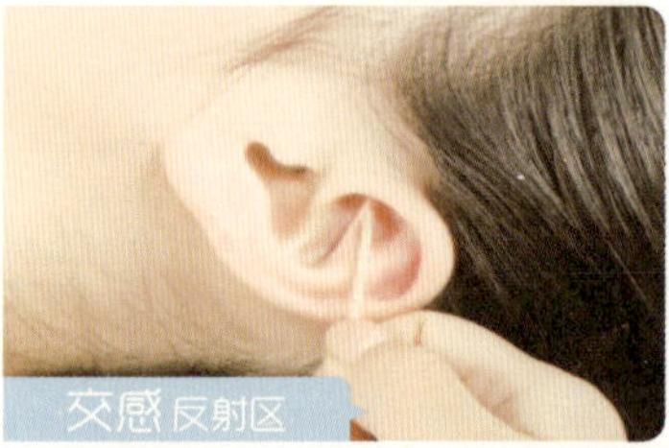

→ **按摩方法**：用切按法切压交感反射区1～2分钟，以按摩部位有酸胀感为宜。

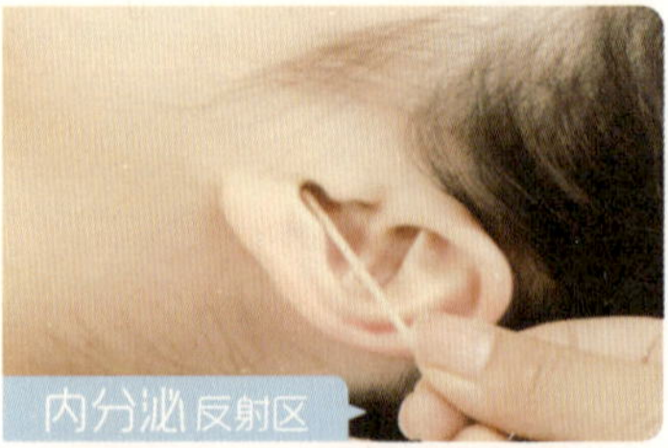

→ **按摩方法**：用切按法切压内分泌反射区1～2分钟，以按摩部位发红为宜。

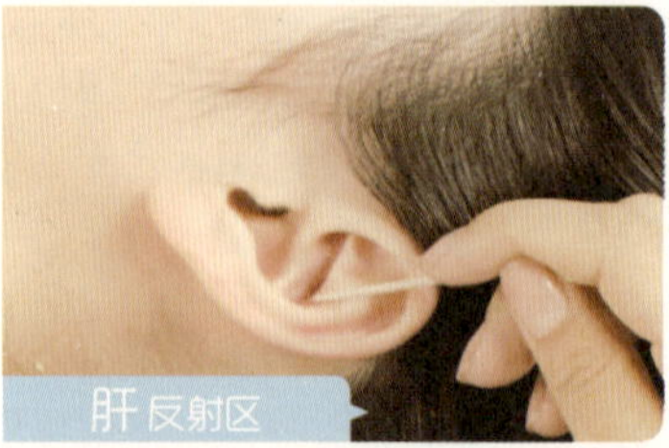

→ **按摩方法**：用切按法切压肝反射区1～2分钟，以按摩部位发红或有酸胀感为宜。

足部反射区

反射区诊断

大拇趾过大而显得比例严重失调，提示可能有糖尿病。

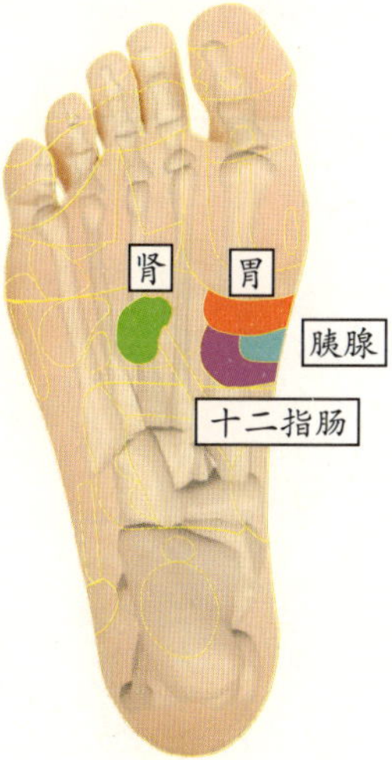

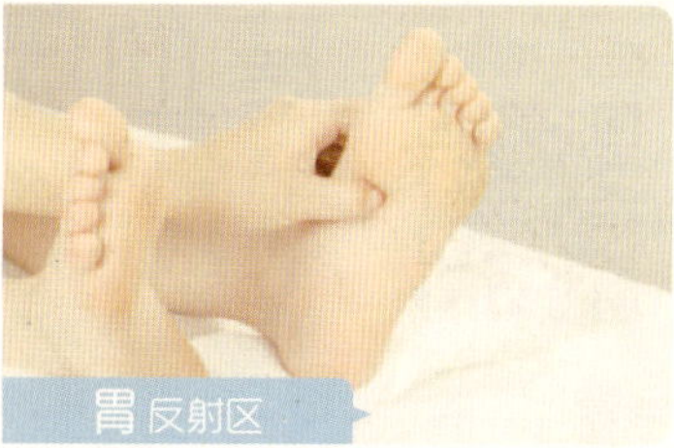

➜ **按摩方法：** 用掐法掐按胃反射区2～5分钟，以局部皮肤酸痛为宜。

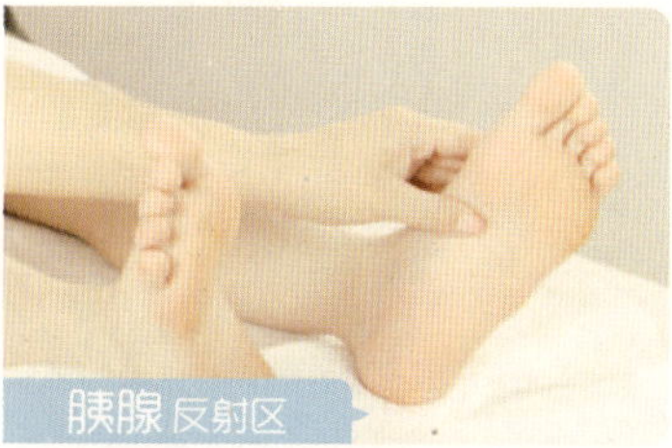

➜ **按摩方法：** 用拇指指腹按压法按压胰腺反射区2～5分钟，以局部皮肤酸痛为宜。

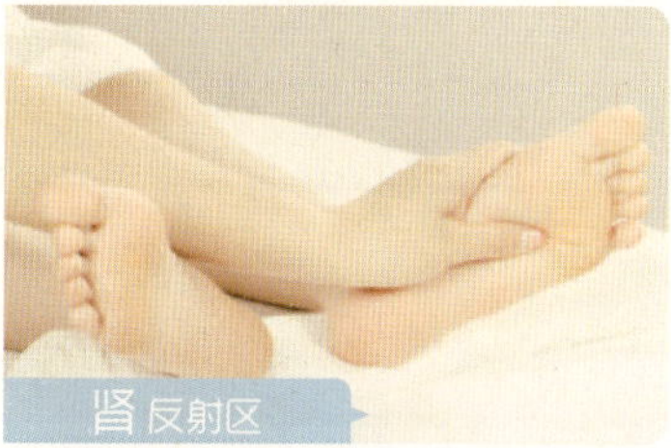

➜ **按摩方法：** 用拇指指腹按压法按压肾反射区2～5分钟，以局部皮肤酸痛为宜。

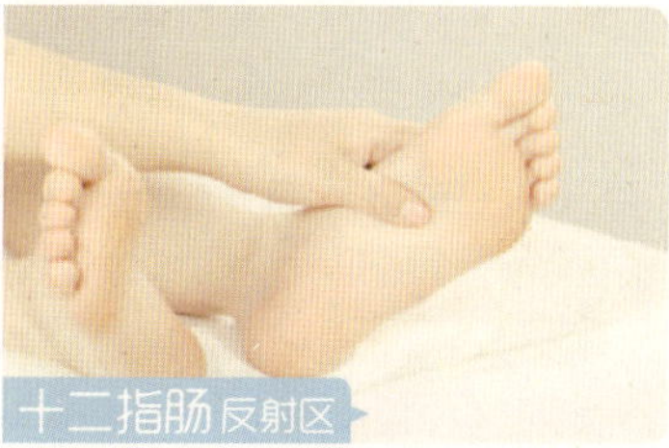

➜ **按摩方法：** 用拇指指腹按压法按压十二指肠反射区2～5分钟，以局部皮肤酸痛为宜。

扫一扫看视频

高血压

血压过高危险大

高血压病是以动脉血压升高为主要临床表现的慢性全身性血管性疾病，血压高于140/90毫米汞柱即可诊断为高血压。本病早期无明显症状，部分患者会出现头晕、头痛、心悸、失眠、耳鸣、乏力、颜面潮红或肢体麻木等不适表现。中医认为本病多因精神过度紧张，饮酒过度，嗜食肥甘厚味等所致。

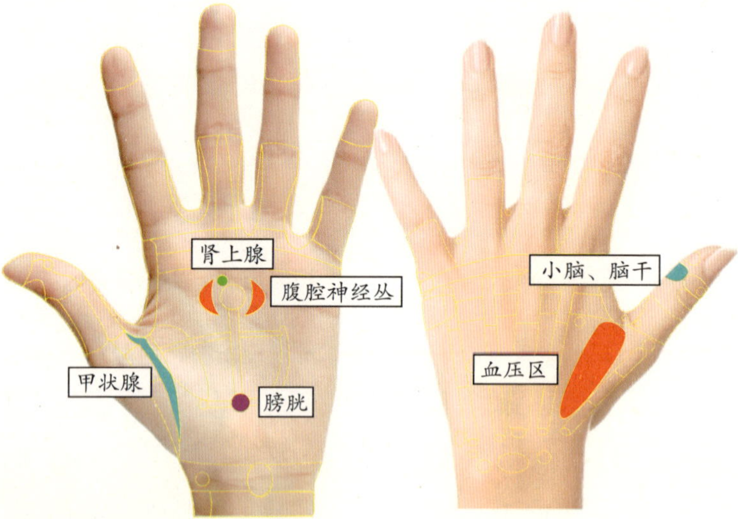

手部反射区

反射区诊断

大鱼际隆起，掌色鲜红，或中指第一指节靠拇指侧有连串白色异常点浮现，或指甲短、坚硬，半月痕偏大，提示有高血压。

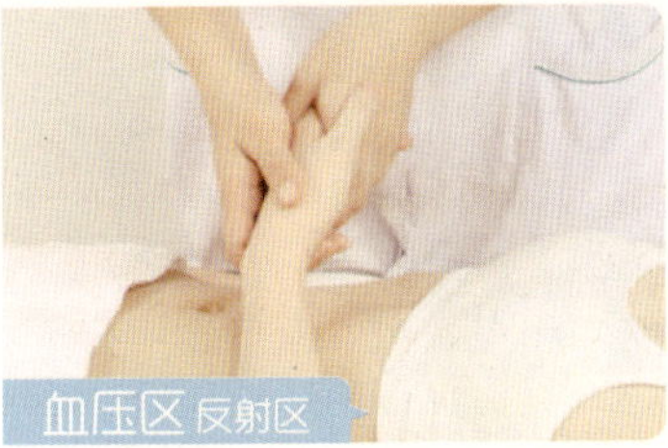

→ **按摩方法**：用指揉法按揉血压区反射区1～2分钟，以局部皮肤酸痛为宜。

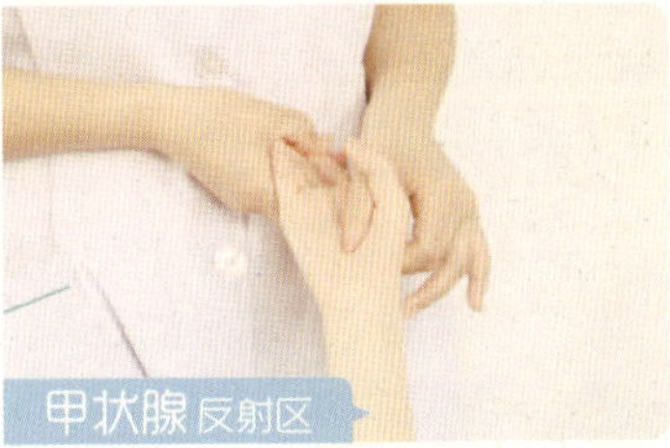

→ **按摩方法**：用指揉法按揉甲状腺反射区1～2分钟，以局部皮肤酸痛为宜。

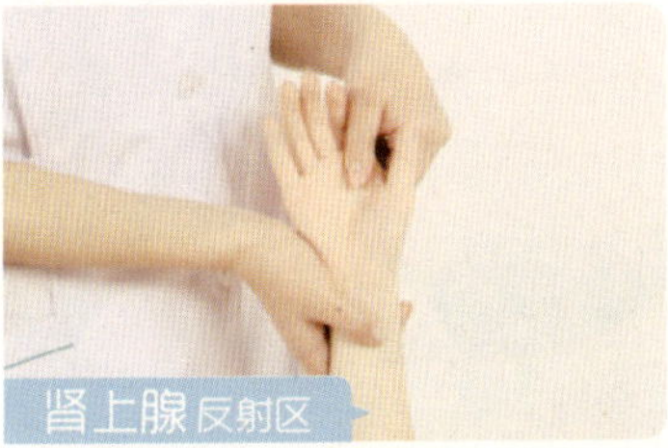

→ **按摩方法**：用指揉法按揉肾上腺反射区1～2分钟，以局部皮肤酸痛为宜。

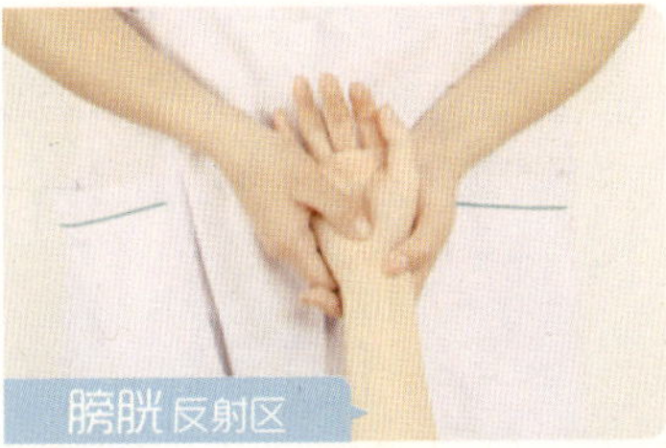

→ **按摩方法**：用掐法掐按膀胱反射区1～2分钟，以局部皮肤酸痛为宜。

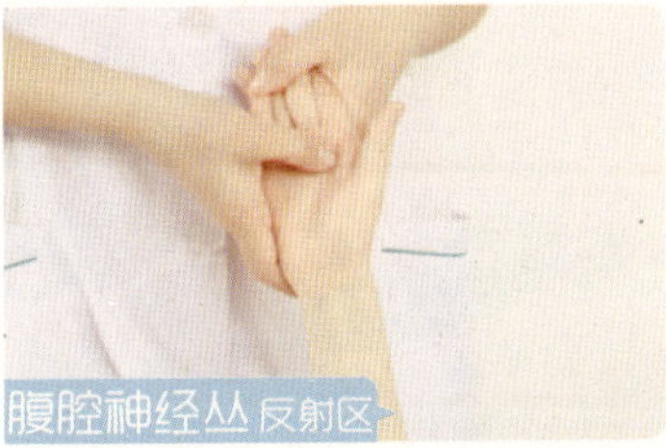

→ **按摩方法**：用掐法掐按腹腔神经丛反射区1～2分钟，以局部皮肤酸痛为宜。

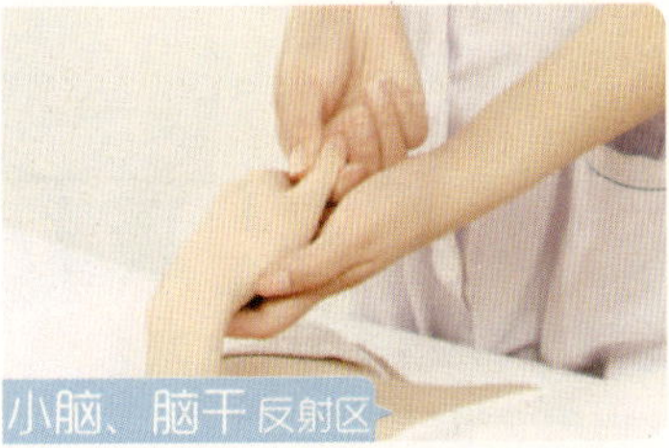

→ **按摩方法**：用指揉法揉按小脑、脑干反射区1～2分钟，以局部皮肤酸痛为宜。

耳部反射区

反射区诊断

在肾上腺、脑干、皮质下等反射区观察到点状或片状红晕，提示可能患有高血压。

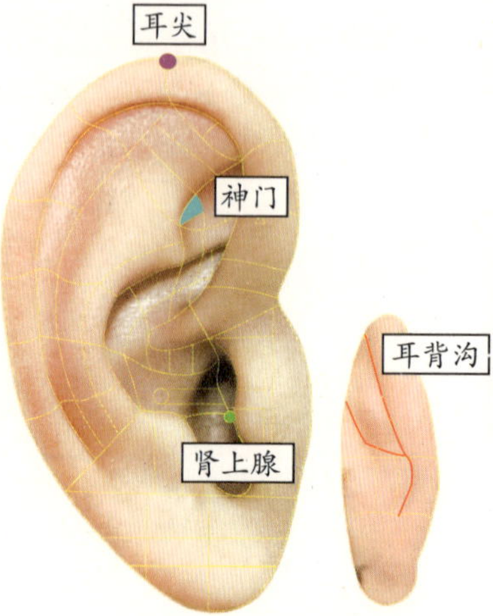

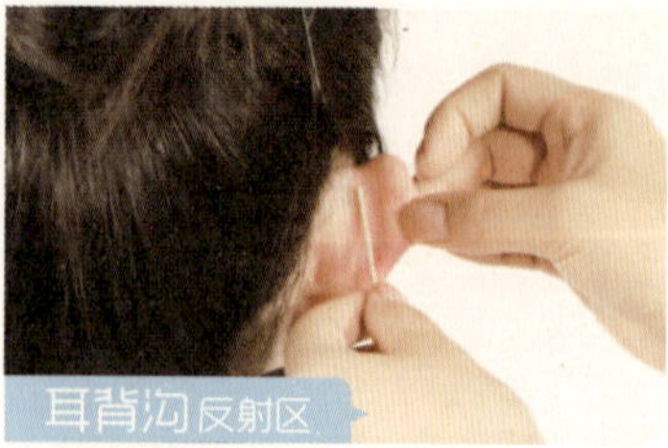
耳背沟 反射区

→ **按摩方法**：用切按法切压耳背沟反射区1～2分钟，以按摩部位有酸胀感为宜。

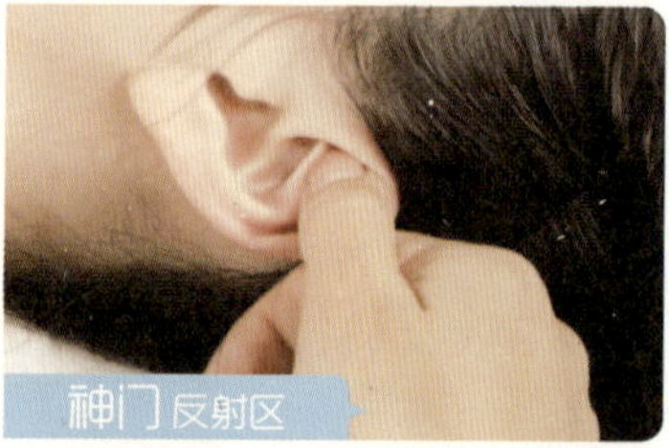
神门 反射区

→ **按摩方法**：用捏揉法揉动神门反射区1～2分钟，以按摩部位发红为宜。

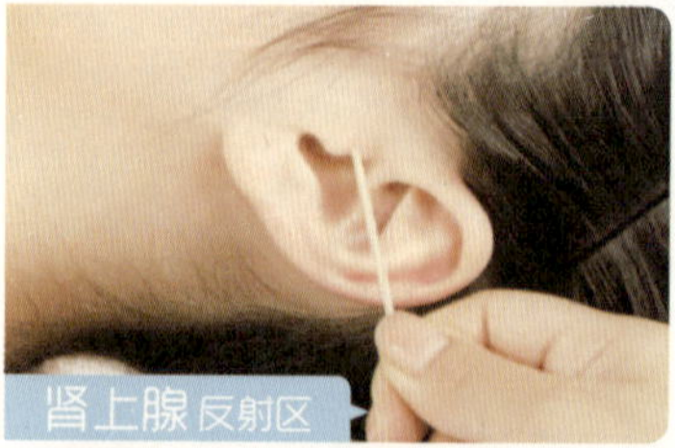
肾上腺 反射区

→ **按摩方法**：用切按法切压肾上腺反射区1～2分钟，以按摩部位发红或有酸胀感为宜。

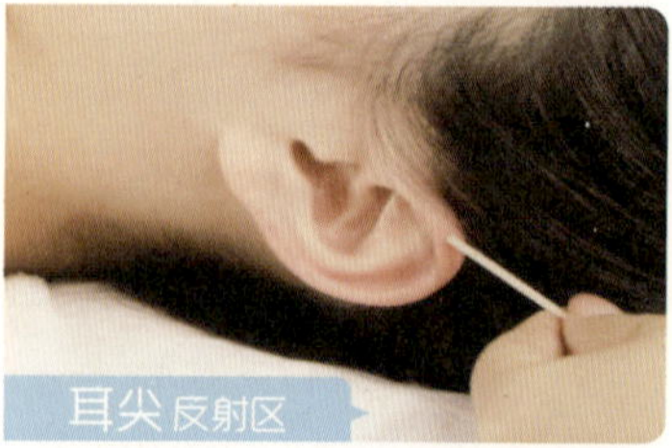
耳尖 反射区

→ **按摩方法**：用搓摩法搓摩耳尖反射区1～2分钟，以按摩部位发红或有酸胀感为宜。

足部反射区

反射区诊断

按揉大脑反射区，触感如捻发样，或刮压拇趾趾腹时，颜色由白到红充盈过速，提示有高血压。

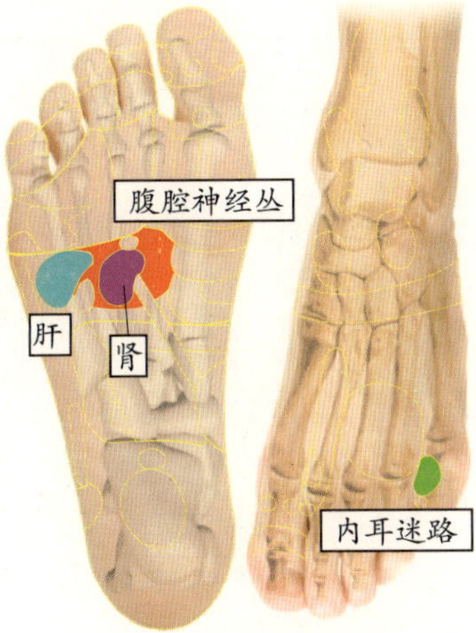

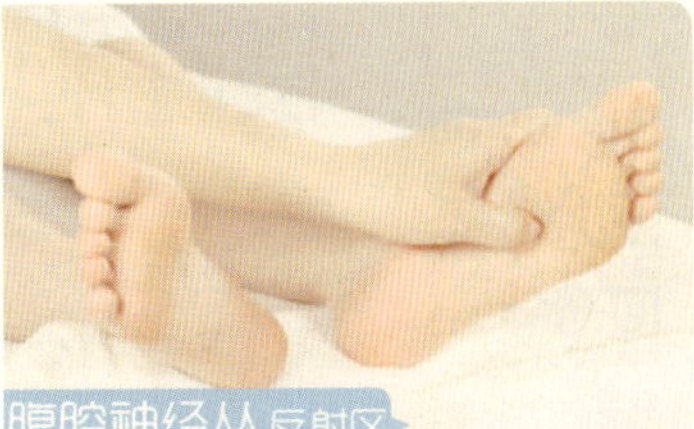
腹腔神经丛 反射区

→ **按摩方法**：用掐法掐按腹腔神经丛反射区2～5分钟，以局部皮肤酸痛为宜。

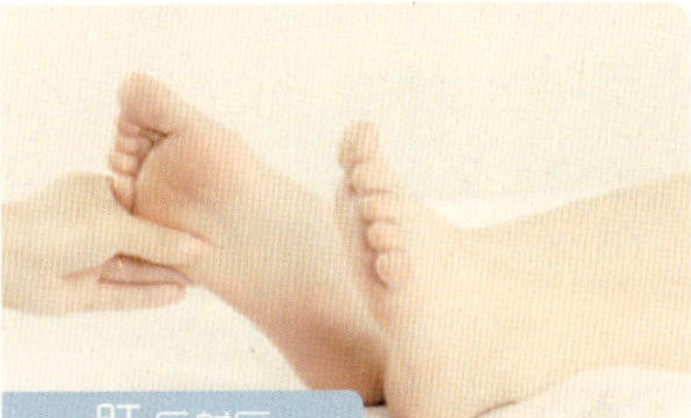
肝 反射区

→ **按摩方法**：用拇指指腹按压法按压肝反射区2～5分钟，以局部皮肤酸痛为宜。

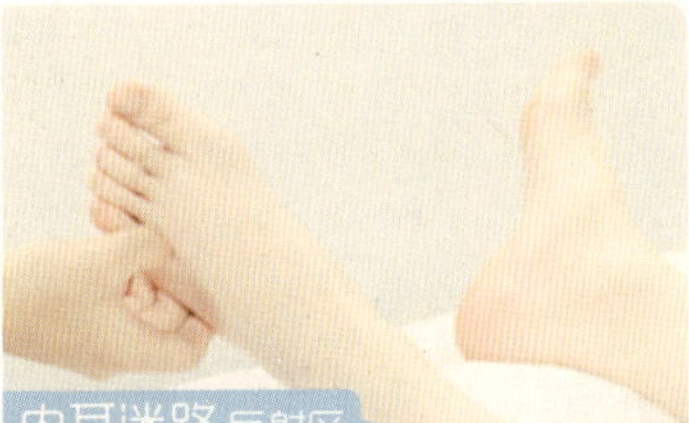
内耳迷路 反射区

→ **按摩方法**：用掐法掐按内耳迷路反射区2～5分钟，以局部皮肤酸痛为宜。

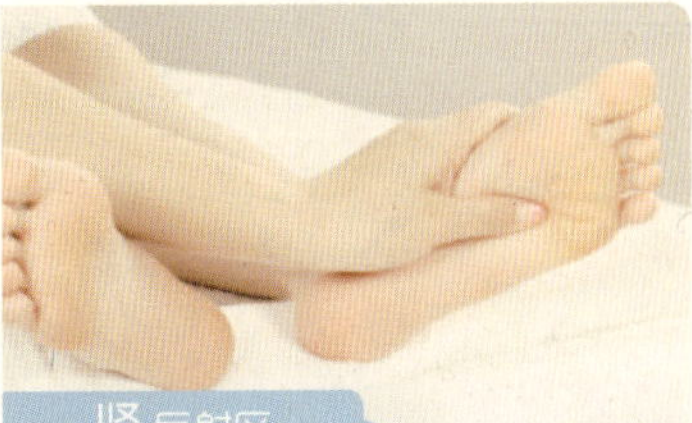
肾 反射区

→ **按摩方法**：用拇指指腹按压法按压肾反射区2～5分钟，以局部皮肤酸痛为宜。

慢性胆囊炎

饱胀不适腹隐痛

扫一扫看视频

慢性胆囊炎是指胆囊慢性炎症性病变，大多数为慢性结石性胆囊炎。本病可由急性胆囊炎反复发作迁延而来，也可慢性起病。本病临床症状常见为右上腹部或心窝部隐痛，饭后饱胀不适、嗳气，进食油腻食物后可有恶心、呕吐等症状。

手部反射区

反射区诊断

胆囊反射区有轻度压痛感，可能是慢性胆囊炎的表现。

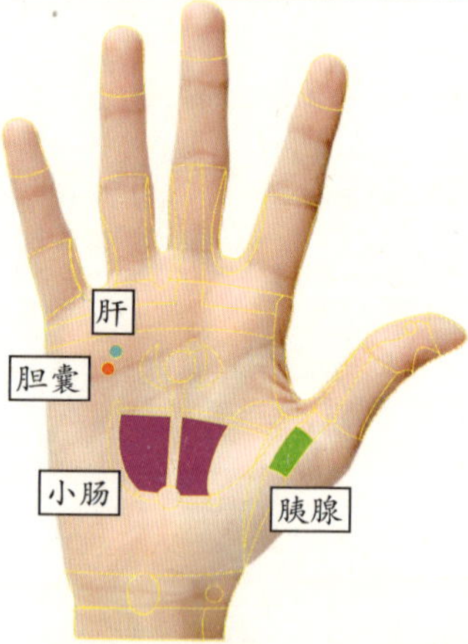

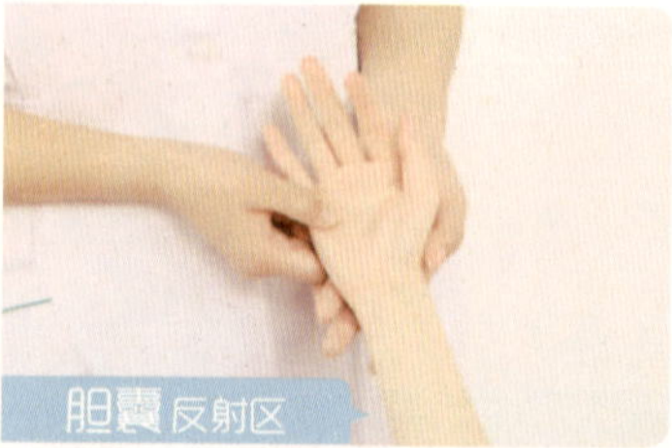

→ **按摩方法：** 用指按法按压胆囊反射区1～2分钟，以局部皮肤酸痛为宜。

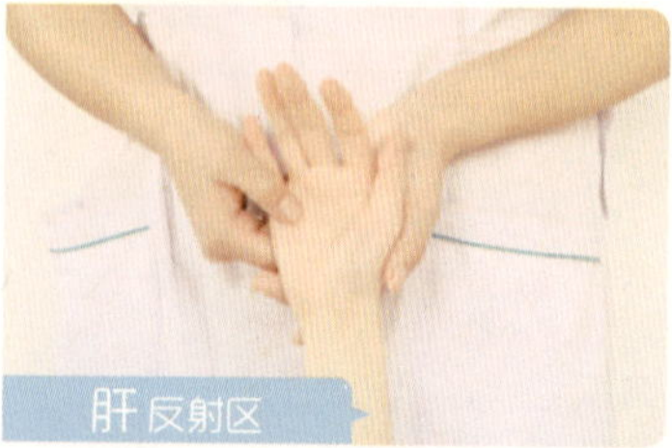

→ **按摩方法：** 用指按法按压肝反射区1～2分钟，以局部皮肤酸痛为宜。

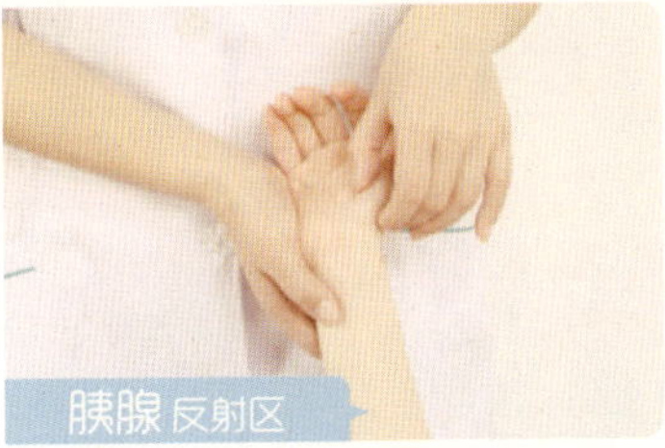

→ 按摩方法： 用掐法掐按胰腺反射区1～2分钟，以局部皮肤酸痛为宜。

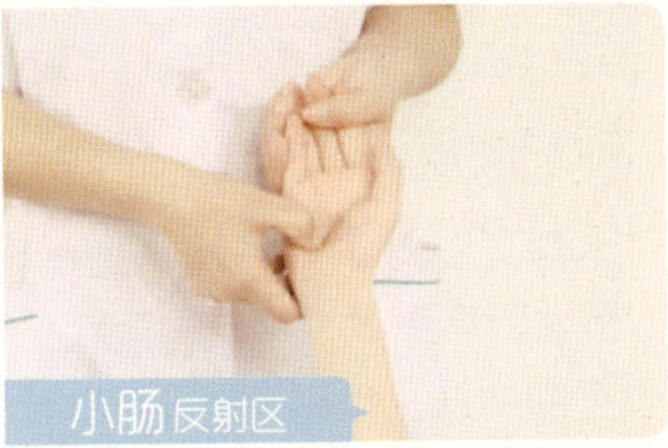

→ 按摩方法： 用掐法掐按小肠反射区1～2分钟，以局部皮肤酸痛为宜。

耳部反射区

反射区诊断

在胰胆反射区见点状白色、边缘红晕，提示有慢性胆囊炎。

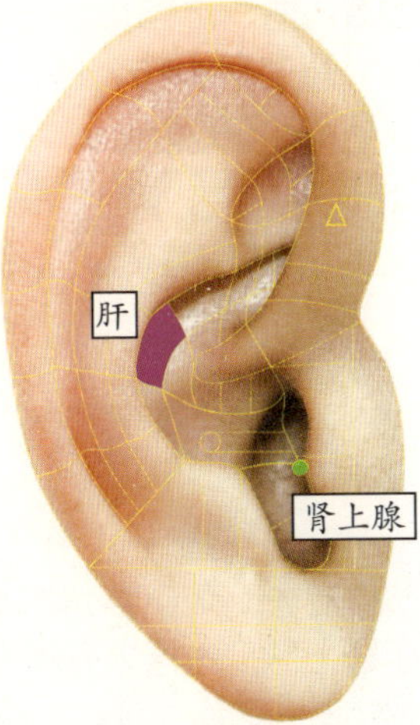

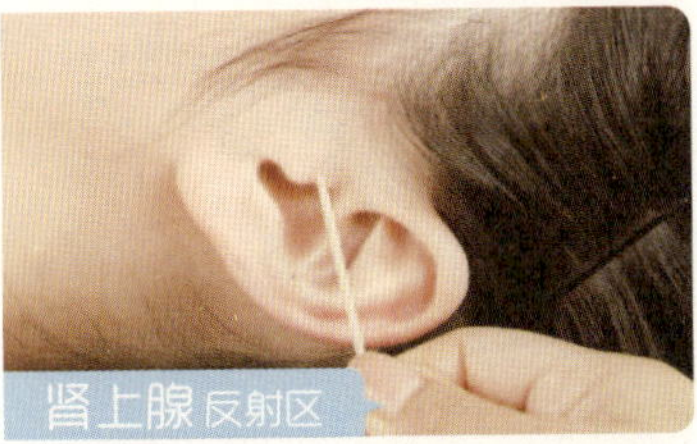

→ 按摩方法： 用切按法切压肾上腺反射区1～2分钟，以按摩部位有酸胀感为宜。

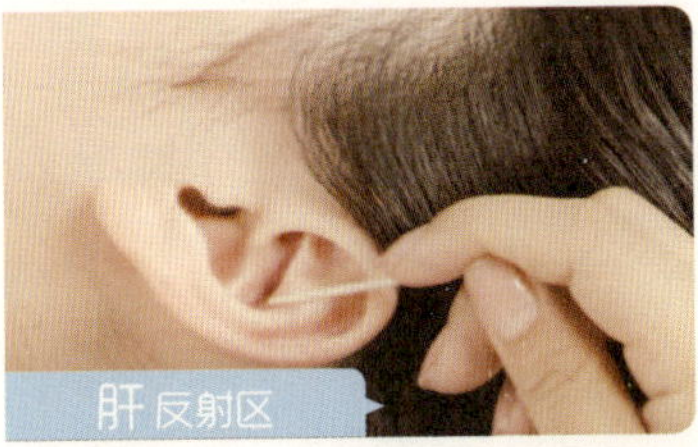

→ 按摩方法： 用切按法切压肝反射区1～2分钟，以按摩部位发红为宜。

足部反射区

反射区诊断

足拇趾趾腹长有黑斑，提示有慢性胆囊炎。

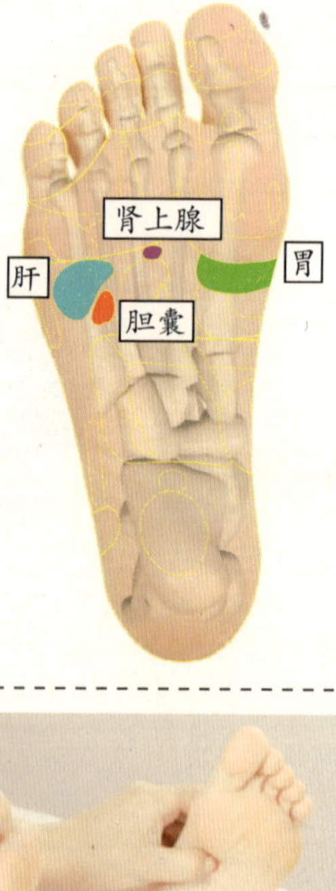

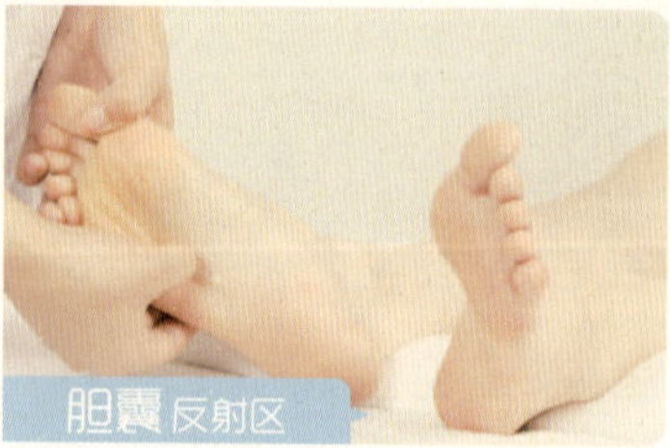

→ **按摩方法**：用掐法掐按胆囊反射区2～5分钟，以局部皮肤酸痛为宜。

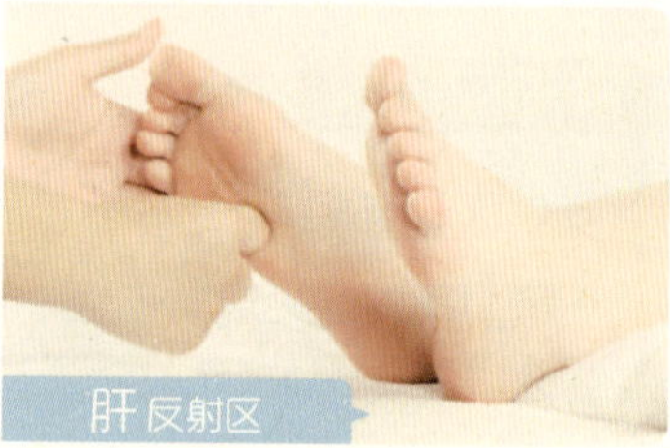

→ **按摩方法**：用单食指叩拳法顶压肝反射区2～5分钟，以局部皮肤酸痛为宜。

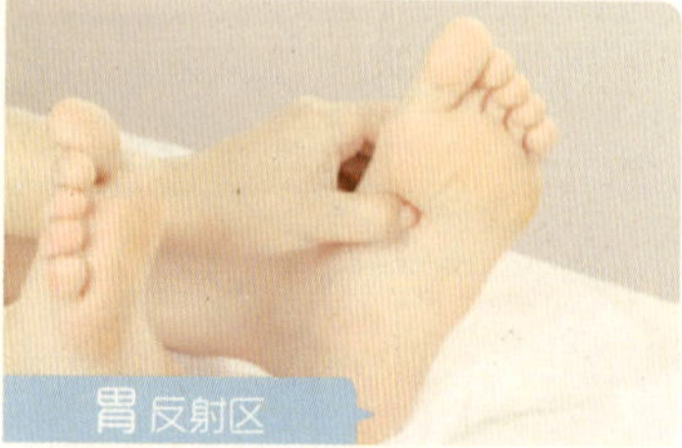

→ **按摩方法**：用掐法掐按胃反射区2～5分钟，以局部皮肤酸痛为宜。

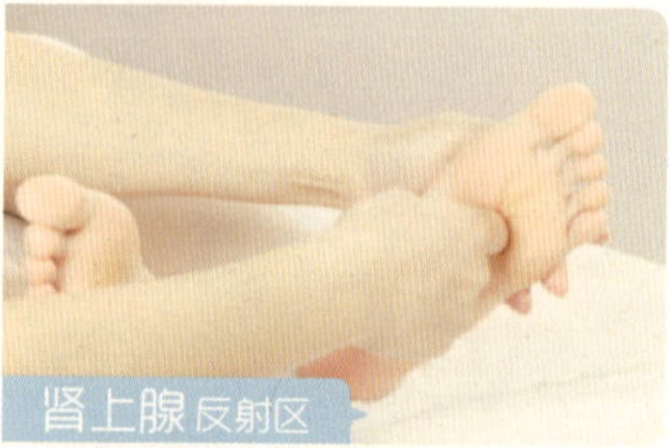

→ **按摩方法**：用单食指叩拳法顶压肾上腺反射区2～5分钟，以局部皮肤酸痛为宜。

第4章

按摩手耳足预防小病痛

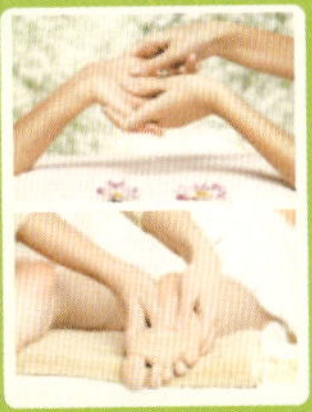

小病小痛多指病情较轻，恢复较好，对身体危害较小的一类病症，如牙痛、低血压、胸闷、腹胀、恶心等，多是功能性病症。这类病症病程较短，治疗简单，容易恢复。对于这类病症，在家自我按摩手、耳、足反射区，能收到很好的疗效。

扫一扫看视频

偏头痛

精神紧张偏侧痛

偏头痛是临床最常见的原发性头痛类型，是一种常见的慢性神经血管性疾患，临床以发作性中重度搏动样头痛为主要表现。头痛多为偏侧，可伴有恶心、呕吐等症状，多起病于儿童和青春期，中青年期达发病高峰。另外一些环境和精神因素如紧张、过劳、情绪激动、睡眠过度均可导致偏头痛。

手部反射区

反射区诊断

中指根横纹周围白色提示有偏头痛，中指靠拇指侧为左侧偏头痛，靠小指侧为右侧偏头痛。

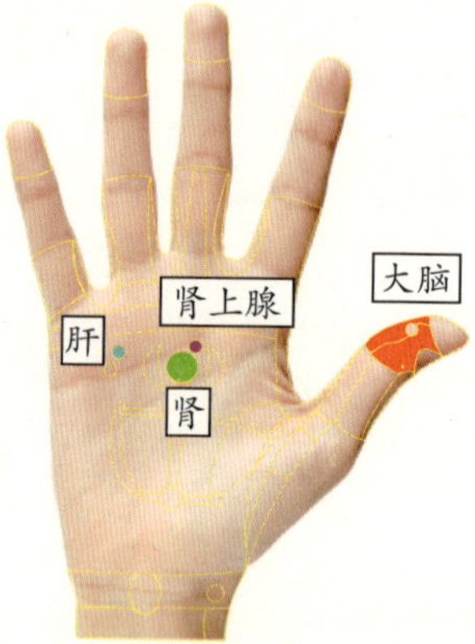

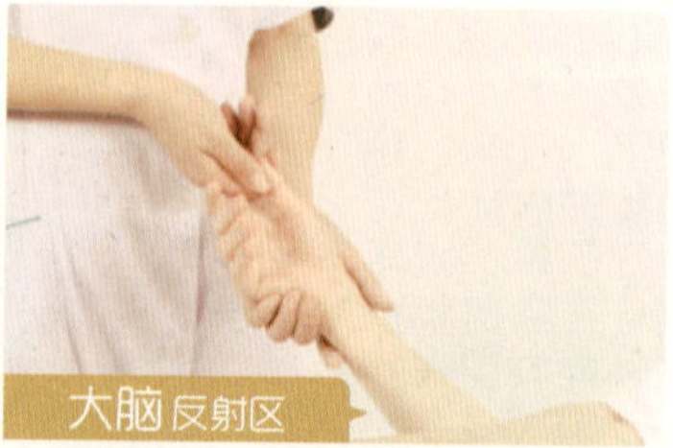

→ **按摩方法：** 用指揉法按揉大脑反射区1～2分钟，以局部皮肤酸痛为宜。

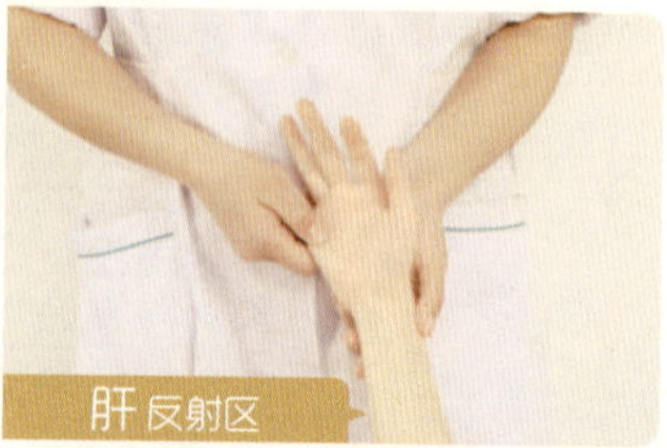

→ **按摩方法：** 用指揉法按揉肝反射区1～2分钟，以局部皮肤酸痛为宜。

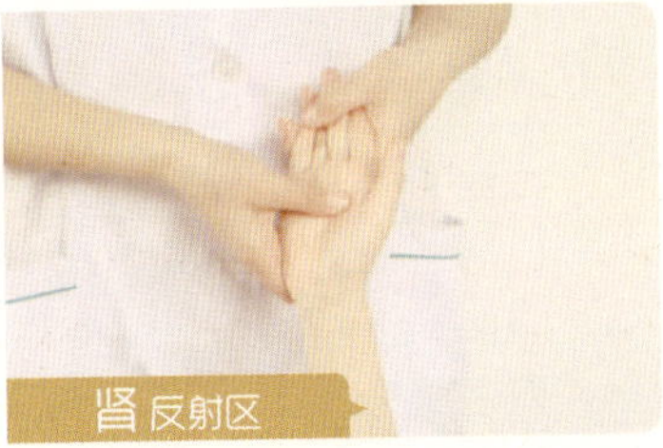

→ **按摩方法**：用指揉法按揉肾反射区1～2分钟，以局部皮肤酸痛为宜。

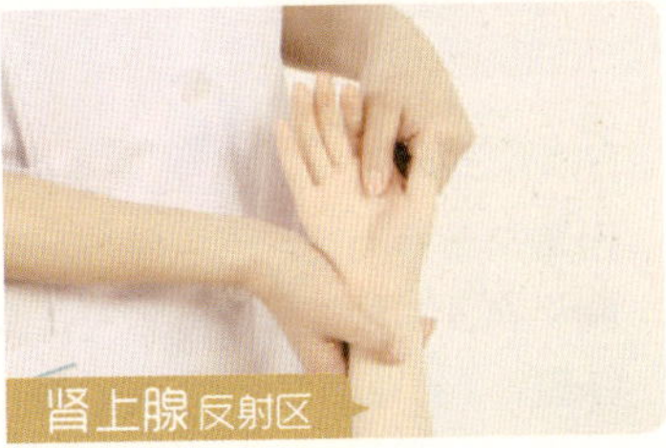

→ **按摩方法**：用指揉法按揉肾上腺反射区1～2分钟，以局部皮肤酸痛为宜。

耳部反射区

反射区诊断

缘中反射区有颗粒或结节，探查压痛点痛感显著，提示有偏头痛。

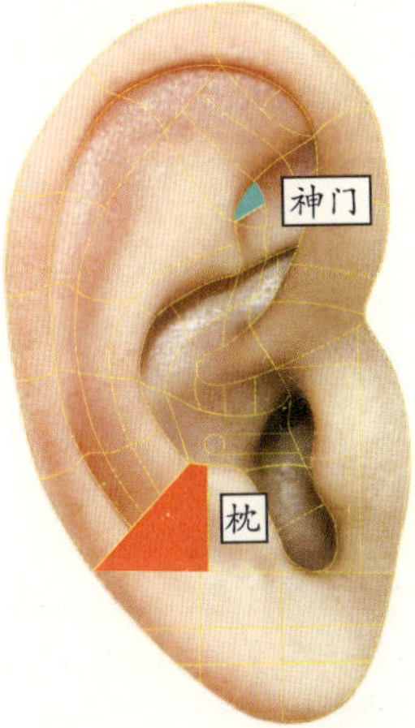

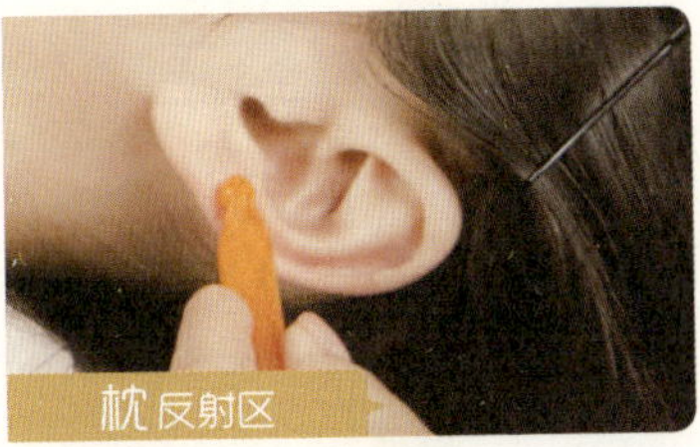

→ **按摩方法**：用切按法切压枕反射区1～2分钟，以按摩部位发红为宜。

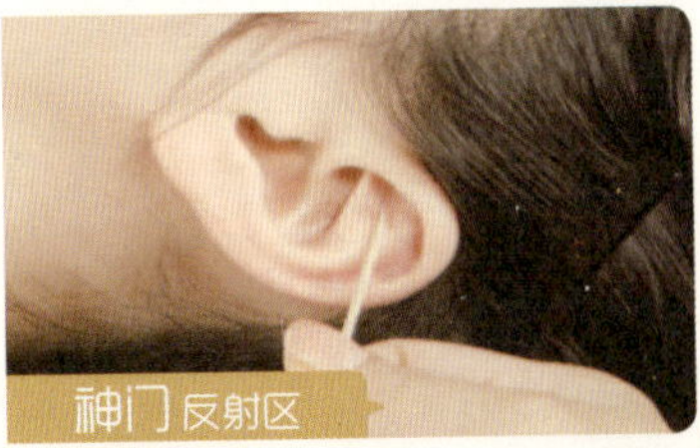

→ **按摩方法**：用切按法切压神门反射区1～2分钟，以按摩部位有酸胀感为宜。

足部反射区

反射区诊断

足掌中趾根横纹周围白色提示有偏头痛，中趾靠拇趾侧为左侧偏头痛，靠小趾侧为右侧偏头痛。

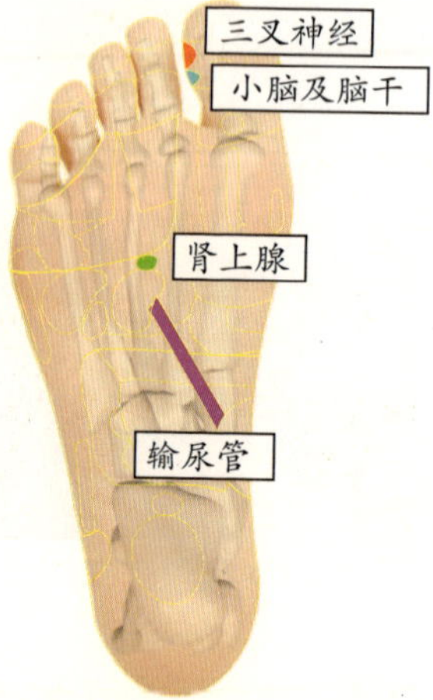

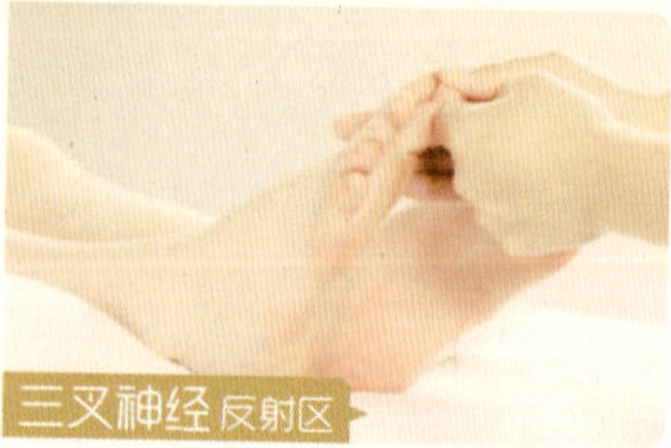

➔ **按摩方法**：用单食指叩拳法顶压三叉神经反射区2～5分钟，以局部皮肤酸痛为宜。

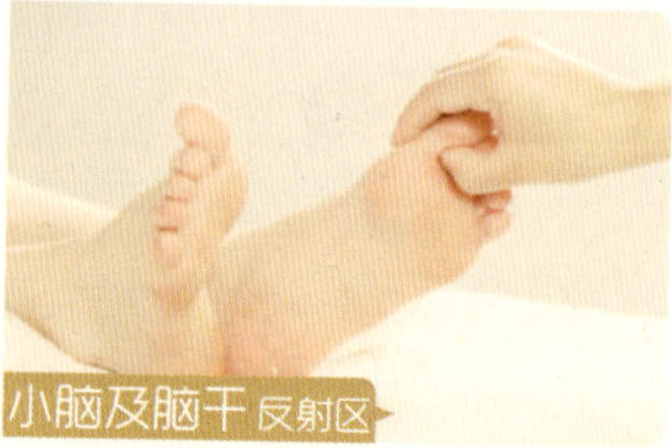

➔ **按摩方法**：用掐法掐按小脑及脑干反射区2～5分钟，以局部皮肤酸痛为宜。

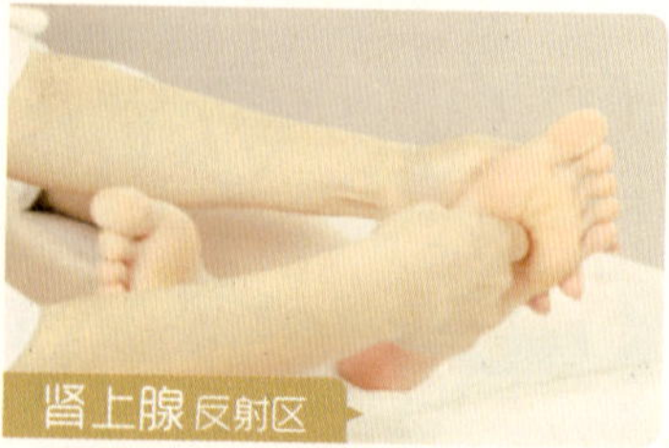

➔ **按摩方法**：用单食指叩拳法顶压肾上腺反射区2～5分钟，以局部皮肤酸痛为宜。

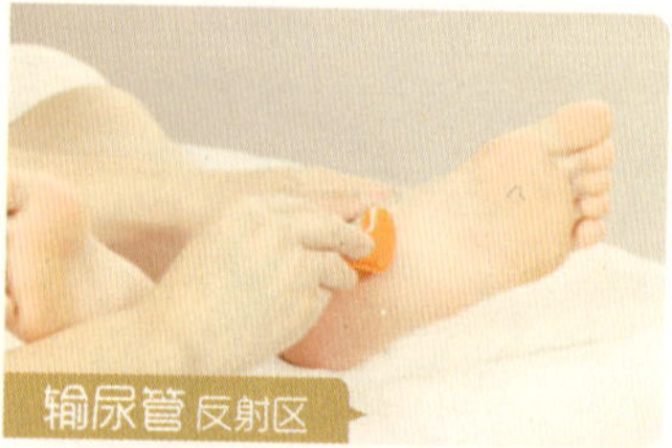

➔ **按摩方法**：用刮压法刮压输尿管反射区2～5分钟，以局部皮肤酸痛为宜。

牙痛

牙龈肿胀按合谷

扫一扫看视频

牙痛又称齿痛，是一种常见的口腔科疾病。其主要是由牙齿本身、牙周组织及颌骨的疾病所引起。临床主要表现为牙齿疼痛、龋齿、牙龈肿胀、龈肉萎缩、牙齿松动、牙龈出血等。遇冷、热、酸、甜等刺激，则疼痛加重。中医认为，牙痛是由于外感风邪、胃火炽盛、肾虚火旺、虫蚀牙齿等原因所致。

手部反射区

反射区诊断

胃反射区潮红，伴有一个或数个异常点，提示可能有牙痛。

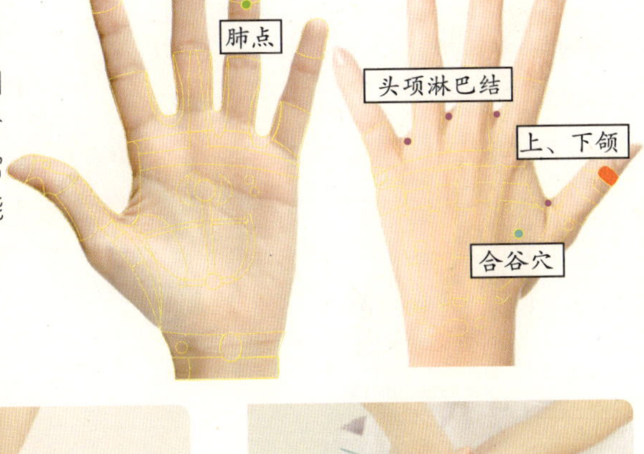

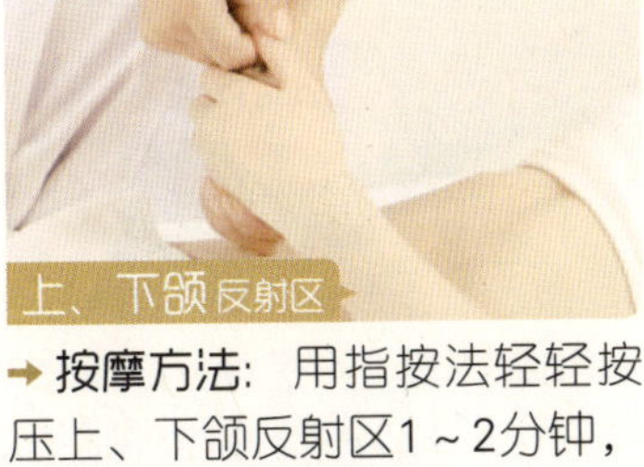
上、下颌反射区

➜ 按摩方法： 用指按法轻轻按压上、下颌反射区1～2分钟，以局部皮肤酸痛为宜。

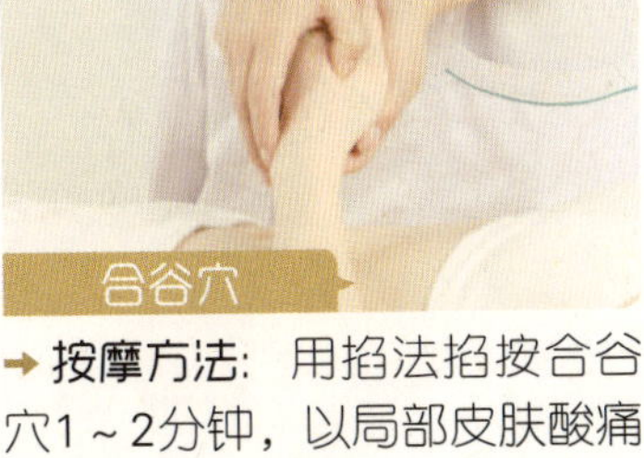
合谷穴

➜ 按摩方法： 用掐法掐按合谷穴1～2分钟，以局部皮肤酸痛为宜。

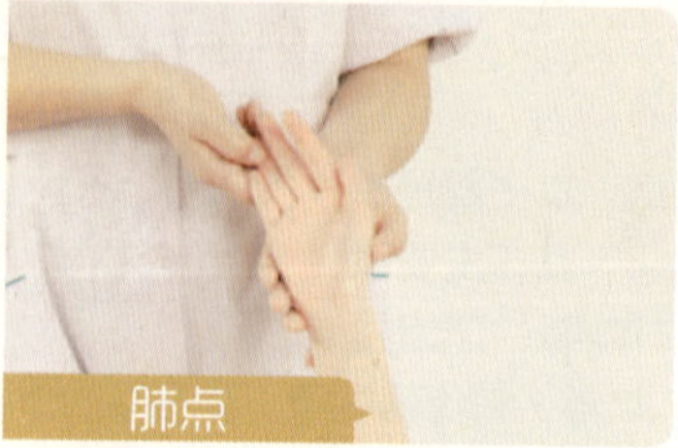

→ **按摩方法**：用掐法掐按肺点1～2分钟，以局部酸痛为宜。

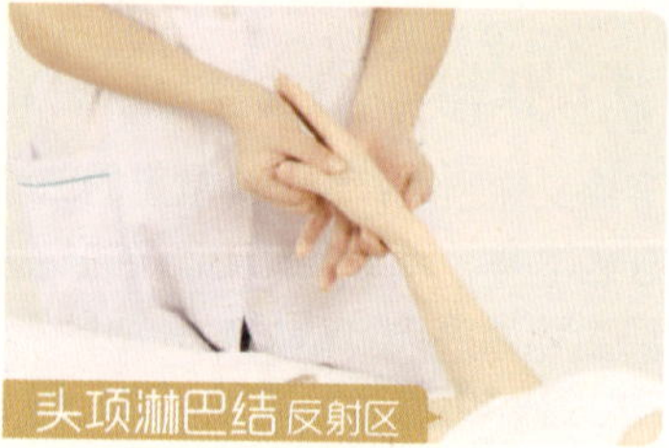

→ **按摩方法**：用指按法按压头项淋巴结反射区1～2分钟，以局部皮肤酸痛为宜。

耳部反射区

反射区诊断

用耳穴探棒或火柴棒探查压痛点，牙反射区压痛显著，提示可能有牙痛。

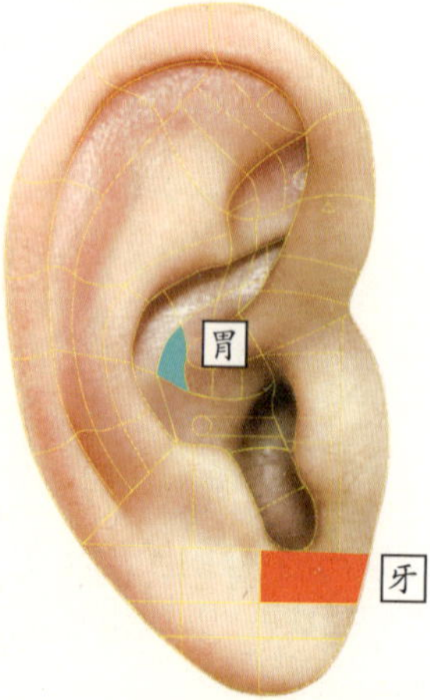

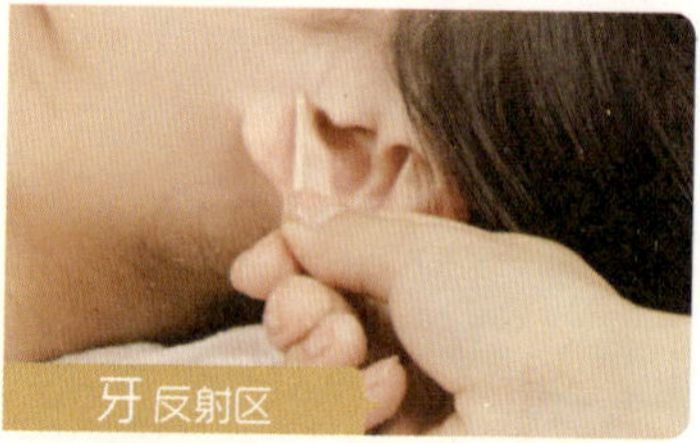

→ **按摩方法**：用切按法切压牙反射区1～2分钟，以按摩部位发红或有酸胀感为宜。

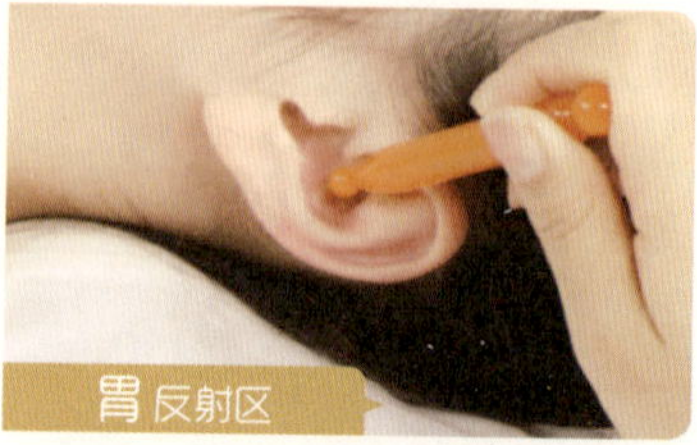

→ **按摩方法**：用搓摩法搓摩胃反射区1～2分钟，以按摩部位发红或有酸胀感为宜。

足部反射区

反射区诊断

推按三叉神经反射区，手感如捻发样，或有颗粒感，提示有牙痛。

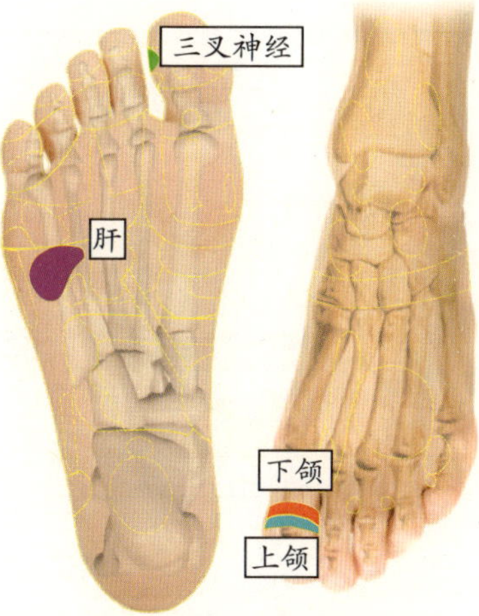

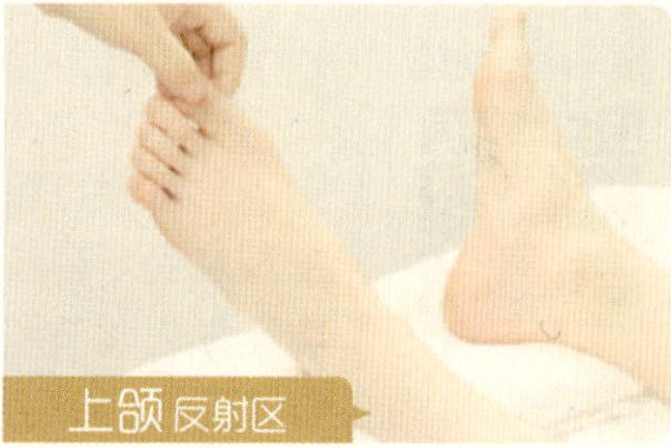
上颌 反射区

→ 按摩方法：用掐法掐按上颌反射区2～5分钟，以局部皮肤酸痛为宜。

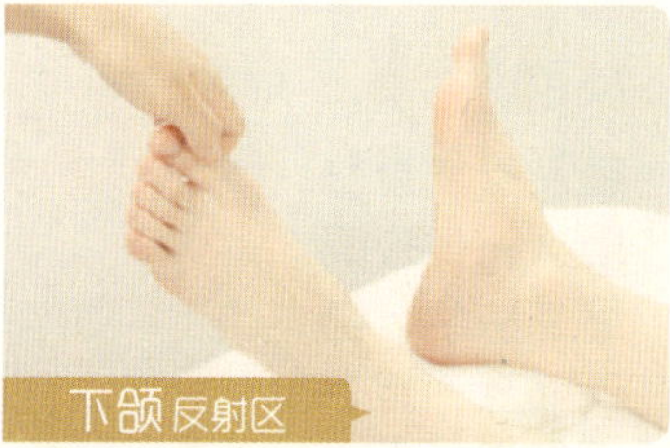
下颌 反射区

→ 按摩方法：用掐法掐按下颌反射区2～5分钟，以局部皮肤酸痛为宜。

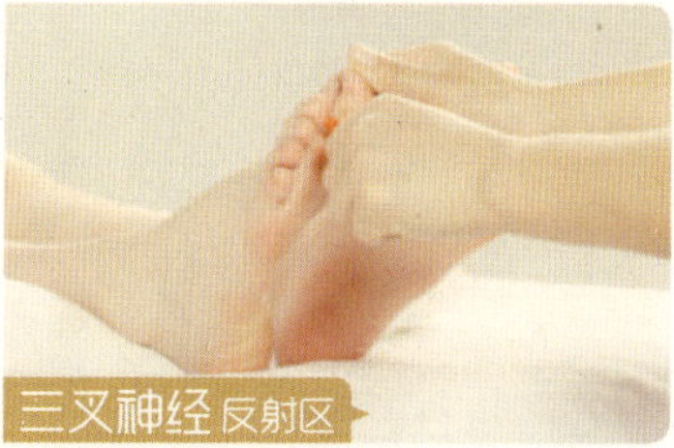
三叉神经 反射区

→ 按摩方法：用掐法掐按三叉神经反射区2～5分钟，以局部皮肤酸痛为宜。

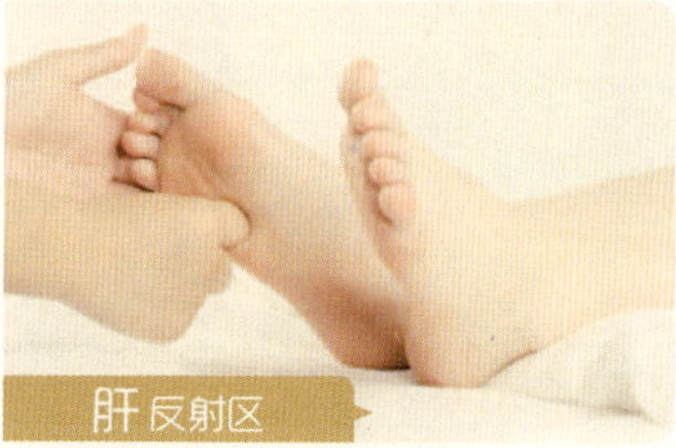
肝 反射区

→ 按摩方法：用单食指叩拳法顶压肝反射区2～5分钟，以局部皮肤酸痛为宜。

扫一扫看视频

胸闷

呼吸不畅胸憋闷

胸闷，可轻可重，是一种自觉胸部闷胀及呼吸不畅的主观感受。轻者可能是神经官能性的，即心脏、肺的功能失去调节引起的，经西医诊断无明显的器质性病变。严重者为心肺二脏的疾患引起，可由冠心病、心肌供血不足或慢支炎、肺气肿、肺心病等导致。

手部反射区

反射区诊断

肺及支气管反射区出现较明显的白色，说明肺气不足，可见于疲乏、精神不振、胸闷等。

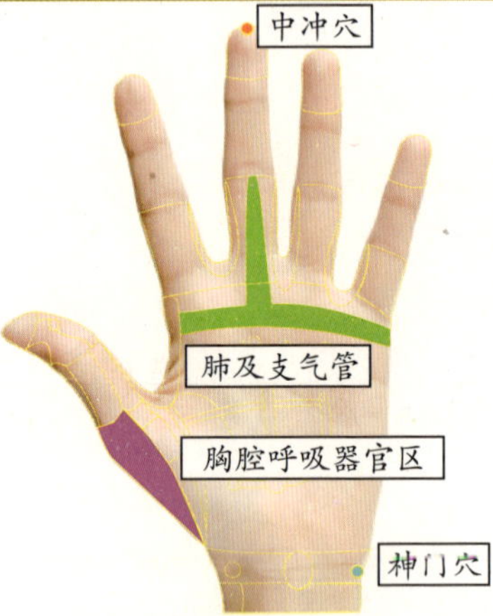

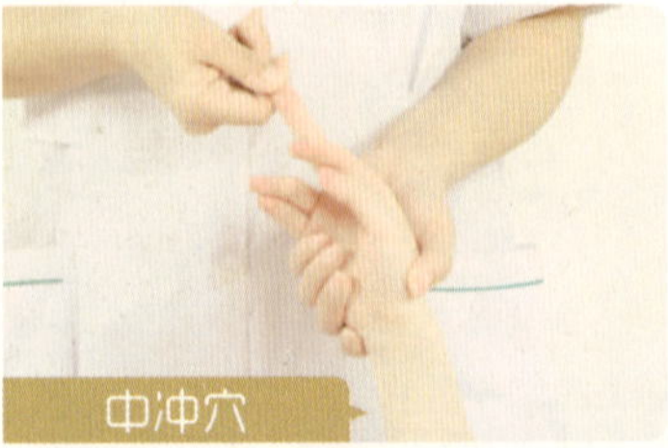

→ **按摩方法：** 用掐法掐按中冲穴1～2分钟，以局部皮肤酸痛为宜。

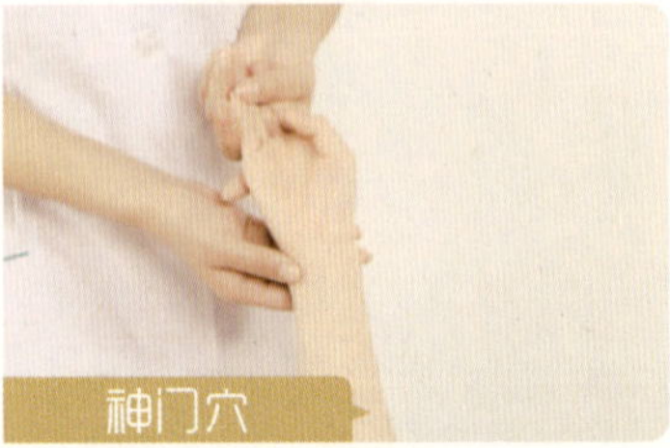

→ **按摩方法：** 用指揉法按揉神门穴1～2分钟，以局部皮肤酸痛为宜。

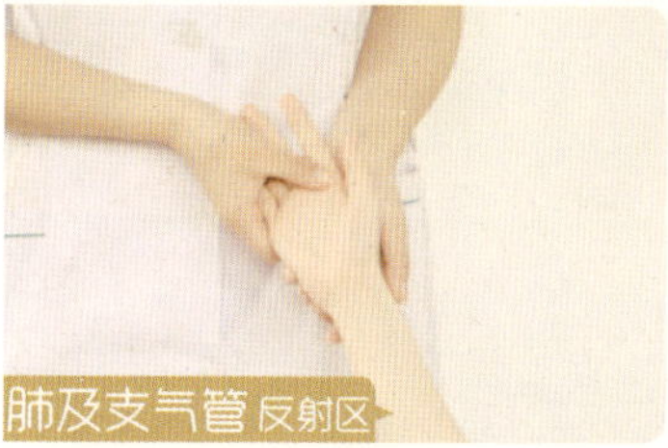

→ **按摩方法**：用指按法按压肺及支气管反射区1～2分钟，以局部皮肤酸痛为宜。

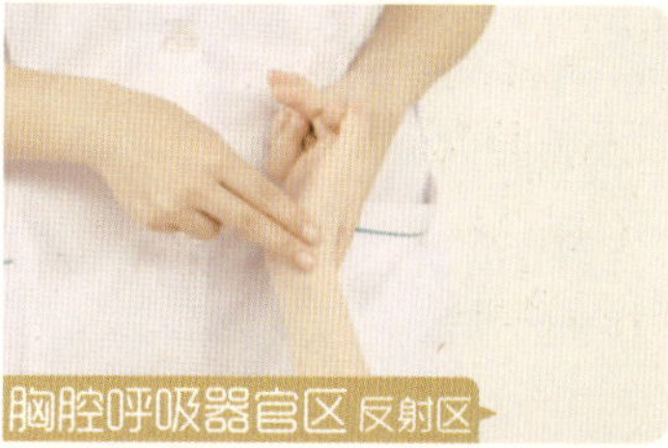

→ **按摩方法**：用指摩法摩擦胸腔呼吸器官区反射区1～2分钟，以局部皮肤酸痛为宜。

耳部反射区

反射区诊断

用耳穴探棒或火柴棒探查压痛点，耳甲腔压痛显著提示有胸闷。

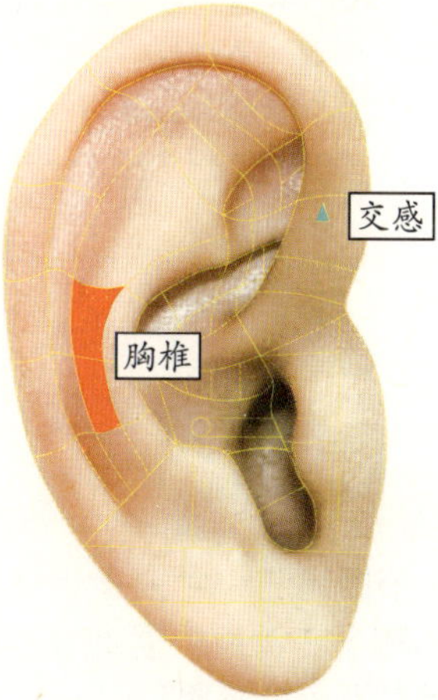

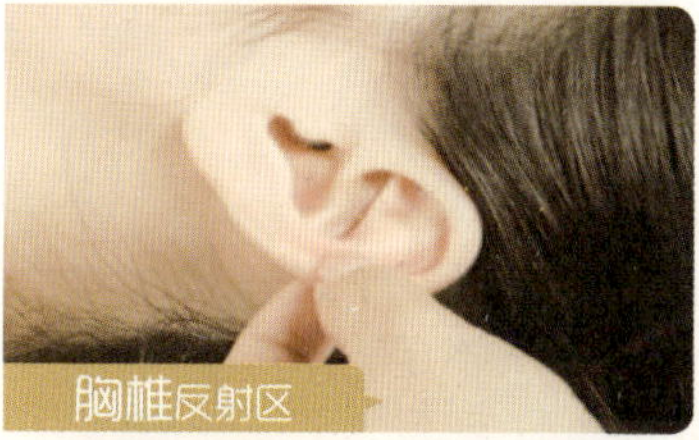

→ **按摩方法**：用搓摩法搓摩胸椎反射区1～2分钟，以按摩部位发红或有酸胀感为宜。

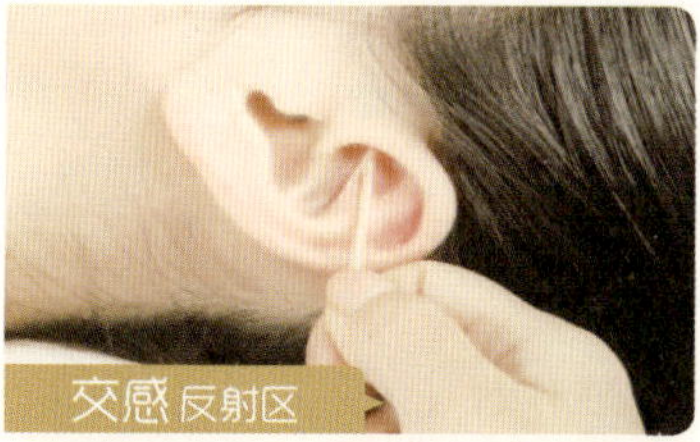

→ **按摩方法**：用切按法切压交感反射区1～2分钟，以按摩部位发红或有酸胀感为宜。

足部反射区

反射区诊断

脚掌色青，多为肝郁、气滞、瘀血、静脉曲张、胸闷。

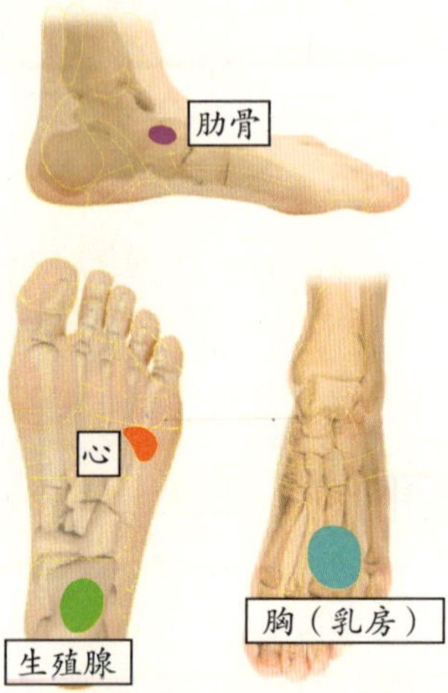

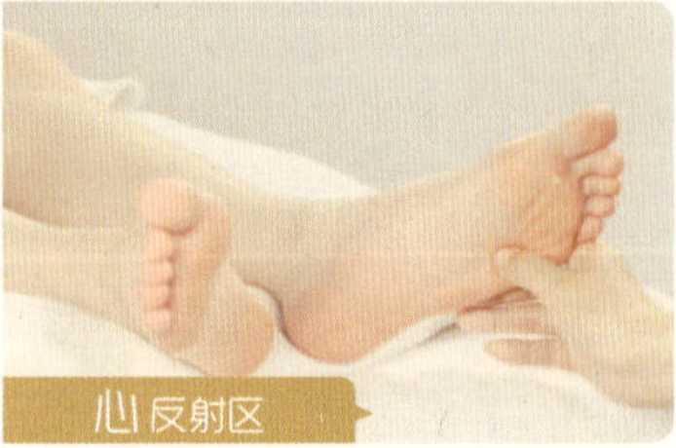

心反射区

→ **按摩方法**：用掐法掐按心反射区2～5分钟，以局部皮肤酸痛为宜。

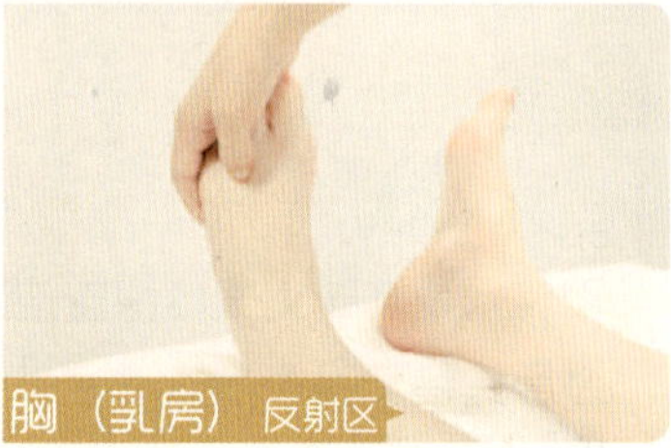

胸（乳房）反射区

→ **按摩方法**：用掐法轻轻掐按胸（乳房）反射区2～5分钟，以局部皮肤酸痛为宜。

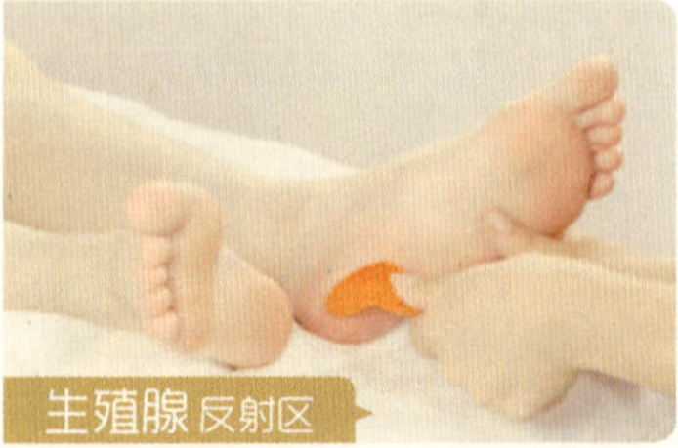

生殖腺反射区

→ **按摩方法**：用刮压法刮压生殖腺反射区2～5分钟，以局部皮肤酸痛为宜。

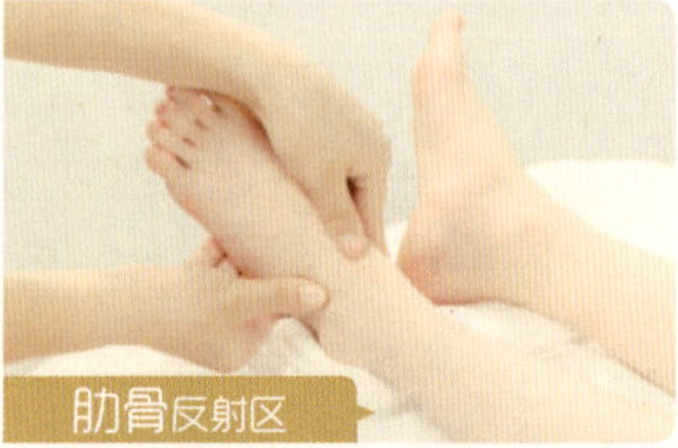

肋骨反射区

→ **按摩方法**：用拇指指腹按压法按压肋骨反射区2～5分钟，以局部皮肤酸痛为宜。

低血压

血压过低易眩晕

扫一扫看视频

低血压指血压降低引起的一系列症状。部分人群无明显症状，病情轻微者有头晕、头痛、食欲不振、疲劳、脸色苍白等，严重者会出现直立性眩晕、四肢冰凉、心律失常等症状。这些症状主要因血压下降，血液循环缓慢，影响组织细胞氧气和营养的供应引起的。

手部反射区

反射区诊断

大拇指侧有青筋，说明脑部供血不足，会经常头痛、头晕、低血压。

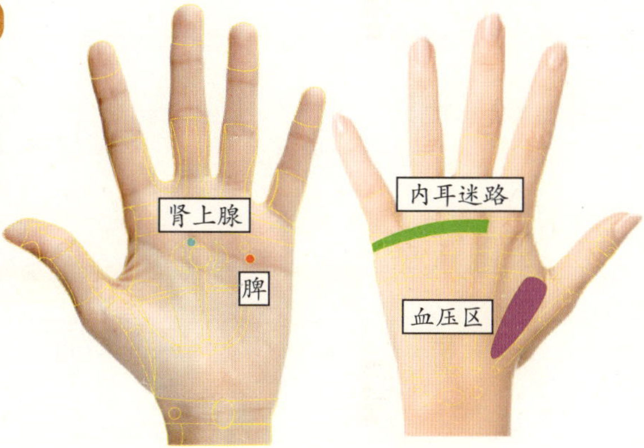

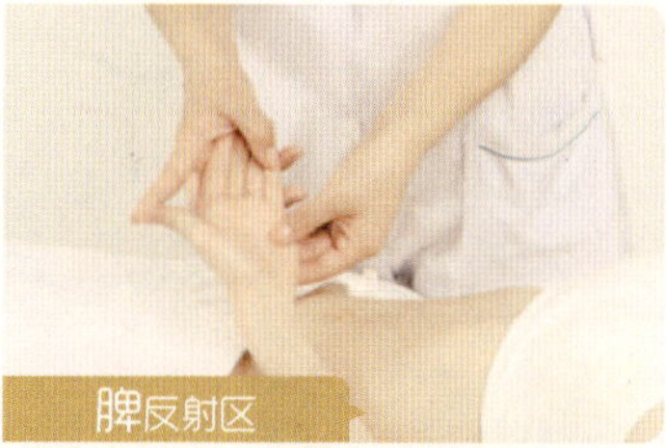

脾反射区

➜ **按摩方法**：用指揉法按揉脾反射区1～2分钟，以局部皮肤酸痛为宜。

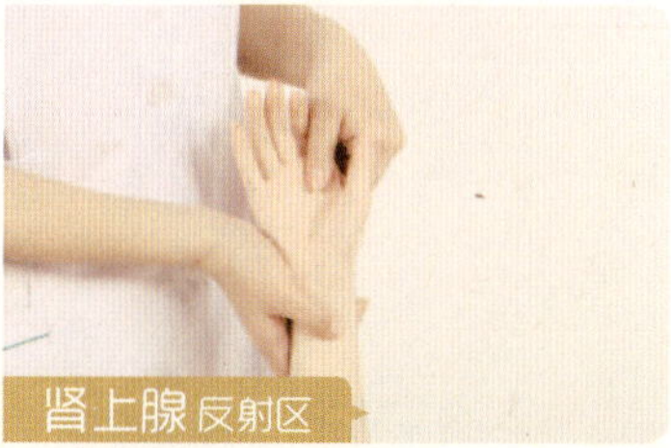

肾上腺反射区

➜ **按摩方法**：用指揉法按揉肾上腺反射区1～2分钟，以局部皮肤酸痛为宜。

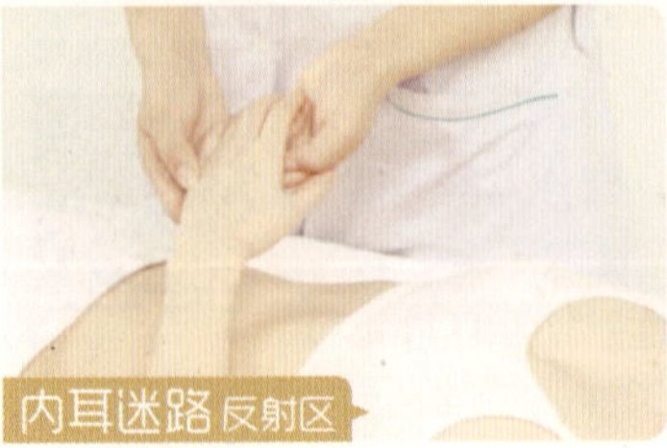

→ **按摩方法**：用指按法按压内耳迷路反射区1～2分钟，以局部皮肤酸痛为宜。

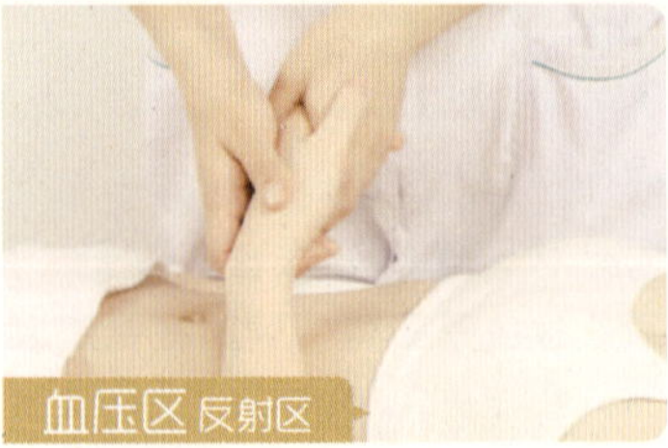

→ **按摩方法**：用指揉法按揉血压区反射区1～2分钟，以局部皮肤酸痛为宜。

耳部反射区

反射区诊断

用耳穴探棒或火柴棒探查压痛点，下耳根反射区痛感显著，提示可能有低血压。

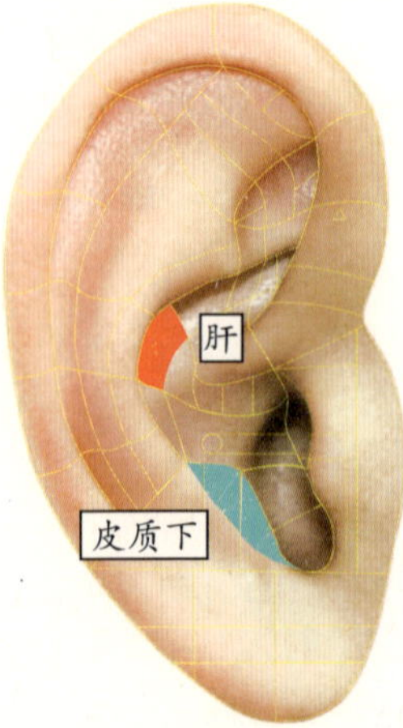

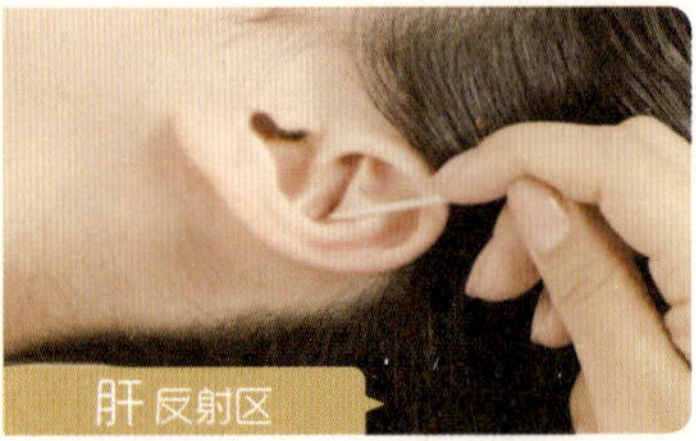

→ **按摩方法**：用切按法切压肝反射区1～2分钟，以按摩部位有酸胀感为宜。

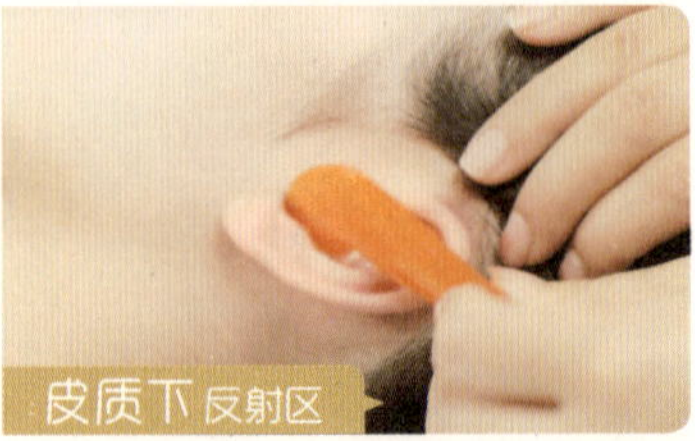

→ **按摩方法**：用刮拭法刮拭皮质下反射区1～2分钟，以按摩部位发红为宜。

足部反射区

反射区诊断

足部颜色呈青绿色的人，这是血液循环不良的表现，可能有血压过低或过高的问题。

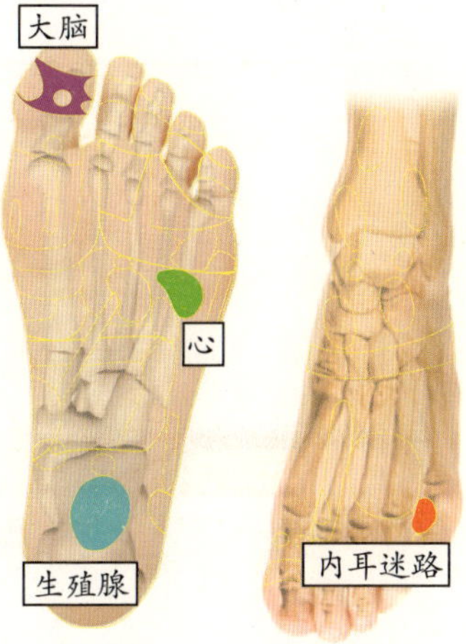

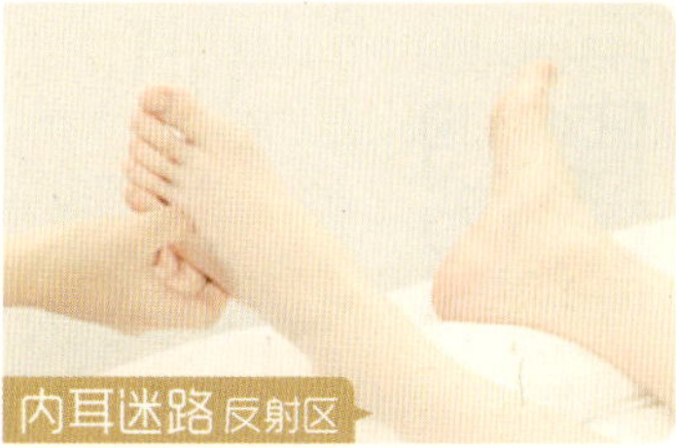

→ **按摩方法**：用掐法掐按内耳迷路反射区2～5分钟，以局部皮肤酸痛为宜。

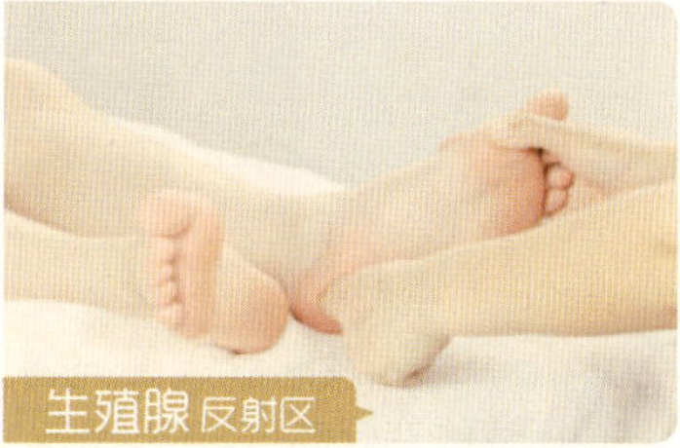

→ **按摩方法**：用单食指叩拳法顶压生殖腺反射区2～5分钟，以局部皮肤酸痛为宜。

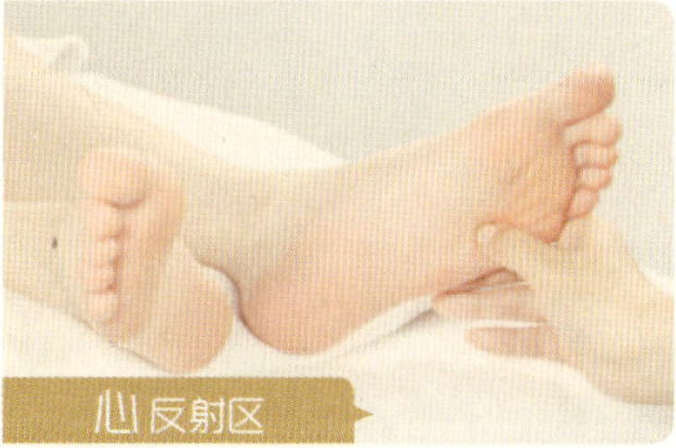

→ **按摩方法**：用掐法掐按心反射区2～5分钟，以局部皮肤酸痛为宜。

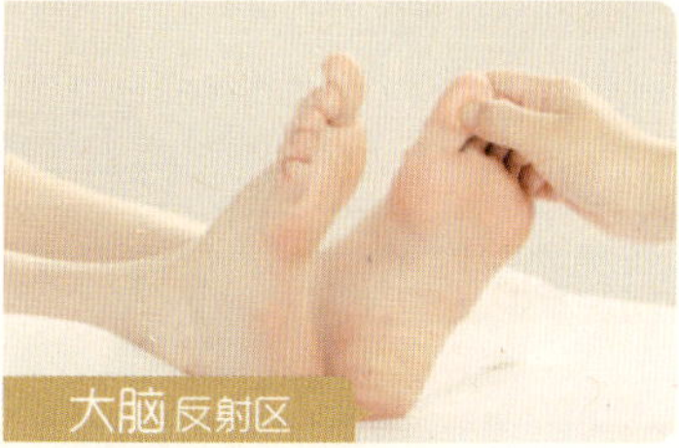

→ **按摩方法**：用掐法掐按大脑反射区2～5分钟，以局部皮肤酸痛为宜。

扫一扫看视频

恶心

腹部不适易反胃

恶心是一种可以引起呕吐冲动的胃内不适感，常为呕吐的前驱感觉，但也可单独出现。主要表现为上腹部的特殊不适感，常伴有头晕、流涎、脉搏缓慢、血压降低等迷走神经兴奋症状。恶心的治疗主要是病因治疗及对症治疗，找到了病因和病症，进行手耳足按摩，能够有效缓解恶心不适。

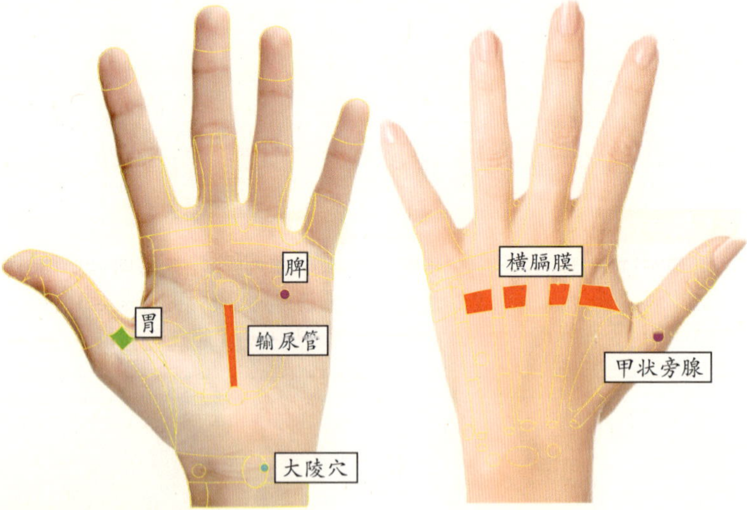

手部反射区

反射区诊断

胃反射区有一个或数个异常点，提示有胃部疾病。

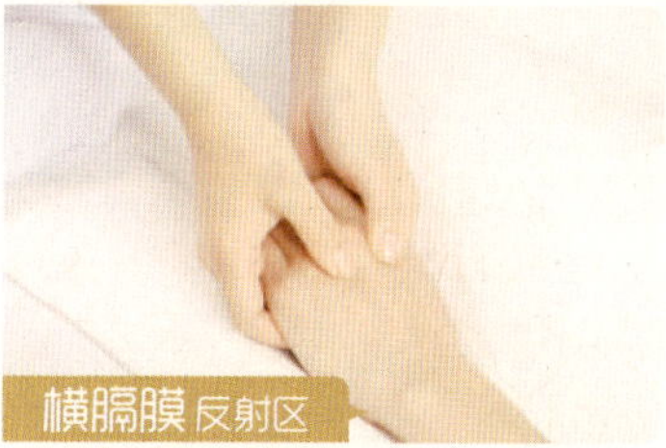

→ **按摩方法**：用指按法按压横膈膜反射区1～2分钟，以局部皮肤酸痛为宜。

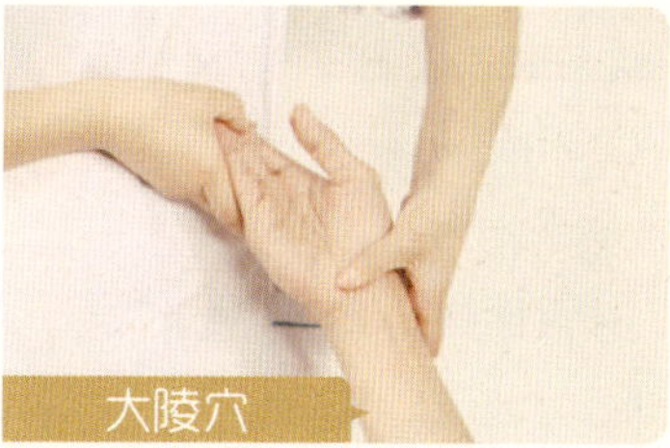

→ **按摩方法**：用指揉法按揉大陵穴1～2分钟，以局部皮肤酸痛为宜。

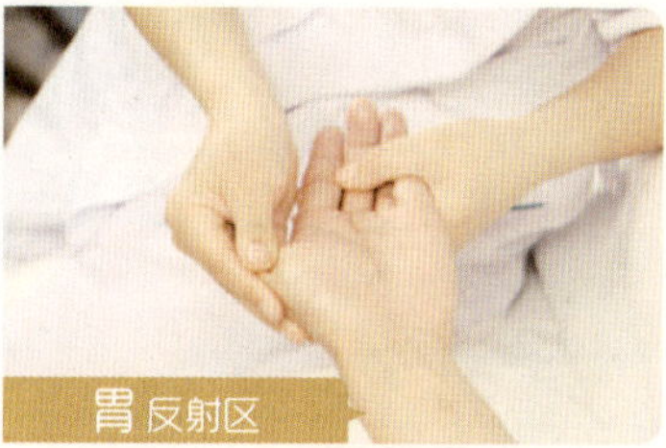

→ **按摩方法**：用指揉法按揉胃反射区1～2分钟，以局部皮肤酸痛为宜。

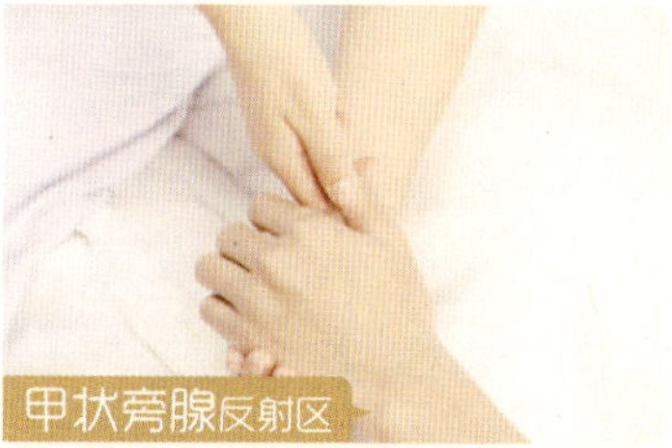

→ **按摩方法**：用指揉法按揉甲状旁腺反射区1～2分钟，以局部皮肤酸痛为宜。

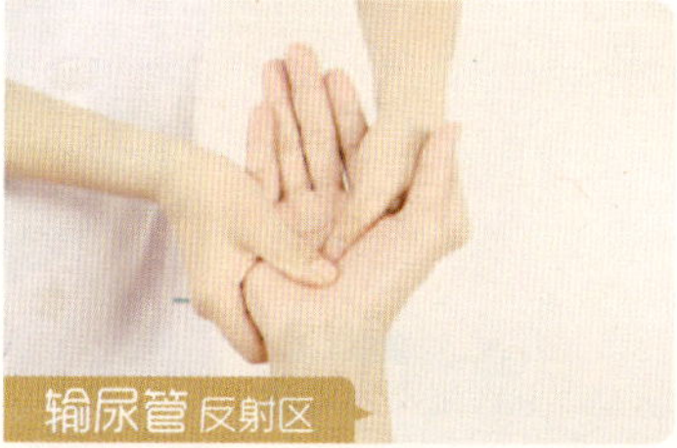

→ **按摩方法**：用指按法按压输尿管反射区1～2分钟，以局部皮肤酸痛为宜。

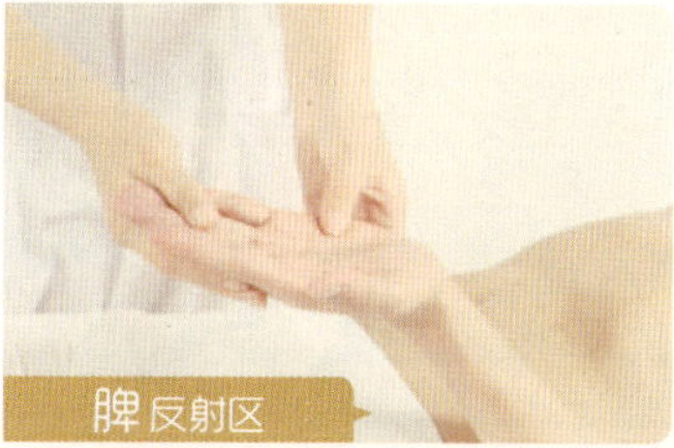

→ **按摩方法**：用指按法按压脾反射区1～2分钟，以局部皮肤酸痛为宜。

耳部反射区

反射区诊断

胃反射区见片状白色或有部分皮肤增厚，提示会时常恶心。

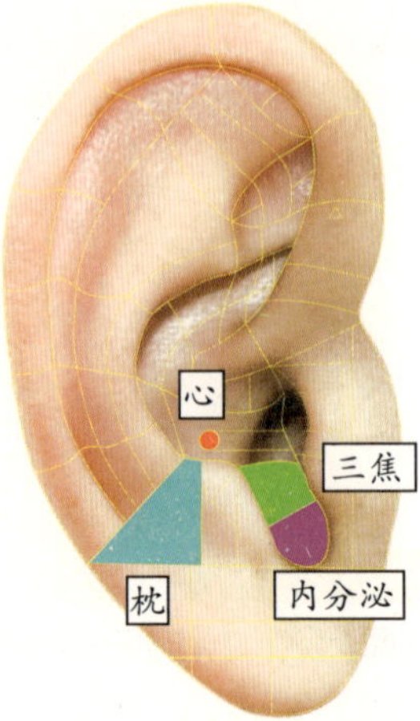

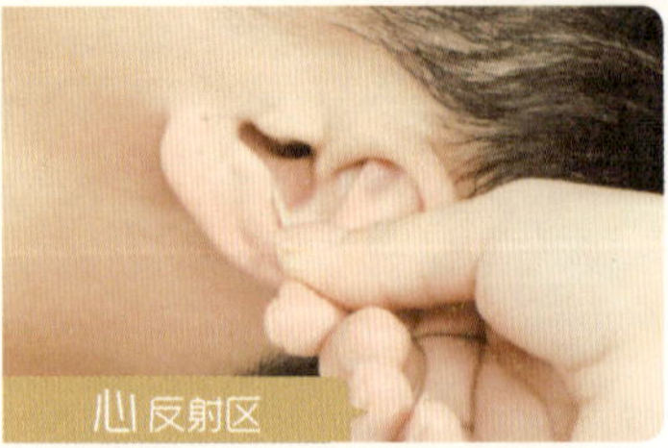

→ **按摩方法**：用搓摩法搓摩心反射区1～2分钟，以按摩部位发红或有酸胀感为宜。

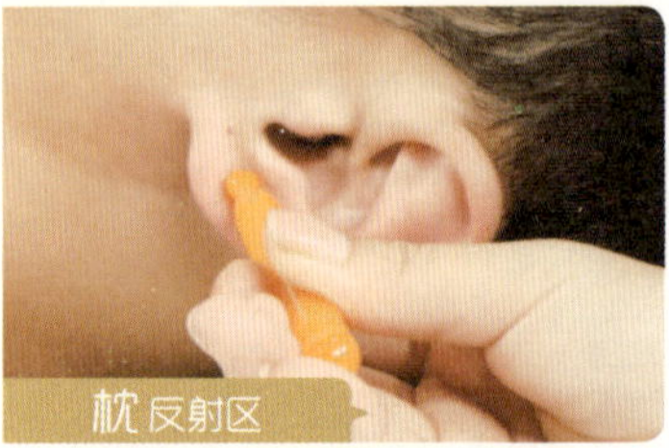

→ **按摩方法**：用搓摩法搓摩枕反射区1～2分钟，以按摩部位发红或有酸胀感为宜。

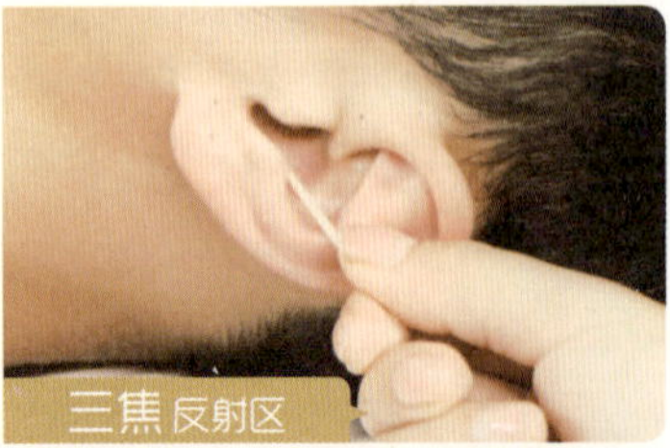

→ **按摩方法**：用搓摩法搓摩三焦反射区1～2分钟，以按摩部位有酸胀感为宜。

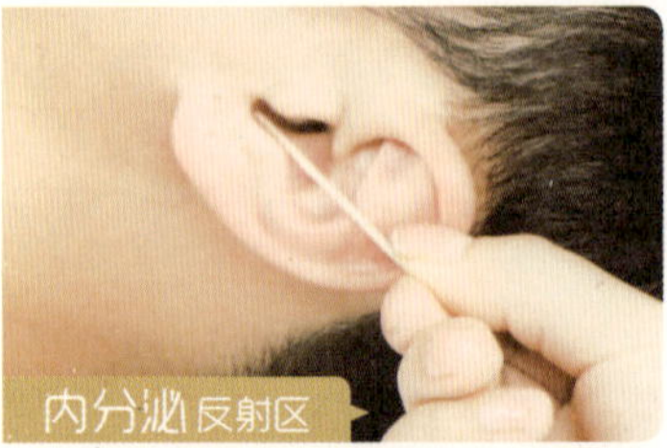

→ **按摩方法**：用切按法切压内分泌反射区1～2分钟，以按摩部位发红为宜。

足部反射区

反射区诊断

按揉胃及十二指肠反射区，触及水泡样气感，提示有消化不良、恶心。

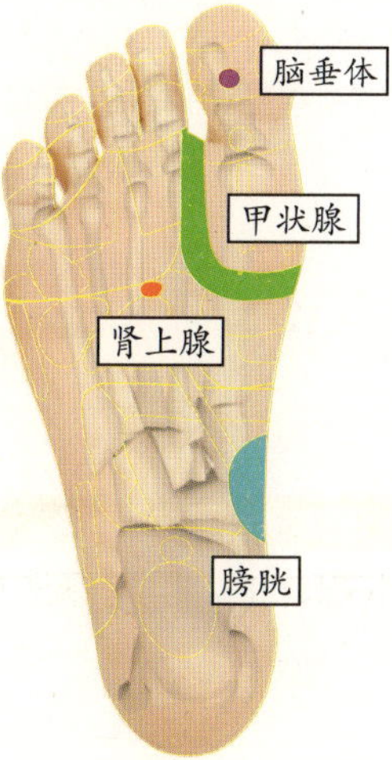

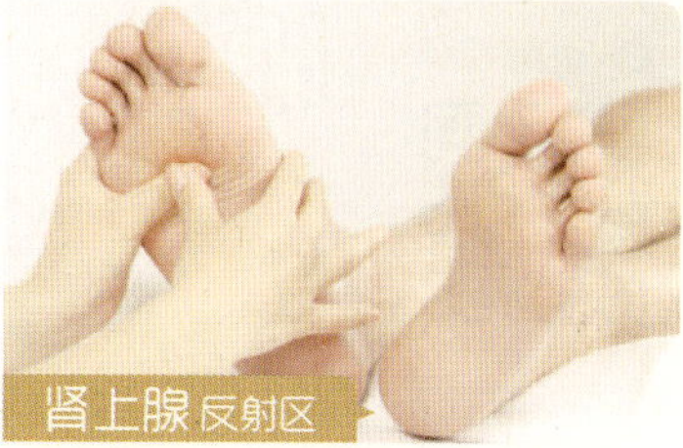

➜ **按摩方法**：用拇指指腹按压法按压肾上腺反射区2～5分钟，以局部皮肤酸痛为宜。

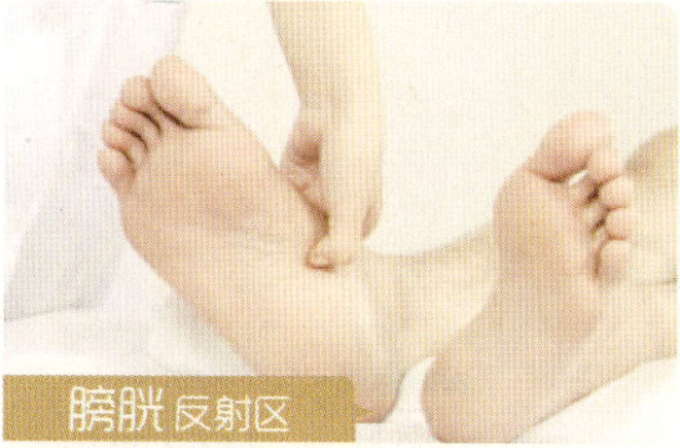

➜ **按摩方法**：用掐法掐按膀胱反射区2～5分钟，以局部皮肤酸痛为宜。

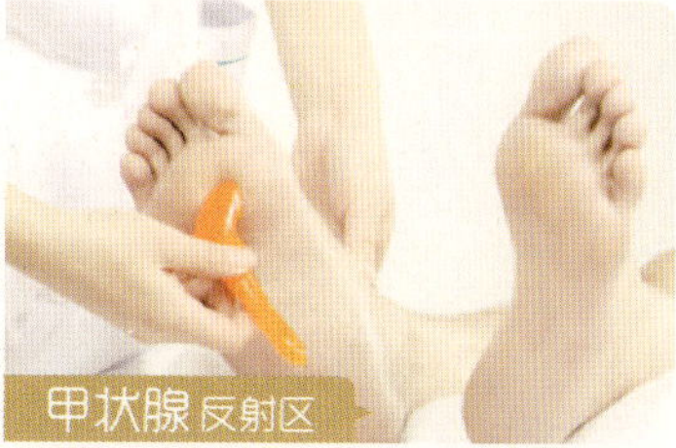

➜ **按摩方法**：用刮压法刮压甲状腺反射区2～5分钟，以局部皮肤酸痛为宜。

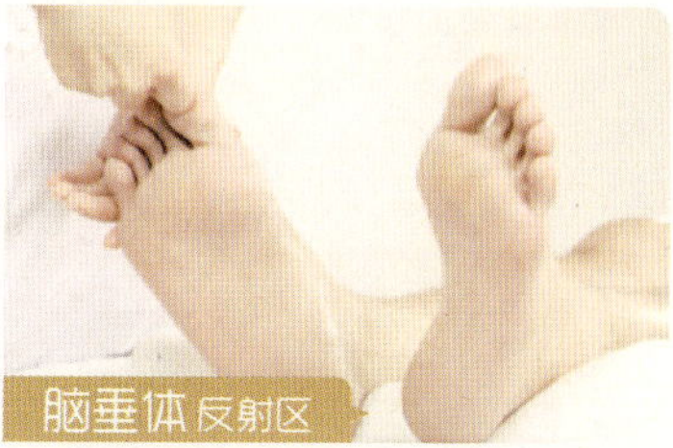

➜ **按摩方法**：用单食指叩拳法顶压脑垂体反射区2～5分钟，以局部皮肤酸痛为宜。

扫一扫看视频

呃逆

胃中上逆常打嗝

呃逆，俗称“打嗝”，是指气从胃中上逆，喉间频频作声，声音急而短促的症状。生活中，饮食过饱、饮食习惯不良、吞咽动作过多等，都会引起呃逆。一般来讲呃逆会自行消失，而对于顽固性呃逆，可以采取拔罐疗法、手耳足按摩，能取得良好的治疗功效。中医认为，呃逆多由寒凉刺激，干扰胃气，或因饮食不洁，吞咽过急而损伤胃气等引发。

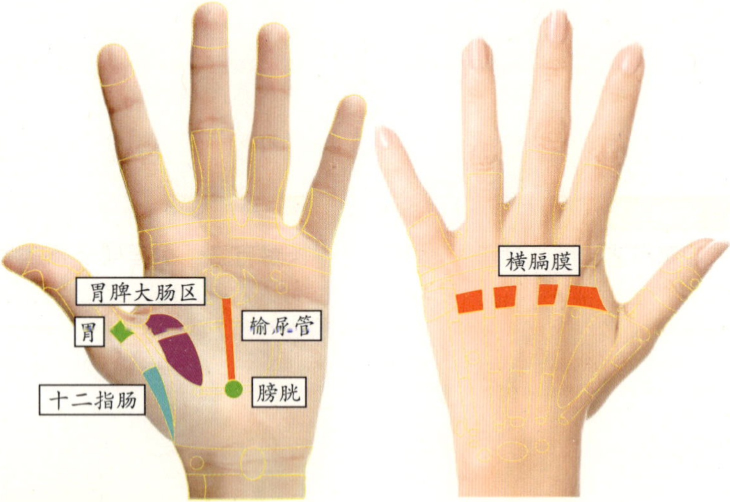

手部反射区

反射区诊断

胃反射区或食管反射区呈点片状红晕，提示有呃逆。

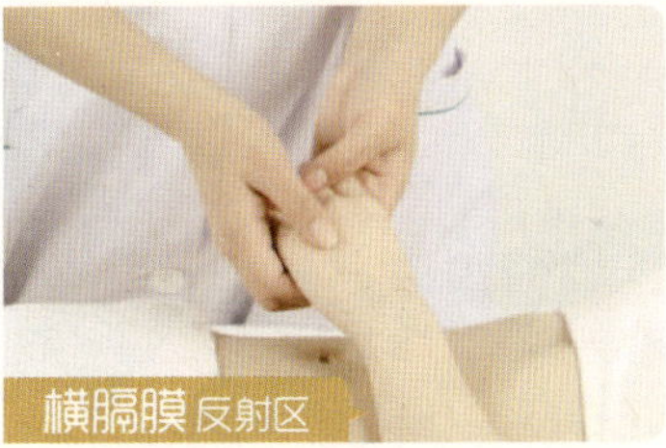

→ **按摩方法**：用指按法按压横膈膜反射区1～2分钟，以局部皮肤酸痛为宜。

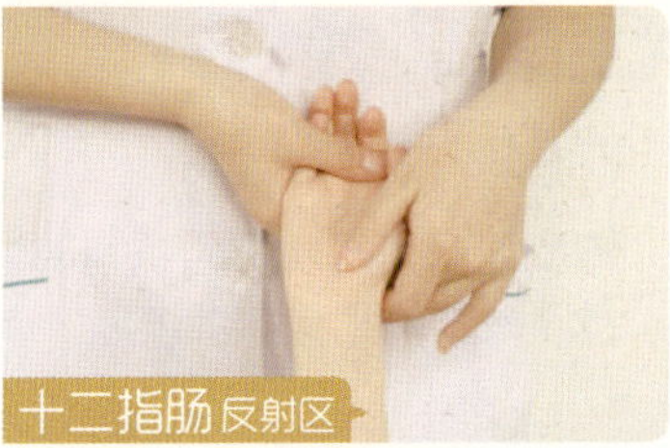

→ **按摩方法**：用指揉法轻轻按揉十二指肠反射区1～2分钟，以局部皮肤酸痛为宜。

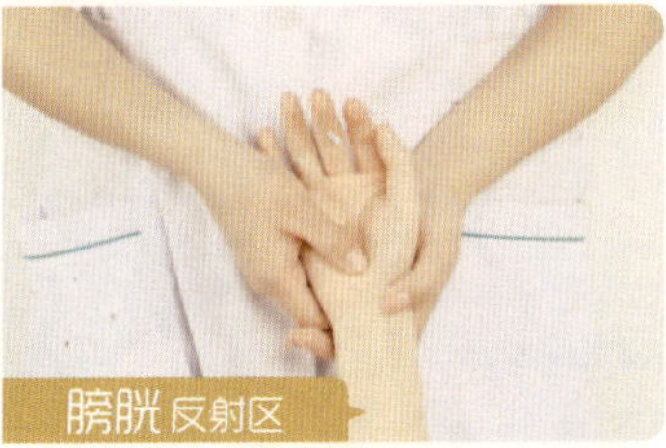

→ **按摩方法**：用指揉法按揉膀胱反射区1～2分钟，以局部皮肤酸痛为宜。

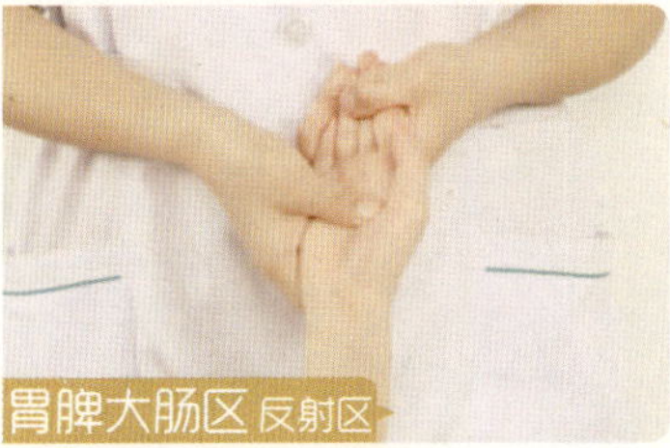

→ **按摩方法**：用指揉法按揉胃脾大肠区反射区1～2分钟，以局部皮肤酸痛为宜。

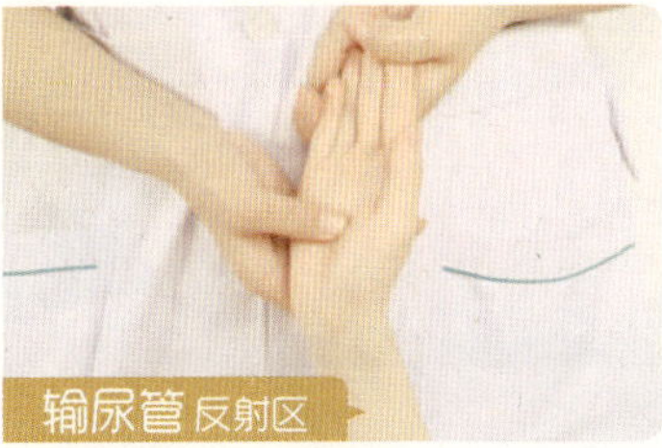

→ **按摩方法**：用指按法按压输尿管反射区1～2分钟，以局部皮肤酸痛为宜。

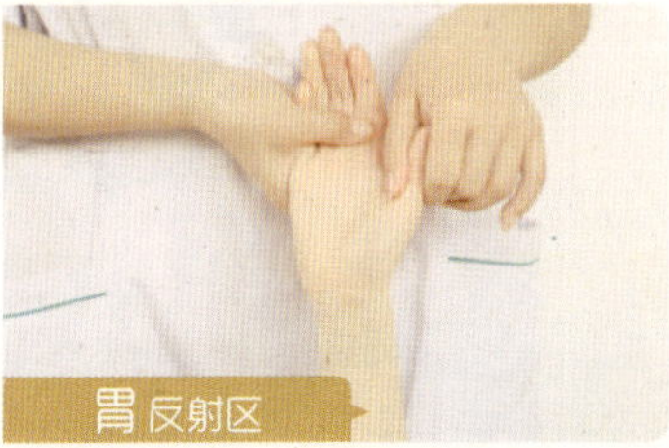

→ **按摩方法**：用指按法按压胃反射区1～2分钟，以局部皮肤酸痛为宜。

耳部反射区

反射区诊断

胃反射区见片状白色或有部分皮肤增厚，提示时常呃逆。

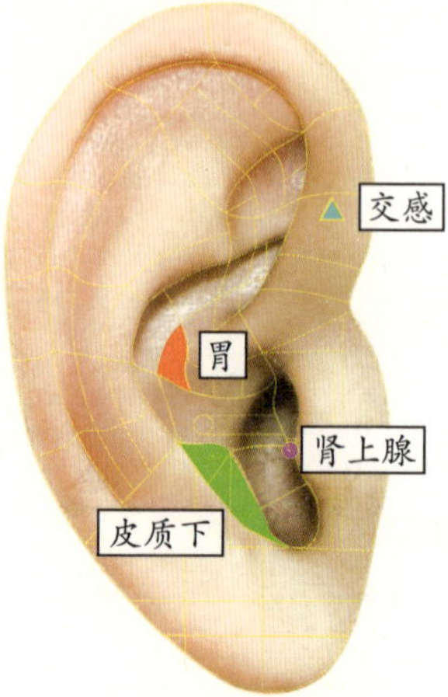

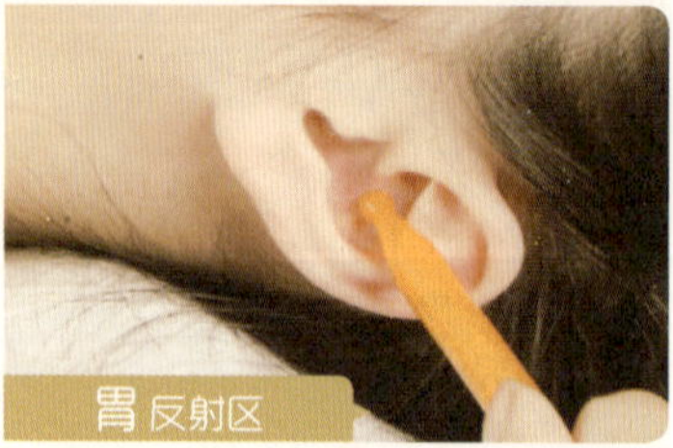

→ **按摩方法**：用切按法切压胃反射区1～2分钟，以按摩部位发红为宜。

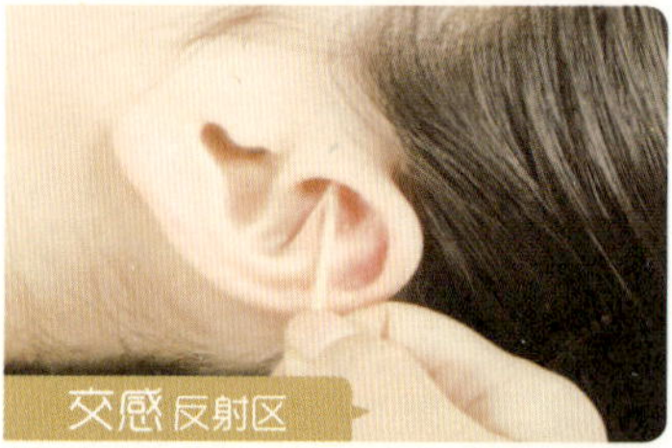

→ **按摩方法**：用切按法切压交感反射区1～2分钟，以按摩部位有酸胀感为宜。

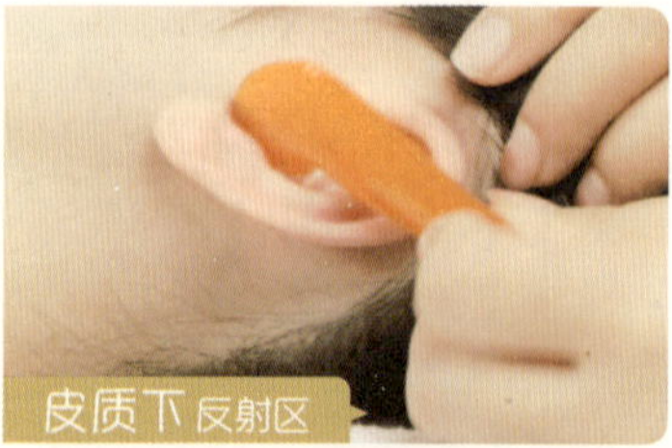

→ **按摩方法**：用刮拭法刮拭皮质下反射区1～2分钟，以按摩部位发红为宜。

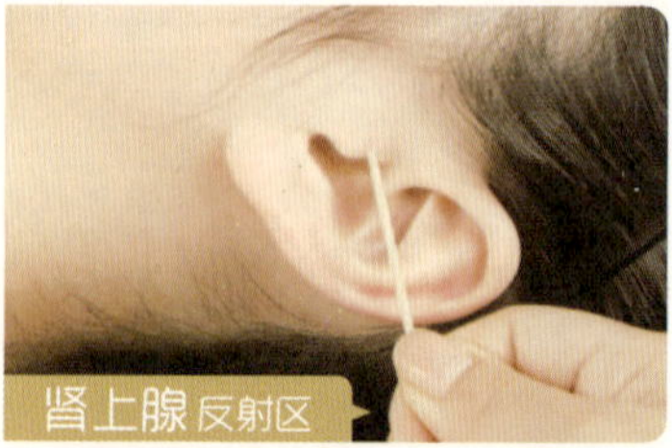

→ **按摩方法**：用切按法切压肾上腺反射区1～2分钟，以按摩部位有酸胀感为宜。

足部反射区

反射区诊断

推按胃及十二指肠反射区或腹腔神经丛反射区，遇到气感或颗粒，提示可能有呃逆。

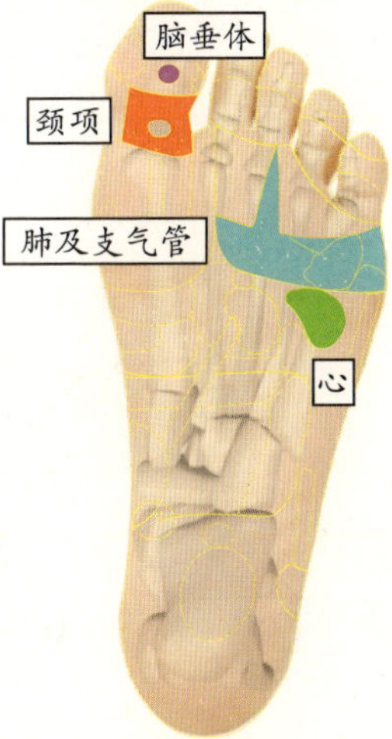

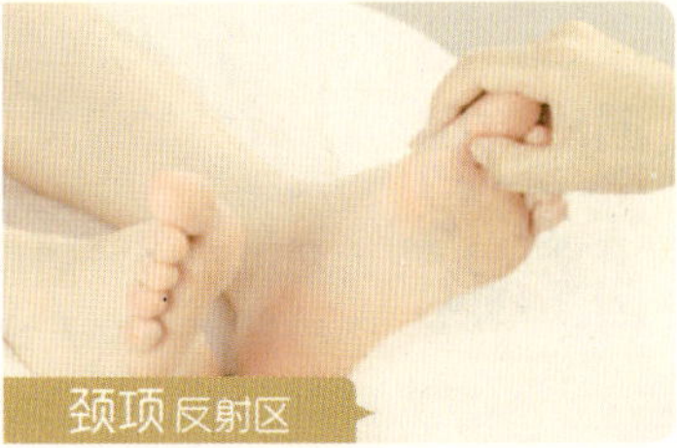

→ **按摩方法**：用掐法掐按颈项反射区2～5分钟，以局部皮肤酸痛为宜。

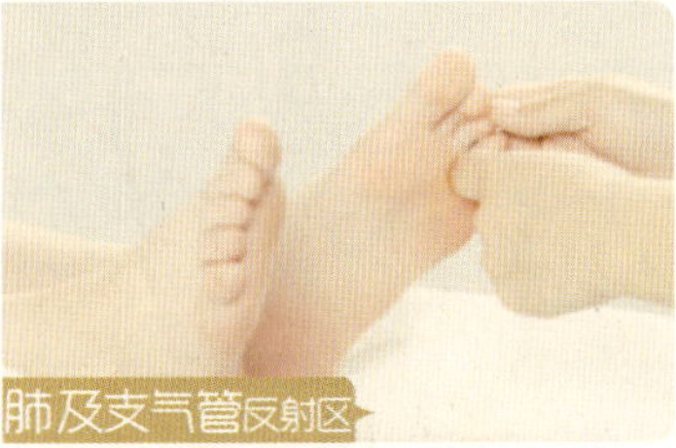

→ **按摩方法**：用单食指叩拳法顶压肺及支气管反射区2～5分钟，以局部皮肤酸痛为宜。

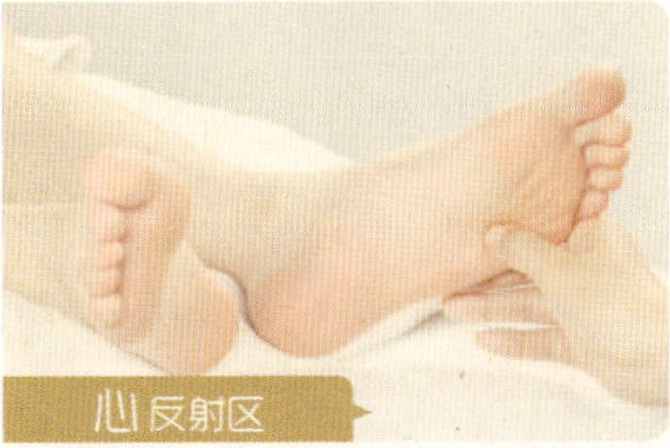

→ **按摩方法**：用掐法掐按心反射区2～5分钟，以局部皮肤酸痛为宜。

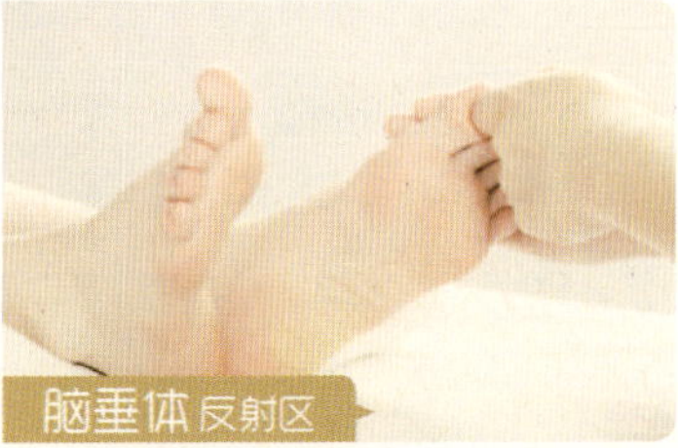

→ **按摩方法**：用单食指叩拳法顶压脑垂体反射区2～5分钟，以局部皮肤酸痛为宜。

扫一扫看视频

腹胀

腹部胀气常闹心

腹胀是一种常见的消化系统症状。引起腹胀的原因主要见于胃肠道胀气、各种原因所致的腹水、腹腔肿瘤等。正常人胃肠道内可有少量气体（约150毫升左右），当咽入胃内空气过多或消化吸收功能不良导致胃肠道内产气过多，而肠道内的气体又不能从肛门排出体外时，则导致腹胀。

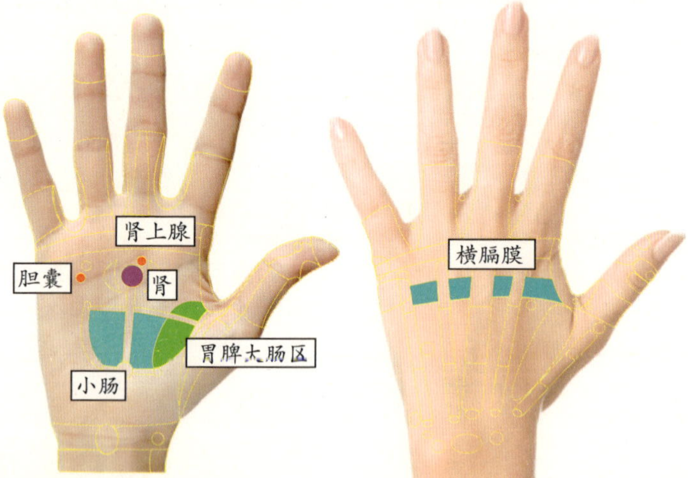

手部反射区

反射区诊断

胃反射区有一个或数个异常点，提示有胃部疾病。

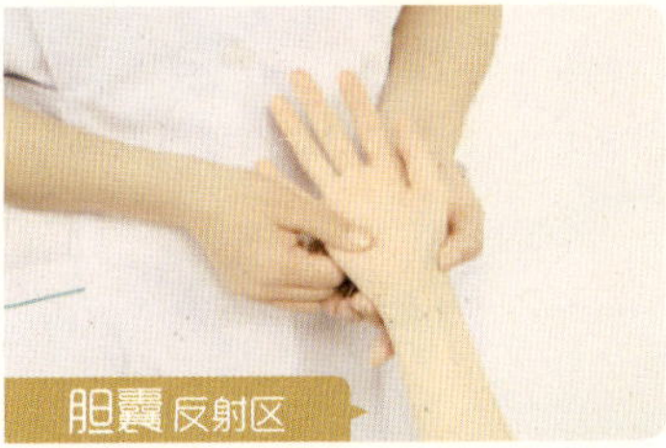

→ **按摩方法**：用指揉法按揉胆囊反射区1～2分钟，以局部皮肤酸痛为宜。

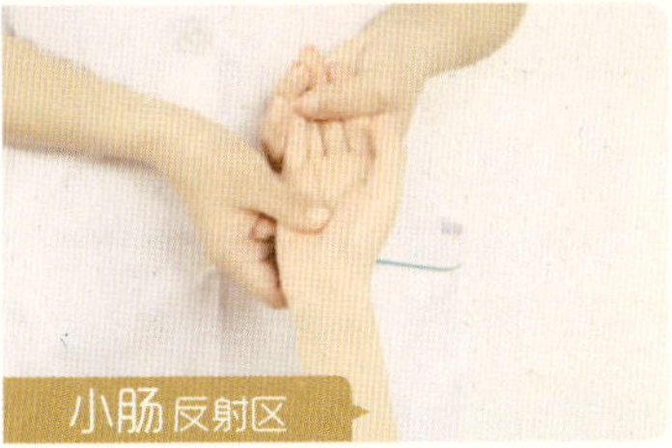

→ **按摩方法**：用指揉法按揉小肠反射区1～2分钟，以局部皮肤酸痛为宜。

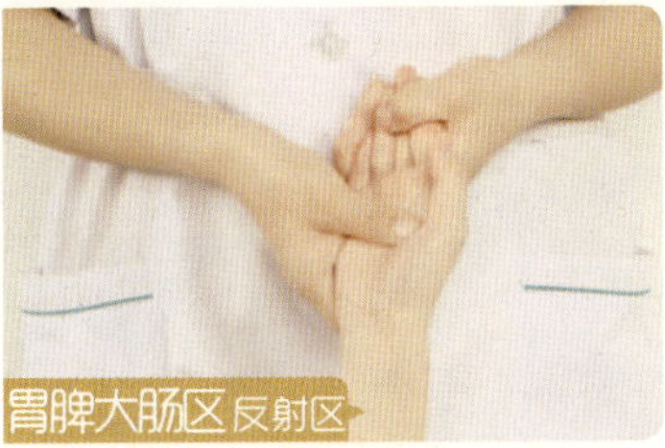

→ **按摩方法**：用指揉法按揉胃脾大肠区反射区1～2分钟，以局部皮肤酸痛为宜。

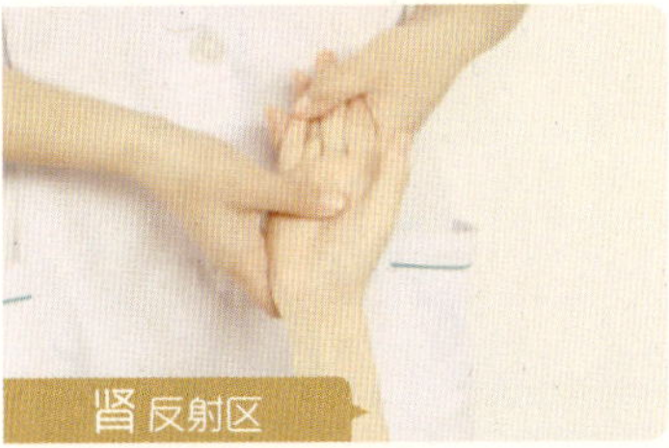

→ **按摩方法**：用指按法按压肾反射区1～2分钟，以局部皮肤酸痛为宜。

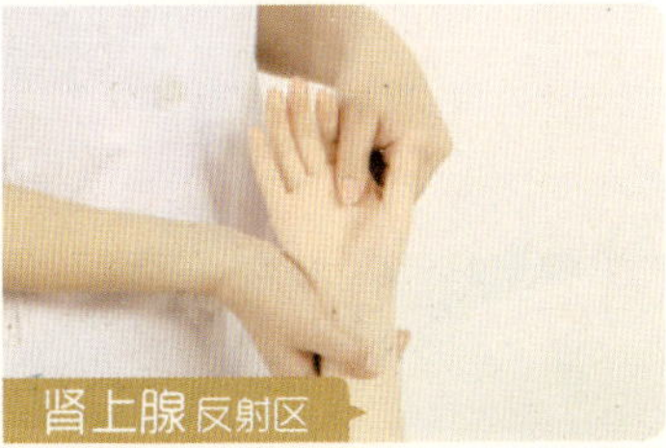

→ **按摩方法**：用指按法按压肾上腺反射区1～2分钟，以局部皮肤酸痛为宜。

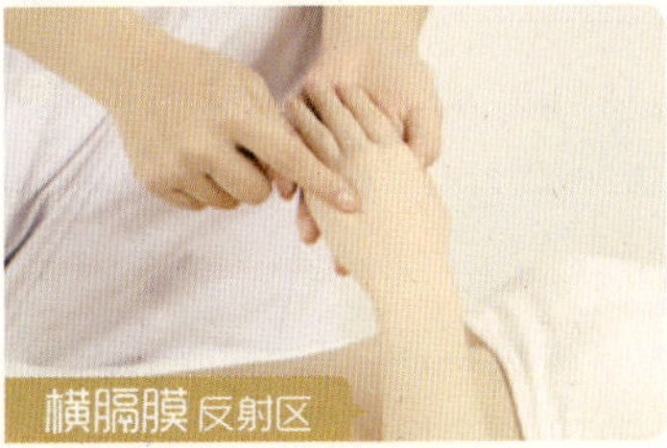

→ **按摩方法**：用指按法按压横膈膜反射区1～2分钟，以局部皮肤酸痛为宜。

耳部反射区

反射区诊断

用耳穴探棒或火柴棒探查压痛点，胃反射区压痛显著者，提示有腹胀。

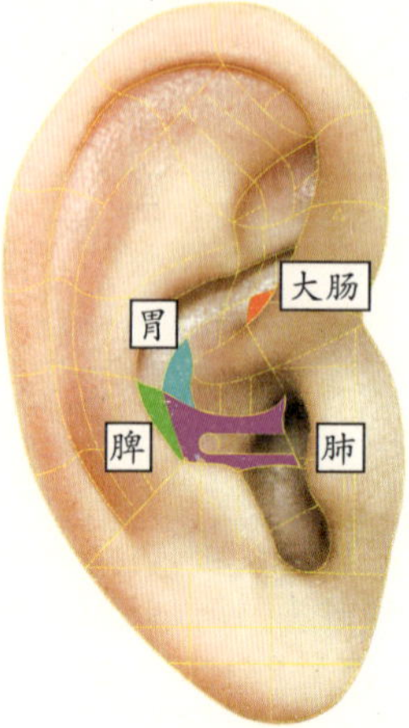

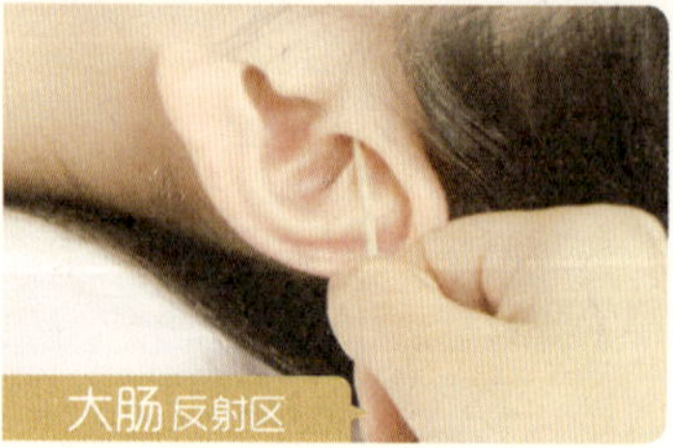

→ **按摩方法**：用切按法切压大肠反射区1～2分钟，以按摩部位发红为宜。

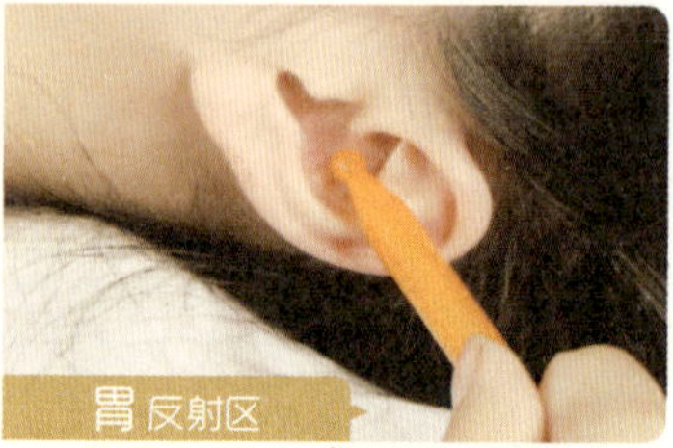

→ **按摩方法**：用切按法切压胃反射区1～2分钟，以按摩部位有酸胀感为宜。

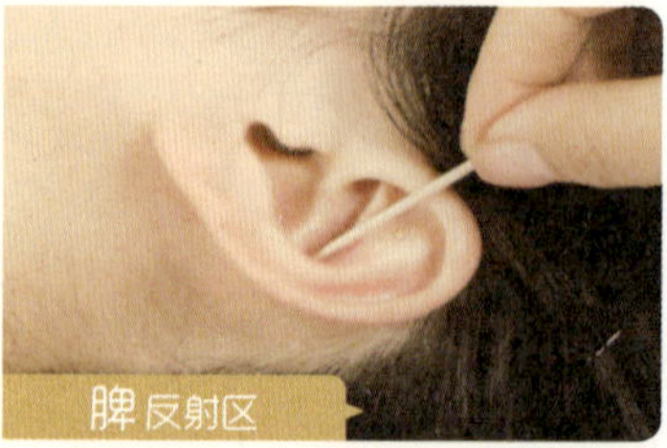

→ **按摩方法**：用切按法切压脾反射区1～2分钟，以按摩部位发红或有酸胀感为宜。

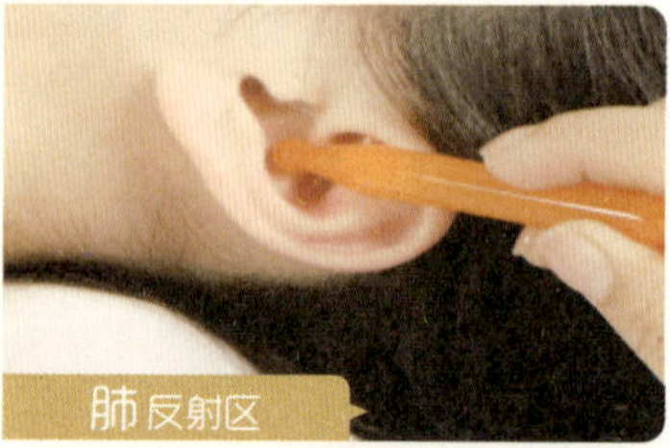

→ **按摩方法**：用切按法切压肺反射区1～2分钟，以按摩部位有酸胀感为宜。

足部反射区

反射区诊断

推按胃及十二指肠反射区遇到气感或颗粒，提示可能有腹胀。

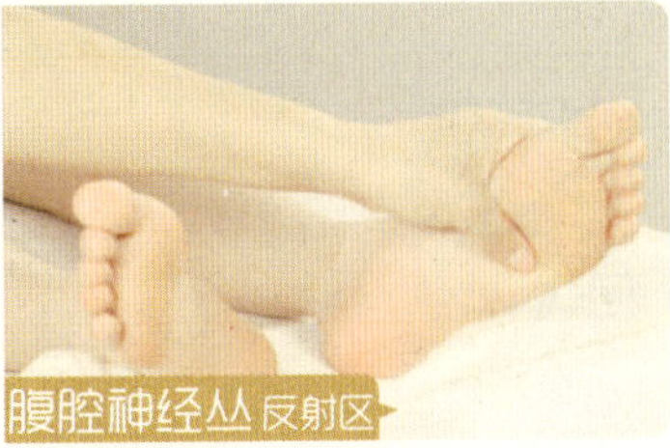

→ **按摩方法**：用拇指指腹按压法按压腹腔神经丛反射区2～5分钟，以局部皮肤酸痛为宜。

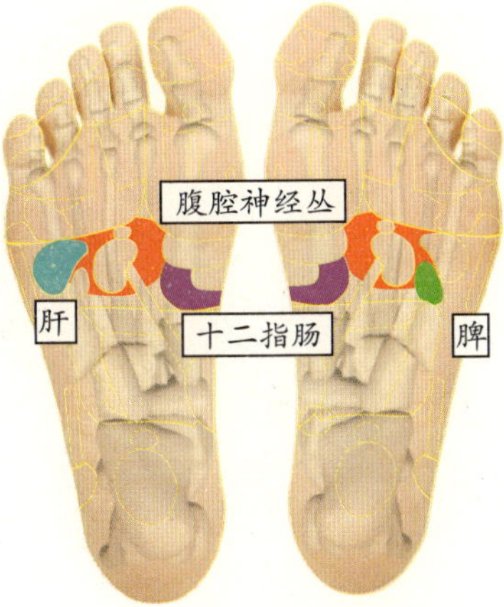

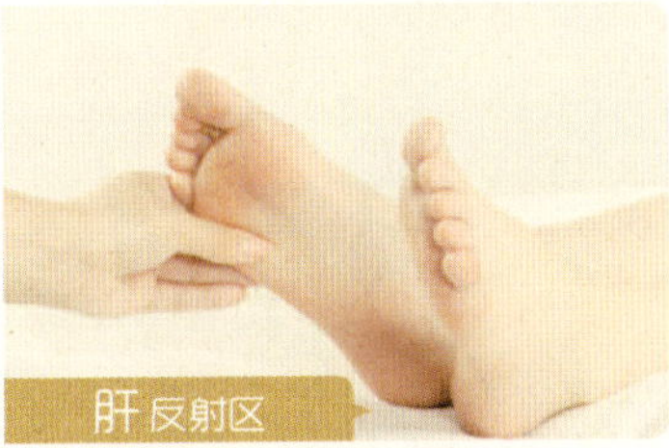

→ **按摩方法**：用拇指指腹按压法按压肝反射区2～5分钟，以局部皮肤酸痛为宜。

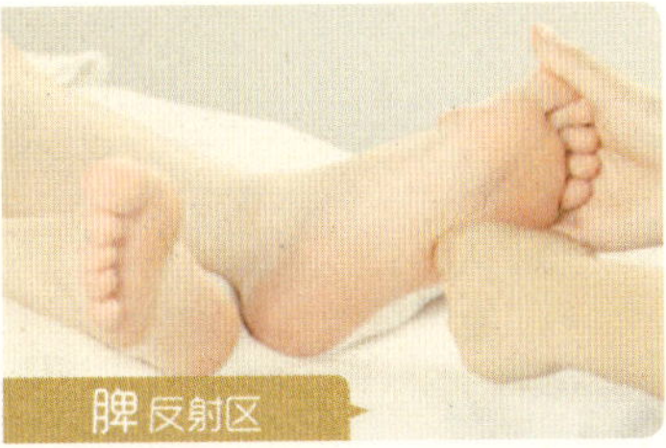

→ **按摩方法**：用单食指叩拳法顶压脾反射区2～5分钟，以局部皮肤酸痛为宜。

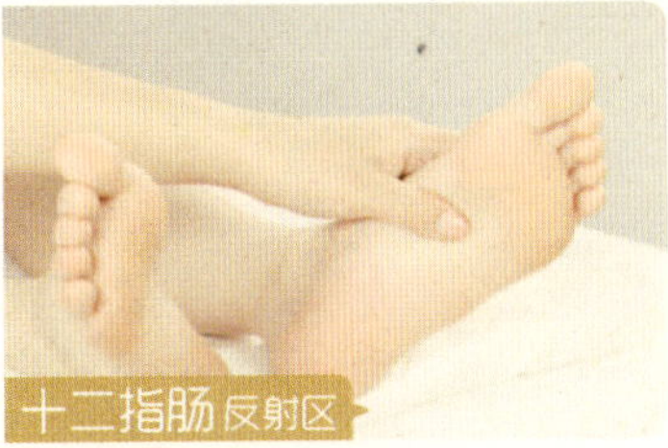

→ **按摩方法**：用拇指指腹按压法按压十二指肠反射区2～5分钟，以局部皮肤酸痛为宜。

扫一扫看视频

消化不良

过度饮食胃不适

消化不良，是指由胃动力障碍引起的一种常见消化系统疾病。日常生活中，常见的消化不良有偶然的消化不良和慢性持续性消化不良。偶然的消化不良，一般是由于饮食不注意、暴饮暴食、饮酒过量、经常服用止痛药等原因引起；慢性持续性消化不良的病因有很多，主要包括精神因素以及某些病变如慢性胃炎、胃及十二指肠溃疡、慢性肝炎、消化功能减退等原因引起。

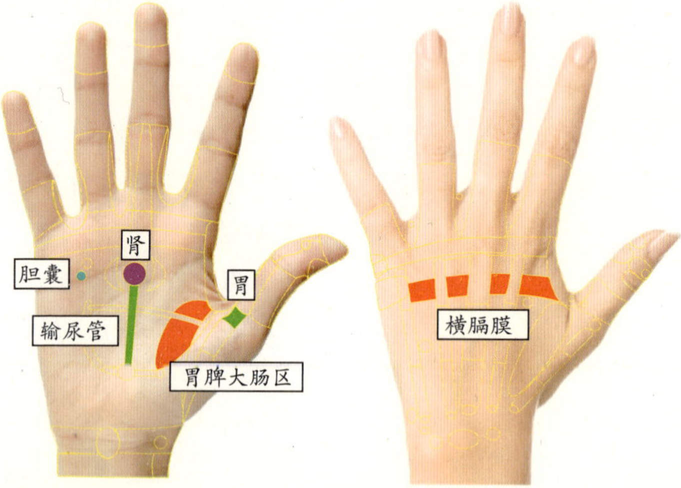

手部反射区

反射区诊断

胃反射区见点片状红晕，提示有消化不良。

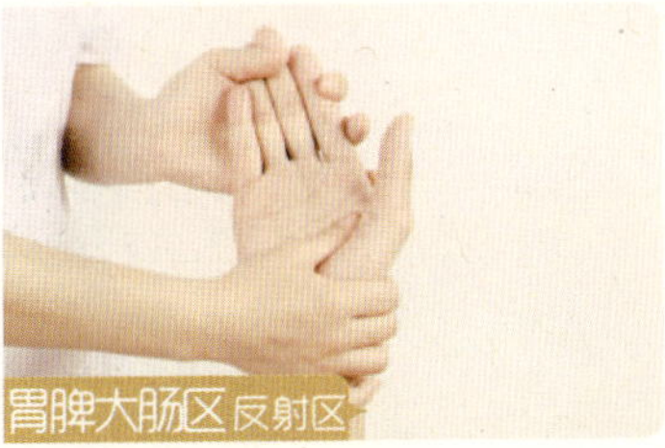

→ **按摩方法**：用指按法按压胃脾大肠区反射区1～2分钟，以局部皮肤酸痛为宜。

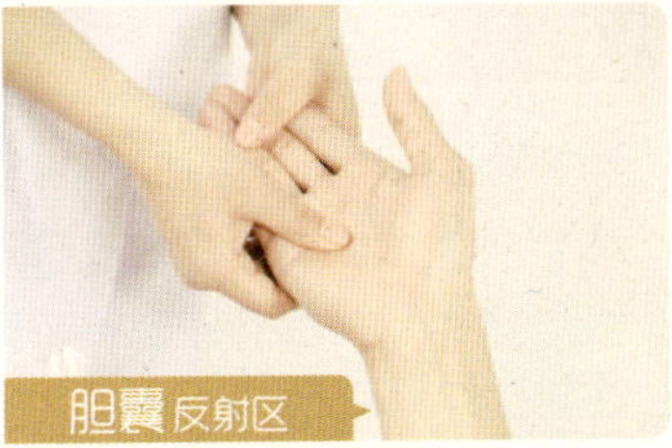

→ **按摩方法**：用指按法按压胆囊反射区1～2分钟，以局部皮肤酸痛为宜。

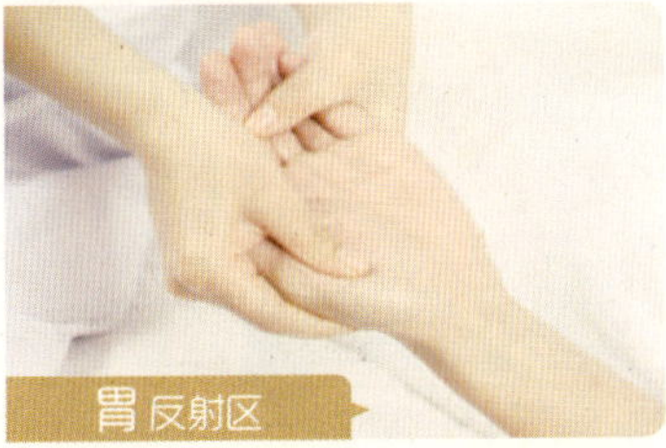

→ **按摩方法**：用指按法按压胃反射区1～2分钟，以局部皮肤酸痛为宜。

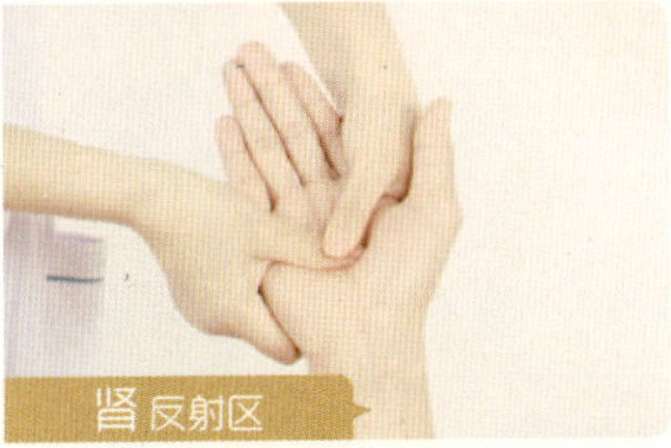

→ **按摩方法**：用指按法按压肾反射区1～2分钟，以局部皮肤酸痛为宜。

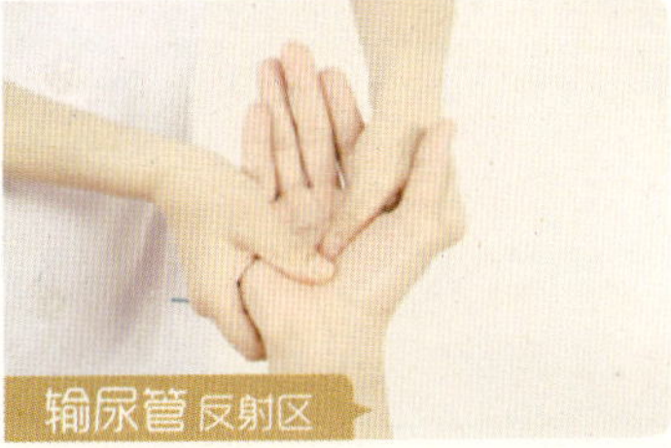

→ **按摩方法**：用指按法按压输尿管反射区1～2分钟，以局部皮肤酸痛为宜。

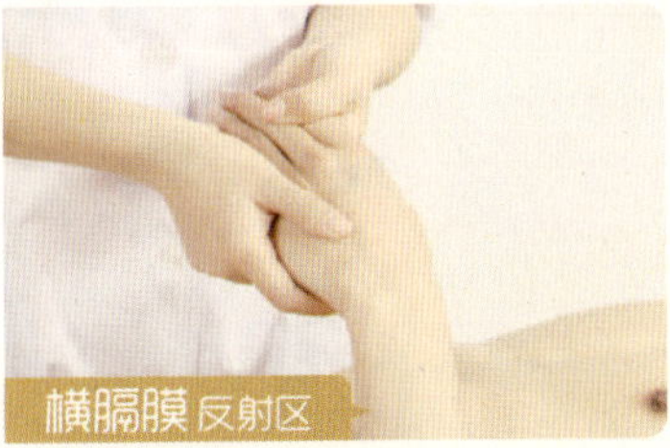

→ **按摩方法**：用指按法按压横膈膜反射区1～2分钟，以局部皮肤酸痛为宜。

耳部反射区

反射区诊断

用耳穴探棒或火柴棒探查压痛点，胃反射区酸痛显著者，提示或有腹胀。

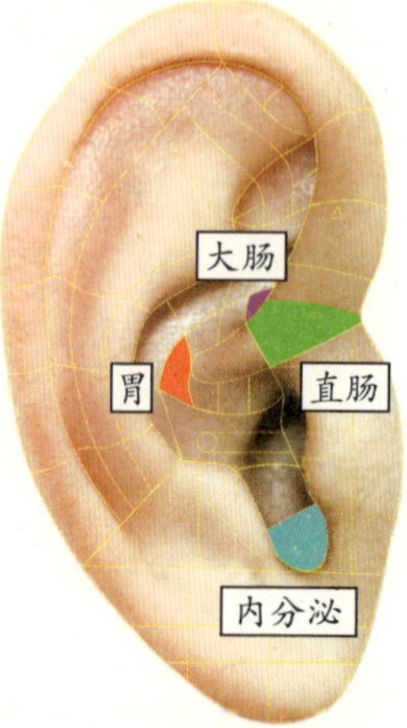

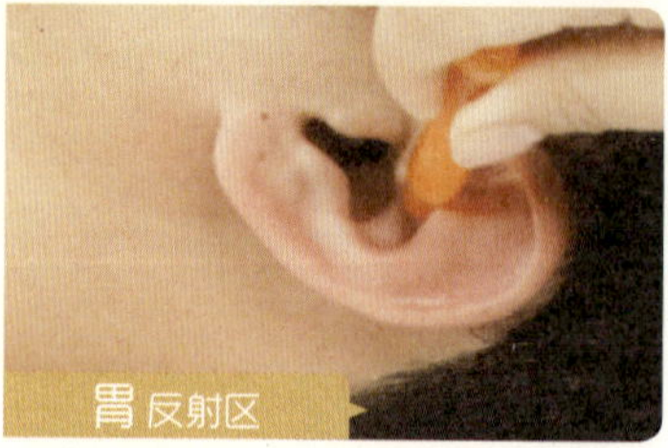

➔ **按摩方法**：用切按法切压胃反射区1～2分钟，以按摩部位发红为宜。

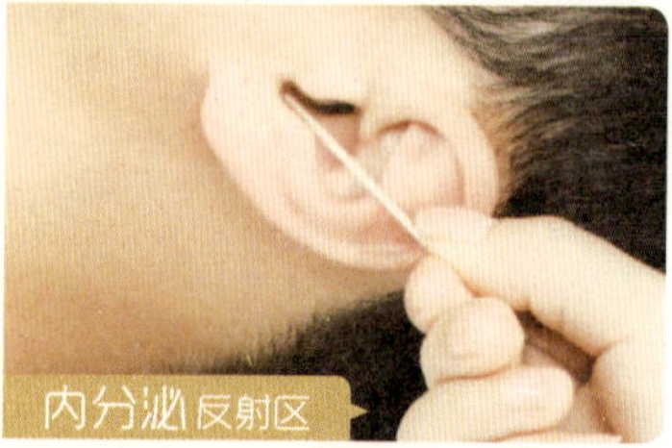

➔ **按摩方法**：用切按法切压内分泌反射区1～2分钟，以按摩部位有酸胀感为宜。

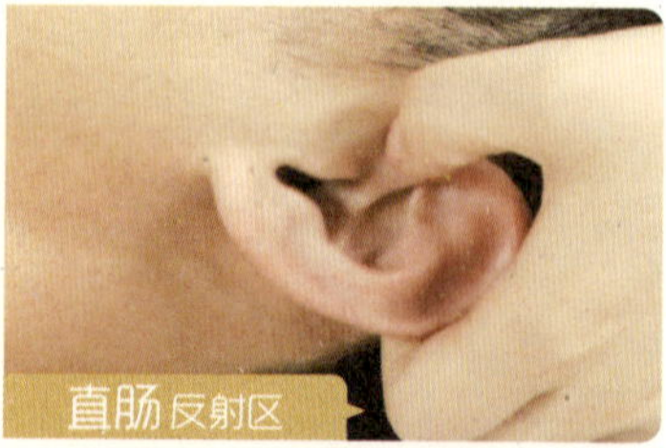

➔ **按摩方法**：用切按法切压直肠反射区1～2分钟，以按摩部位发红或有酸胀感为宜。

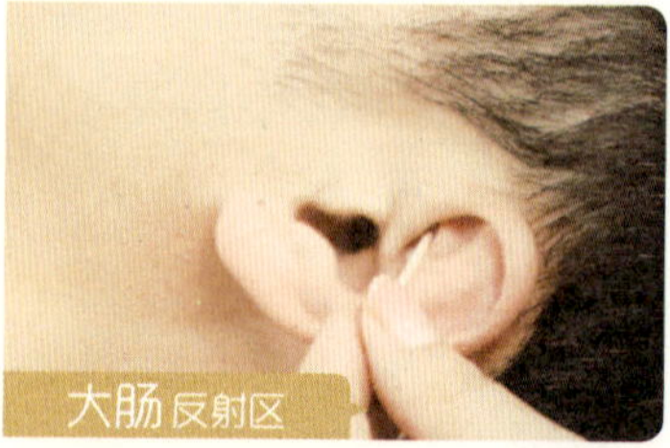

➔ **按摩方法**：用切按法切压大肠反射区1～2分钟，以按摩部位发红为宜。

足部反射区

反射区诊断

推按脾反射区或腹腔神经丛反射区，遇到气感或颗粒，提示有消化不良。

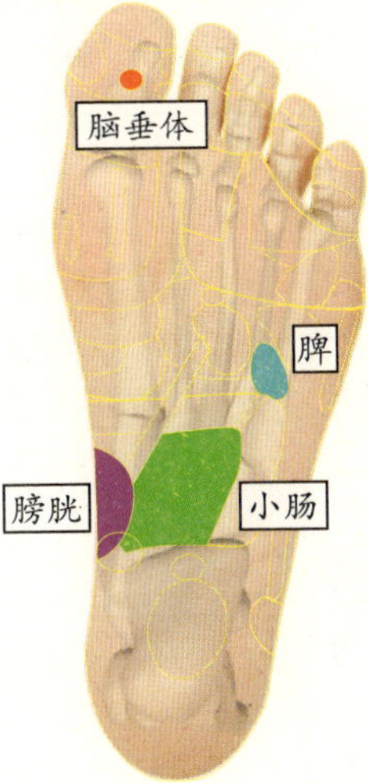

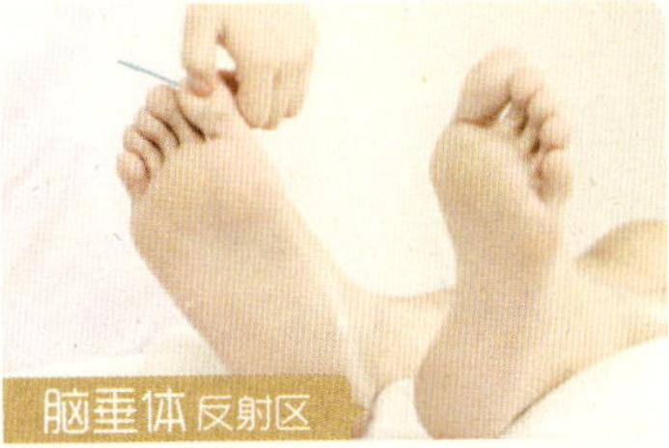

→ **按摩方法**：用掐法掐按脑垂体反射区2～5分钟，以局部皮肤酸痛为宜。

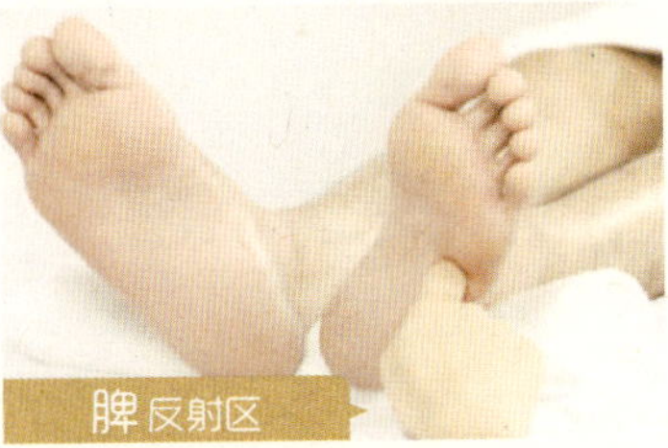

→ **按摩方法**：用单食指叩拳法顶压脾反射区2～5分钟，以局部皮肤酸痛为宜。

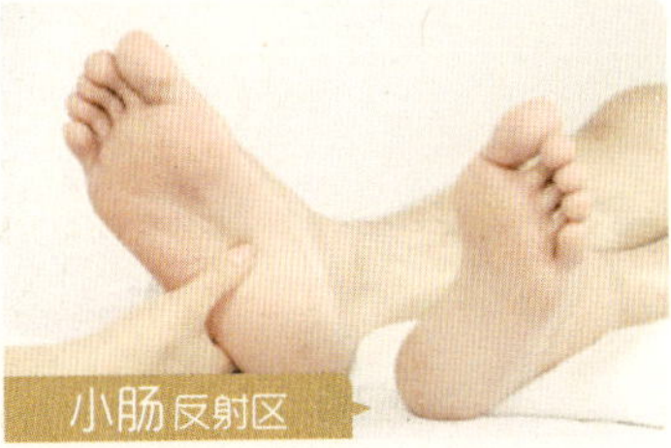

→ **按摩方法**：用拇指指腹按压法按压小肠反射区2～5分钟，以局部皮肤酸痛为宜。

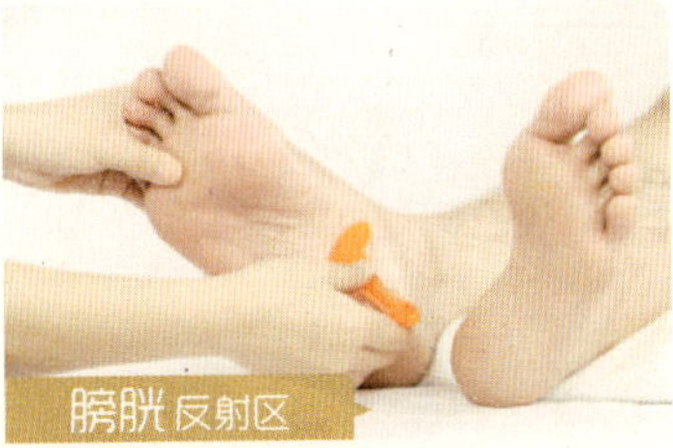

→ **按摩方法**：用刮压法刮压膀胱反射区2～5分钟，以局部皮肤酸痛为宜。

扫一扫看视频

便秘

排便艰难腹胀痛

便秘是临床常见的复杂症状，而不是一种疾病，主要表现为排便次数减少、粪便量减少、粪便干结、排便费力等。引起功能性便秘的原因有：饮食不当，如饮水过少或进食含纤维素的食物过少；生活压力过大，精神紧张；滥用泻药，对药物产生依赖形成便秘；结肠运动功能紊乱；年老体虚，排便无力等。

手部反射区

反射区诊断

大鱼际暗青，掌色晦暗，提示有便秘。

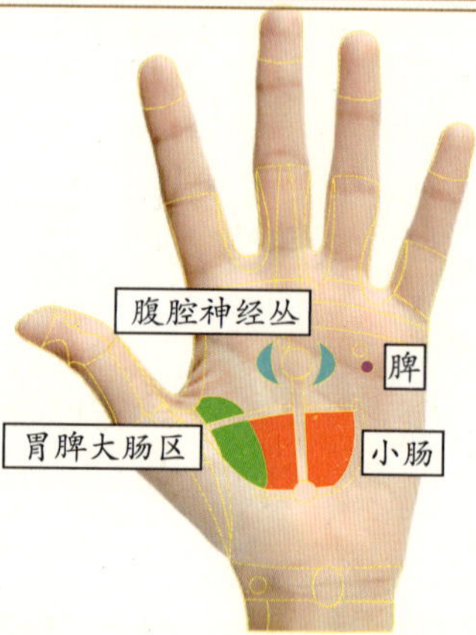

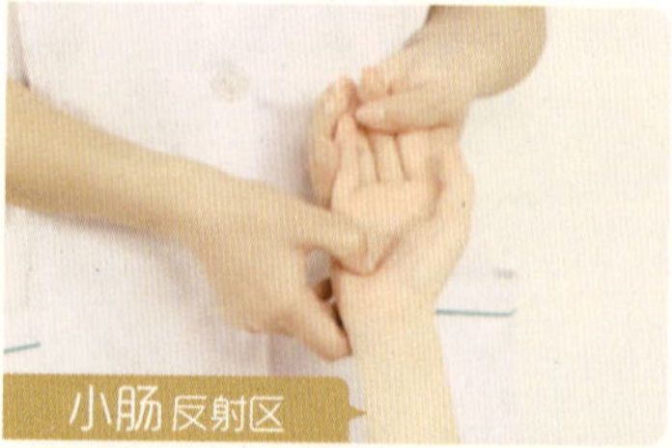

小肠反射区

→ **按摩方法：** 用掐法掐按小肠反射区1～2分钟，以局部皮肤酸痛为宜。

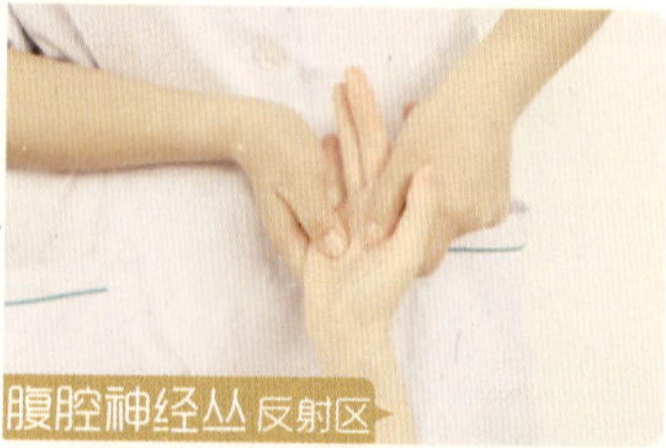

腹腔神经丛反射区

→ **按摩方法：** 用指按法按压腹腔神经丛反射区1～2分钟，以局部皮肤酸痛为宜。

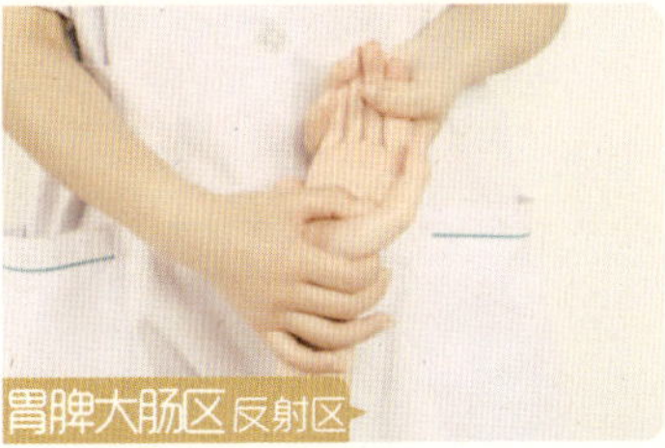

➜ 按摩方法： 用指按法按压胃脾大肠区反射区1～2分钟，以局部皮肤酸痛为宜。

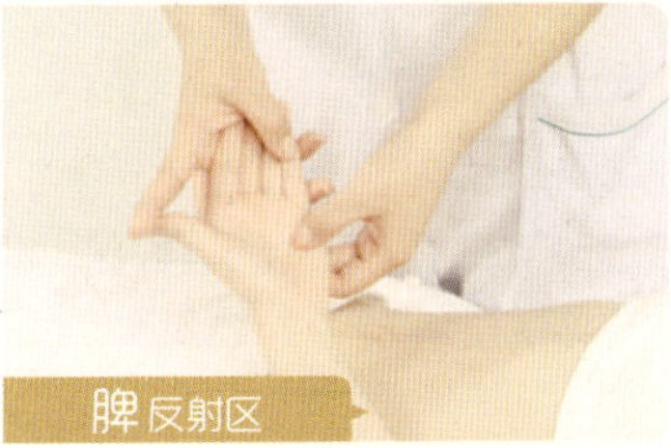

➜ 按摩方法： 用指按法按压脾反射区1～2分钟，以局部皮肤酸痛为宜。

耳部反射区

反射区诊断

耳甲部大肠、小肠等反射区见糠皮样皮屑，不易擦去，提示有便秘。

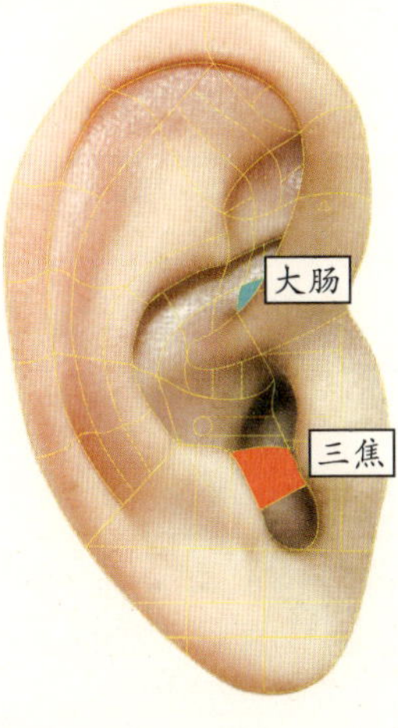

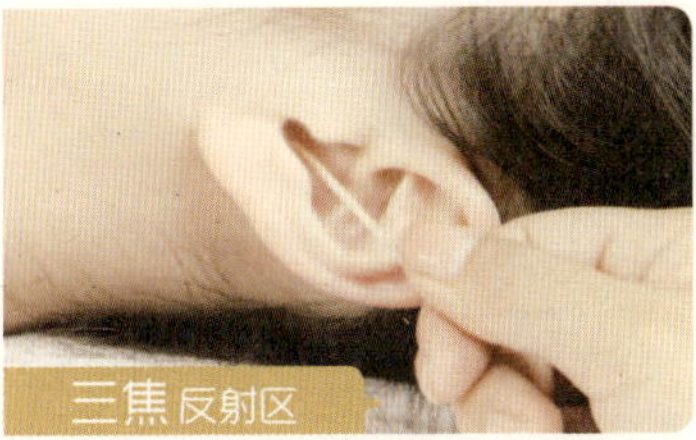

➜ 按摩方法： 用切按法切压三焦反射区1～2分钟，以按摩部位发红或有酸胀感为宜。

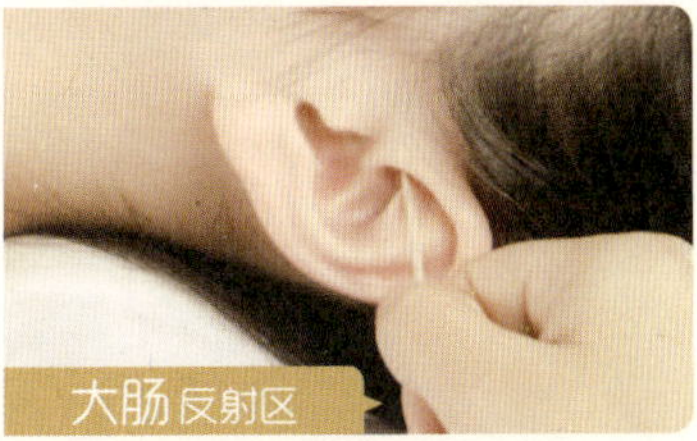

➜ 按摩方法： 用切按法切压大肠反射区1～2分钟，以按摩部位发红或有酸胀感为宜。

足部反射区

反射区诊断

推按降结肠或直肠反射区，遇到块状结节，提示有便秘。

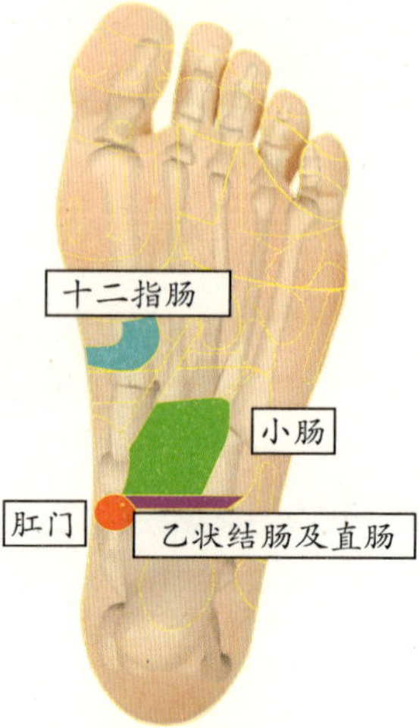

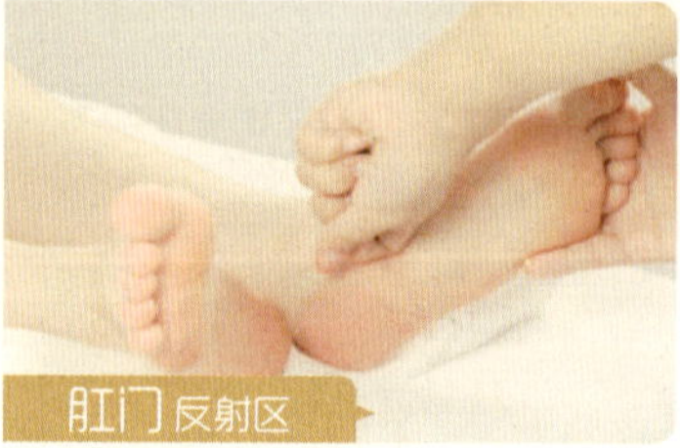

→ **按摩方法**：用单食指叩拳法顶压肛门反射区2～5分钟，以局部皮肤酸痛为宜。

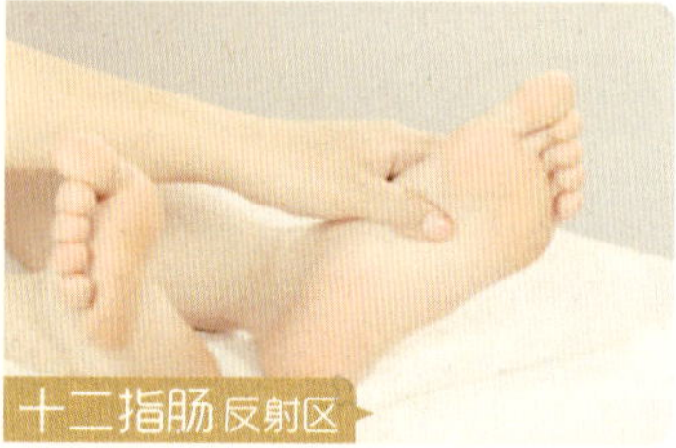

→ **按摩方法**：用拇指指腹按压法按压十二指肠反射区2～5分钟，以局部皮肤酸痛为宜。

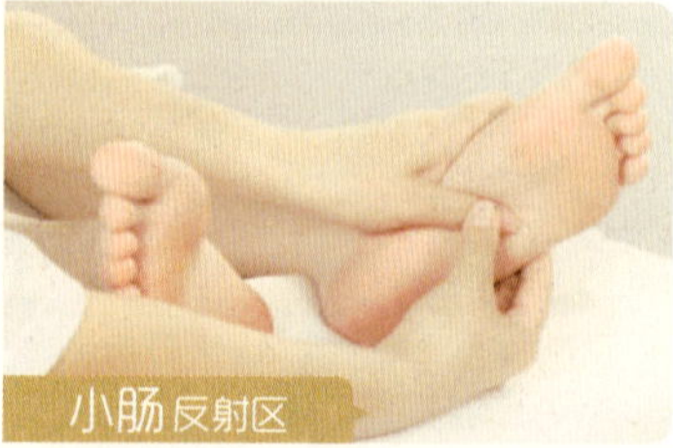

→ **按摩方法**：用拇指指腹按压法按压小肠反射区2～5分钟，以局部皮肤酸痛为宜。

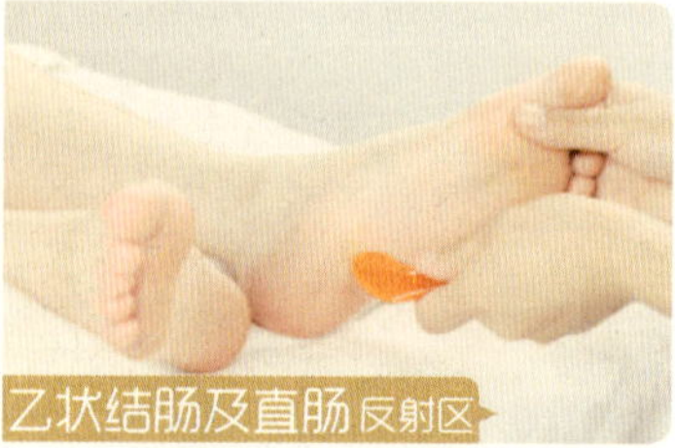

→ **按摩方法**：用刮压法刮压乙状结肠及直肠反射区2～5分钟，以局部皮肤酸痛为宜。

第5章

按摩手耳足缓解颈肩腰腿痛

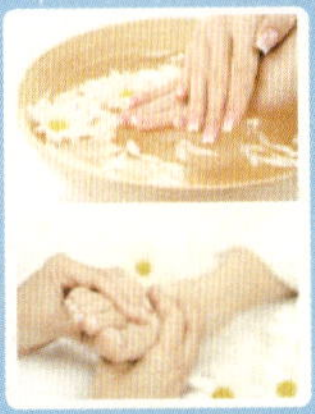

受外伤、机体老化等因素的影响，人体的骨骼和关节会发生退行性病变。在中国，超过50岁的人几乎80%以上患有不同程度的骨关节疾病。颈肩腰腿痛是慢性疾病，有长期性和顽固性的特点，因此患者平时的自我按摩和保健显得异常重要。本章将图文分解，详细介绍颈肩腰腿痛的手耳足按摩疗法。

扫一扫看视频

颈椎病

头颈肩臂上胸痛

颈椎病多因颈椎骨、椎间盘及其周围纤维结构损害，致使颈椎间隙变窄，关节囊松弛，内平衡失调所致。主要临床表现为头、颈、肩、臂、上胸背疼痛或麻木、酸沉、放射性痛，头晕，无力，上肢及手感觉功能明显减退，部分患者有明显的肌肉萎缩。中医认为本病多因督脉受损，经络闭阻或气血不足所致。

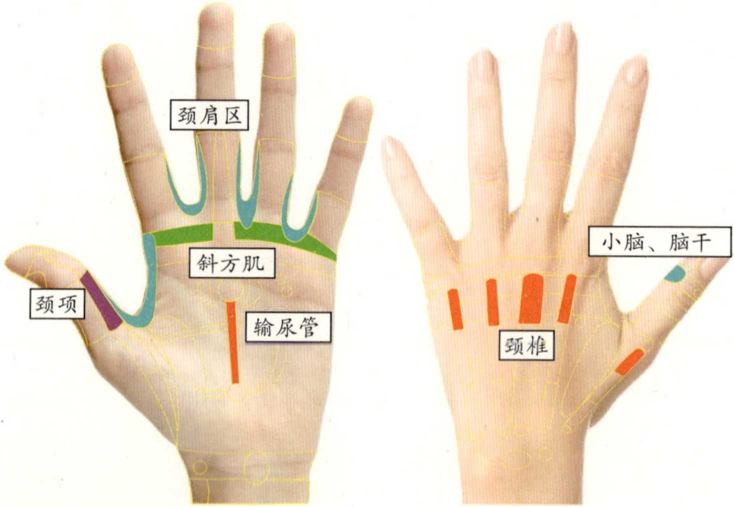

手部反射区

反射区诊断

颈椎及颈肩区反射区压痛显著，提示可能有颈椎病。

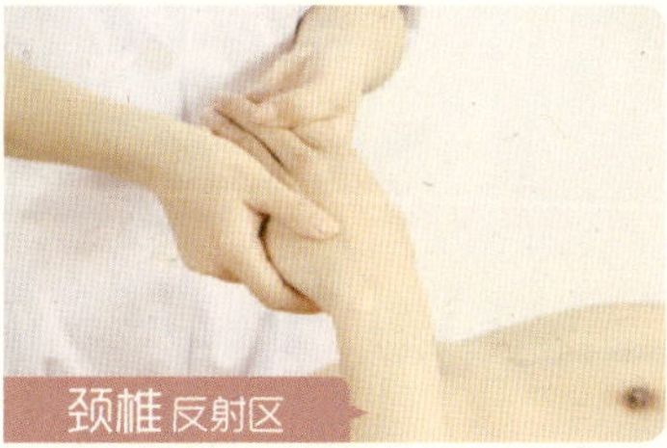

→ **按摩方法**：用指按法按压颈椎反射区1～2分钟，以局部酸痛为宜。

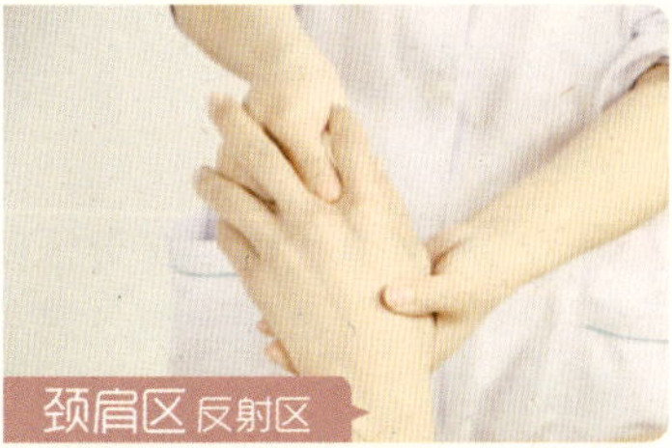

→ **按摩方法**：用指揉法按揉颈肩区反射区1～2分钟，以局部酸痛为宜。

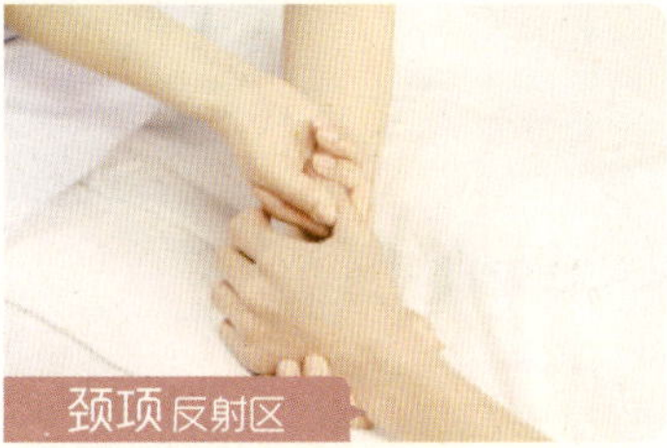

→ **按摩方法**：用指按法按压颈项反射区1～2分钟，以局部酸痛为宜。

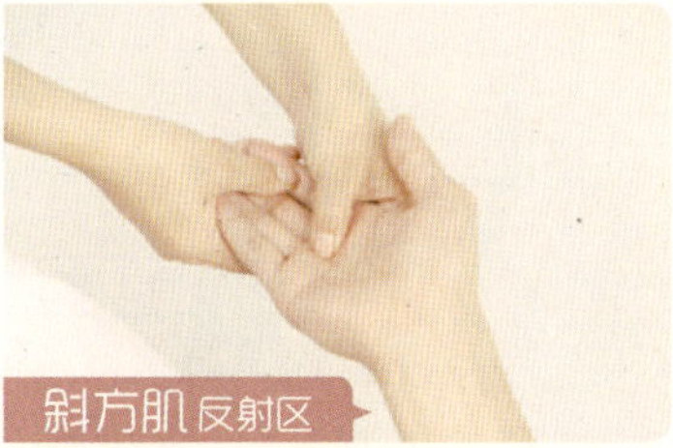

→ **按摩方法**：用指按法按压斜方肌反射区1～2分钟，以局部酸痛为宜。

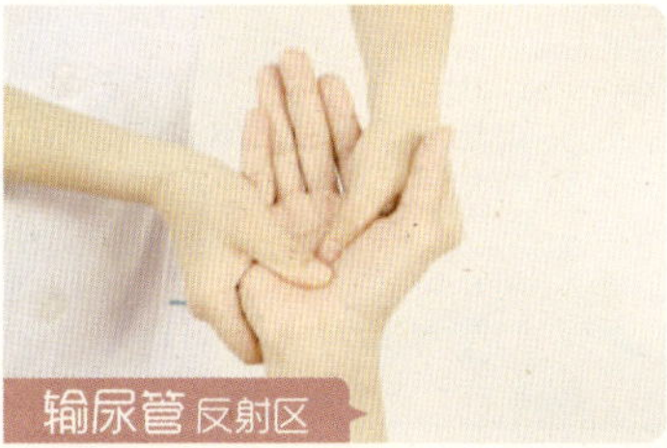

→ **按摩方法**：用指按法按压输尿管反射区1～2分钟，以局部酸痛为宜。

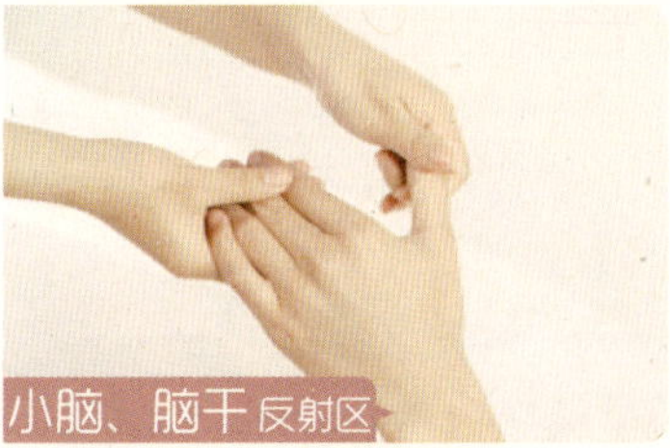

→ **按摩方法**：用指揉法揉按小脑、脑干反射区1～2分钟，以局部酸痛为宜。

耳部反射区

反射区诊断

用耳穴探棒或火柴棒探查压痛点，对耳轮处压痛显著，提示有颈椎病。

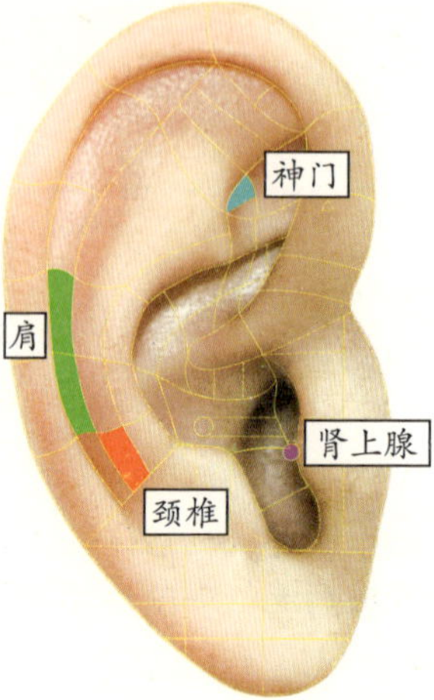

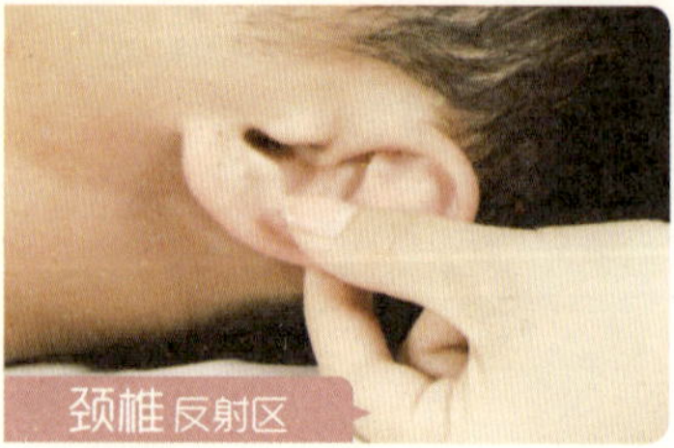

颈椎反射区

→ **按摩方法**：用捏揉法揉动颈椎反射区1～2分钟，以按摩部位发红为宜。

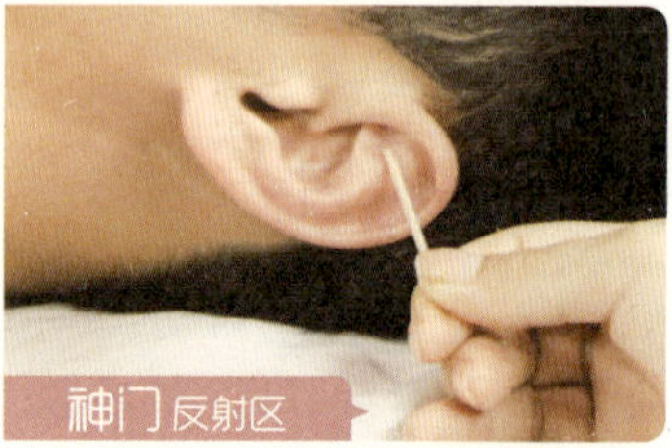

神门反射区

→ **按摩方法**：用切按法切压神门反射区1～2分钟，以按摩部位有酸胀感为宜。

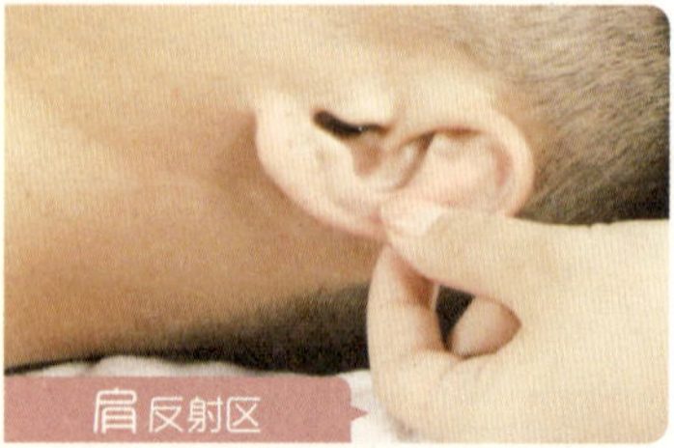

肩反射区

→ **按摩方法**：用捏揉法揉动肩反射区1～2分钟，以按摩部位发红或有酸胀感为宜。

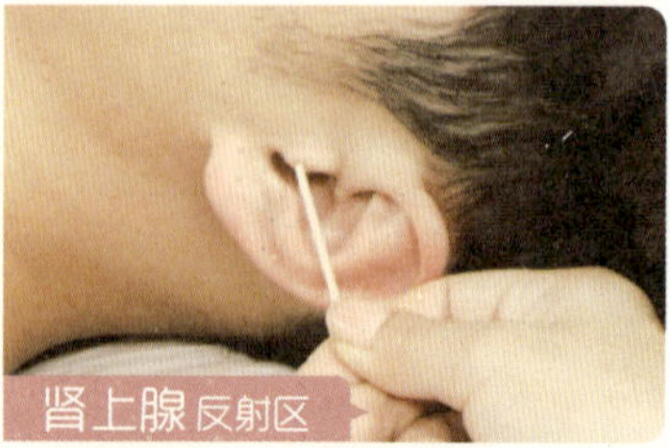

肾上腺反射区

→ **按摩方法**：用切按法切压肾上腺反射区1～2分钟，以按摩部位发红或有酸胀感为宜。

足部反射区

反射区诊断

足趾根部压痛显著，提示可能有颈椎病。

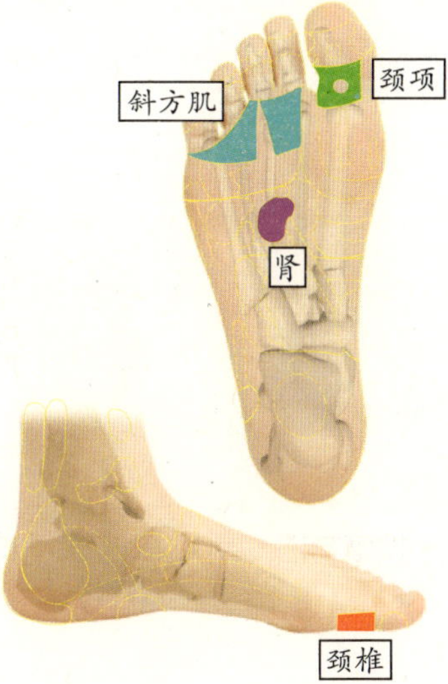

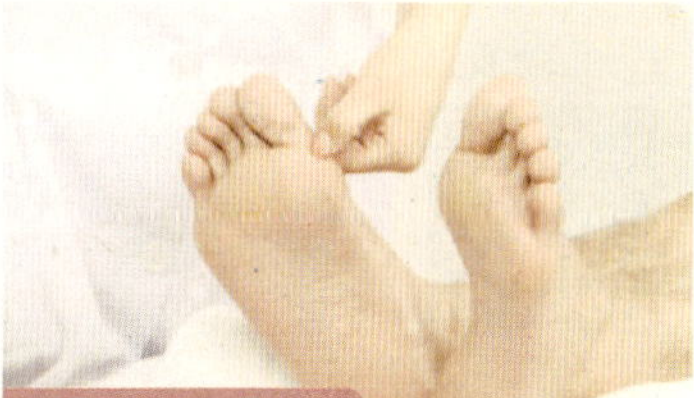
颈椎 反射区

➜ **按摩方法：** 用掐法掐按颈椎反射区2～5分钟，以局部酸痛为宜。

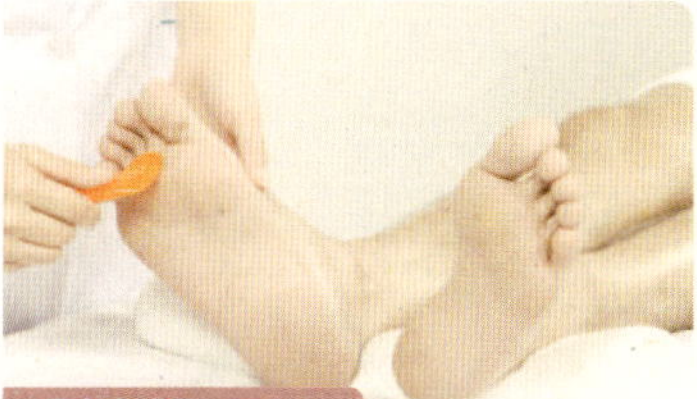
斜方肌 反射区

➜ **按摩方法：** 用刮压法刮压斜方肌反射区2～5分钟，以局部酸痛为宜。

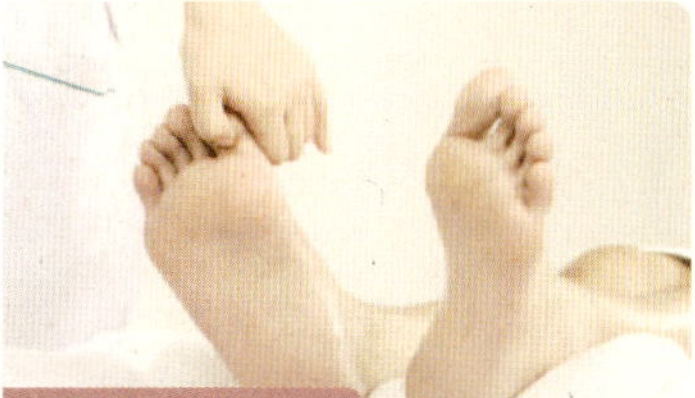
颈项 反射区

➜ **按摩方法：** 用掐法掐按颈项反射区2～5分钟，以局部酸痛为宜。

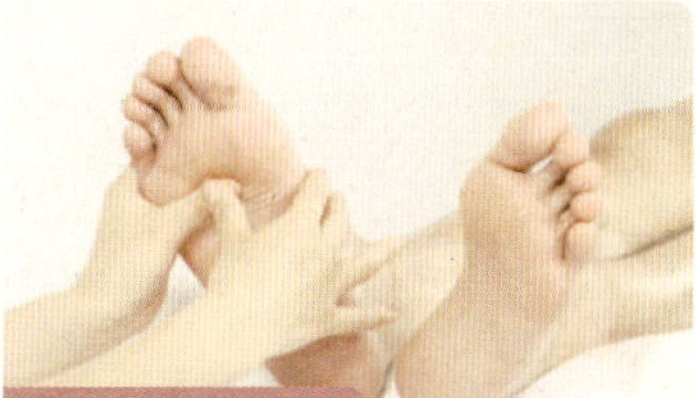
肾 反射区

➜ **按摩方法：** 用拇指指腹按压法按压肾反射区2～5分钟，以局部酸痛为宜。

扫一扫看视频

肩周炎

气血不足肩部痛

肩周炎是肩部关节囊和关节周围软组织的一种退行性慢性炎症疾患。主要临床表现为患肢肩关节疼痛，昼轻夜重，活动受限，日久肩关节肌肉可出现废用性萎缩。中医认为本病多由气血不足，营卫不固，风、寒、湿之邪侵袭肩部经络，致使筋脉收引，气血运行不畅而成，或因外伤劳损，经脉滞涩所致。

手部反射区

反射区诊断

颈肩区反射区压痛显著，提示有肩周炎。

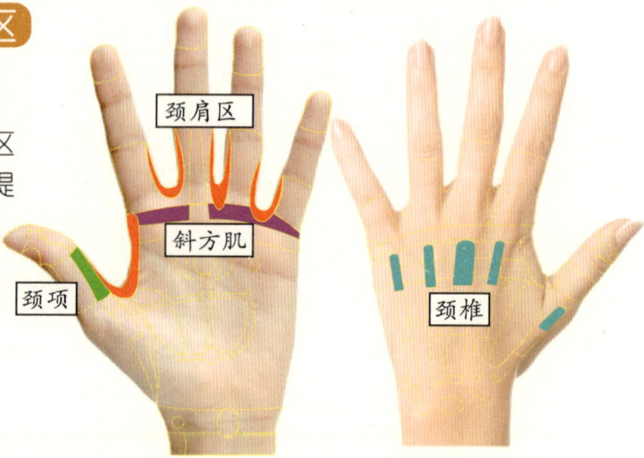

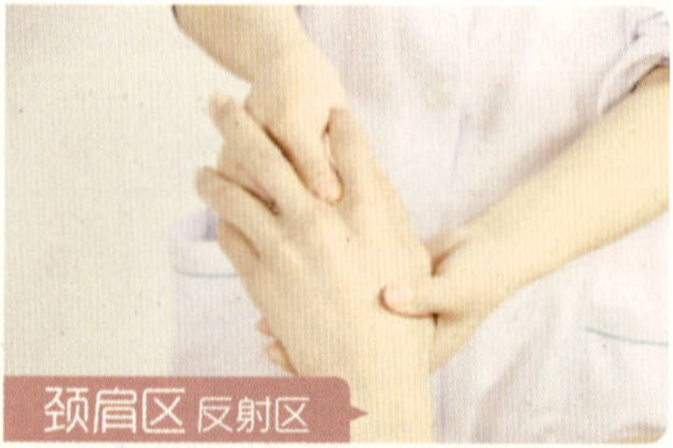

颈肩区 反射区

→ **按摩方法**：用指揉法按揉颈肩区反射区1～2分钟，以局部酸痛为宜。

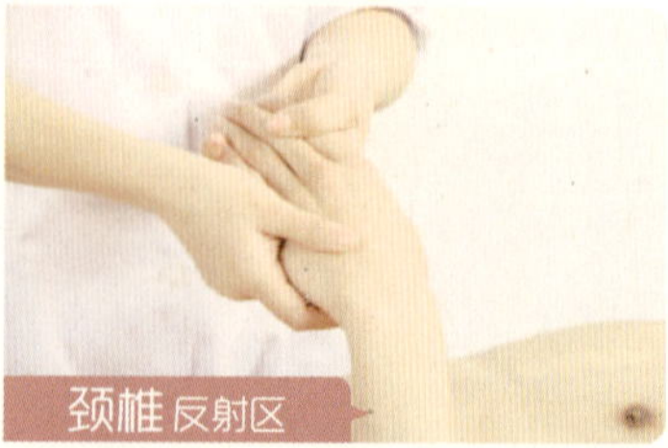

颈椎 反射区

→ **按摩方法**：用指揉法按揉颈椎反射区1～2分钟，以局部酸痛为宜。

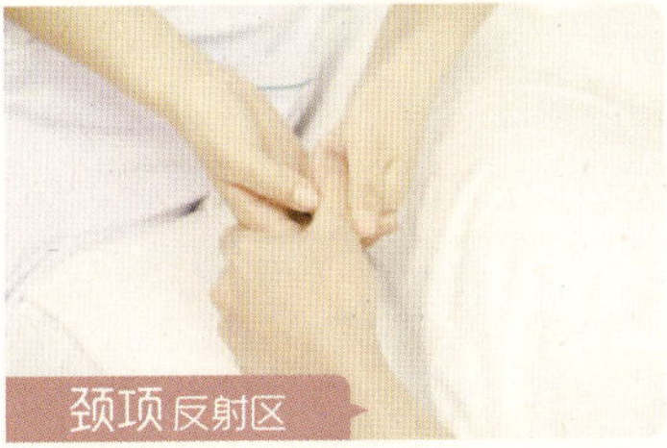

→ **按摩方法**：用掐法掐按颈项反射区1～2分钟，以局部酸痛为宜。

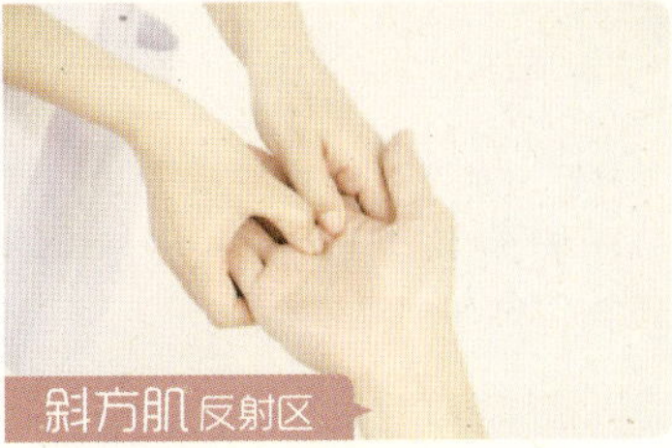

→ **按摩方法**：用掐法掐按斜方肌反射区1～2分钟，以局部酸痛为宜。

耳部反射区

反射区诊断

肩反射区暗青，压痛显著，提示有肩周炎。

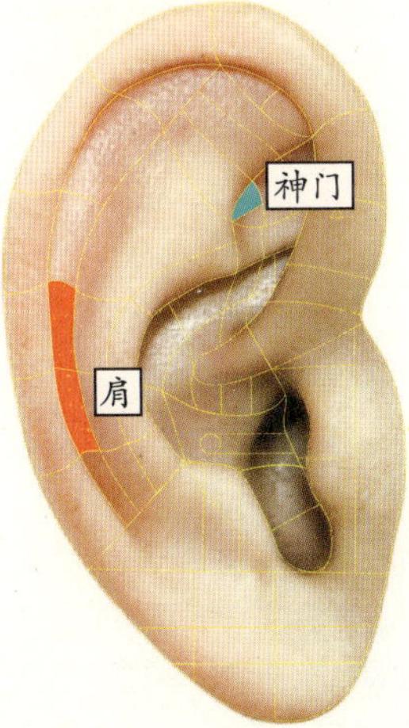

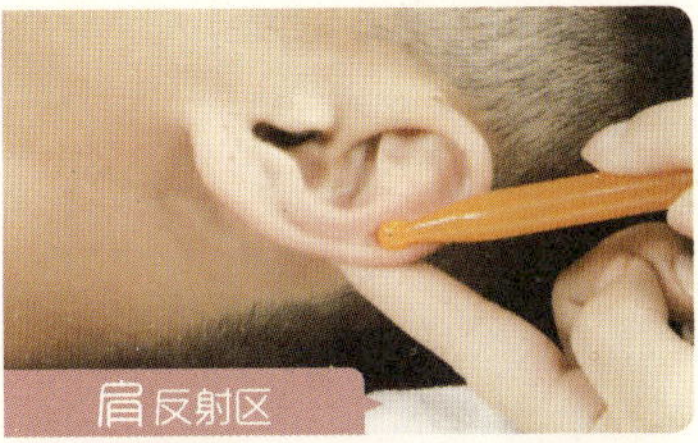

→ **按摩方法**：用搓摩法搓摩肩反射区1～2分钟，以按摩部位发红或有酸胀感为宜。

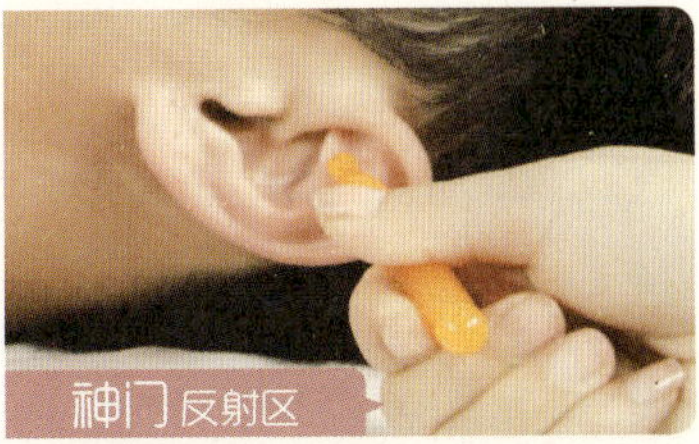

→ **按摩方法**：用搓摩法搓摩神门反射区1～2分钟，以按摩部位发红或有酸胀感为宜。

足部反射区

反射区诊断

足趾根部及足底外侧压痛显著，提示可能有肩周炎。

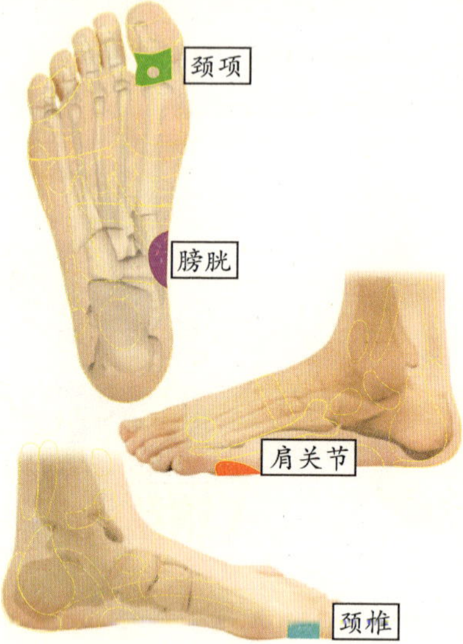

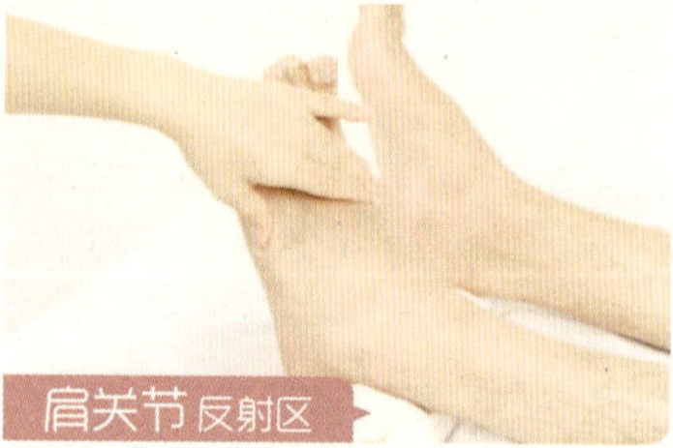
肩关节 反射区

➜ 按摩方法： 用拇指指腹按压法按压肩关节反射区2～5分钟，以局部酸痛为宜。

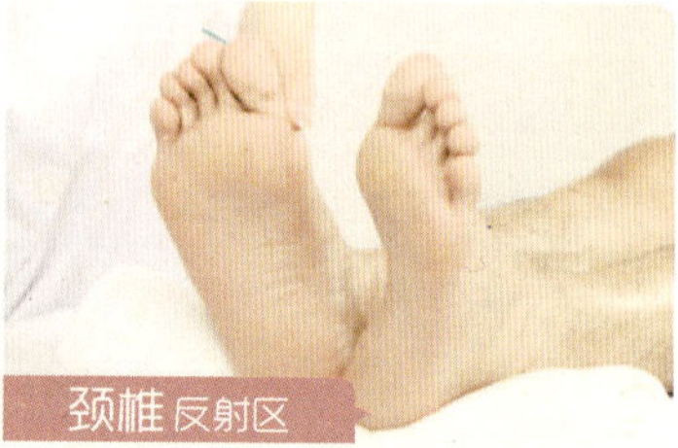
颈椎 反射区

➜ 按摩方法： 用拇指指腹按压法按压颈椎反射区2～5分钟，以局部酸痛为宜。

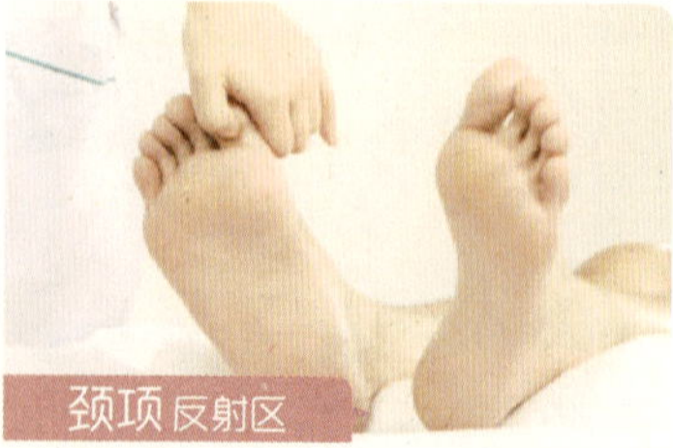
颈项 反射区

➜ 按摩方法： 用掐法掐按颈项反射区2～5分钟，以局部酸痛为宜。

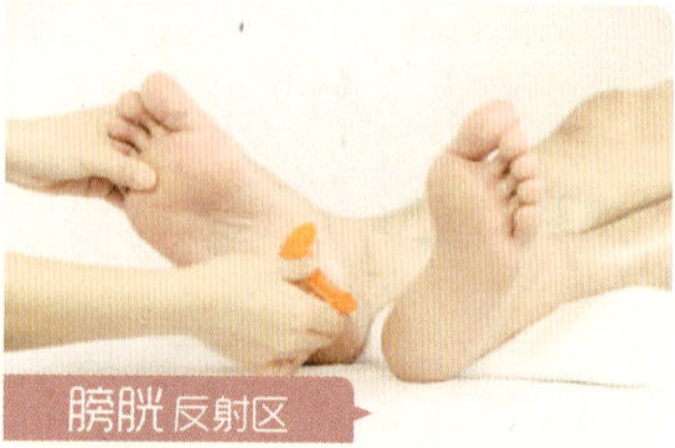
膀胱 反射区

➜ 按摩方法： 用刮压法刮压膀胱反射区2～5分钟，以局部酸痛为宜。

腰痛 寒湿气血肾亏伤

扫一扫看视频

腰痛是指脊柱骨和关节及其周围软组织等病损的一种症状。常用以形容劳累过度。日间劳累加重，休息后可减轻，日积月累，可使肌纤维变性，甚而少量撕裂，形成疤痕或纤维索条(粘连)，遗留长期慢性腰背痛。中医认为本病因感受寒湿、湿热、气滞血瘀、肾亏体虚或跌仆外伤所致。

手部反射区

反射区诊断

肾反射区及大鱼际暗青，提示有腰痛。

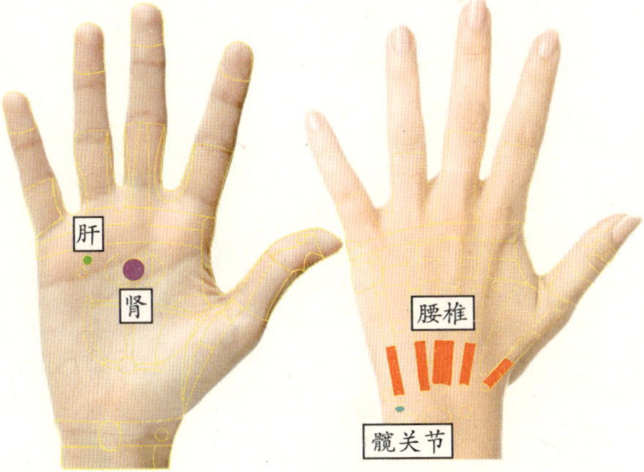

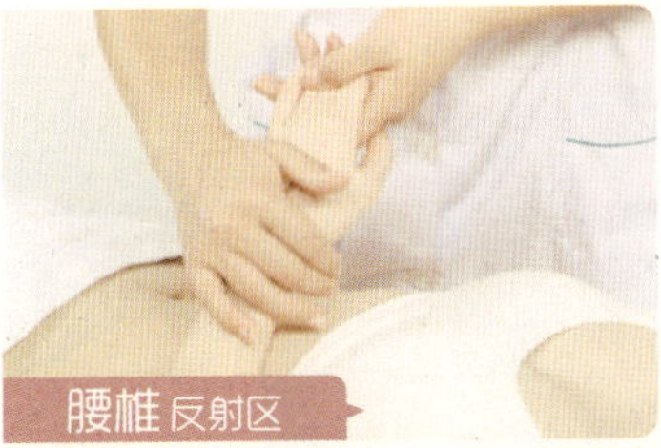

→ **按摩方法**：用擦法推擦腰椎反射区1～2分钟，以局部酸痛为宜。

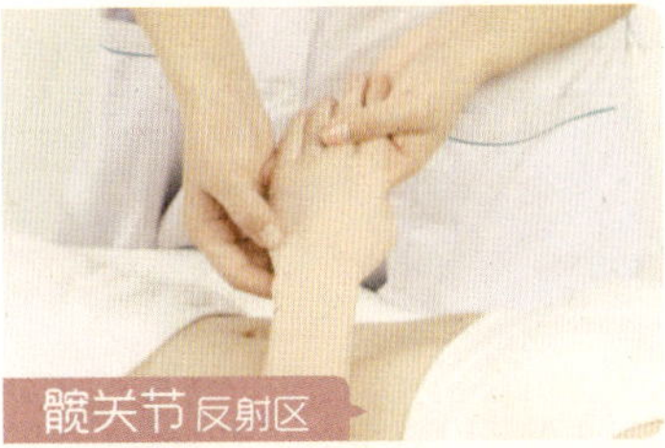

→ **按摩方法**：用掐法掐按髋关节反射区1～2分钟，以局部酸痛为宜。

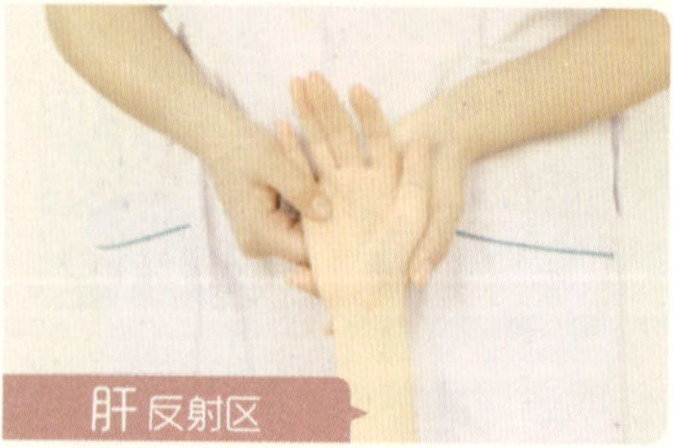

→ **按摩方法：** 用指按法按压肝反射区1～2分钟，以局部酸痛为宜。

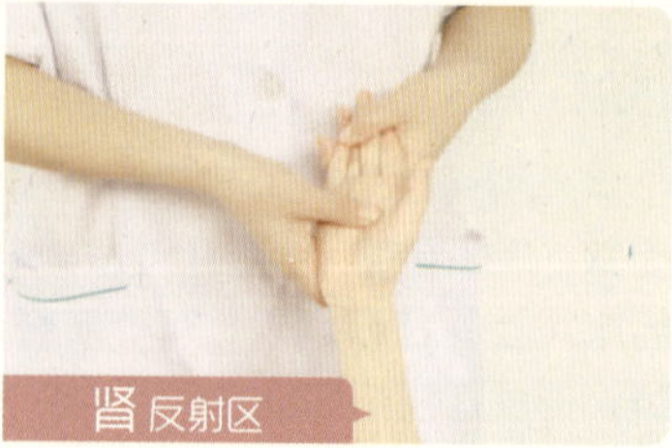

→ **按摩方法：** 用指按法按压肾反射区1～2分钟，以局部酸痛为宜。

耳部反射区

反射区诊断

用耳穴探棒或火柴棒探查压痛点，腰骶椎反射区压痛显著，提示腰痛。

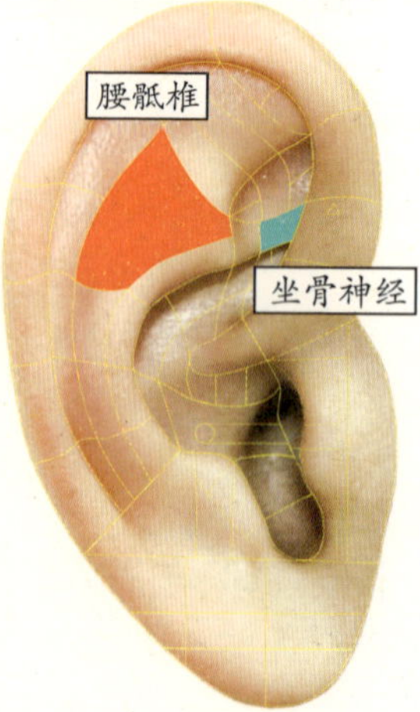

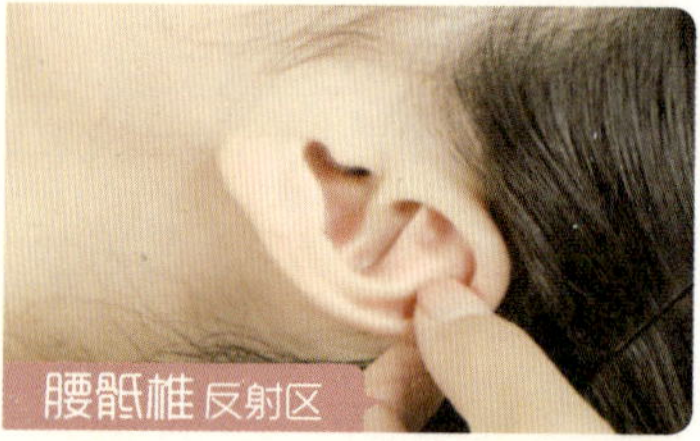

→ **按摩方法：** 用切按法切压腰骶椎反射区1～2分钟，以按摩部位发红或有酸胀感为宜。

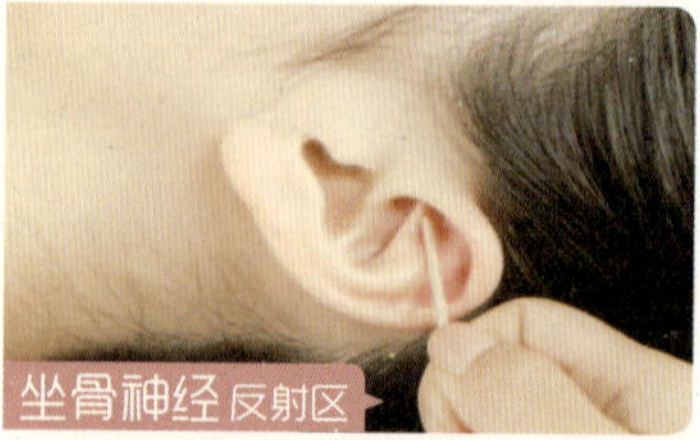

→ **按摩方法：** 用切按法切压坐骨神经反射区1～2分钟，以按摩部位发红或有酸胀感为宜。

足部反射区

反射区诊断

腰椎及髋关节反射区压痛显著，提示有腰痛。

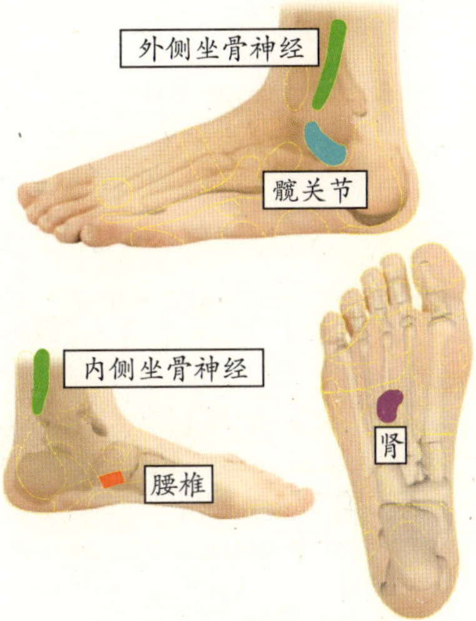

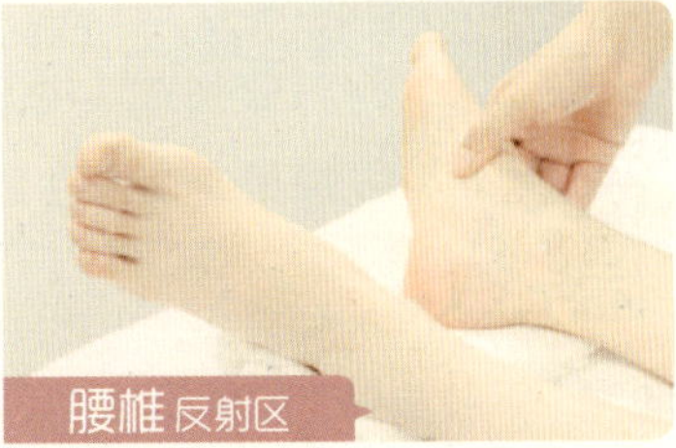

→ 按摩方法： 用拇指指腹按压法按压腰椎反射区2～5分钟，以局部酸痛为宜。

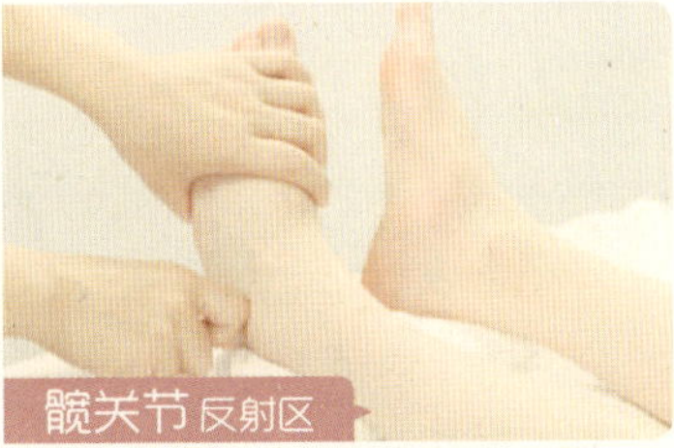

→ 按摩方法： 用单食指叩拳法顶压髋关节反射区2～5分钟，以局部酸痛为宜。

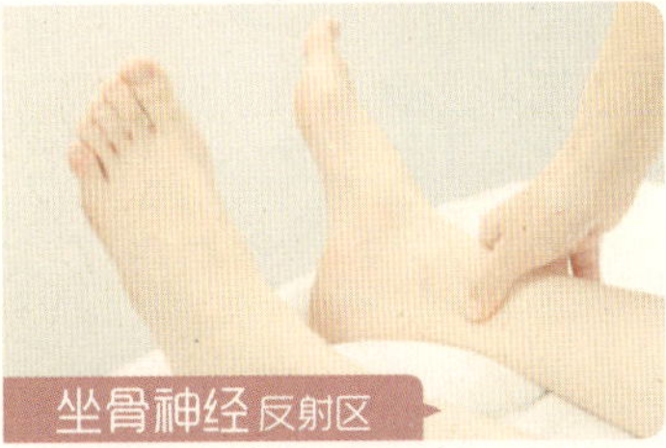

→ 按摩方法： 用拇指指腹按压法按压坐骨神经反射区2～5分钟，以局部酸痛为宜。

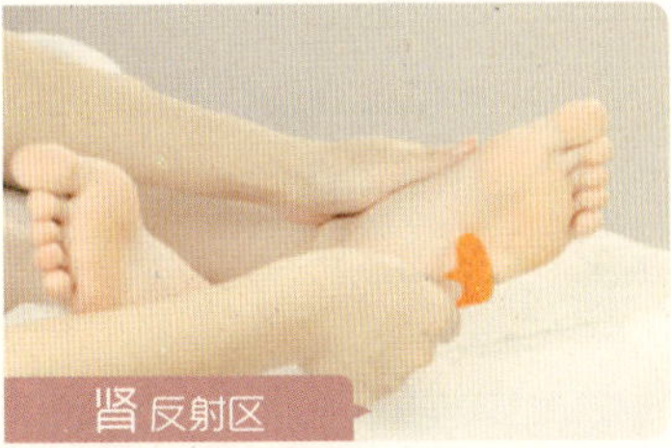

→ 按摩方法： 用刮压法刮压肾反射区2～5分钟，以局部酸痛为宜。

扫一扫看视频

腰椎骨质增生

关节病变痛剧烈

腰椎骨质增生是一种慢性、进展性关节病变，以腰三、腰四最为常见。增生压迫到坐骨神经可引起坐骨神经炎，出现患肢剧烈麻痛、灼痛、抽痛、串痛，可向整个下肢放射。如果是急性期，病人应避免过度劳累，必要时可适当卧床休息，通过休息来减少受累关节的机械性刺激。

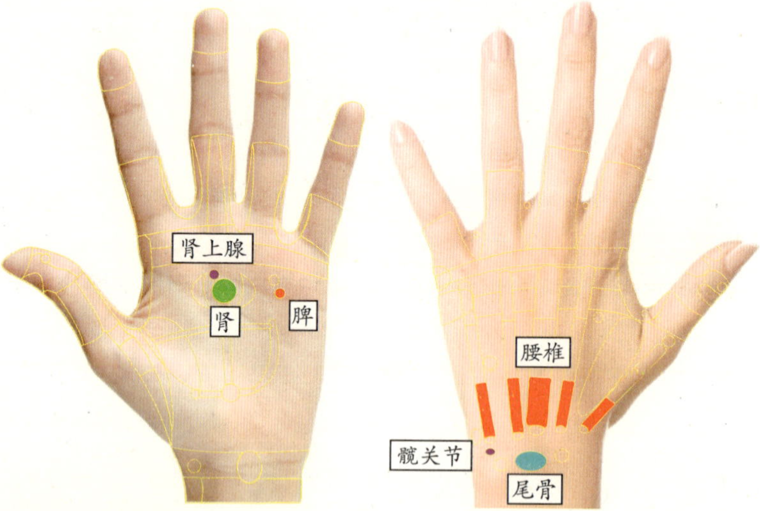

手部反射区

反射区诊断

腰椎反射区及肾反射区压痛显著，提示可能有腰椎骨质增生。

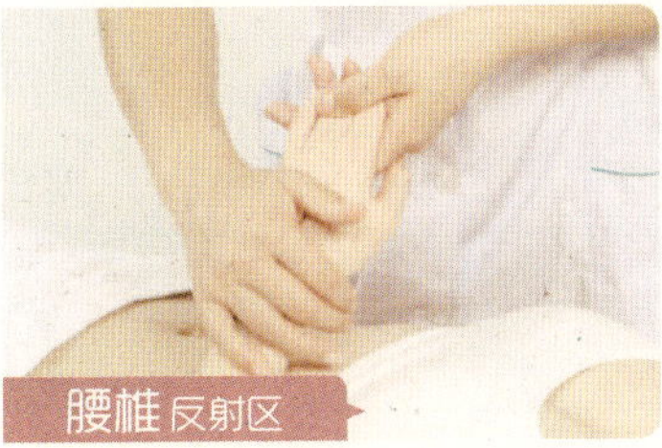

➜ **按摩方法：** 用擦法推擦腰椎反射区1～2分钟，以局部皮肤酸痛为宜。

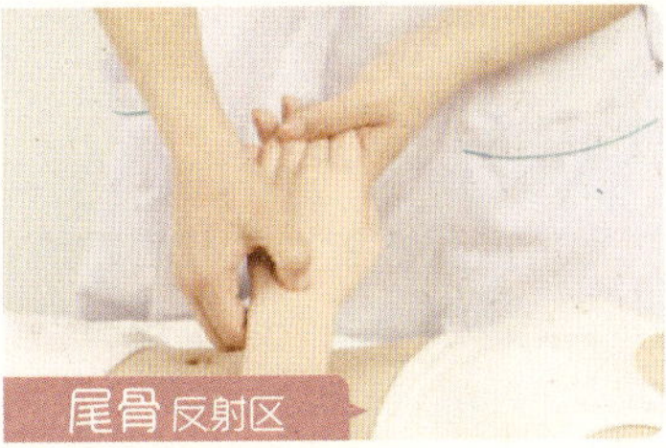

➜ **按摩方法：** 用掐法掐按尾骨反射区1～2分钟，以局部皮肤酸痛为宜。

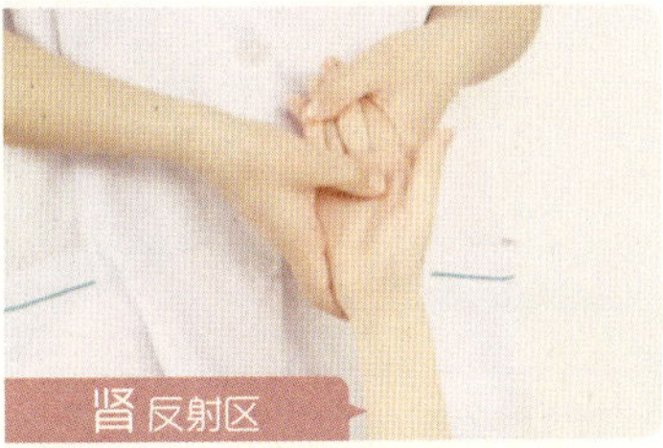

➜ **按摩方法：** 用掐法掐按肾反射区1～2分钟，以局部皮肤酸痛为宜。

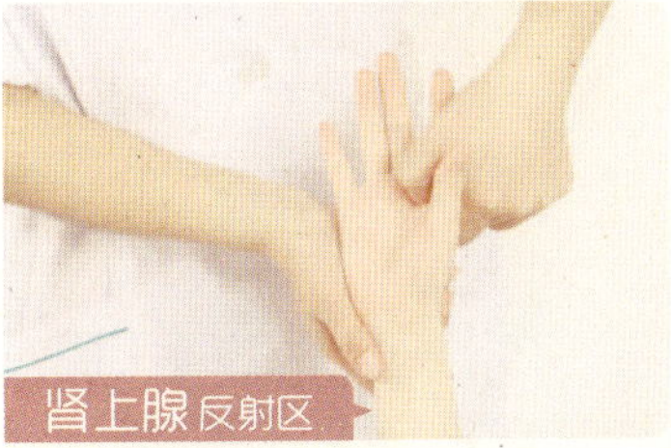

➜ **按摩方法：** 用掐法掐按肾上腺反射区1～2分钟，以局部皮肤酸痛为宜。

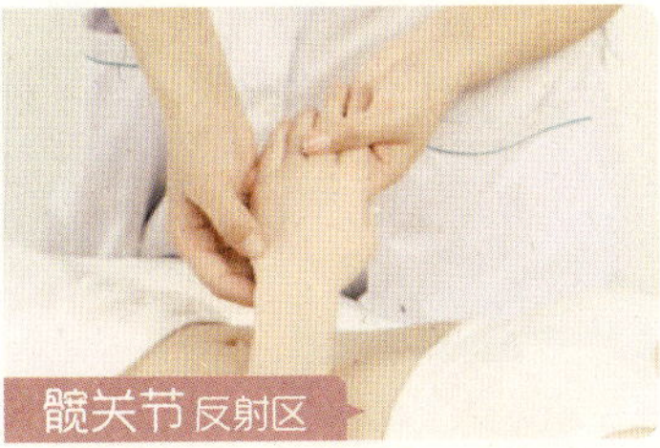

➜ **按摩方法：** 用掐法掐按髋关节反射区1～2分钟，以局部酸痛为宜。

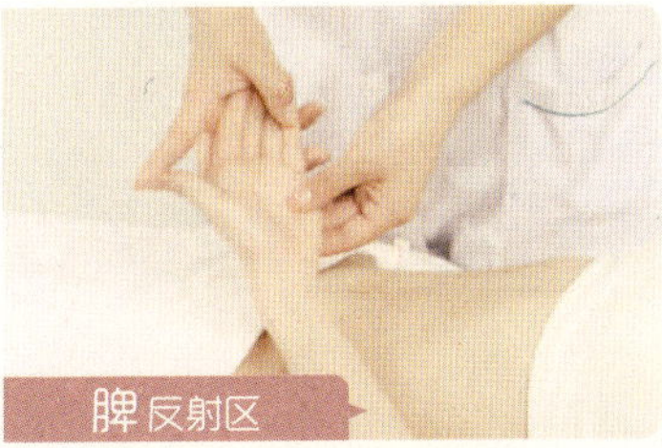

➜ **按摩方法：** 用指揉法按揉脾反射区1～2分钟，以出现酸胀感为宜。

耳部反射区

反射区诊断

用耳穴探棒或火柴棒探查压痛点，腰骶椎反射区压痛显著，提示可能有腰椎骨质增生。

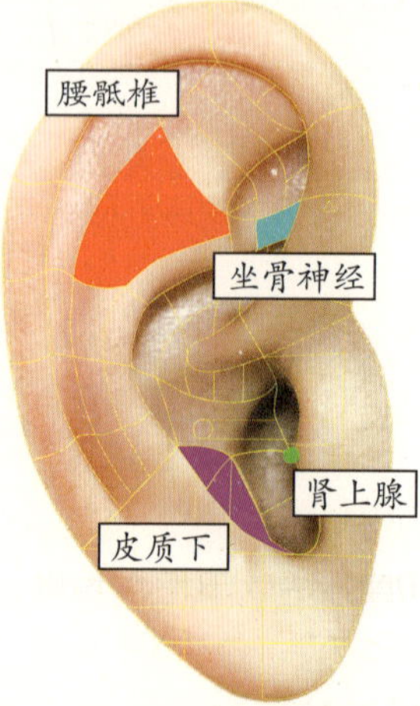

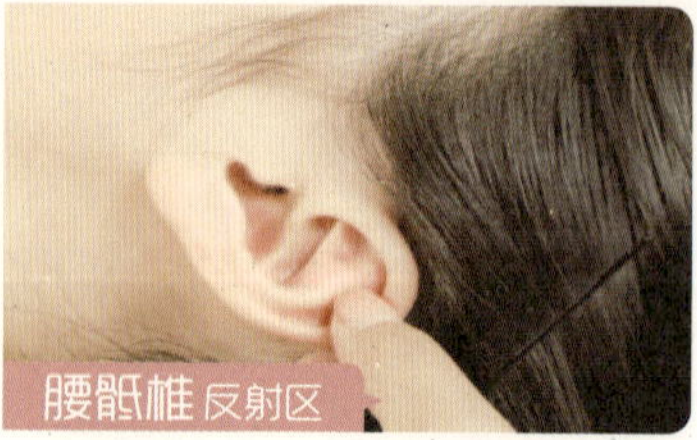

➜ **按摩方法**：用切按法切压腰骶椎反射区1～2分钟，以按摩部位有酸胀感为宜。

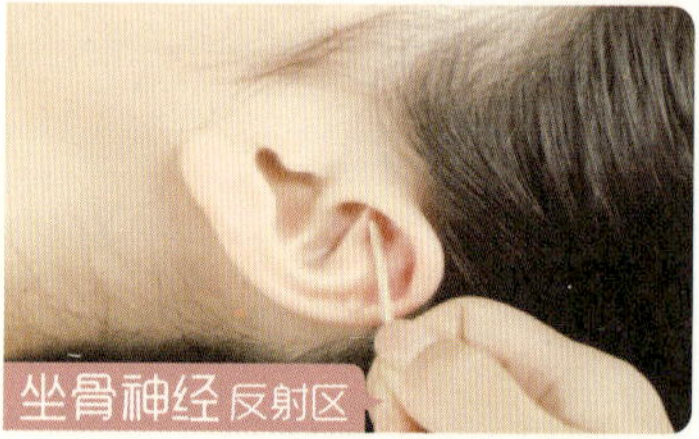

➜ **按摩方法**：用切按法切压坐骨神经反射区1～2分钟，以按摩部位发红为宜。

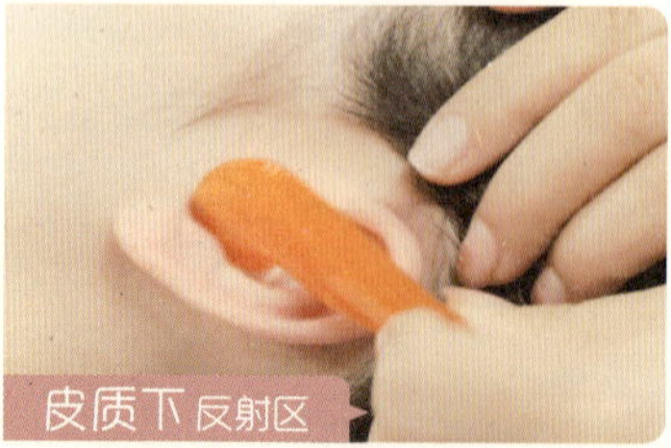

➜ **按摩方法**：用刮拭法刮拭皮质下反射区1～2分钟，以按摩部位发红或有酸胀感为宜。

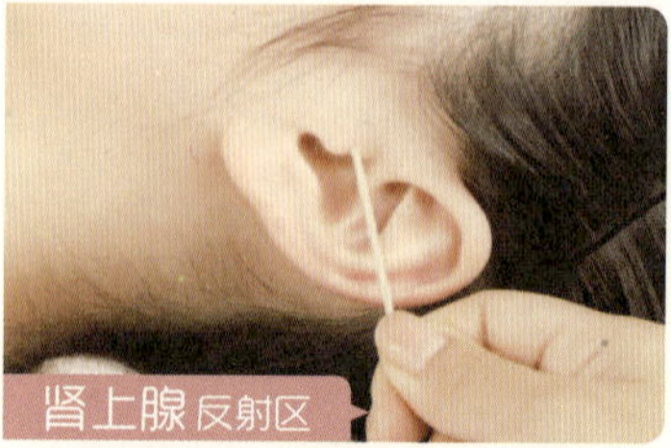

➜ **按摩方法**：用切按法切压肾上腺反射区1～2分钟，以按摩部位发红或有酸胀感为宜。

足部反射区

反射区诊断

按揉肾及腰椎等反射区，压痛显著，提示可能有腰椎骨质增生。

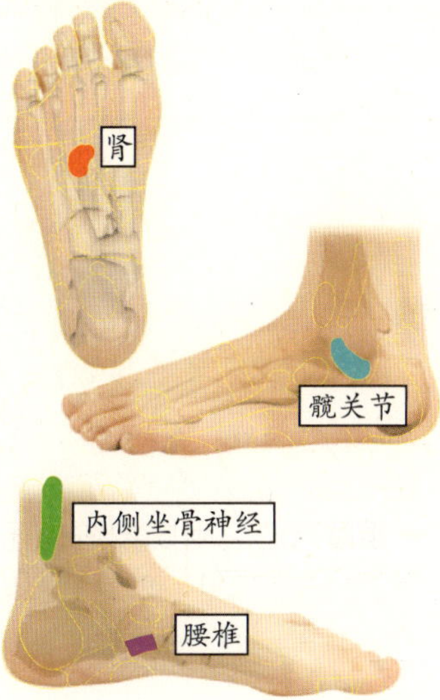

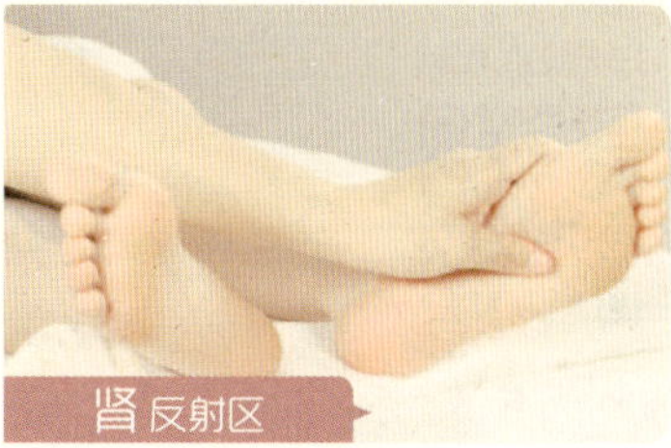

肾 反射区

→ **按摩方法**：用拇指指腹推压法推压肾反射区2～5分钟，以局部皮肤酸痛为宜。

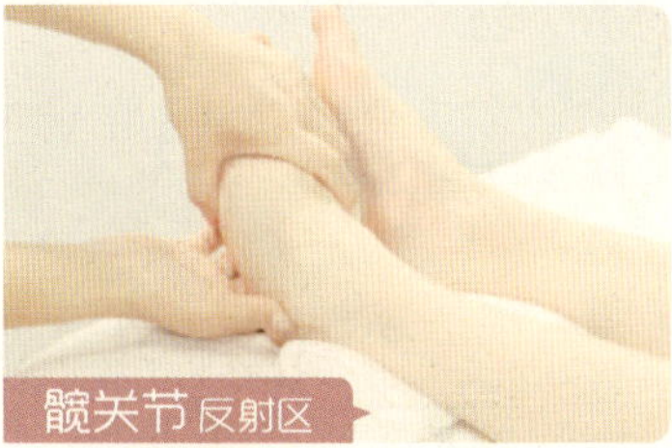

髋关节 反射区

→ **按摩方法**：用拇指指腹按压法按压髋关节反射区2～5分钟，以局部皮肤酸痛为宜。

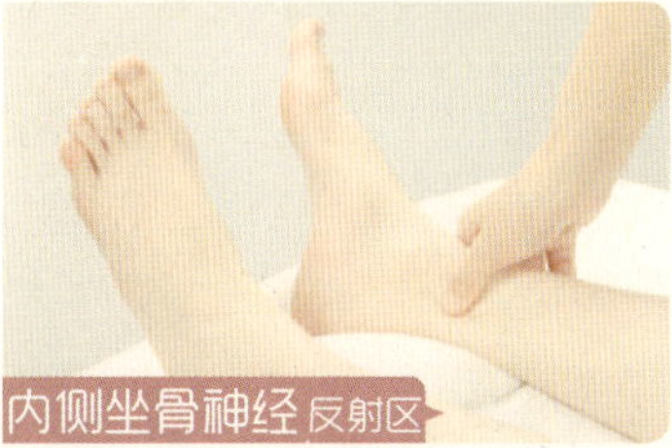

内侧坐骨神经 反射区

→ **按摩方法**：用拇指指腹按压法按压内侧坐骨神经反射区5分钟，以局部皮肤酸痛为宜。

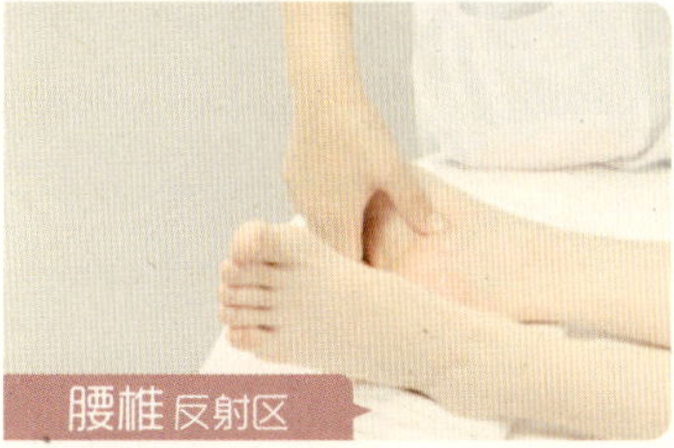

腰椎 反射区

→ **按摩方法**：用拇指指腹推压法推压腰椎反射区2～5分钟，以局部酸痛为宜。

扫一扫看视频

急性腰扭伤

急性损伤痛持续

急性腰扭伤是由于腰部的肌肉、筋膜、韧带等部分软组织突然受到外力的作用过度牵拉所引起的急性损伤，主要原因有肢体姿势不正确、动作不协调、用力过猛、活动时无准备、活动范围大等。临床表现有：伤后立即出现剧烈疼痛，腰部无力，疼痛为持续性的，严重者可造成关节突骨折和隐性脊椎裂等疾病。

手部反射区

反射区诊断

腰椎反射区暗青伴压痛显著，提示有急性腰扭伤。

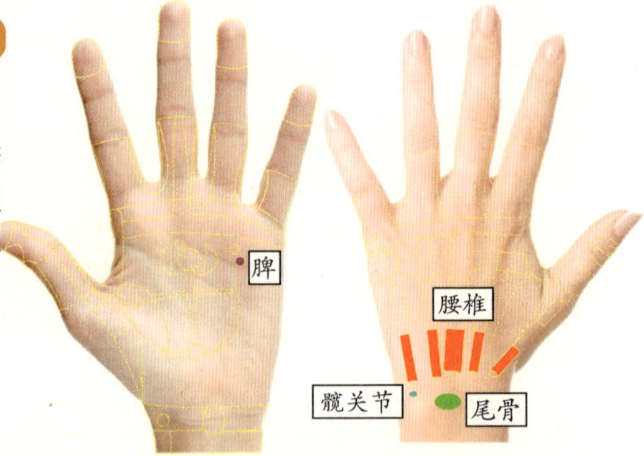

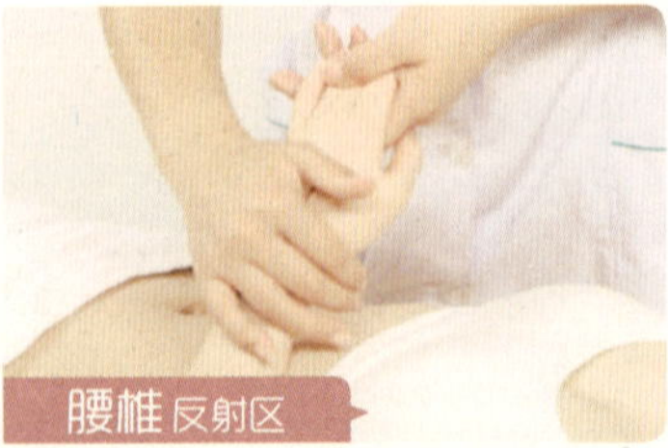

腰椎反射区

→ **按摩方法**：用擦法推擦腰椎反射区1～2分钟，以局部酸痛为宜。

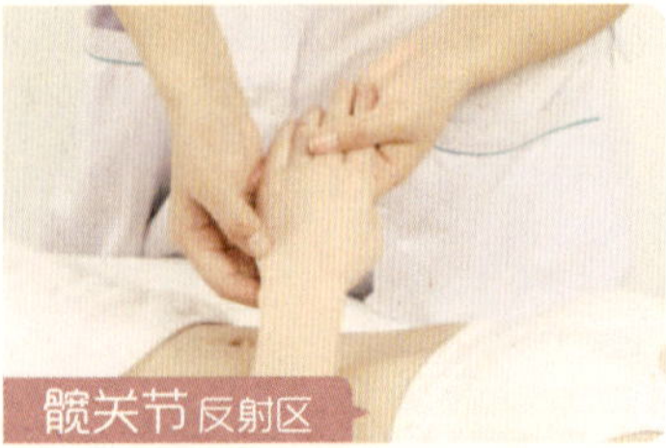

髋关节反射区

→ **按摩方法**：用掐法掐按髋关节反射区1～2分钟，以局部酸痛为宜。

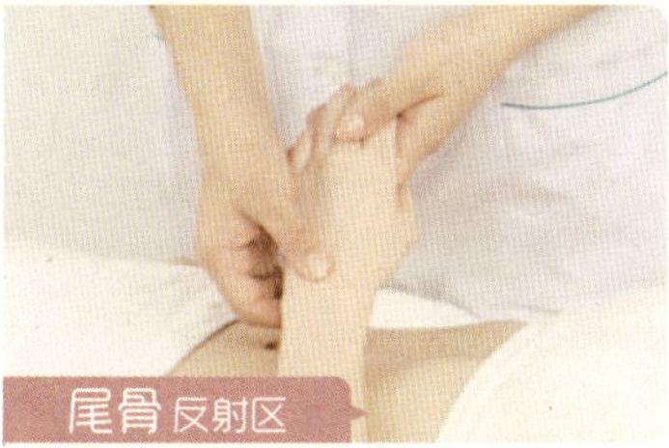

→ 按摩方法：用指按法按压尾骨反射区1～2分钟，以局部酸痛为宜。

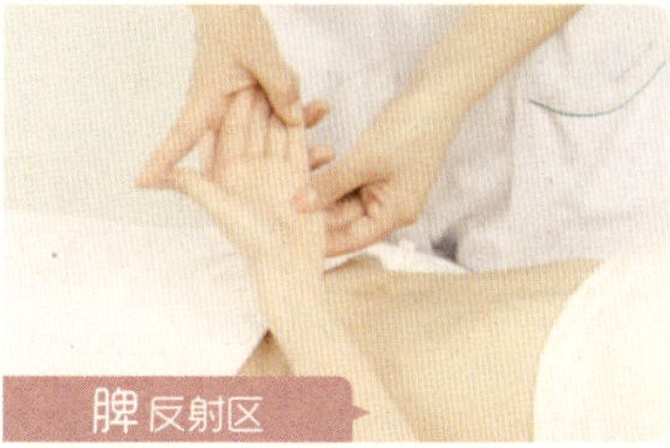

→ 按摩方法：用指揉法按揉脾反射区1～2分钟，以出现酸胀感为宜。

耳部反射区

反射区诊断

腰骶椎反射区暗青色，提示腰扭伤。

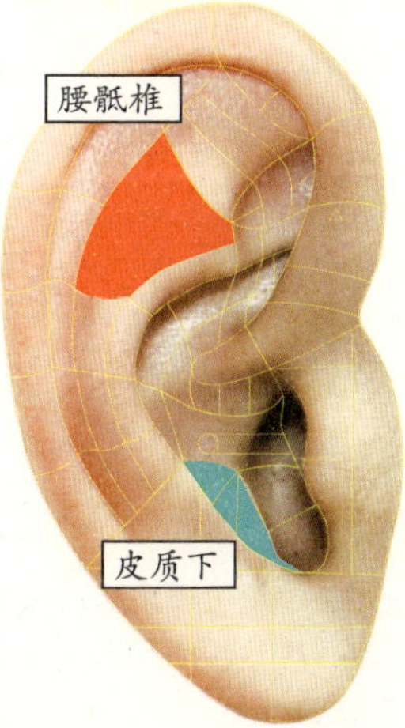

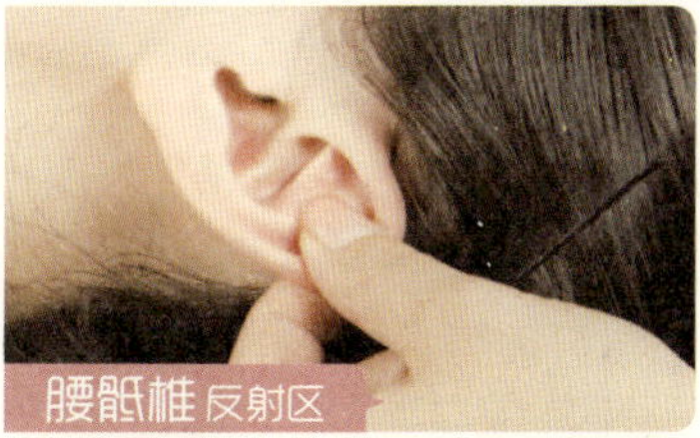

→ 按摩方法：用捏揉法揉动腰骶椎反射区1～2分钟，以按摩部位有酸胀感为宜。

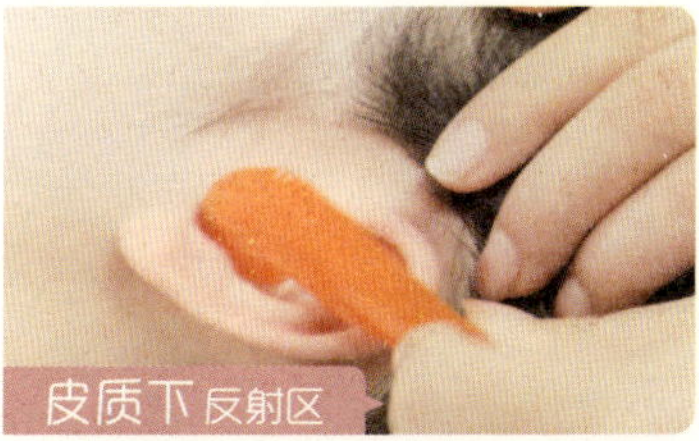

→ 按摩方法：用刮拭法刮拭皮质下反射区1～2分钟，以按摩部位发红或有酸胀感为宜。

足部反射区

反射区诊断

腰椎及髋关节反射区压痛显著，提示急性腰扭伤。

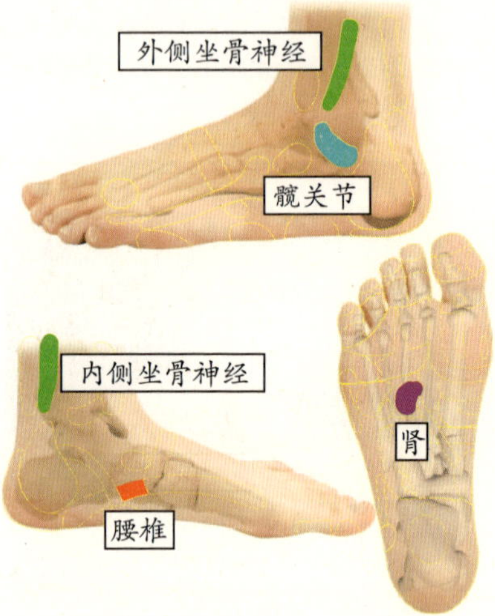

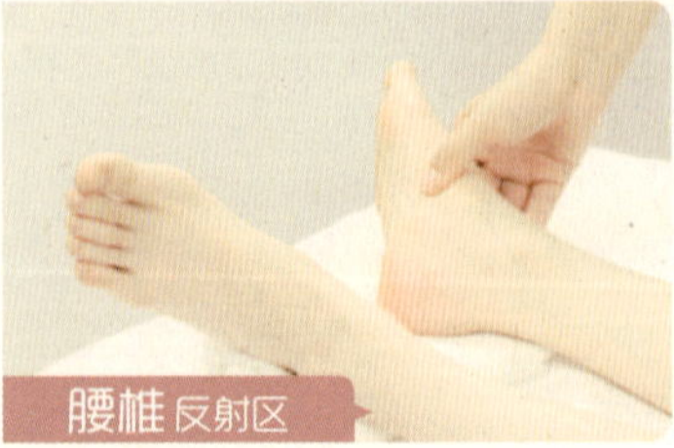

腰椎 反射区

→ **按摩方法**：用拇指指腹按压法按压腰椎反射区2～5分钟，以局部酸痛为宜。

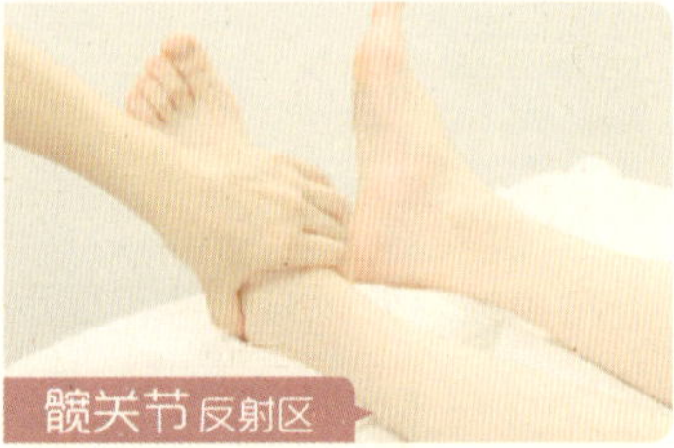

髋关节 反射区

→ **按摩方法**：用拇指指腹推压法推压髋关节反射区2～5分钟，以局部酸痛为宜。

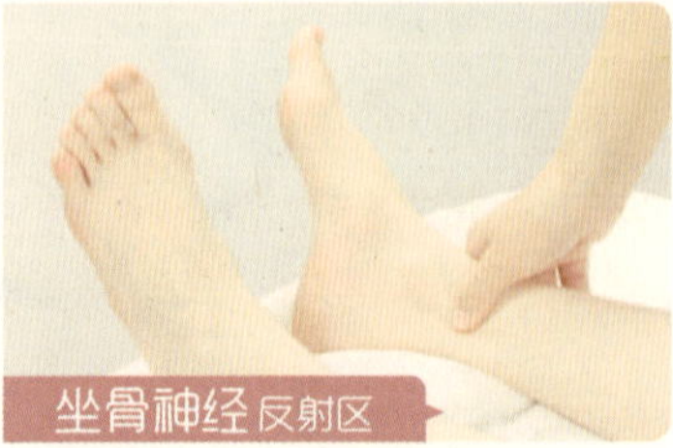

坐骨神经 反射区

→ **按摩方法**：用拇指指腹按压法按压坐骨神经反射区2～5分钟，以局部酸痛为宜。

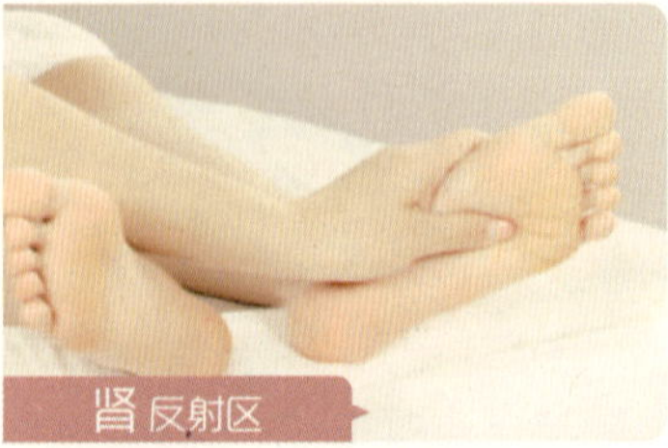

肾 反射区

→ **按摩方法**：用拇指指腹按压法按压肾反射区2～5分钟，以局部酸痛为宜。

膝关节痛

关节疼痛多酸胀

扫一扫看视频

膝关节痛是指由各种原因引起的膝关节部位疼痛的一种疾病。膝关节发生病变、受寒冷刺激、运动不当造成扭伤、走路习惯不良等，都会引起膝关节疼痛。患者膝关节一般会出现钝痛，并伴有沉重感、酸胀感、瘀滞感、活动不适等，疼痛可能还会累及到腘窝、小腿以及踝关节等部位。

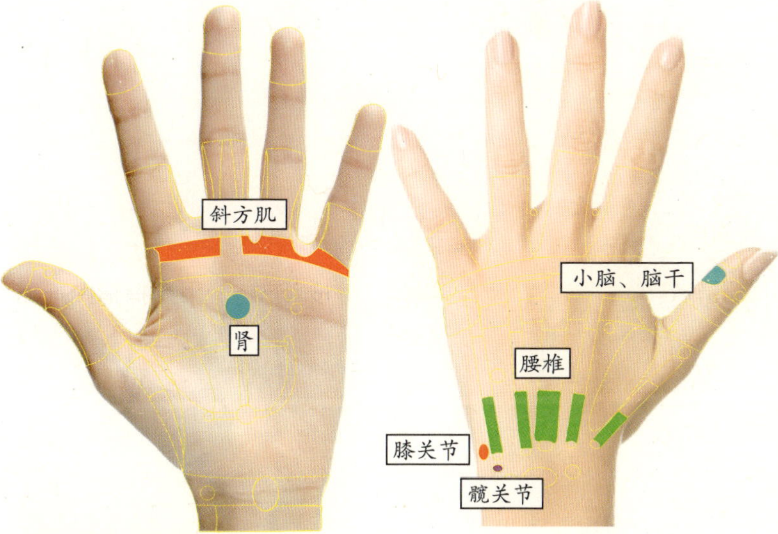

手部反射区

反射区诊断

膝关节反射区暗青伴压痛显著，提示膝关节有问题。

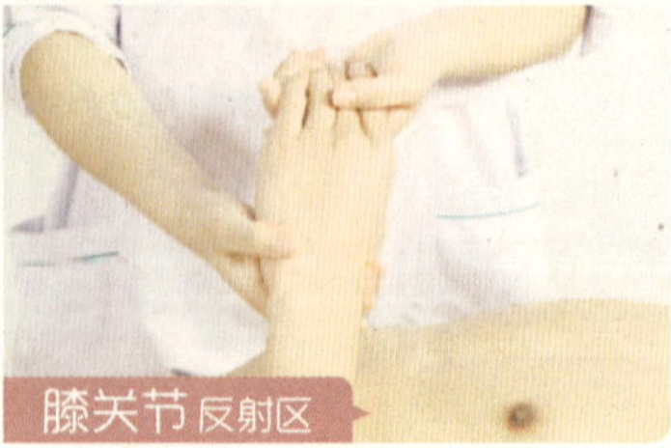

➜ **按摩方法：** 用指按法按压膝关节反射区1～2分钟，以局部酸痛为宜。

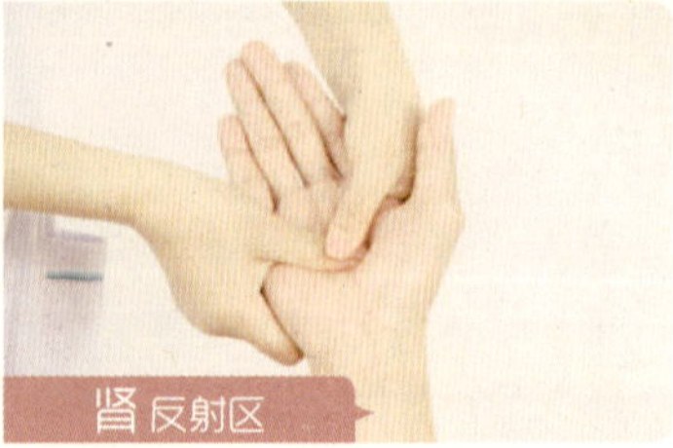

➜ **按摩方法：** 用指按法按压肾反射区1～2分钟，以局部酸痛为宜。

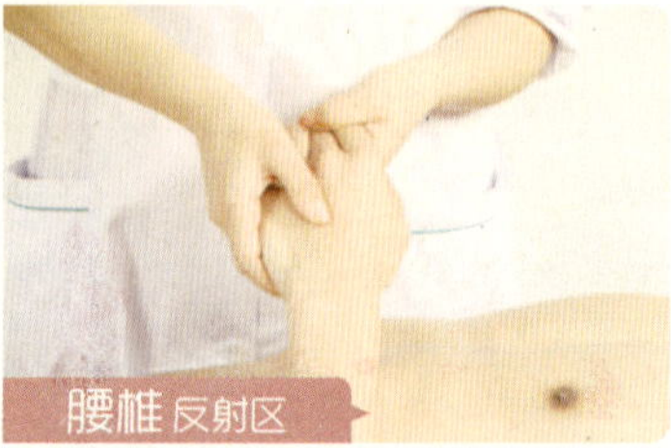

➜ **按摩方法：** 用指按法按压腰椎反射区1～2分钟，以局部酸痛为宜。

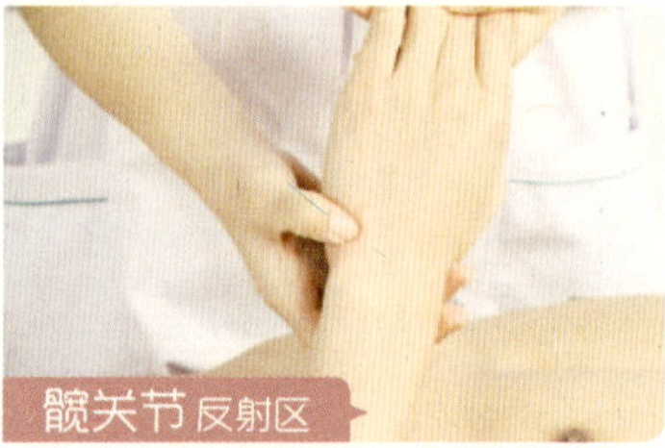

➜ **按摩方法：** 用掐法掐按髋关节反射区1～2分钟，以局部酸痛为宜。

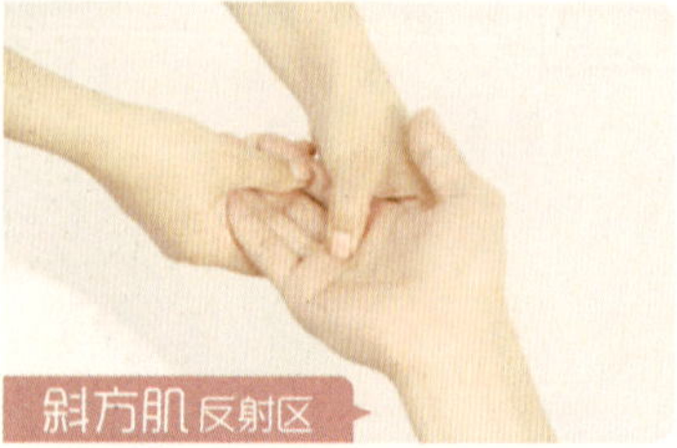

➜ **按摩方法：** 用指按法按压斜方肌反射区1～2分钟，以局部酸痛为宜。

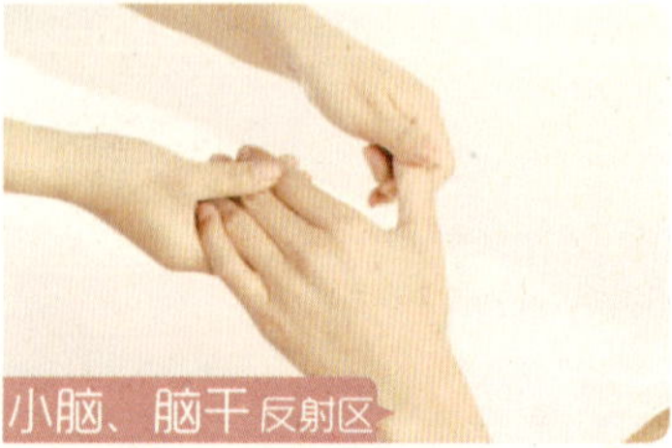

➜ **按摩方法：** 用指揉法揉按小脑、脑干反射区1～2分钟，以局部酸痛为宜。

耳部反射区

反射区诊断

用耳穴探棒或火柴棒探查压痛点，膝反射区压痛显著，提示膝关节痛。

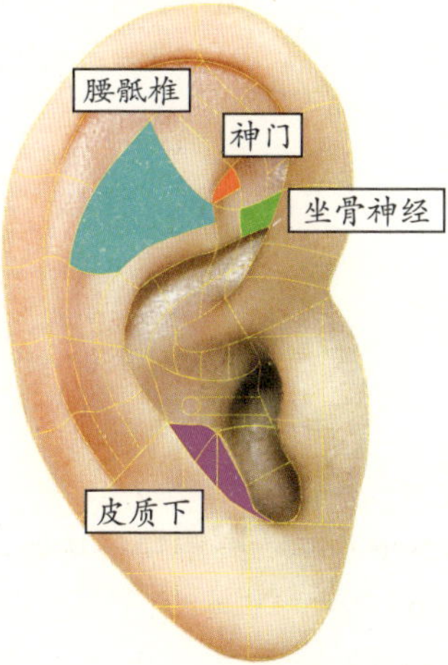

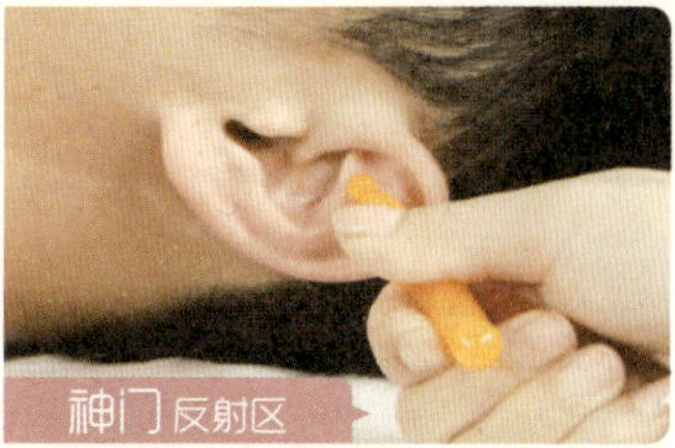

→ **按摩方法**：用搓摩法搓摩神门反射区1～2分钟，以按摩部位发红为宜。

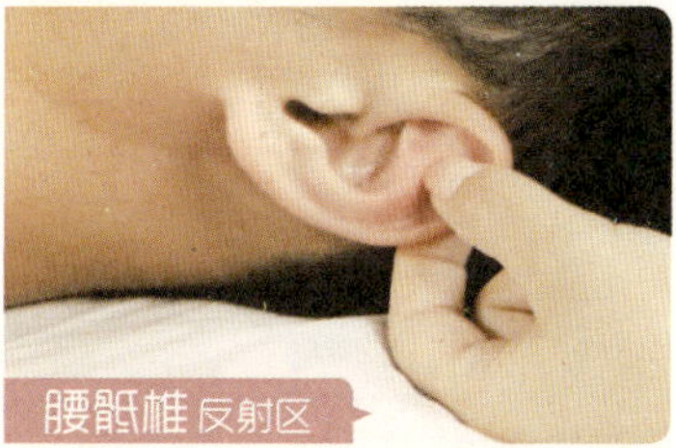

→ **按摩方法**：用切按法切压腰骶椎反射区1～2分钟，以按摩部位有酸胀感为宜。

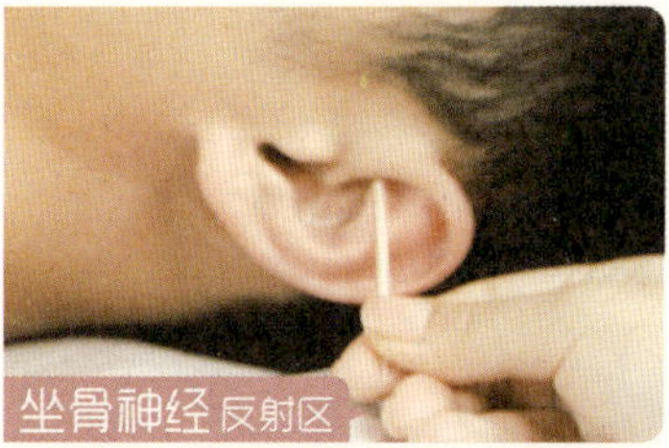

→ **按摩方法**：用切按法切压坐骨神经反射区1～2分钟，以按摩部位发红或有酸胀感为宜。

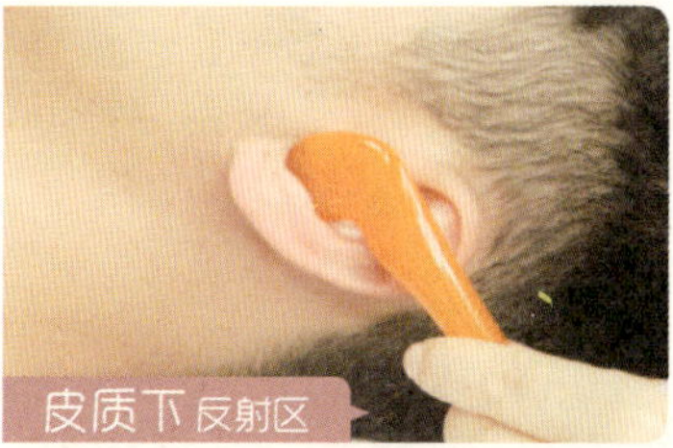

→ **按摩方法**：用刮拭法刮拭皮质下反射区1～2分钟，以按摩部位发红为宜。

足部反射区

反射区诊断

膝关节反射区和髋关节反射区有压痛感，提示膝关节有病痛。

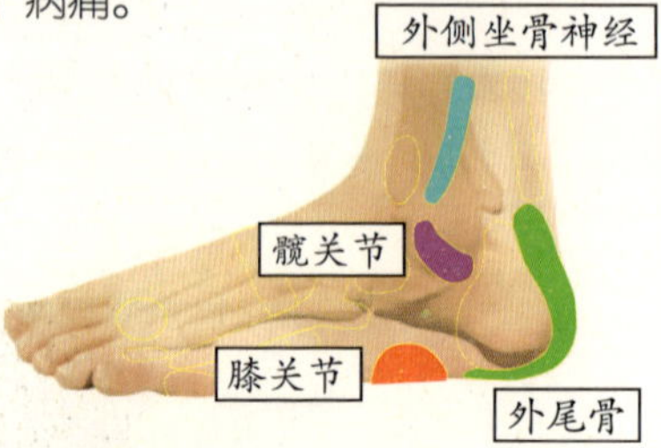

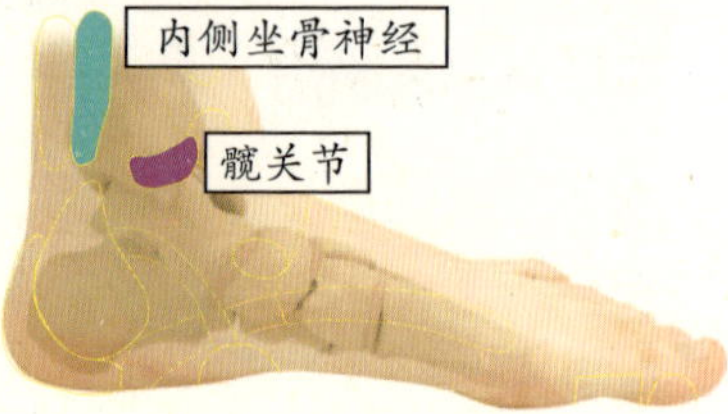

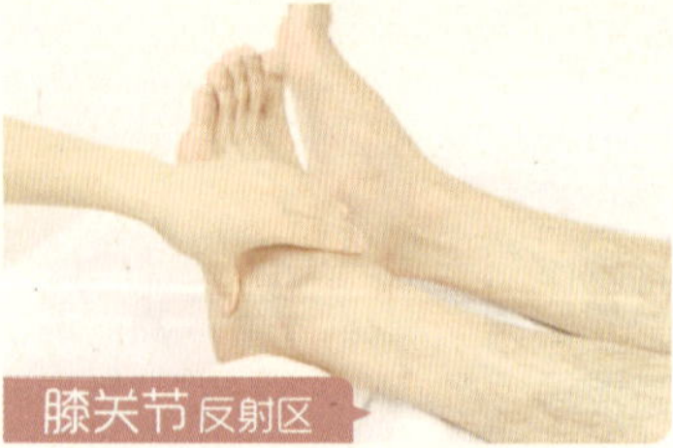
膝关节 反射区

→ **按摩方法**：用拇指指腹按压法按压膝关节反射区2～5分钟，以局部酸痛为宜。

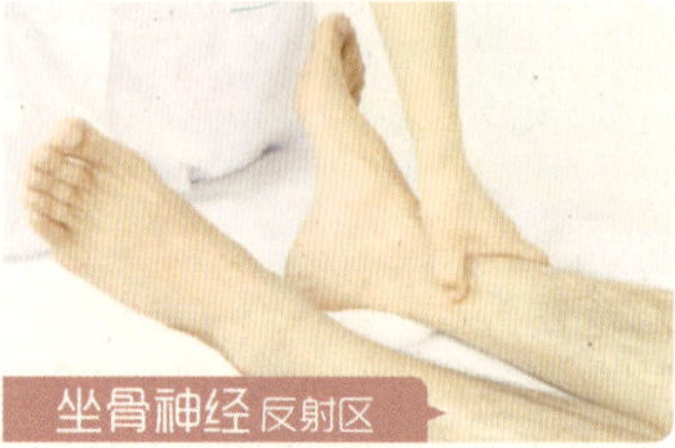
坐骨神经 反射区

→ **按摩方法**：用拇指指腹按压法按压坐骨神经反射区2～5分钟，以局部酸痛为宜。

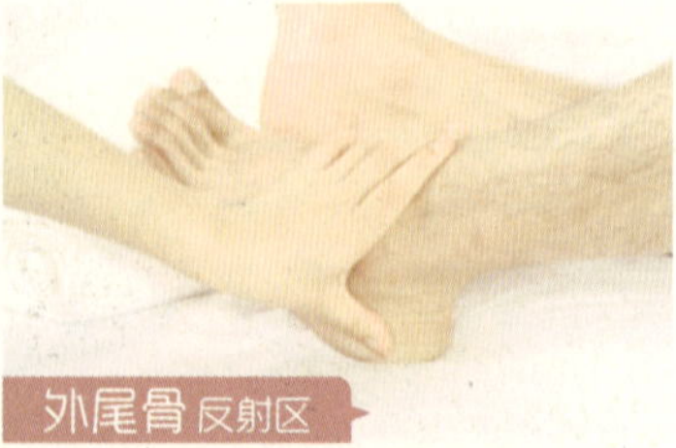
外尾骨 反射区

→ **按摩方法**：用拇指指腹按压法按压外尾骨反射区2～5分钟，以局部酸痛为宜。

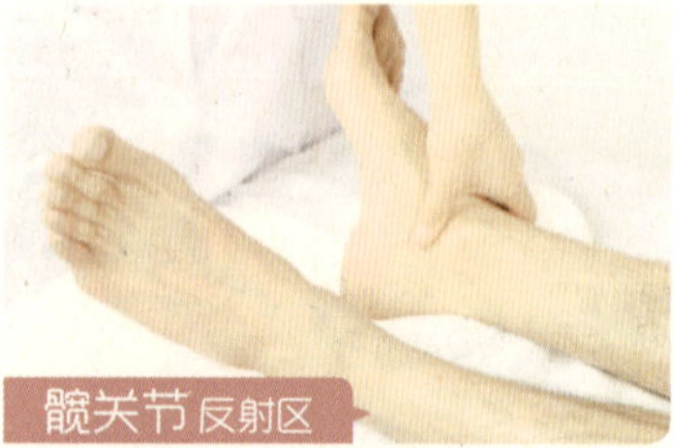
髋关节 反射区

→ **按摩方法**：用拇指指腹推压法推压髋关节反射区2～5分钟，以局部酸痛为宜。

第6章

按摩手耳足
祛除男科妇科隐疾

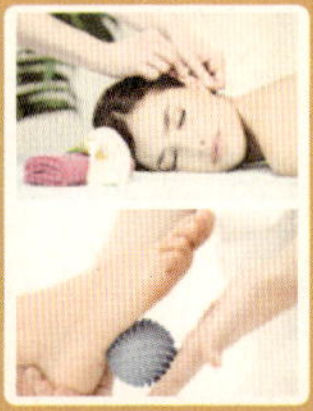

《黄帝内经》认为：有诸形于内，必形于外。也就是说，身体内部的不健康，会从外表显现出来。所以说颜面反应了一个人全身的健康状况。不论男性还是女性，若身患隐疾，就会表现在颜面上，如气色无华、晦暗、脸上长斑等，有的还会有精神萎靡、面容疲惫、脾气暴躁、失眠、精神紧张等。本章将图文分解，详细介绍常见的男科妇科疾病的手耳足按摩疗法。

扫一扫看视频

遗精

精神萎靡腰膝软

遗精是指无性交而精液自行外泄的一种男性疾病。睡眠时精液外泄者为梦遗，清醒时精液外泄者为滑精，无论是梦遗还是滑精都统称为遗精。一般成年男性遗精一周不超过1次属正常的生理现象；如果一周数次或一日数次，并伴有精神萎靡、腰酸腿软、心慌气喘，则属于病理性遗精。

手部反射区

反射区诊断

大、小鱼际间平坦，提示可能有遗精。

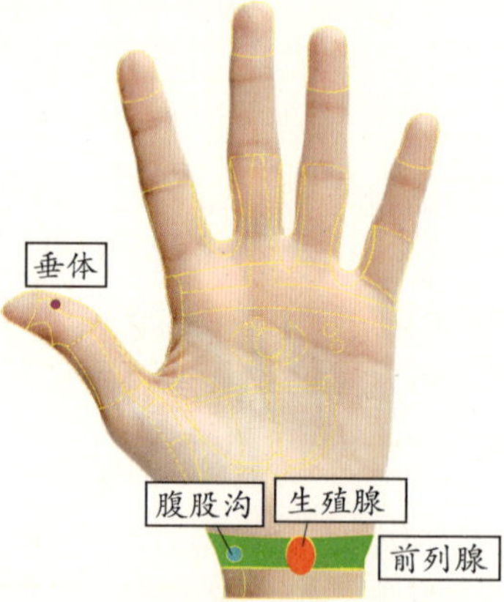

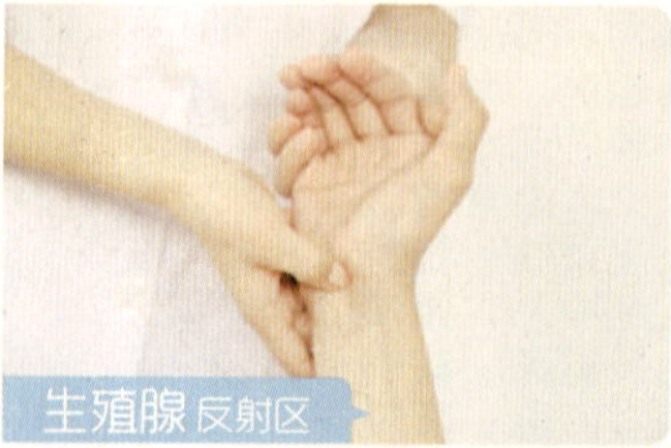

→ **按摩方法**：用掐法掐按生殖腺反射区1～2分钟，以局部酸痛为宜。

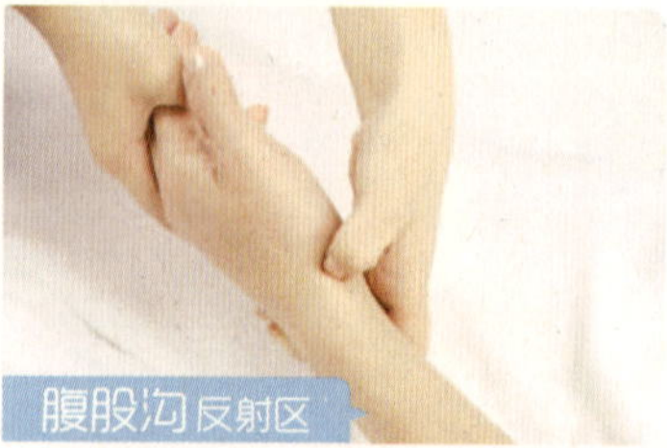

→ **按摩方法**：用掐法掐按腹股沟反射区1～2分钟，以局部酸痛为宜。

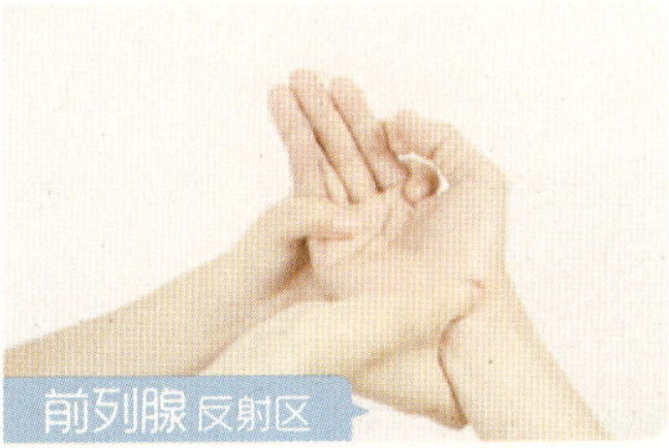

➜ 按摩方法：用掐法掐按前列腺反射区1～2分钟，以局部酸痛为宜。

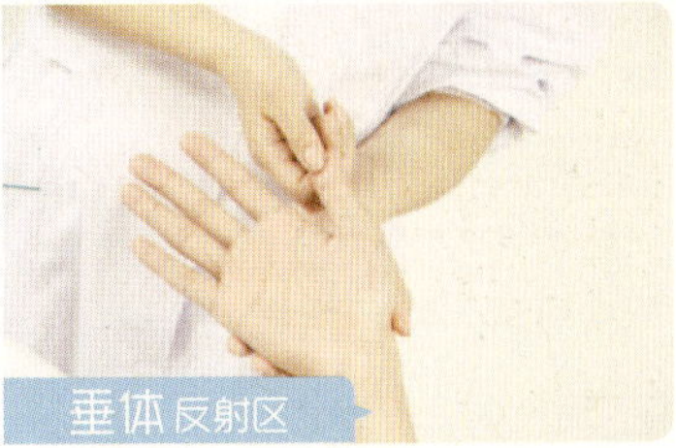

➜ 按摩方法：用指揉法揉按垂体反射区1～2分钟，以局部酸痛为宜。

耳部反射区

反射区诊断

用耳穴探棒或火柴棒探查压痛点，内生殖器反射区压痛显著，提示可能有遗精。

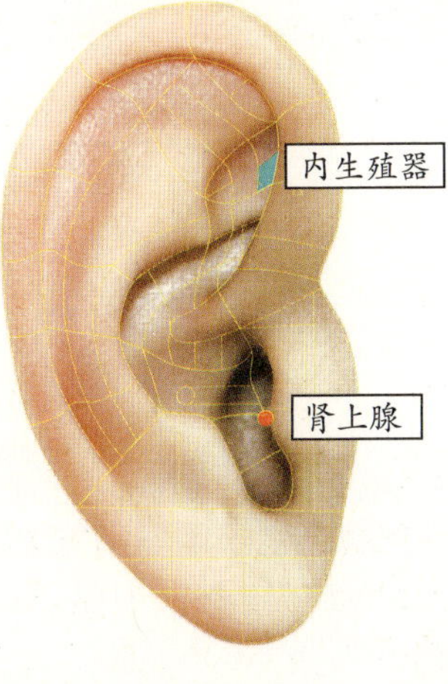

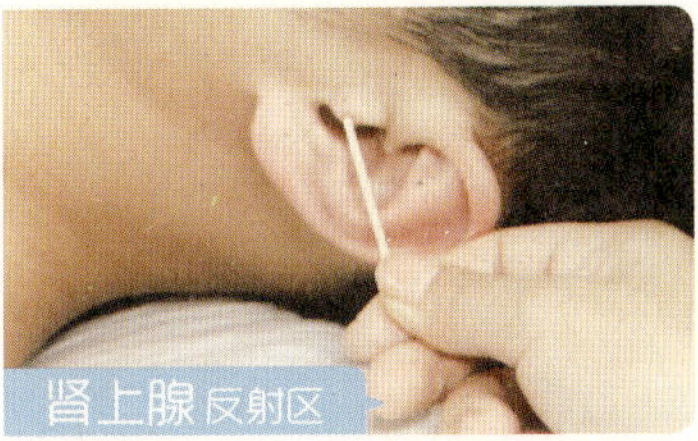

➜ 按摩方法：用切按法切压肾上腺反射区1～2分钟，以按摩部位发红或有酸胀感为宜。

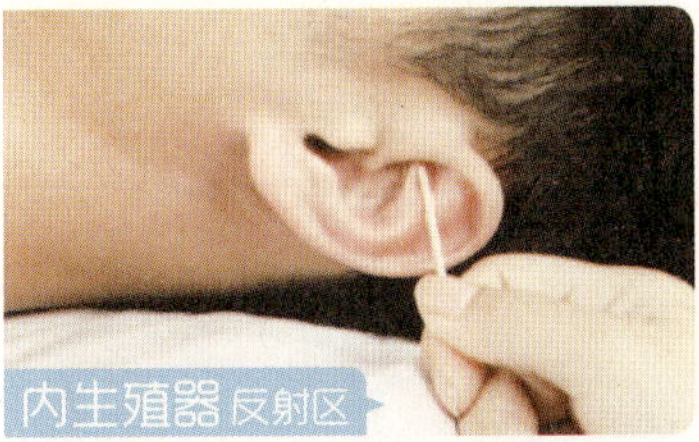

➜ 按摩方法：用搓摩法搓摩内生殖器反射区1～2分钟，以按摩部位发红或有酸胀感为宜。

足部反射区

反射区诊断

推按前列腺及肾反射区，酸痛感显著，提示可能有遗精。

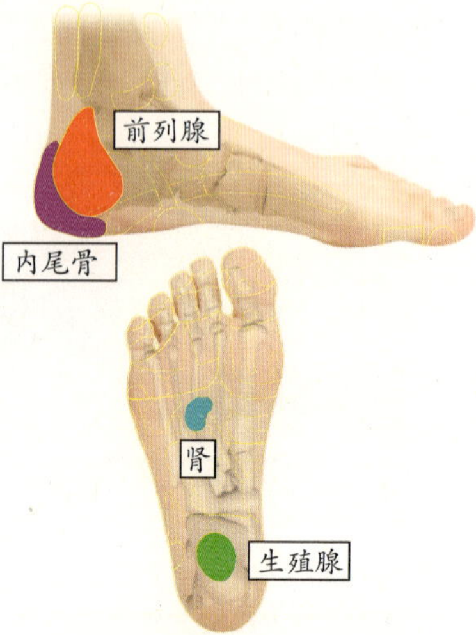

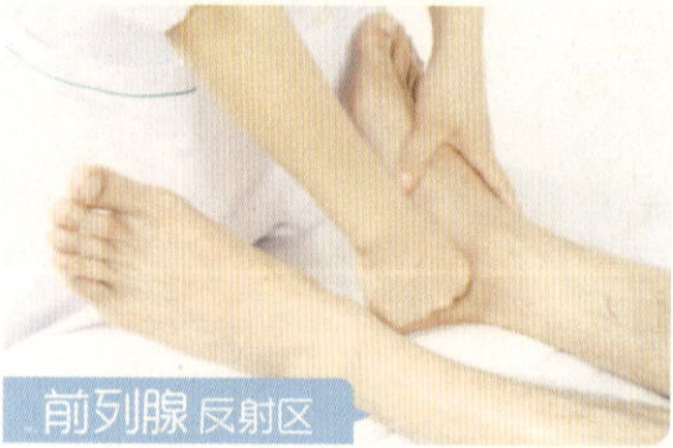

→ 按摩方法： 用单食指叩拳法顶压前列腺反射区2～5分钟，以局部酸痛为宜。

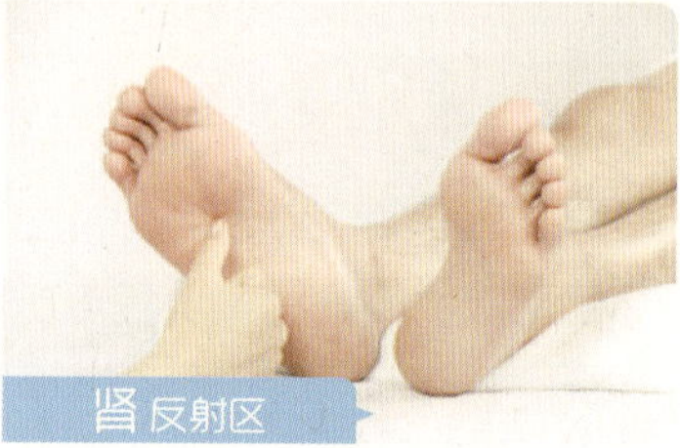

→ 按摩方法： 用掐法掐按肾反射区2～5分钟，以局部皮肤酸痛为宜。

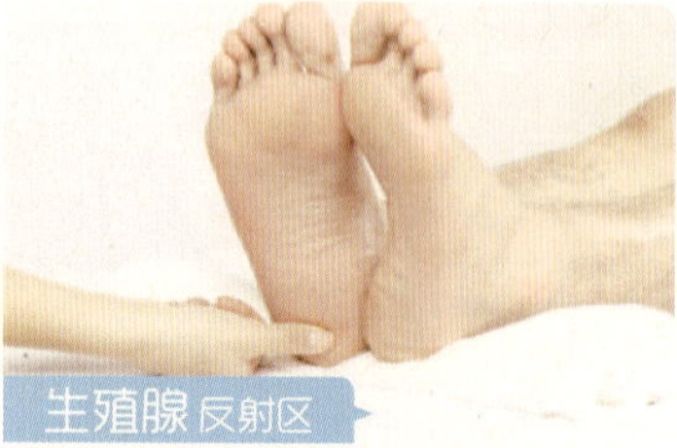

→ 按摩方法： 用拇指指腹按压法按压生殖腺反射区2～5分钟，以局部酸痛为宜。

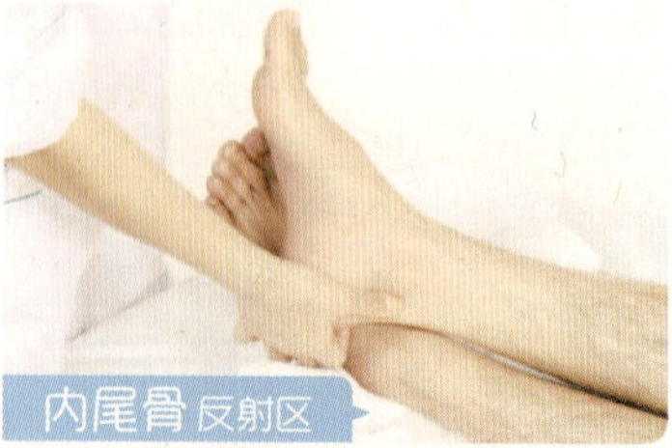

→ 按摩方法： 用拇指指腹按压法按压内尾骨反射区2～5分钟，以局部酸痛为宜。

早泄

肾气不固肾精虚

扫一扫看视频

早泄是指性交时间极短，或阴茎插入阴道就射精，随后阴茎即疲软，不能正常进行性交的一种病症，是一种最常见的男性性功能障碍。中医认为本病多由于房劳过度或频繁手淫，导致肾精亏耗，肾阴不足，相火偏亢，或体虚羸弱，虚损遗精日久，肾气不固，导致肾阴阳俱虚所致。

手部反射区

反射区诊断

生殖腺反射区色白或潮红，提示可能患有早泄。

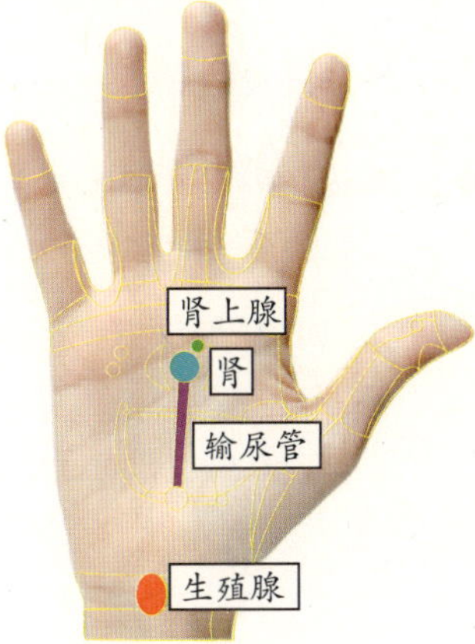

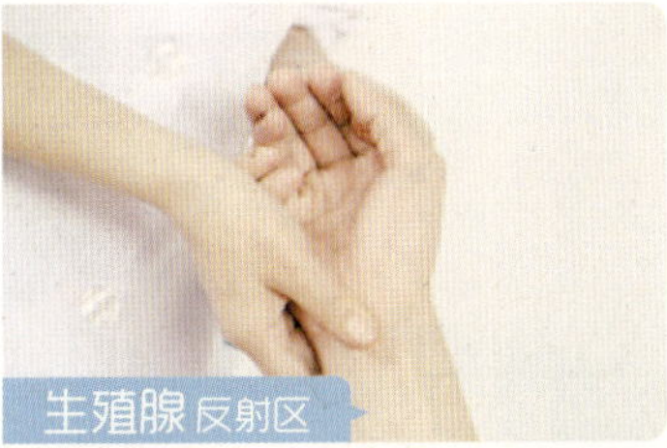

→ **按摩方法：** 用指揉法按揉生殖腺反射区1～2分钟，以局部酸痛为宜。

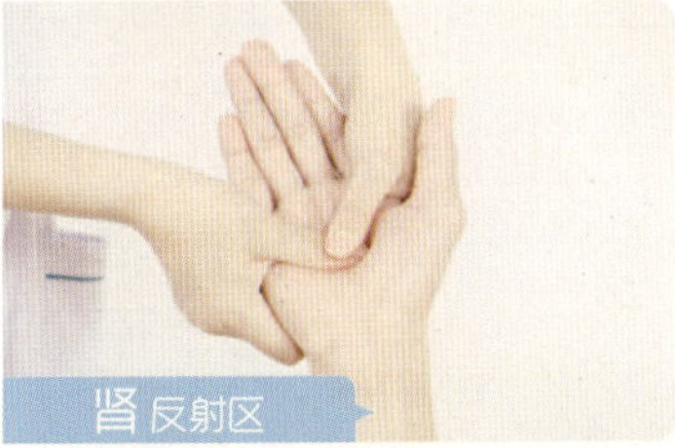

→ **按摩方法：** 用指按法按压肾反射区1～2分钟，以局部酸痛为宜。

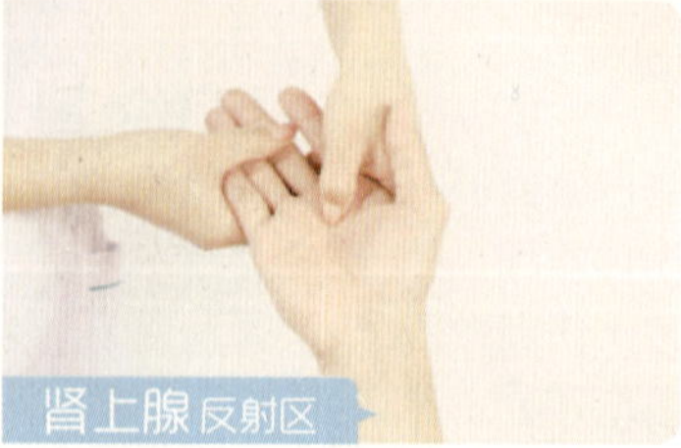

→ **按摩方法**：用掐法掐按肾上腺反射区1～2分钟，以局部酸痛为宜。

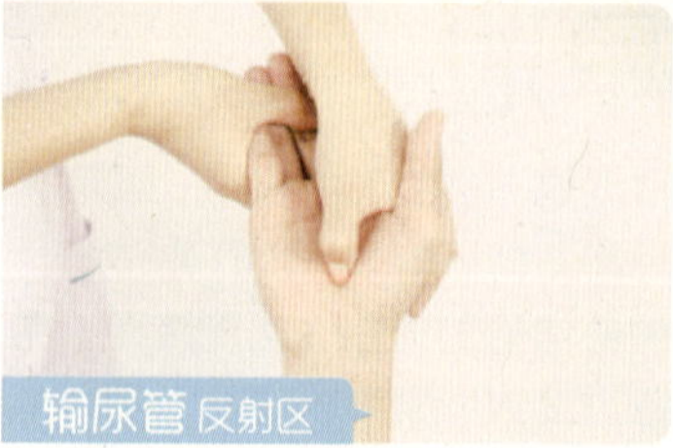

→ **按摩方法**：用掐法掐按输尿管反射区1～2分钟，以局部酸痛为宜。

耳部反射区

反射区诊断

用耳穴探棒或火柴棒探查压痛点，内分泌及肾反射区压痛显著，提示有早泄。

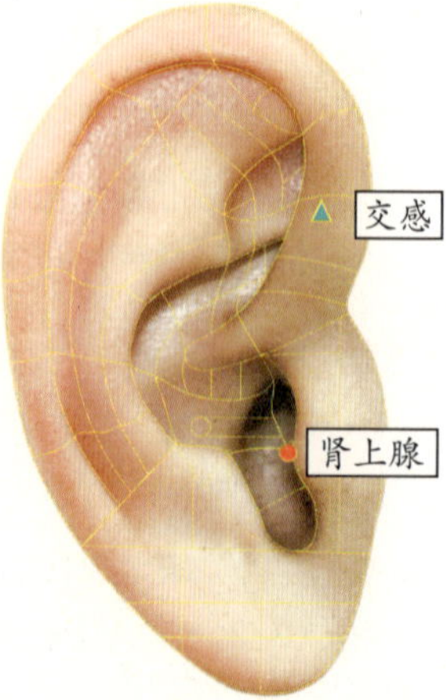

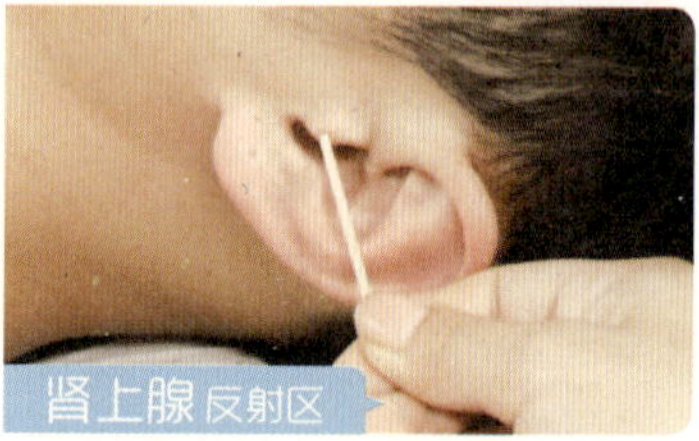

→ **按摩方法**：用切按法切压肾上腺反射区1～2分钟，以按摩部位发红或有酸胀感为宜。

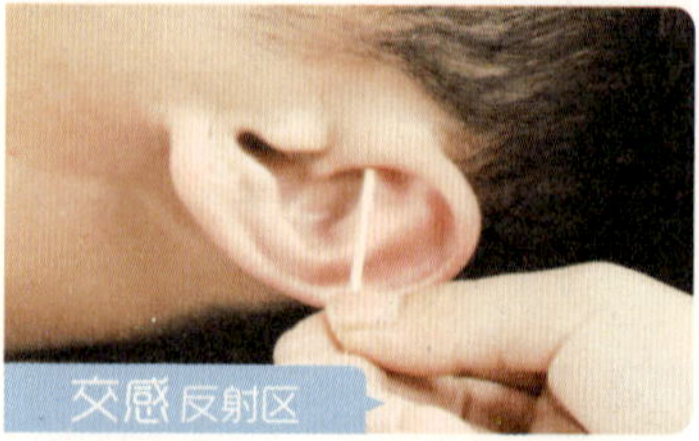

→ **按摩方法**：用切按法切压交感反射区1～2分钟，以按摩部位发红或有酸胀感为宜。

足部反射区

反射区诊断

推按生殖腺及肾反射区，酸痛感显著，提示可能有早泄。

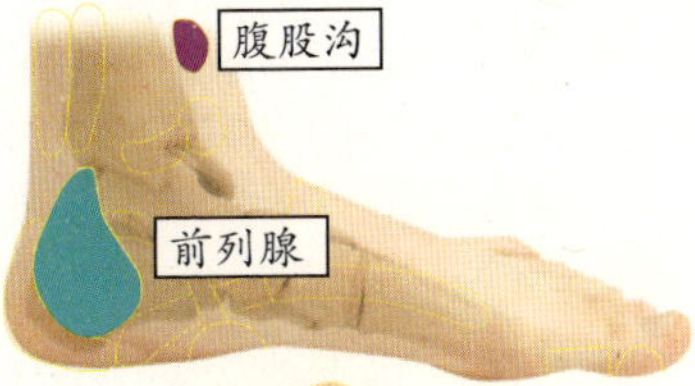

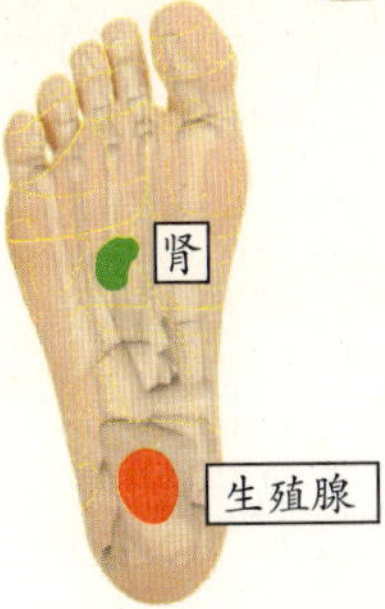

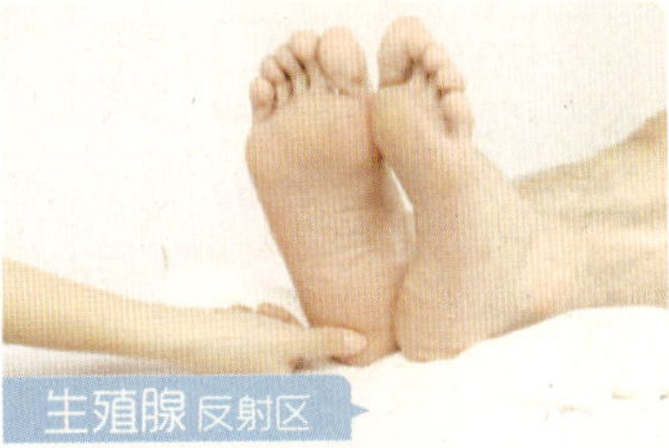

→ **按摩方法**：用拇指指腹按压法按压生殖腺反射区2～5分钟，以局部酸痛为宜。

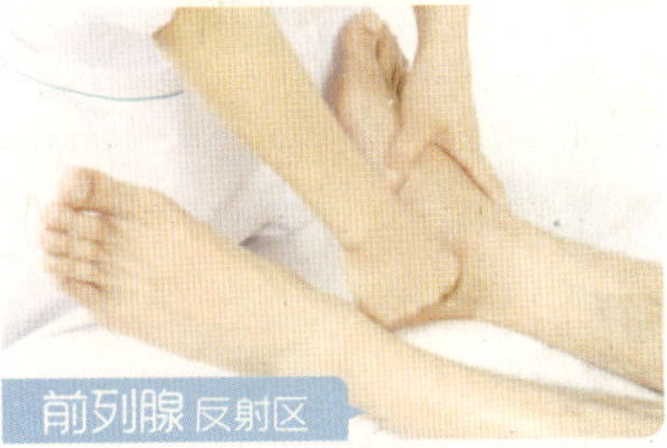

→ **按摩方法**：用单食指叩拳法顶压前列腺反射区2～5分钟，以局部酸痛为宜。

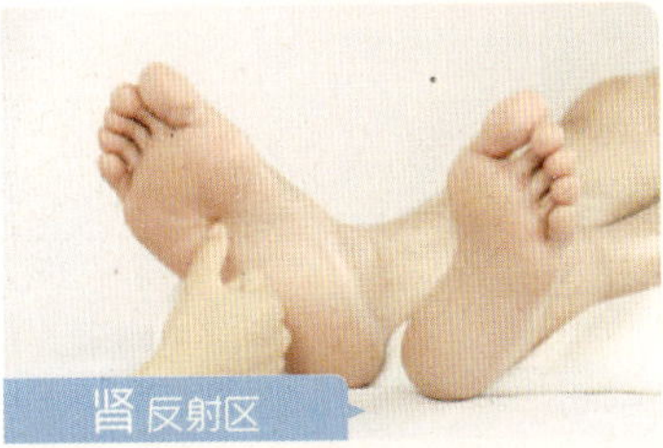

→ **按摩方法**：用掐法掐按肾反射区2～5分钟，以局部皮肤酸痛为宜。

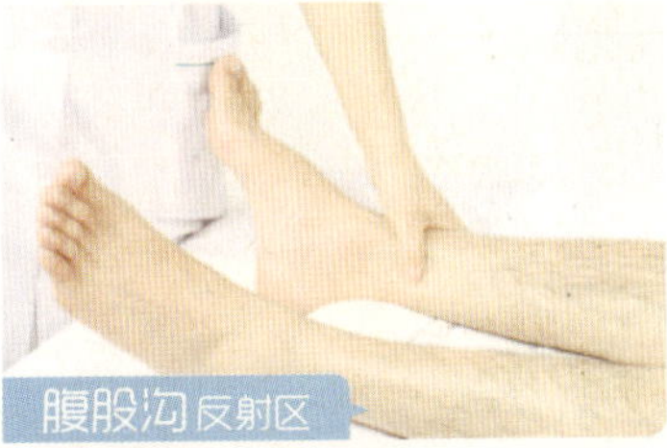

→ **按摩方法**：用拇指指腹按压法按压腹股沟反射区2～5分钟，以局部酸痛为宜。

扫一扫看视频

阳痿

肾阳亏虚勃起难

阳痿即勃起功能障碍，是指在有性欲要求时，阴茎勃起硬度不足以插入阴道，或阴茎勃起硬度维持时间不足以完成满意性生活的病症。男性勃起是一个复杂的过程，与大脑、激素、情感、神经、肌肉和血管等都有关联。前面一个或多个原因都有可能导致男性勃起功能障碍。

手部反射区

反射区诊断

小鱼际暗青，大小鱼际间平坦，提示可能有阳痿。

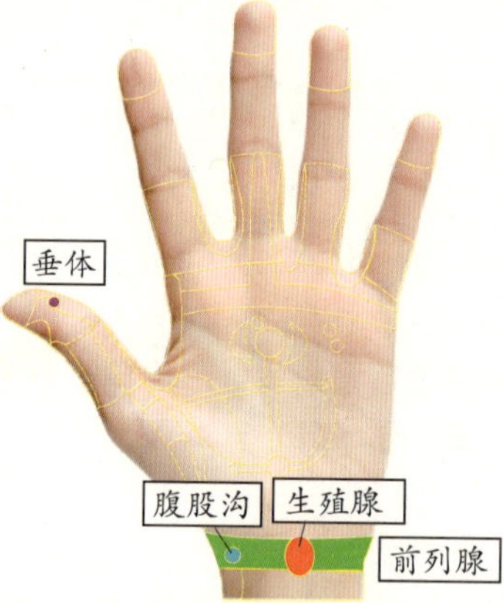

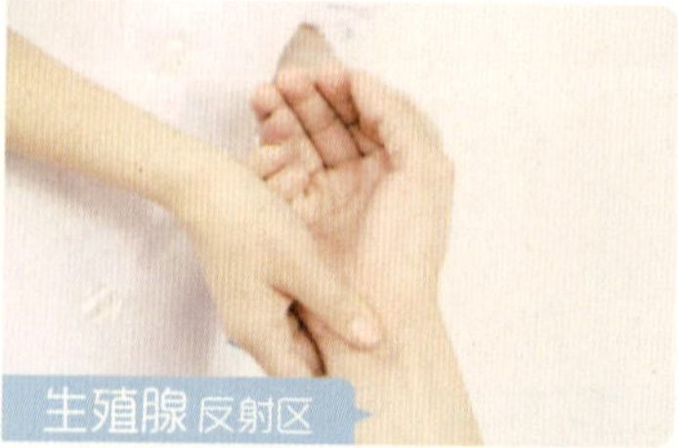
生殖腺 反射区

→ **按摩方法**：用指揉法按揉生殖腺反射区1～2分钟，以局部酸痛为宜。

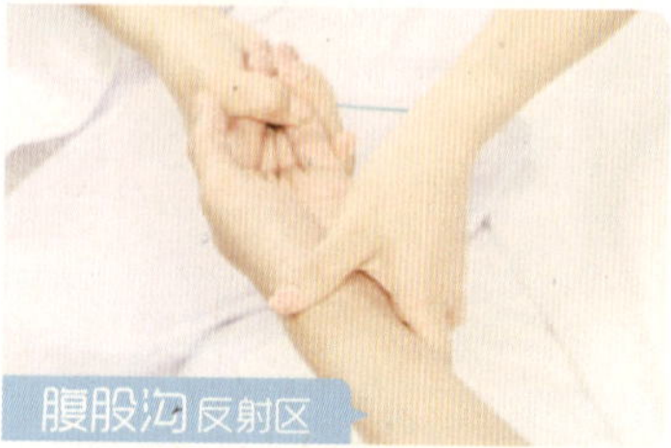
腹股沟 反射区

→ **按摩方法**：用指揉法按揉腹股沟反射区1～2分钟，以局部酸痛为宜。

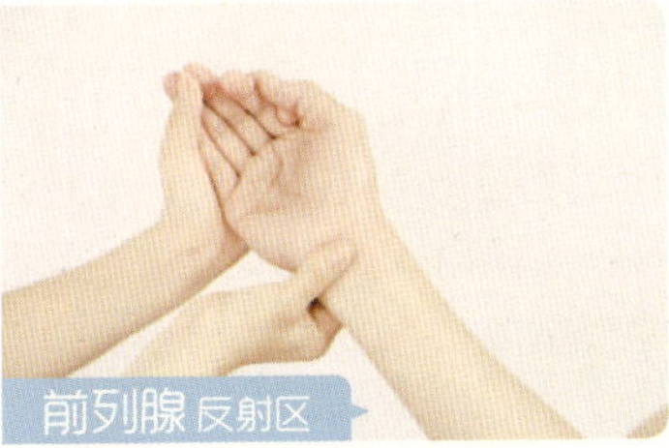

→ **按摩方法**：用指按法按压前列腺反射区1～2分钟，以局部酸痛为宜。

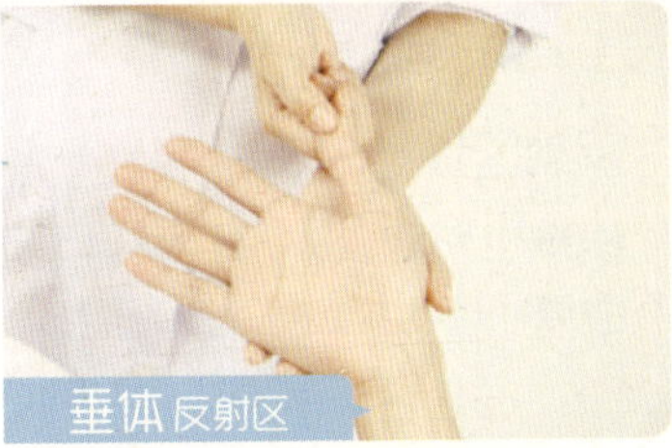

→ **按摩方法**：用揪法揪垂体反射区1～2分钟，以局部皮肤酸痛为宜。

耳部反射区

反射区诊断

用耳穴探棒或火柴棒探查压痛点，内生殖器及肾反射区压痛显著，提示有阳痿。

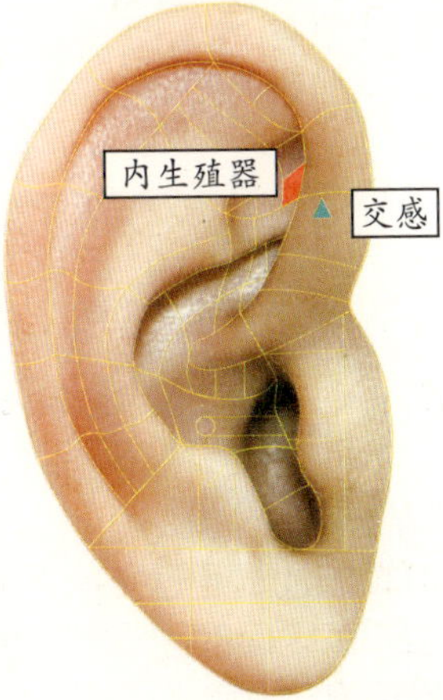

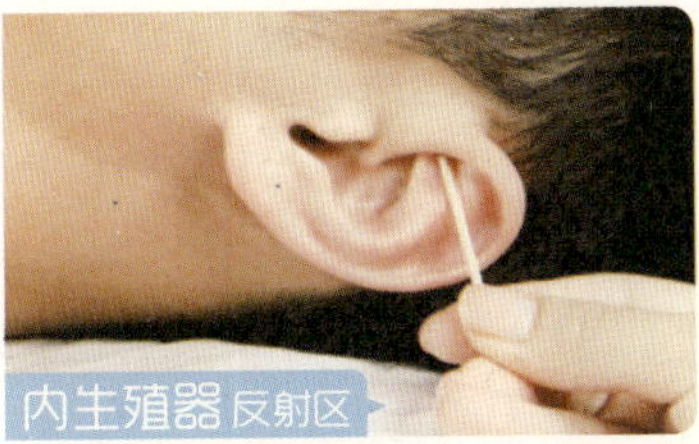

→ **按摩方法**：用切按法切压内生殖器反射区1～2分钟，以按摩部位发红或有酸胀感为宜。

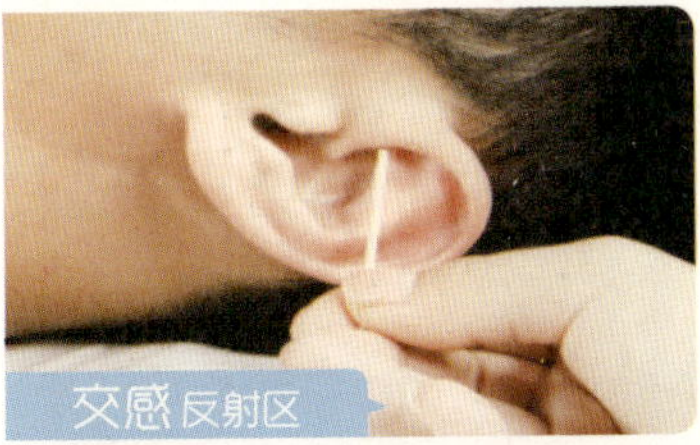

→ **按摩方法**：用切按法切压交感反射区1～2分钟，以按摩部位发红或有酸胀感为宜。

足部反射区

反射区诊断

推按生殖腺及外尾骨反射区，酸痛显著，提示可能有阳痿。

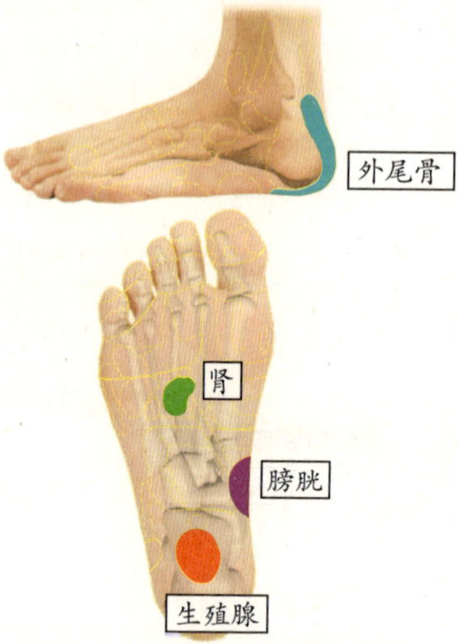

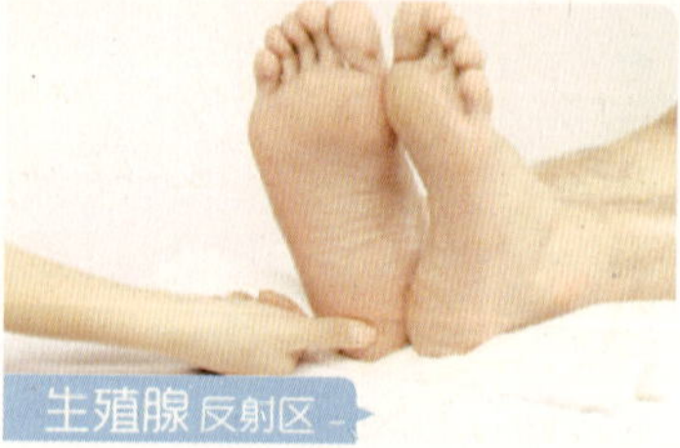

➜ **按摩方法：** 用拇指指腹按压法按压生殖腺反射区2～5分钟，以局部酸痛为宜。

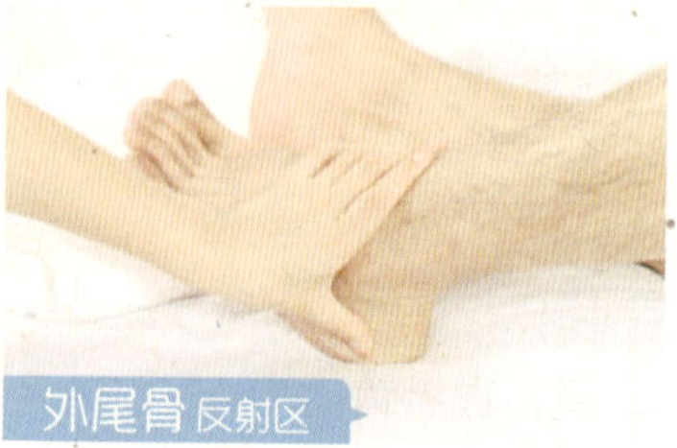

➜ **按摩方法：** 用拇指指腹按压法按压外尾骨反射区2～5分钟，以局部酸痛为宜。

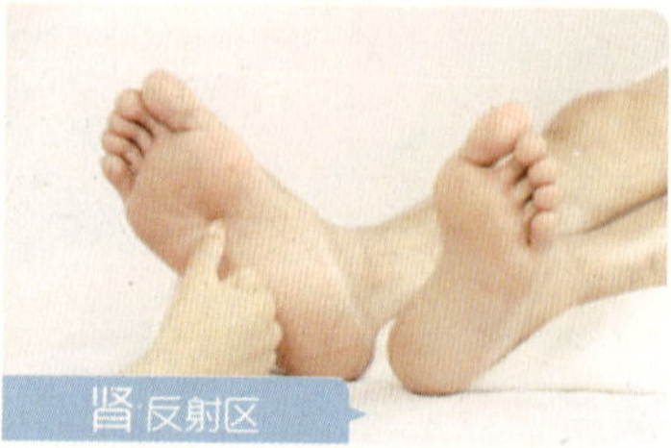

➜ **按摩方法：** 用掐法掐按肾反射区5分钟，以局部酸痛为宜。

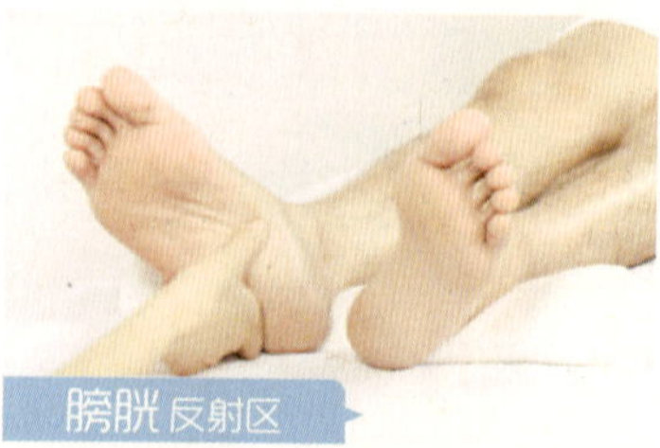

➜ **按摩方法：** 用拇指指腹按压法按压膀胱反射区2～5分钟，以局部酸痛为宜。

前列腺炎

尿频尿急尿不尽

扫一扫看视频

前列腺炎是现今成年男性常见病之一，是由多种复杂原因和诱因引起的前列腺的炎症。前列腺炎的临床表现具有多样化的特征，以尿道刺激症状和慢性盆腔疼痛为其主要表现。其中尿道症状为尿急、尿频，排尿时有烧灼感，排尿疼痛，可伴有排血尿或尿道有脓性分泌物等。

手部反射区

反射区诊断

前列腺反射区有异常斑点，斑点发暗或发黄，提示有前列腺炎。

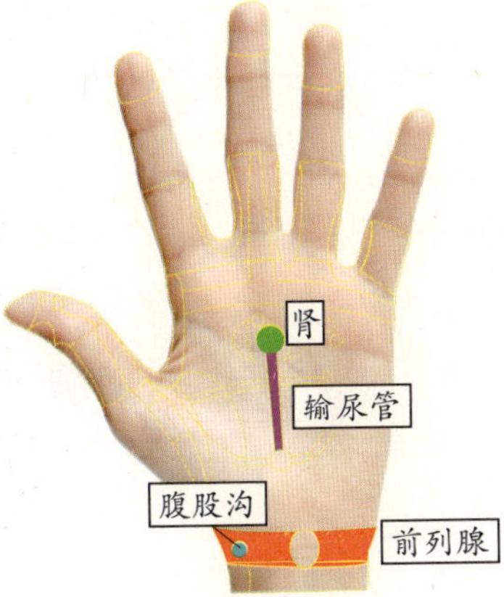

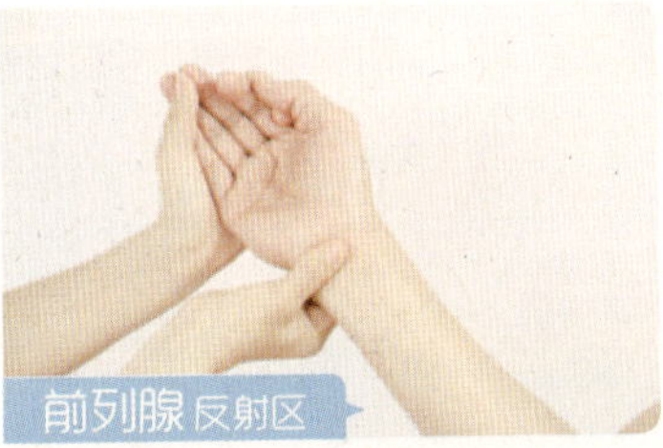

→ **按摩方法**：用指按法按压前列腺反射区1～2分钟，以局部酸痛为宜。

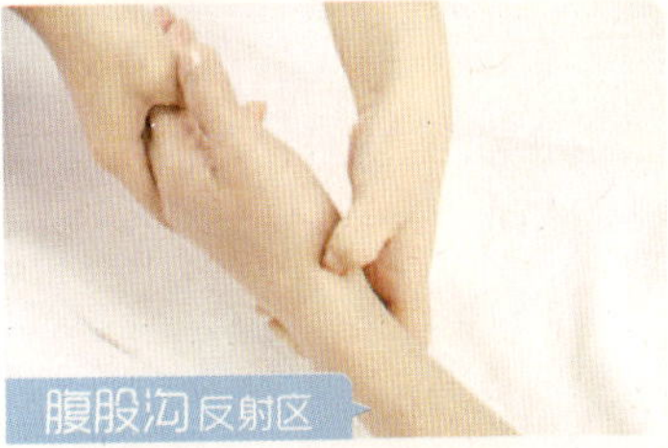

→ **按摩方法**：用掐法掐按腹股沟反射区1～2分钟，以局部酸痛为宜。

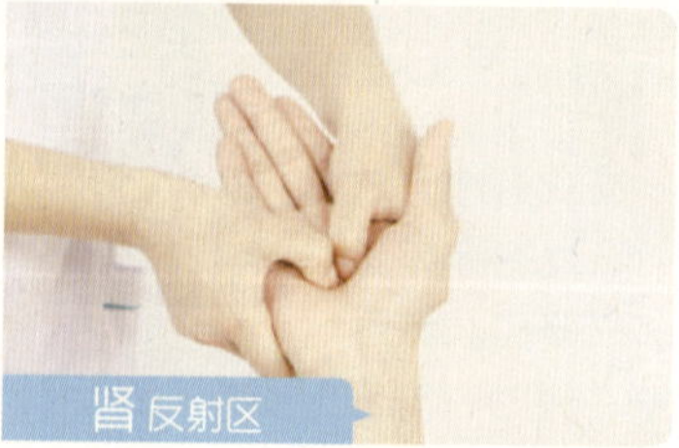

→ **按摩方法**：用掐法掐按肾反射区2分钟，以局部酸痛为宜。

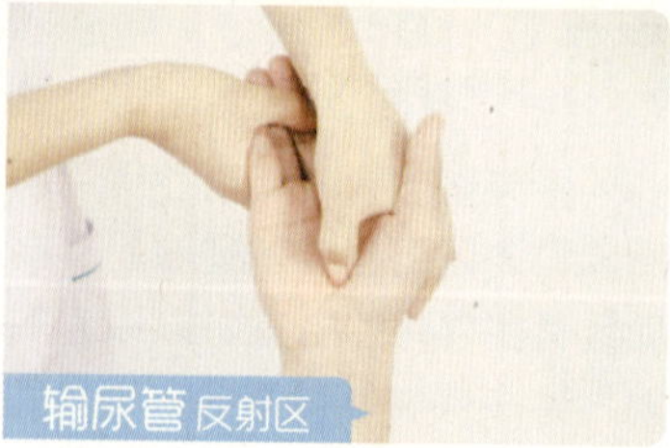

→ **按摩方法**：用掐法掐按输尿管反射区1～2分钟，以局部酸痛为宜。

耳部反射区

反射区诊断

用耳穴探棒或火柴棒探查压痛点，内分泌及三焦反射区压痛显著，提示有前列腺炎。

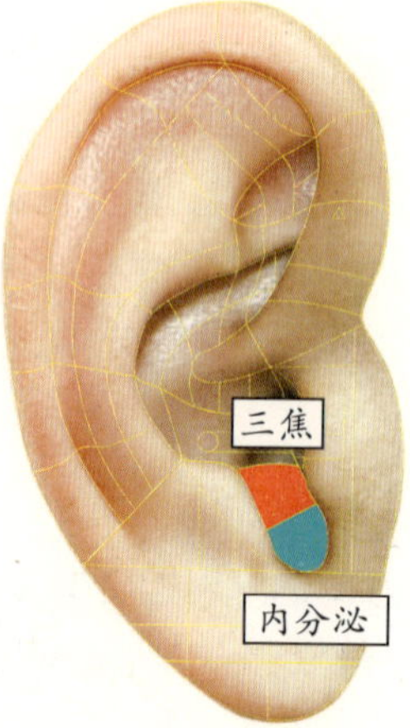

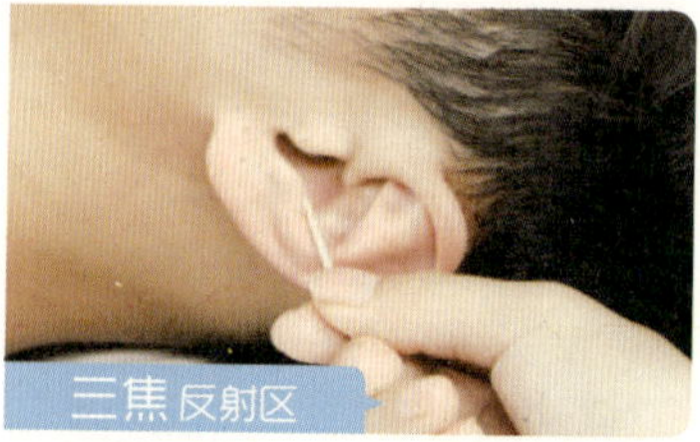

→ **按摩方法**：用切按法切压三焦反射区1～2分钟，以按摩部位发红或有酸胀感为宜。

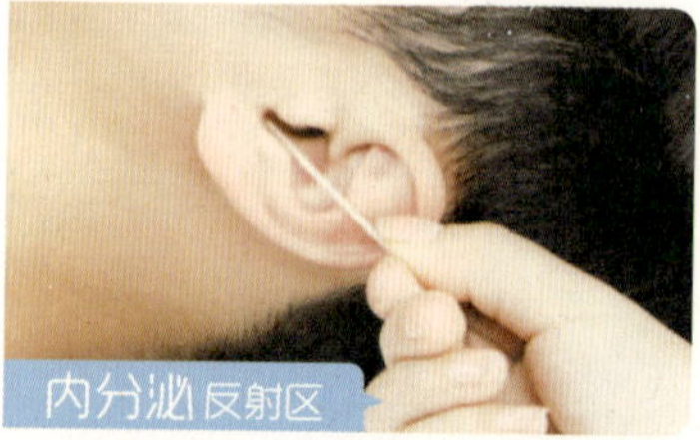

→ **按摩方法**：用切按法切压内分泌反射区1～2分钟，以按摩部位发红或有酸胀感为宜。

足部反射区

反射区诊断

推按膀胱及下身淋巴结反射区，痛感显著，提示可能有前列腺炎。

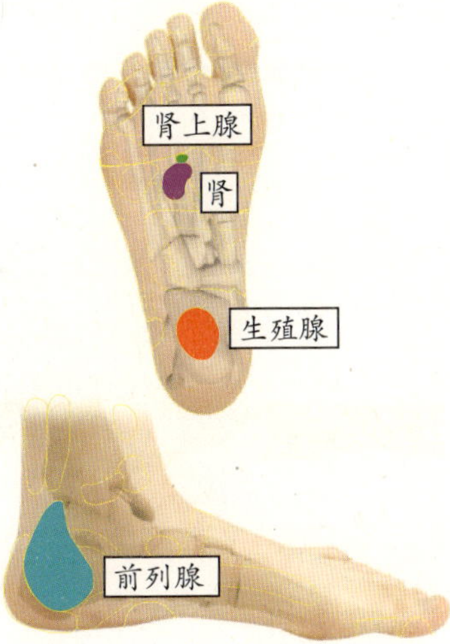

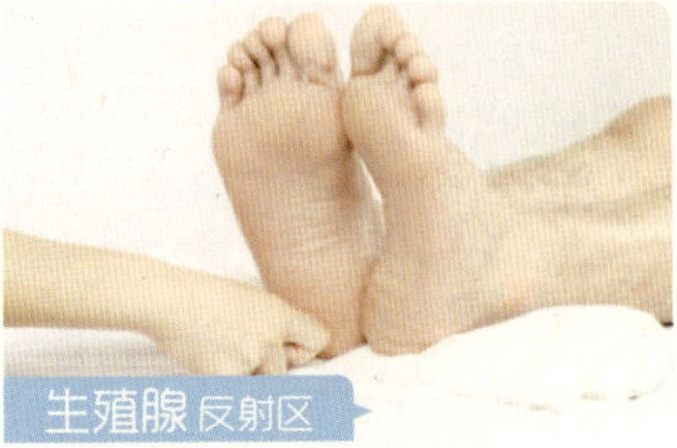

→ **按摩方法**：用单食指叩拳法顶压生殖腺反射区2～5分钟，以局部酸痛为宜。

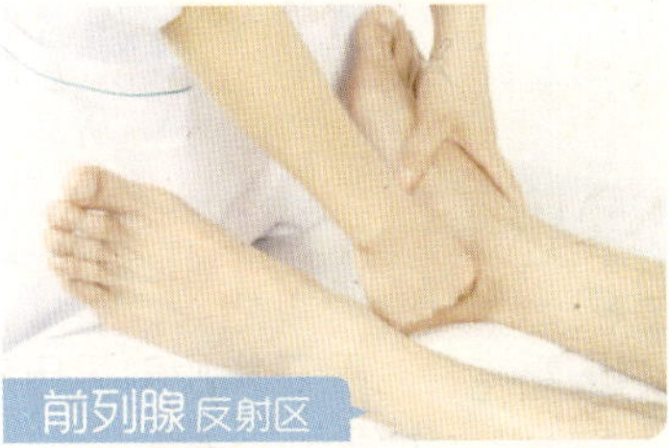

→ **按摩方法**：用单食指叩拳法顶压前列腺反射区2～5分钟，以局部酸痛为宜。

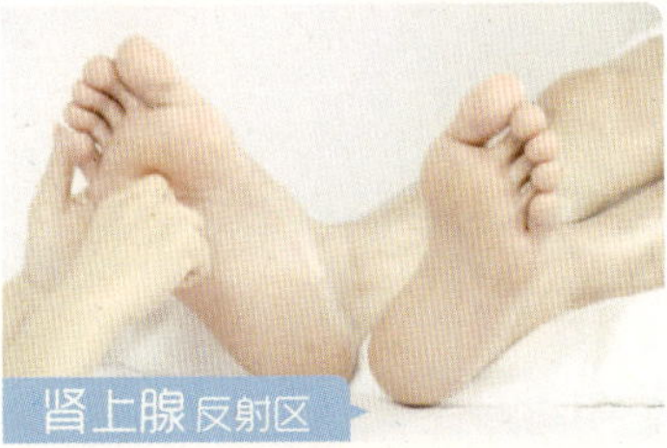

→ **按摩方法**：用单食指叩拳法顶压肾上腺反射区2～5分钟，以局部酸痛为宜。

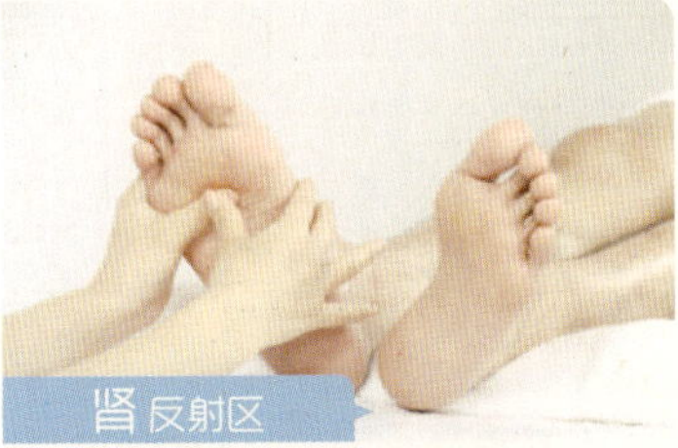

→ **按摩方法**：用拇指指腹按压法按压肾反射区2～5分钟，以局部酸痛为宜。

扫一扫看视频

子宫肌瘤

腹部肿胀有压迫

子宫肌瘤，又称子宫平滑肌瘤，是女性生殖器最常见的一种良性肿瘤。症状主要包括腹痛、月经改变、白带增多、阴道出血、贫血、低血糖症，以及腹部触及肿物或压迫症状等。平时要少食高脂食物，忌食用辛辣、冰冻等刺激性的食物。注意保持外阴清洁干燥，防止感染。

手部反射区

反射区诊断

大小鱼际间有红或暗红异常点，提示可能有子宫肌瘤。

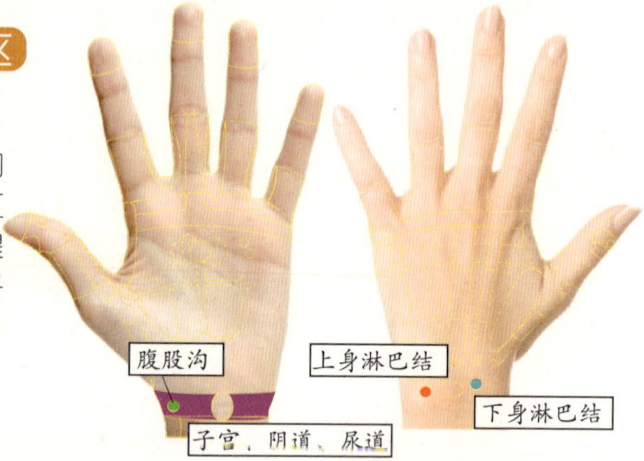

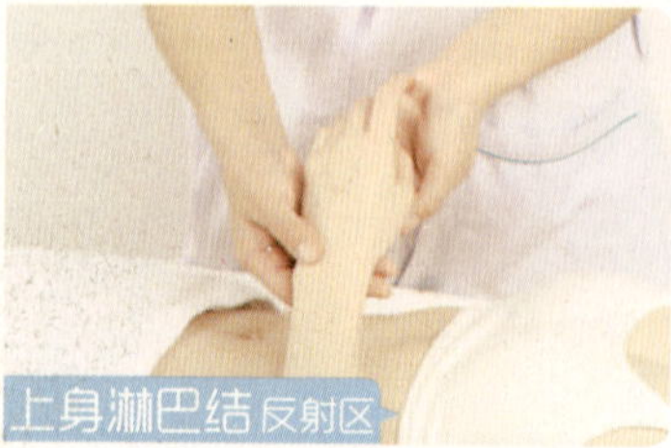
上身淋巴结反射区

→ **按摩方法**：用指揉法按揉上身淋巴结反射区1～2分钟，以局部酸痛为宜。

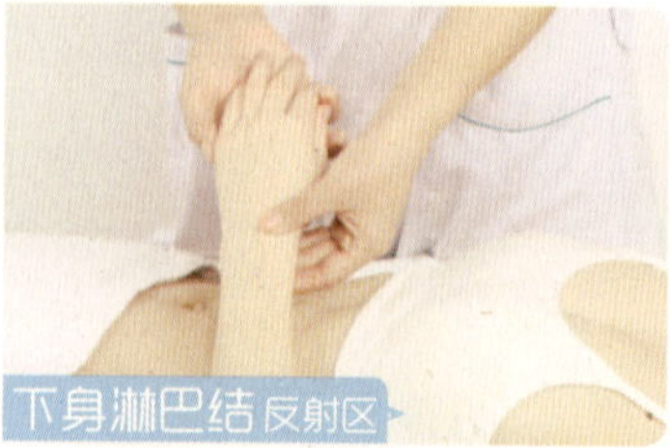
下身淋巴结反射区

→ **按摩方法**：用指揉法按揉下身淋巴结反射区1～2分钟，以局部酸痛为宜。

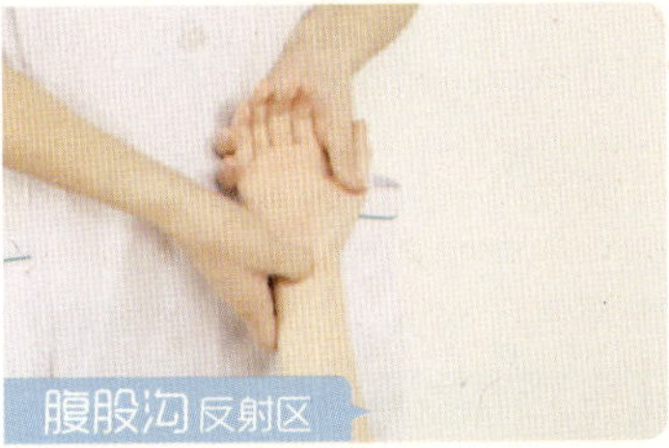

→ **按摩方法**：用掐法掐按腹股沟反射区1～2分钟，以局部酸痛为宜。

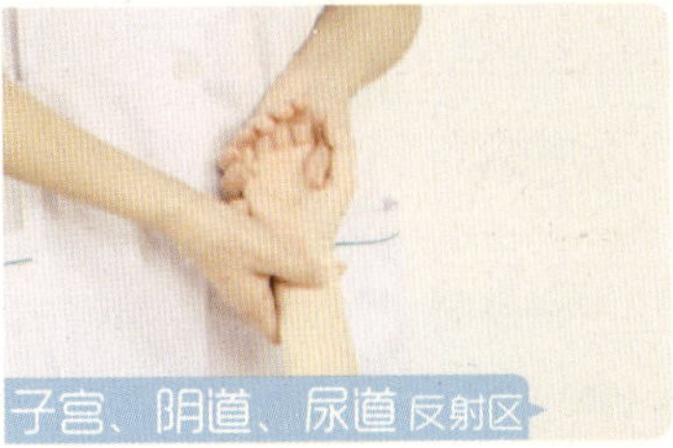

→ **按摩方法**：用指揉法按揉子宫、阴道、尿道反射区1～2分钟，以局部酸痛为宜。

耳部反射区

反射区诊断

三角窝区见点片状或丘疹样红晕，有油脂，提示可能有子宫肌瘤。

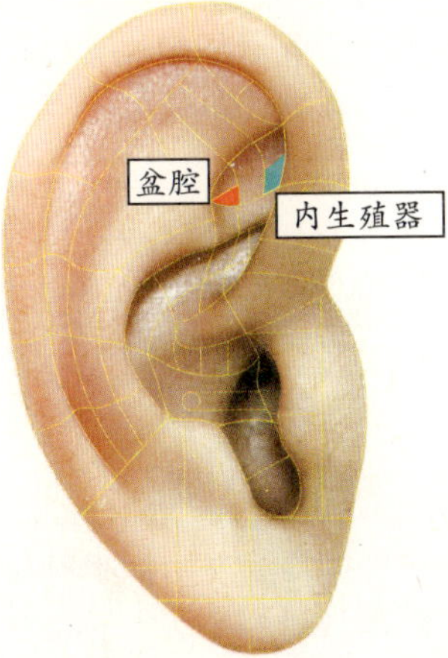

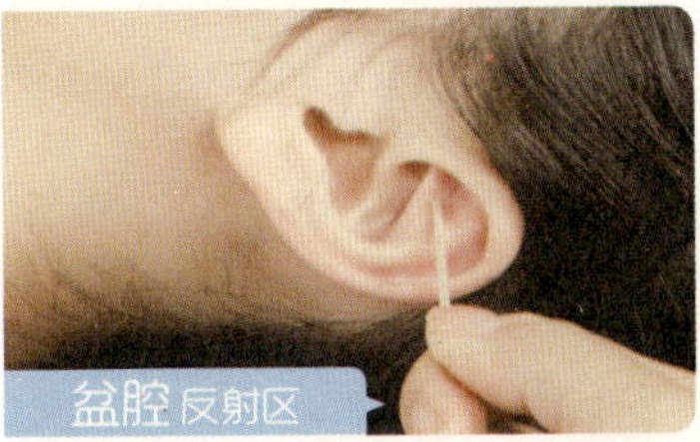

→ **按摩方法**：用切按法切压盆腔反射区1～2分钟，以按摩部位发红或有酸胀感为宜。

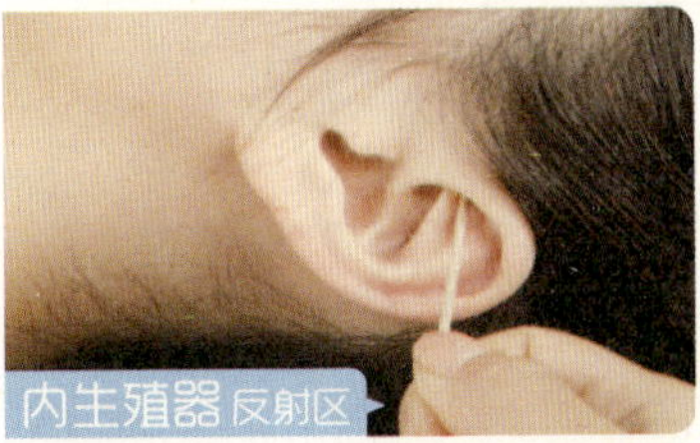

→ **按摩方法**：用切按法切压内生殖器反射区1～2分钟，以按摩部位发红或有酸胀感为宜。

足部反射区

反射区诊断

推按生殖腺反射区及足跟部，压痛显著，或有结节，提示可能有子宫肌瘤。

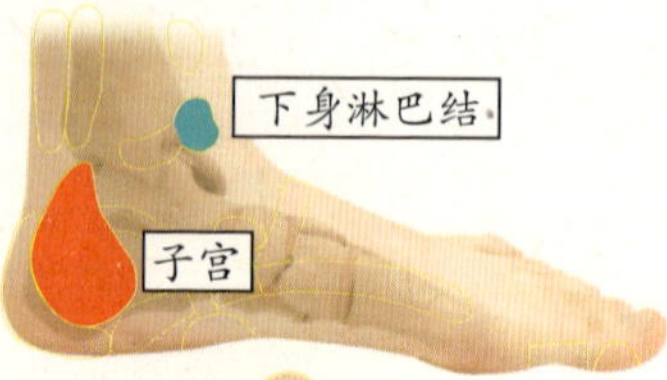

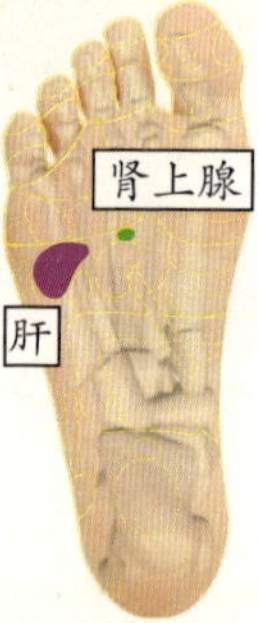

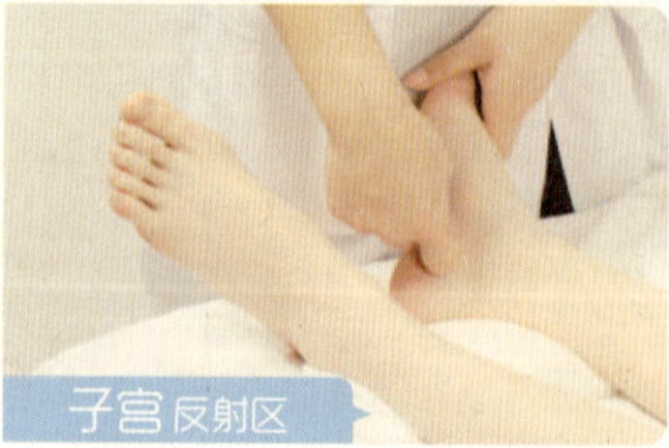

→ **按摩方法：** 用单食指叩拳法顶压子宫反射区2～5分钟，以局部酸痛为宜。

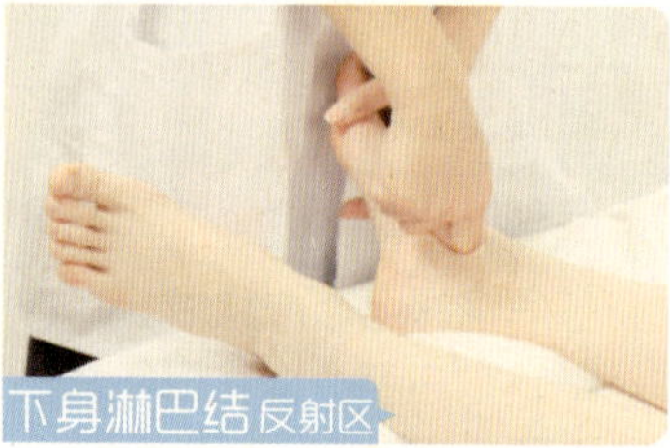

→ **按摩方法：** 用单食指叩拳法顶压下身淋巴结反射区2～5分钟，以局部酸痛为宜。

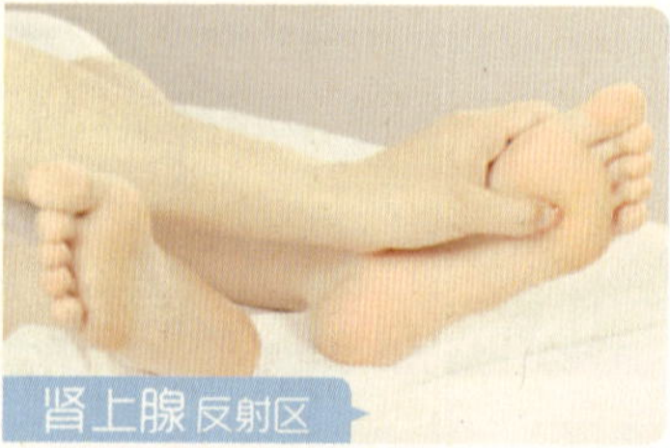

→ **按摩方法：** 用拇指指腹按压法按压肾上腺反射区2～5分钟，以局部酸痛为宜。

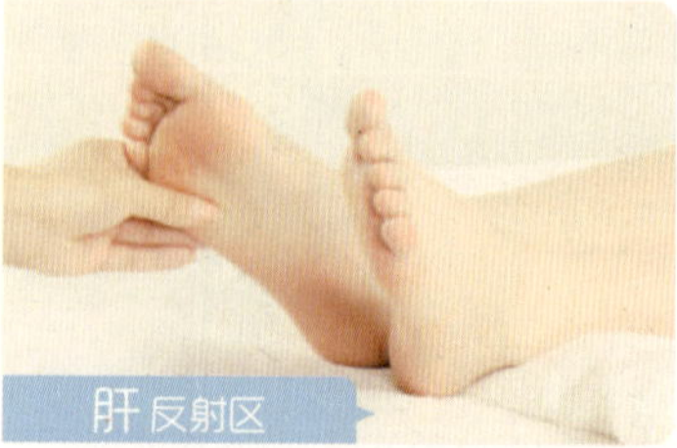

→ **按摩方法：** 用拇指指腹按压法按压肝反射区2～5分钟，以局部酸痛为宜。

盆腔炎

腰酸低热疼痛多

扫一扫看视频

盆腔炎指女性上生殖道及其周围组织的炎症，主要包括子宫内膜炎、输卵管炎、输卵管卵巢囊肿、盆腔腹膜炎。经期卫生不良、产后或流产后感染，以及宫腔内手术操作后感染，这些是引起盆腔炎的常见病因。预防盆腔炎首先要杜绝各种感染途径，保持会阴部清洁、干燥，注意经期卫生。

手部反射区

反射区诊断

小指出现白环，说明生殖器、腰肾部患有疾病，如慢性肾炎、盆腔炎等。

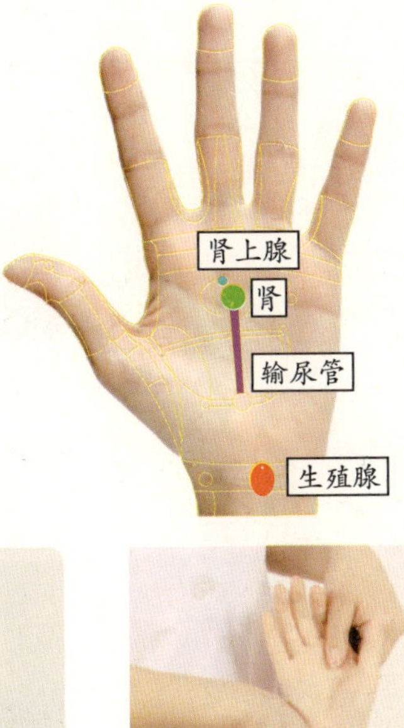

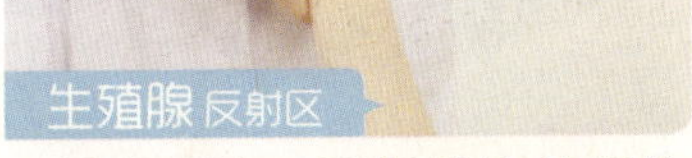

→ **按摩方法**：用指揉法按揉生殖腺反射区1～2分钟，以局部酸痛为宜。

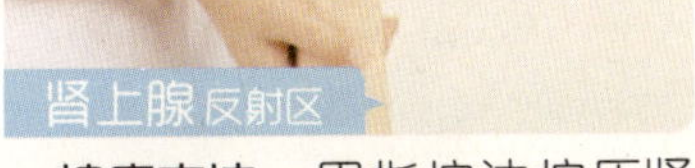

→ **按摩方法**：用指按法按压肾上腺反射区1～2分钟，以局部酸痛为宜。

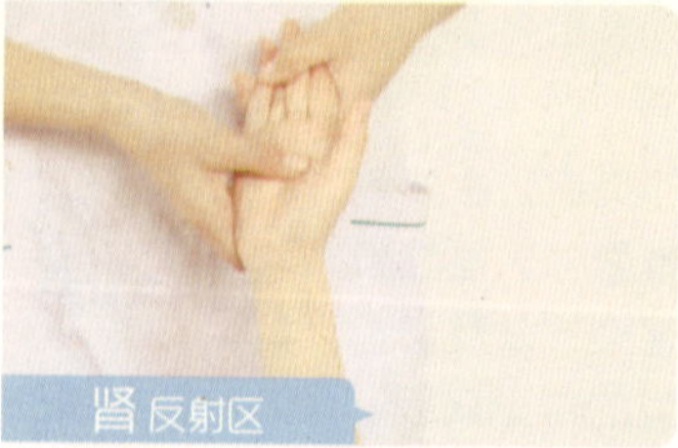

➜ **按摩方法**：用指按法按压肾反射区1～2分钟，以局部酸痛为宜。

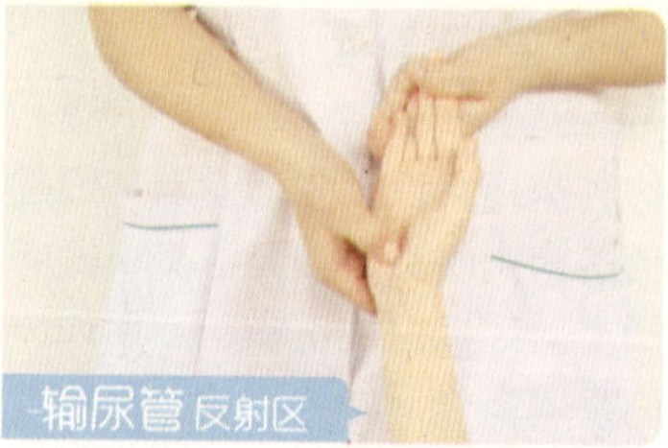

➜ **按摩方法**：用掐法掐按输尿管反射区1～2分钟，以局部酸痛为宜。

耳部反射区

反射区诊断

盆腔反射区见点片状或丘疹样红晕，有油脂，提示有盆腔炎。

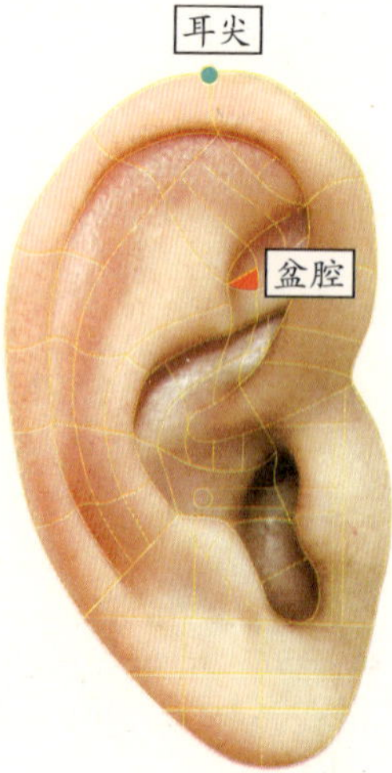

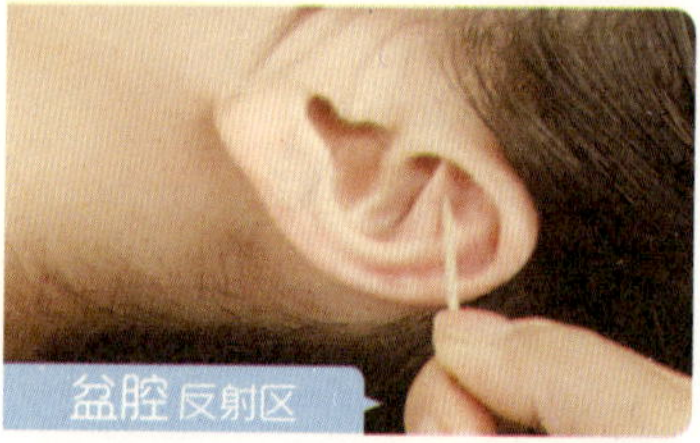

➜ **按摩方法**：用切按法切压盆腔反射区1～2分钟，以按摩部位发红或有酸胀感为宜。

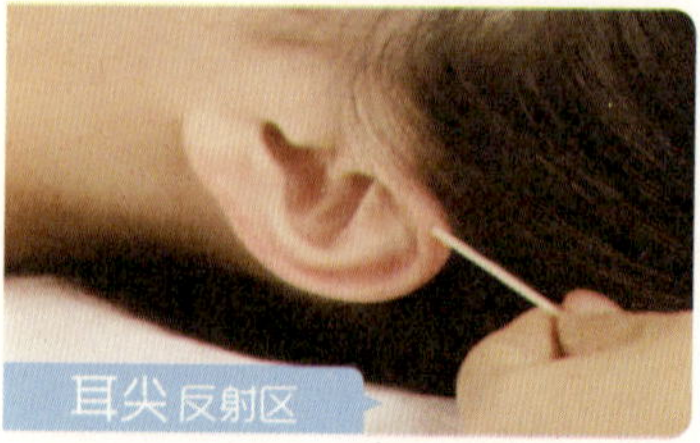

➜ **按摩方法**：用切按法切压耳尖反射区1～2分钟，以按摩部位发红或有酸胀感为宜。

足部反射区

反射区诊断

脚后跟中间有硬块，可能是卵巢、子宫、前列腺、盆腔等有异常。

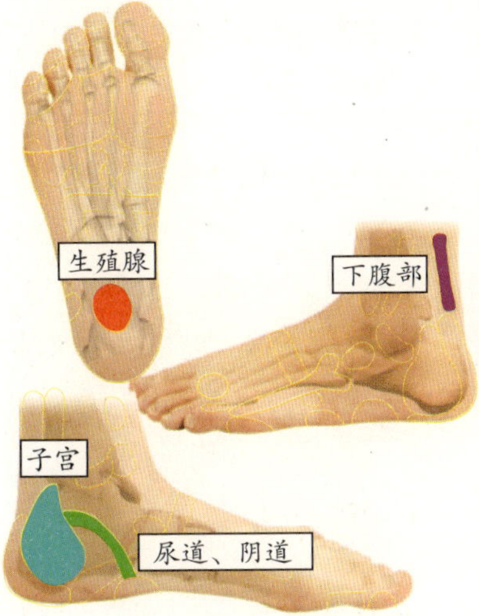

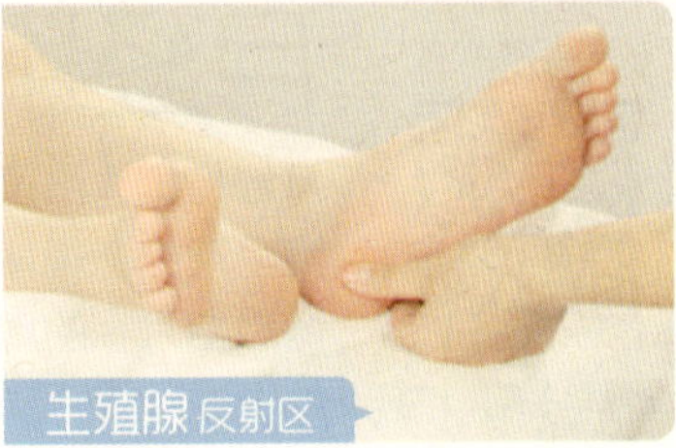

➜ **按摩方法**：用拇指指腹按压法按压生殖腺反射区2～5分钟，以局部酸痛为宜。

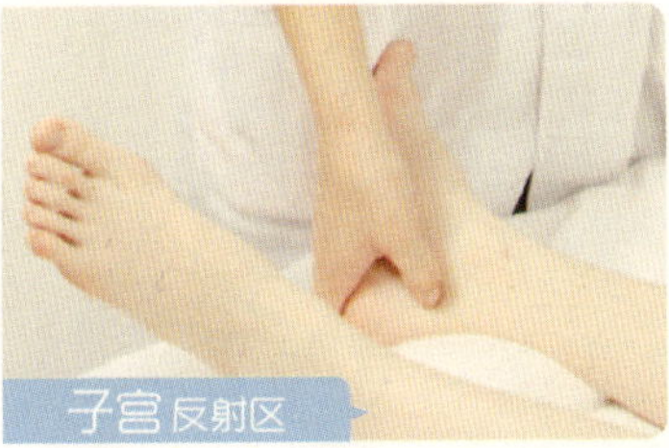

➜ **按摩方法**：用掐法掐按子宫反射区2～5分钟，以局部酸痛为宜。

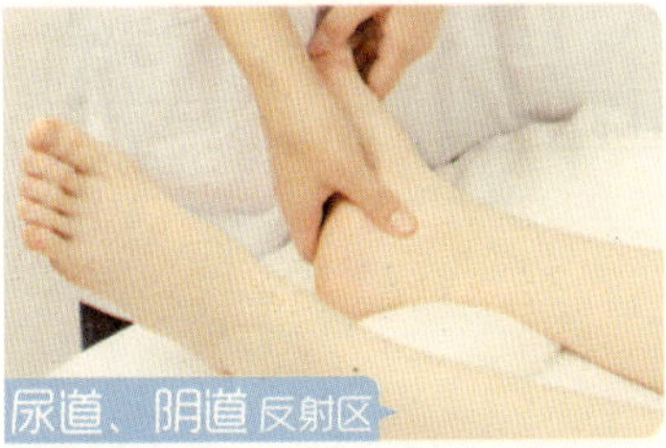

➜ **按摩方法**：用拇指指腹按压法按压尿道、阴道反射区2～5分钟，以局部酸痛为宜。

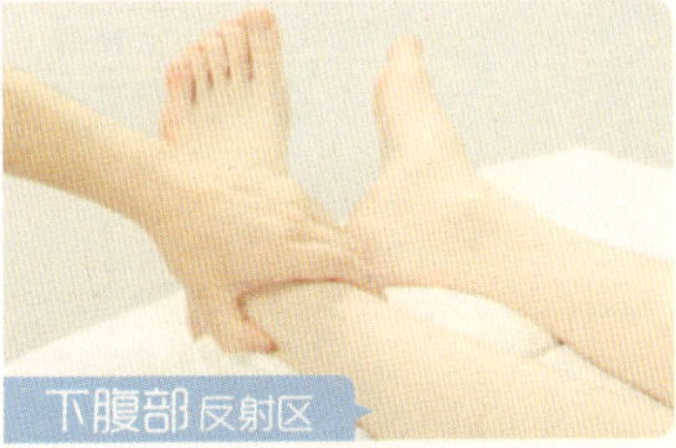

➜ **按摩方法**：用拇指指腹按压法按压下腹部反射区2～5分钟，以局部酸痛为宜。

扫一扫看视频

月经不调

经期经色经量变

月经是机体由于受垂体前叶及卵巢内分泌激素的调节而呈现的有规律的周期性子宫内膜脱落现象。月经不调是指月经的周期、经色、经量、经质发生了改变。如垂体前叶或卵巢功能异常，就会发生月经不调。中医认为本病多由肾虚而致冲、任功能失调，或肝热不能藏血、脾虚不能生血等致本病的发生。

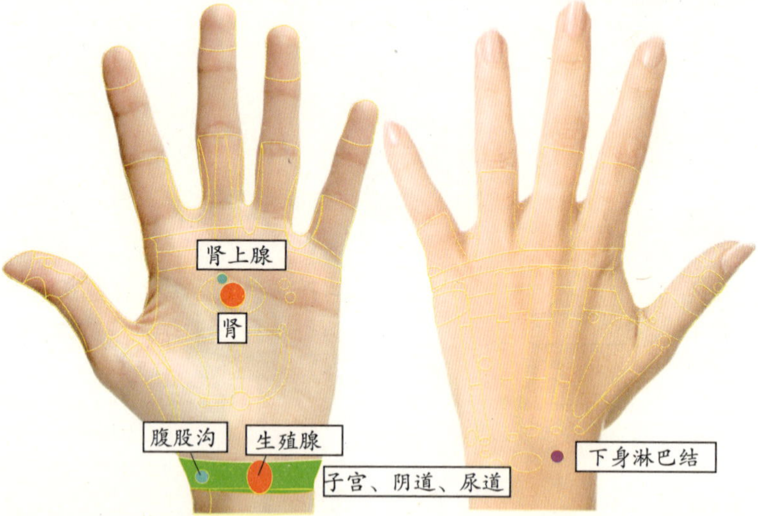

手部反射区

反射区诊断

青筋穿过腕横纹，伸向大鱼际，腕横纹变浅、断裂，提示有月经不调。

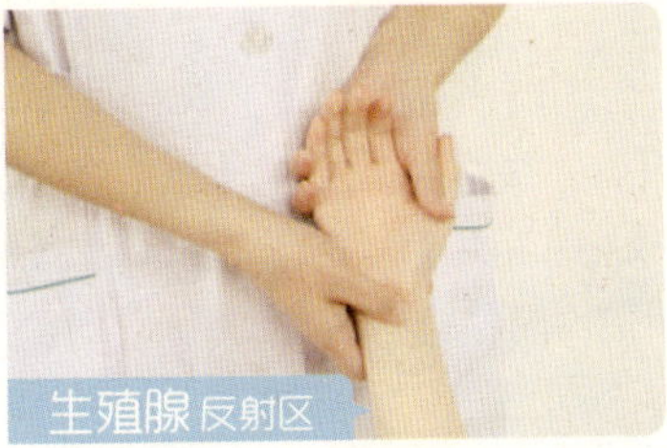

➜ **按摩方法**：用指揉法按揉生殖腺反射区1～2分钟，以局部酸痛为宜。

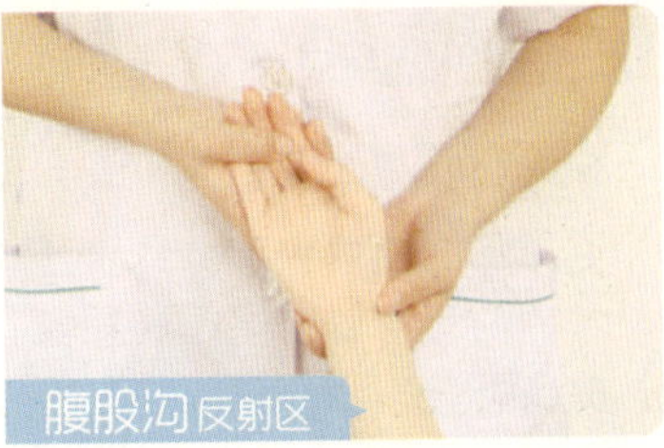

➜ **按摩方法**：用指揉法按揉腹股沟反射区1～2分钟，以局部酸痛为宜。

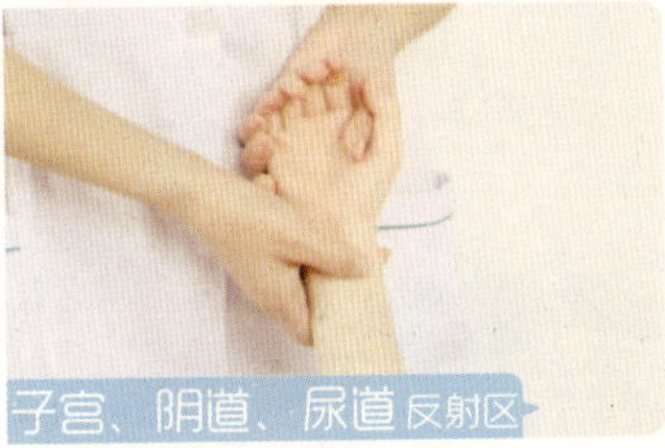

➜ **按摩方法**：用指揉法按揉子宫、阴道、尿道反射区1～2分钟，以局部酸痛为宜。

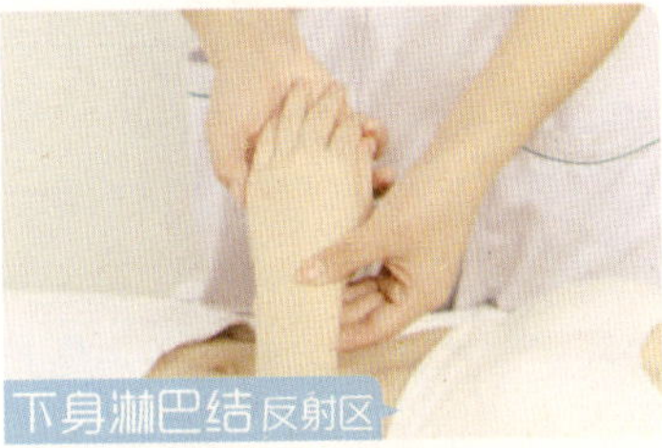

➜ **按摩方法**：用指揉法按揉下身淋巴结反射区1～2分钟，以局部酸痛为宜。

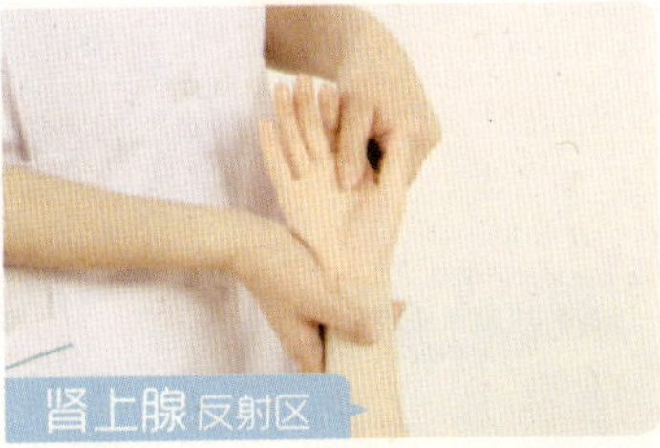

➜ **按摩方法**：用指揉法按揉肾上腺反射区1～2分钟，以局部酸痛为宜。

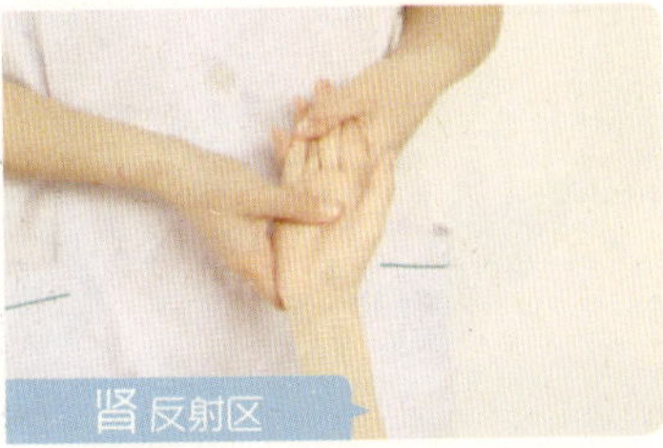

➜ **按摩方法**：用指按法按压肾反射区1～2分钟，以局部酸痛为宜。

耳部反射区

反射区诊断

用耳穴探棒或火柴棒探查压痛点，内分泌反射区压痛显著，提示可能有月经不调。

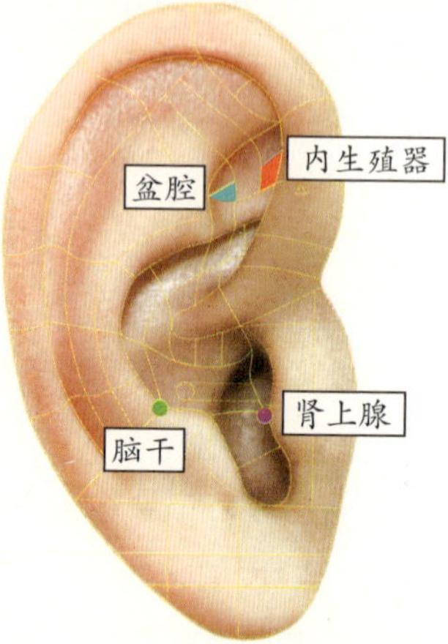

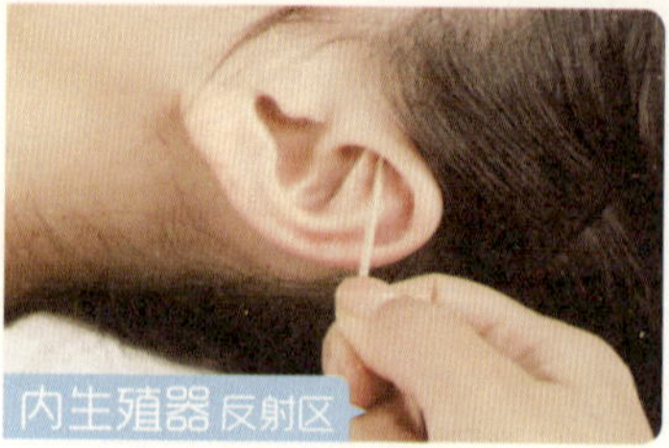

→ **按摩方法**：用切按法切压内生殖器反射区1～2分钟，以按摩部位发红为宜。

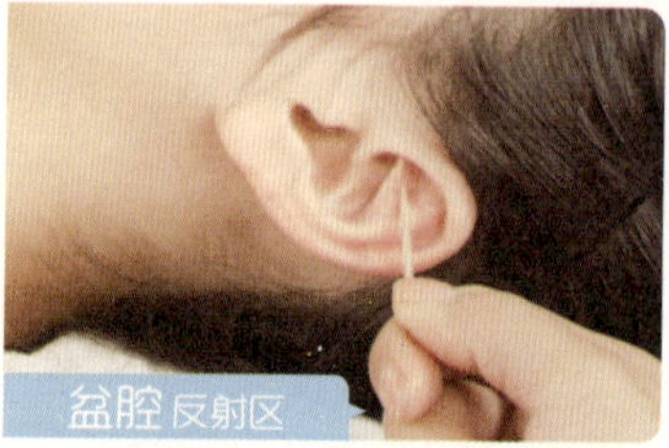

→ **按摩方法**：用切按法切压盆腔反射区1～2分钟，以按摩部位有酸胀感为宜。

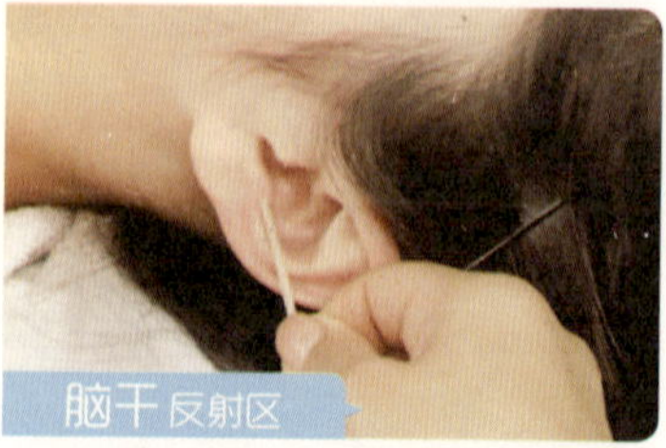

→ **按摩方法**：用搓摩法搓摩脑干反射区1～2分钟，以按摩部位发红或有酸胀感为宜。

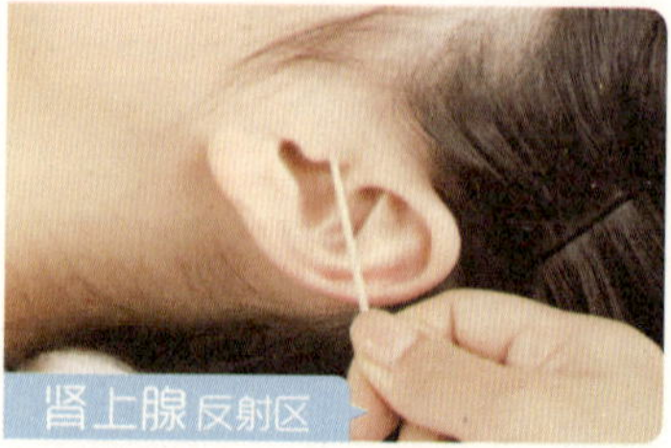

→ **按摩方法**：用切按法切压肾上腺反射区1～2分钟，以按摩部位有酸胀感为宜。

足部反射区

反射区诊断

按揉生殖腺及肾反射区，酸痛感显著，提示可能有月经不调。

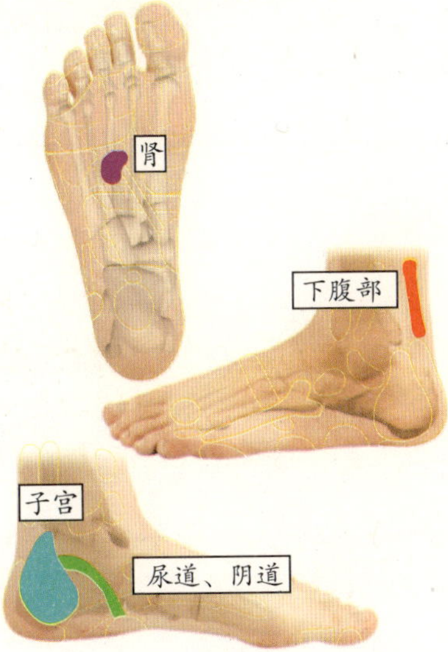

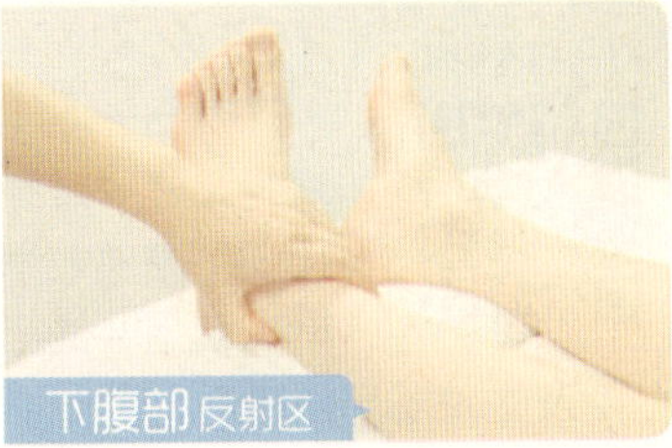

下腹部 反射区

→ **按摩方法**：用拇指指腹按压法按压下腹部反射区2～5分钟，以局部酸痛为宜。

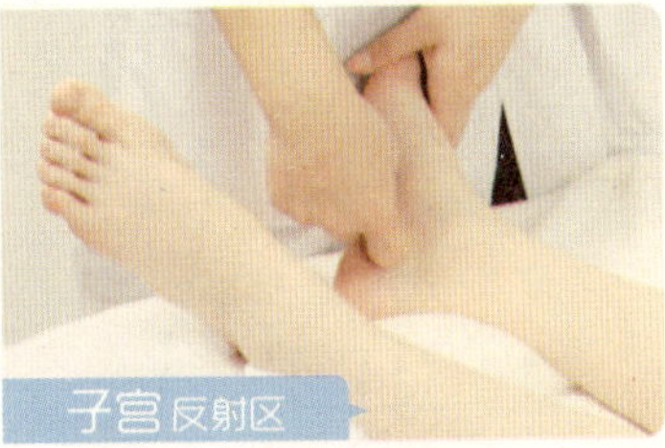

子宫 反射区

→ **按摩方法**：用单食指叩拳法顶压子宫反射区2～5分钟，以局部酸痛为宜。

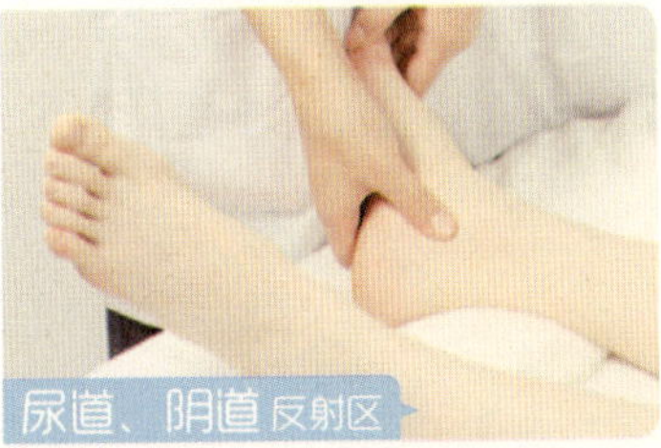

尿道、阴道 反射区

→ **按摩方法**：用拇指指腹按压法按压尿道、阴道反射区2～5分钟，以局部酸痛为宜。

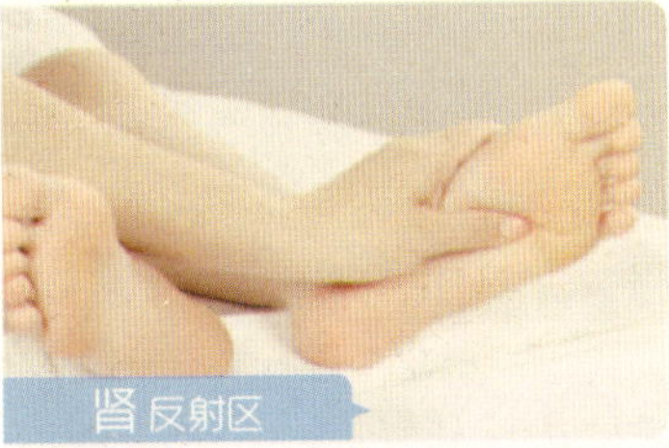

肾 反射区

→ **按摩方法**：用拇指指腹按压法按压肾反射区2～5分钟，以局部酸痛为宜。

扫一扫看视频

痛经

下腹剧痛体虚弱

痛经又称“月经痛”，是指妇女在月经前后或经期，出现下腹部或腰骶部剧烈疼痛，严重时伴有恶心、呕吐、腹泻，甚至昏厥。其发病原因常与精神因素、内分泌及生殖器局部病变有关。中医认为本病多因情志郁结；或经期受寒饮冷，以致经血滞于胞宫；或体质素弱，胞脉失养引起疼痛。

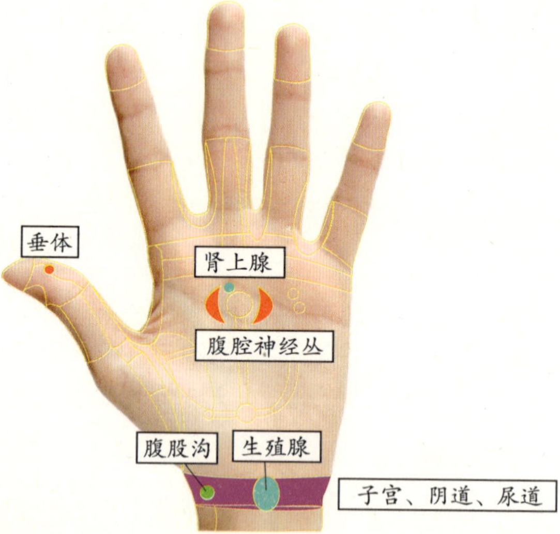

手部反射区

反射区诊断

生命线有“米”、“十”岛纹或断裂，提示可能有痛经。

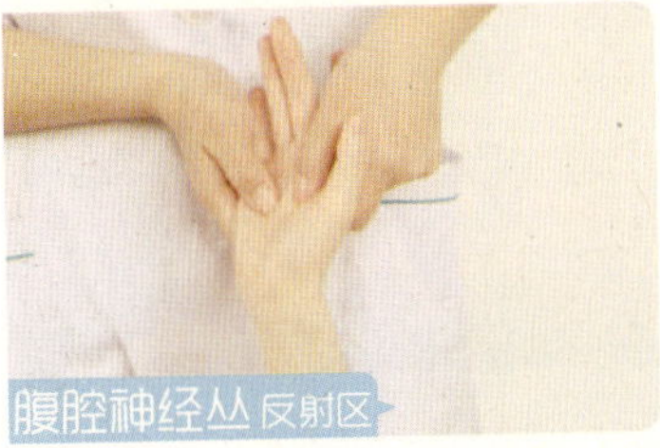

腹腔神经丛 反射区

➜ 按摩方法： 用指按法按压腹腔神经丛反射区1～2分钟，以局部酸痛为宜。

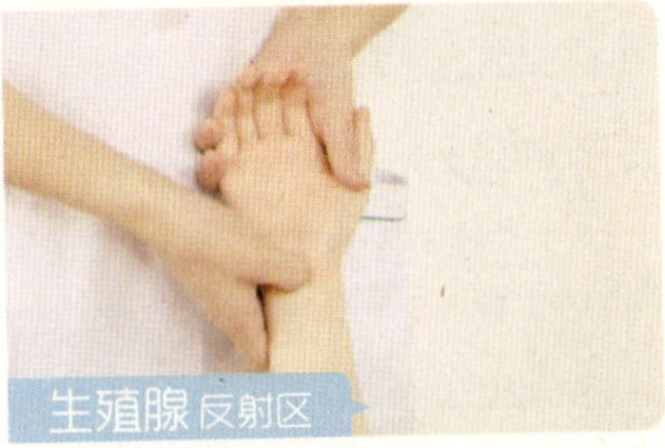

生殖腺 反射区

➜ 按摩方法： 用掐法掐按生殖腺反射区1～2分钟，以局部酸痛为宜。

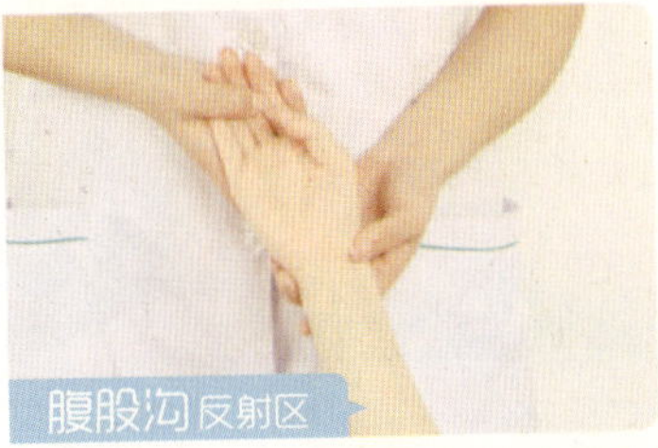

腹股沟 反射区

➜ 按摩方法： 用指揉法按揉腹股沟反射区1～2分钟，以局部酸痛为宜。

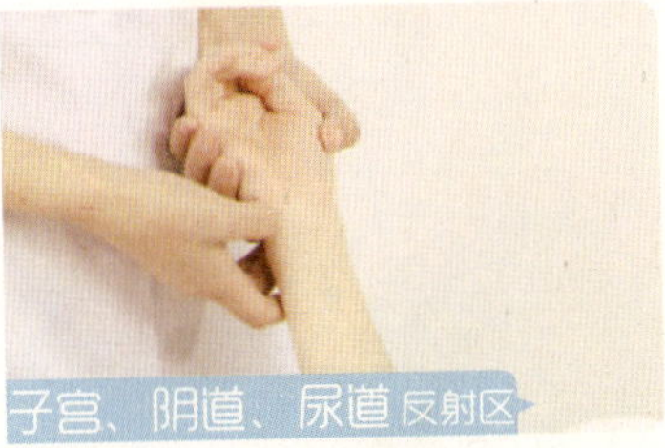

子宫、阴道、尿道 反射区

➜ 按摩方法： 用掐法轻轻掐按子宫、阴道、尿道反射区1～2分钟，以局部酸痛为宜。

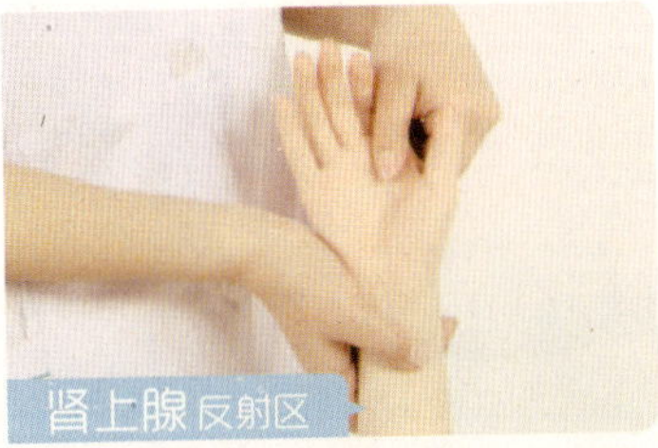

肾上腺 反射区

➜ 按摩方法： 用指揉法按揉肾上腺反射区1～2分钟，以局部酸痛为宜。

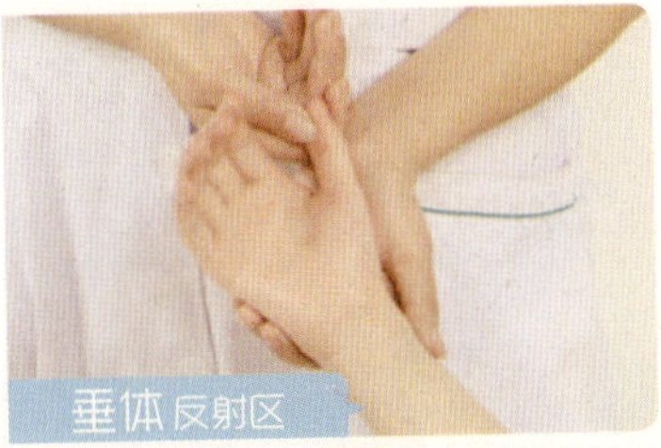

垂体 反射区

➜ 按摩方法： 用指揉法揉按垂体反射区1～2分钟，以局部酸痛为宜。

耳部反射区

反射区诊断

内生殖器反射区有点片状白色或红晕，有的呈点状丘疹，边缘有红晕光泽，提示有痛经。

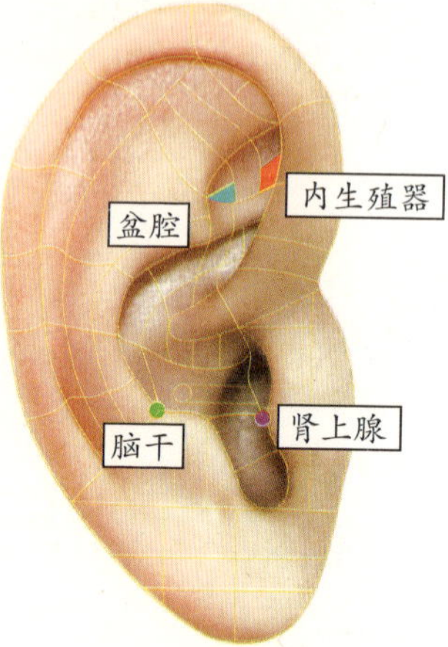

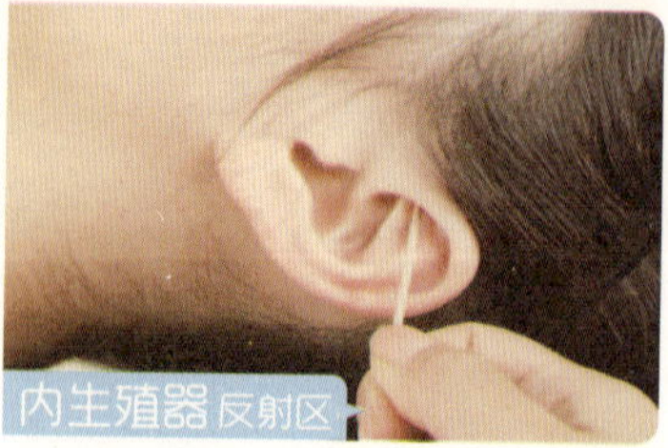

➜ **按摩方法**：用切按法切压内生殖器反射区1～2分钟，以按摩部位有酸胀感为宜。

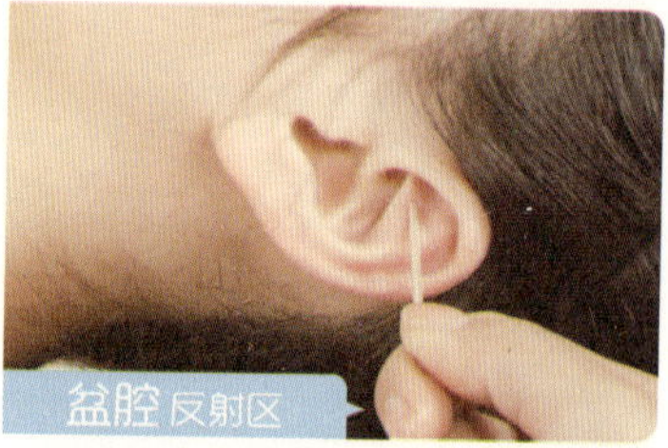

➜ **按摩方法**：用切按法切压盆腔反射区1～2分钟，以按摩部位发红为宜。

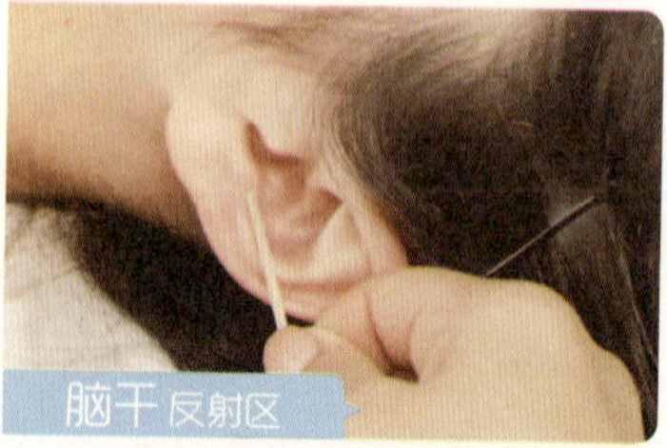

➜ **按摩方法**：用搓摩法搓摩脑干反射区1～2分钟，以按摩部位发红或有酸胀感为宜。

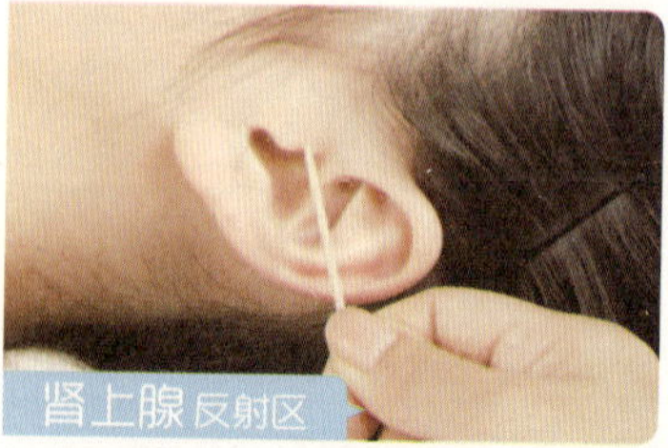

➜ **按摩方法**：用切按法切压肾上腺反射区1～2分钟，以按摩部位有酸胀感为宜。

足部反射区

反射区诊断

推按生殖腺反射区，有大而固定颗粒结节，提示有痛经。

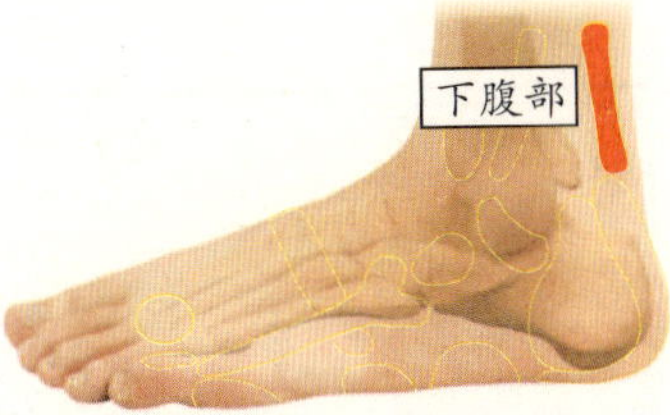

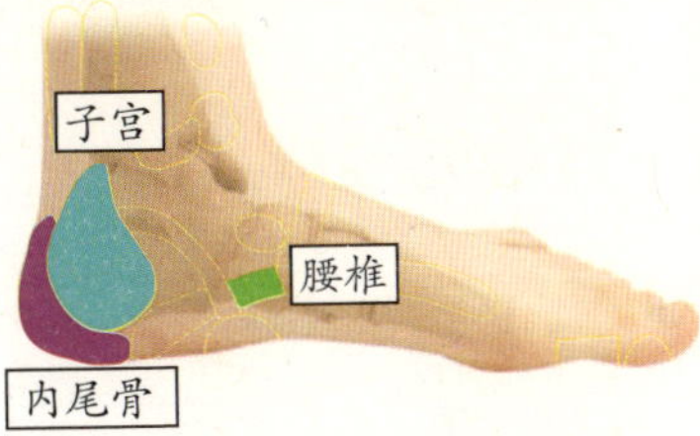

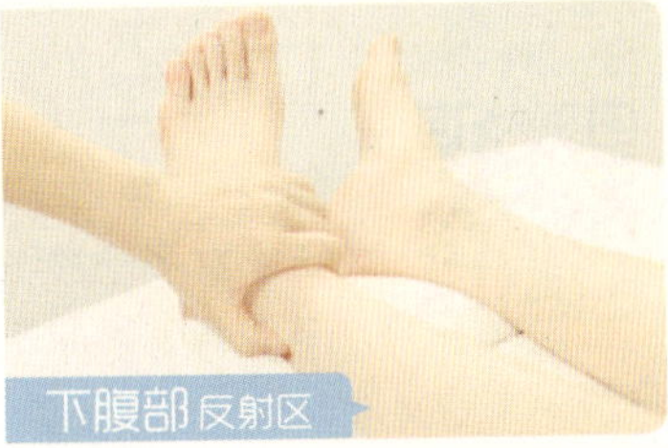

→ **按摩方法：** 用掐法掐按下腹部反射区2～5分钟，以局部酸痛为宜。

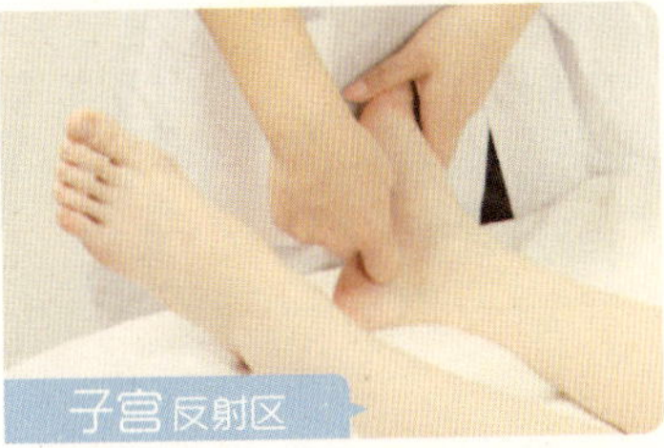

→ **按摩方法：** 用单食指叩拳法顶压子宫反射区2～5分钟，以局部酸痛为宜。

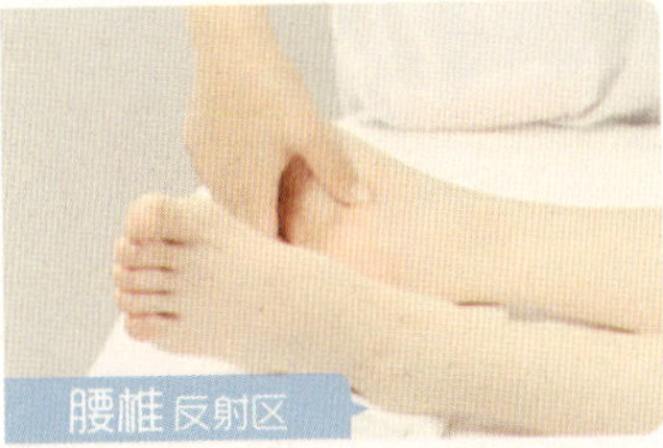

→ **按摩方法：** 用拇指指腹推压法推压腰椎反射区2～5分钟，以局部酸痛为宜。

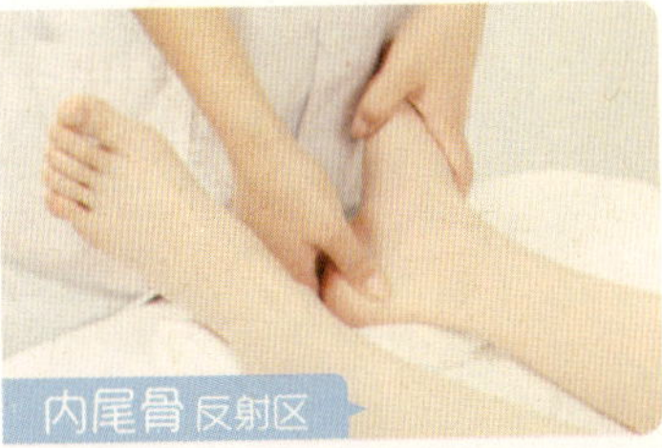

→ **按摩方法：** 用拇指指腹按压法按压内尾骨反射区2～5分钟，以局部酸痛为宜。

扫一扫看视频

闭经

机能失调经不来

闭经是指妇女应有月经而超过一定时限仍未来潮者。正常女子一般14岁左右月经来潮，凡超过18岁尚未来潮者，为原发性闭经。月经周期建立后，又停经6个月以上者，为继发性闭经。本病多为内分泌系统的月经调节功能失常、子宫因素以及全身性疾病所致。

手部反射区

反射区诊断

指甲色淡、小鱼际平坦，提示可能有闭经。

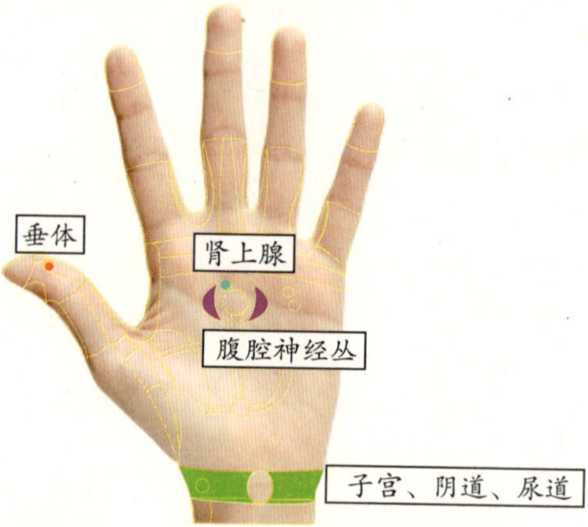

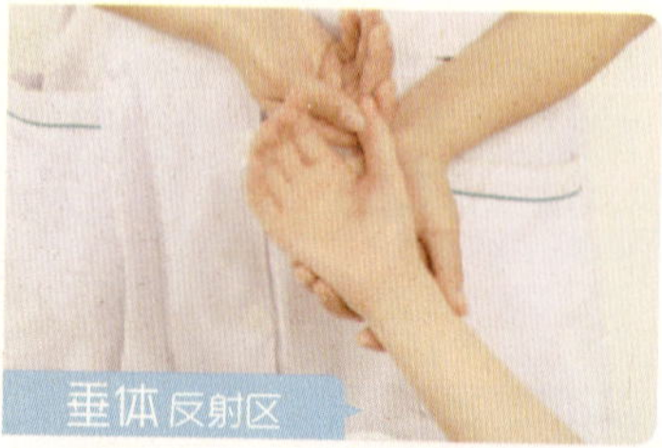

→ 按摩方法：用指揉法揉按垂体反射区1～2分钟，以局部酸痛为宜。

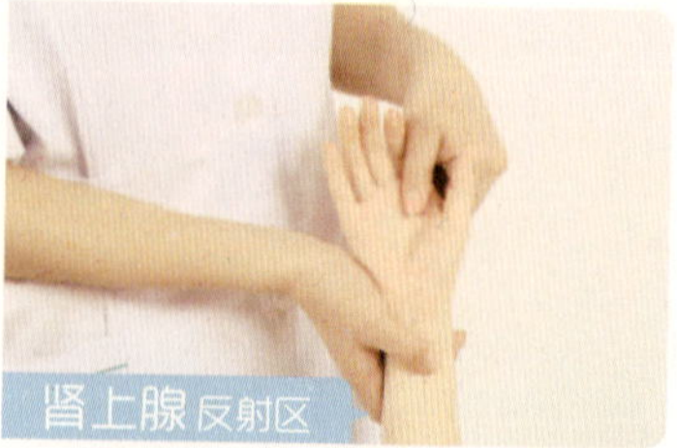

→ 按摩方法：用指揉法按揉肾上腺反射区1～2分钟，以局部酸痛为宜。

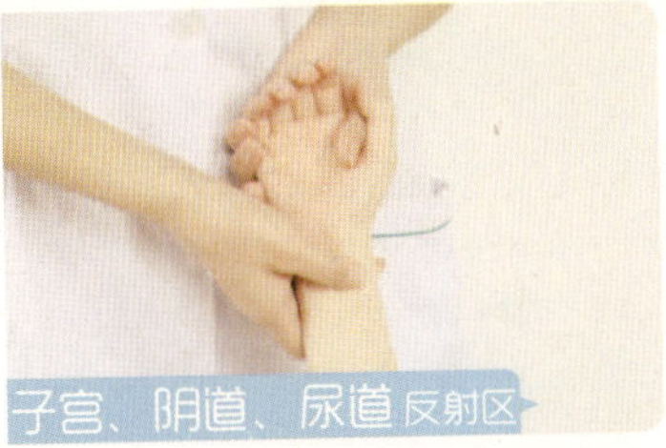

→ **按摩方法**：用指揉法按揉子宫、阴道、尿道反射区1～2分钟，以局部酸痛为宜。

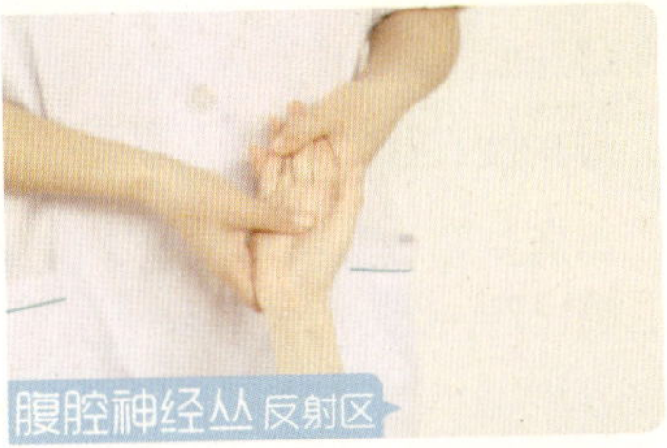

→ **按摩方法**：用指揉法按揉腹腔神经丛反射区1～2分钟，以局部酸痛为宜。

耳部反射区

反射区诊断

用耳穴探棒或火柴棒探查压痛点，内分泌反射区压痛显著，提示可能有闭经。

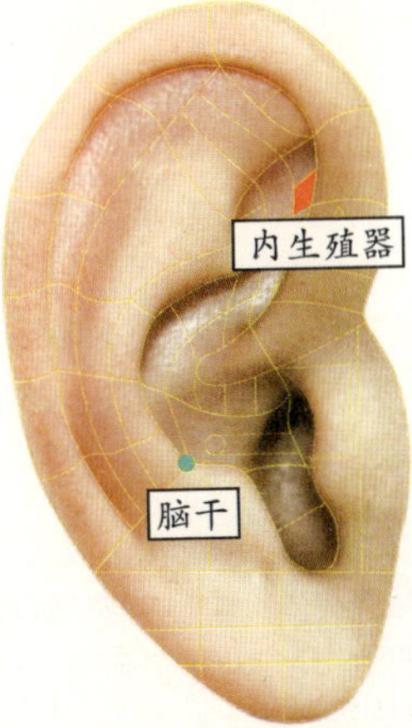

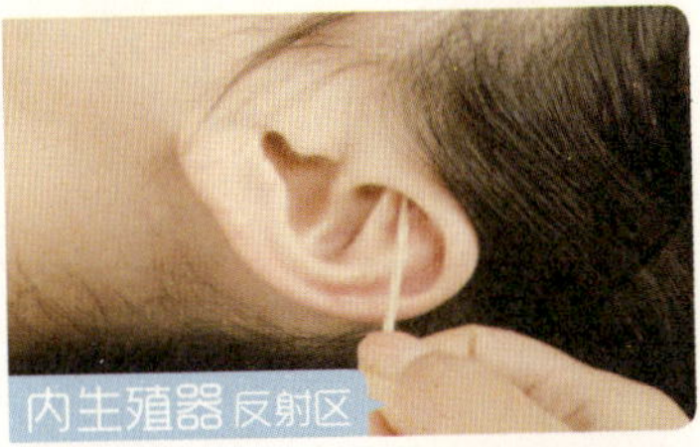

→ **按摩方法**：用切按法切压内生殖器反射区1～2分钟，以按摩部位发红或有酸胀感为宜。

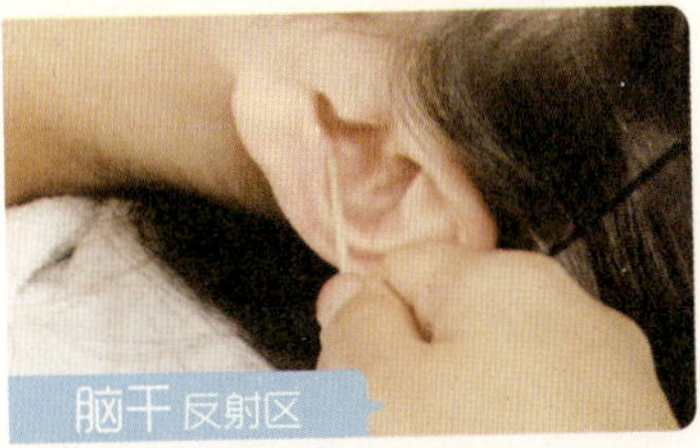

→ **按摩方法**：用切按法切压脑干反射区1～2分钟，以按摩部位发红或有酸胀感为宜。

足部反射区

反射区诊断

按揉生殖腺及肾反射区，酸痛感显著，提示可能有闭经。

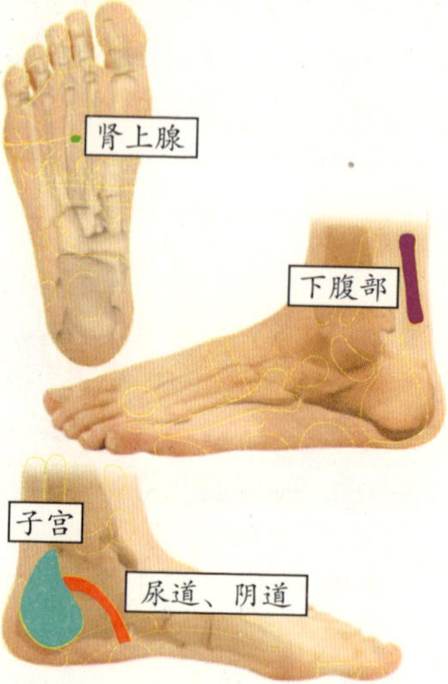

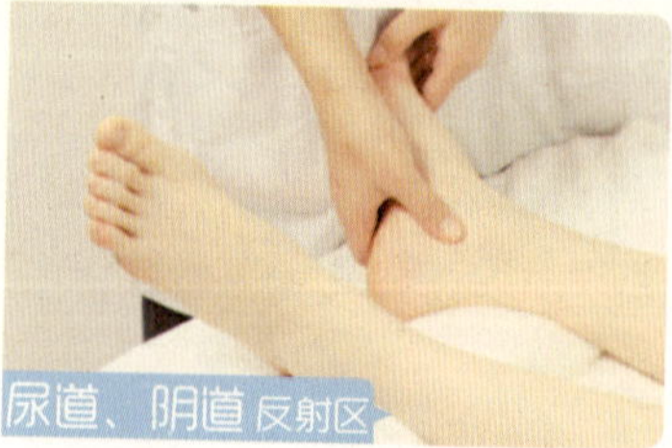

→ **按摩方法**：用拇指指腹按压法按压尿道、阴道反射区2～5分钟，以局部酸痛为宜。

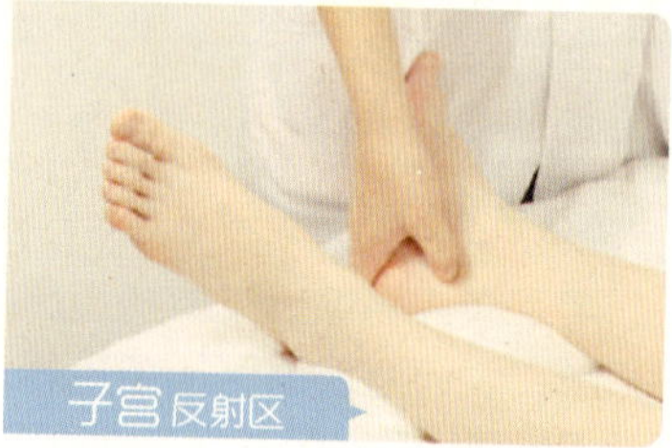

→ **按摩方法**：用掐法掐按子宫反射区2～5分钟，以局部酸痛为宜。

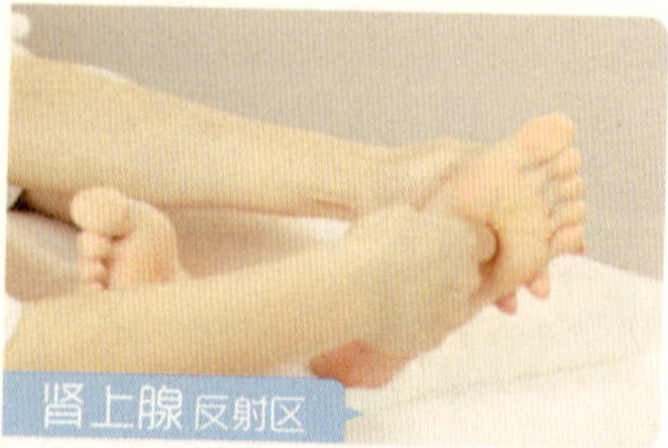

→ **按摩方法**：用单食指叩拳法顶压肾上腺反射区2～5分钟，以局部酸痛为宜。

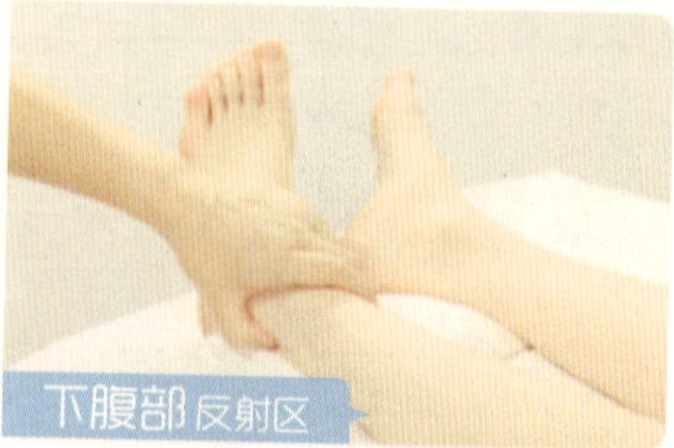

→ **按摩方法**：用拇指指腹按压法按压下腹部反射区2～5分钟，以局部酸痛为宜。

阴道炎

外阴瘙痒白带异

扫一扫看视频

阴道炎是阴道黏膜及黏膜下结缔组织的炎症，是妇科常见疾病。阴道炎临床上以白带的性状发生改变以及外阴瘙痒灼痛为主要表现，感染累及尿道时，可有尿痛、尿急等症状。预防阴道炎，平时就要注意保持外阴清洁干燥，避免搔抓。不宜食用辛辣刺激性食品。

手部反射区

反射区诊断

腕横纹上多个反射区见异常点，掌纹略偏红，提示可能有阴道炎。

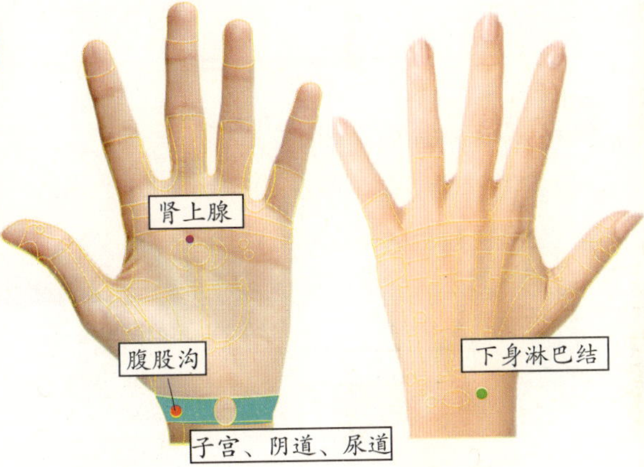

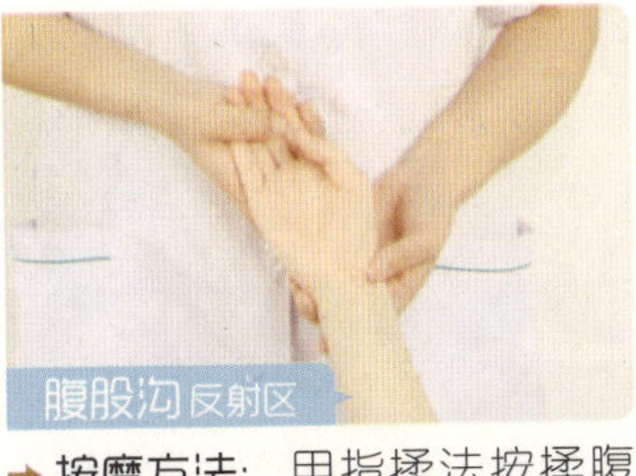

➜ **按摩方法**：用指揉法按揉腹股沟反射区1～2分钟，以局部酸痛为宜。

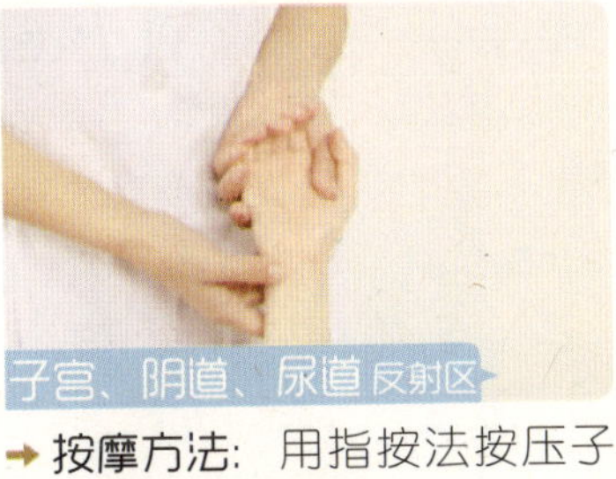

➜ **按摩方法**：用指按法按压子宫、阴道、尿道反射区1～2分钟，以局部酸痛为宜。

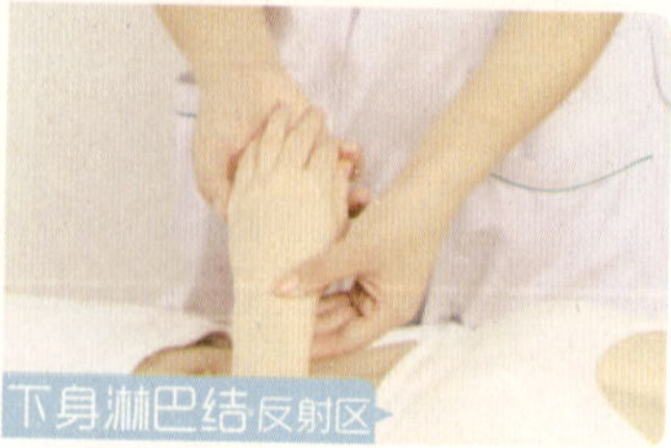

→ **按摩方法**：用指揉法按揉下身淋巴结反射区1～2分钟，以局部酸痛为宜。

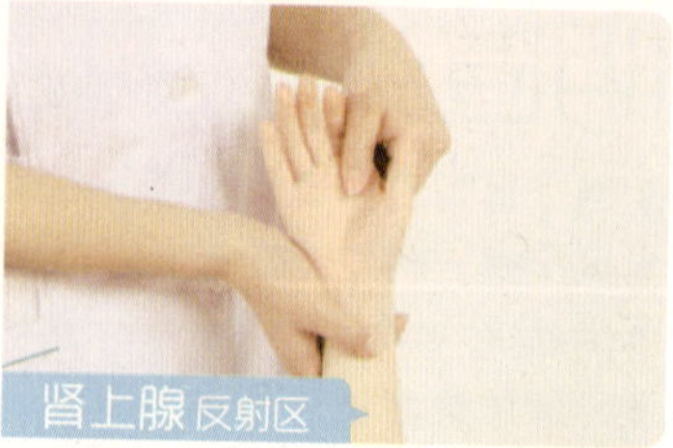

→ **按摩方法**：用指揉法按揉肾上腺反射区1～2分钟，以局部酸痛为宜。

耳部反射区

反射区诊断

内生殖器反射区见点状或片状红晕、暗红、暗灰、苍白或中央苍白、边缘红晕，提示可能有阴道炎。

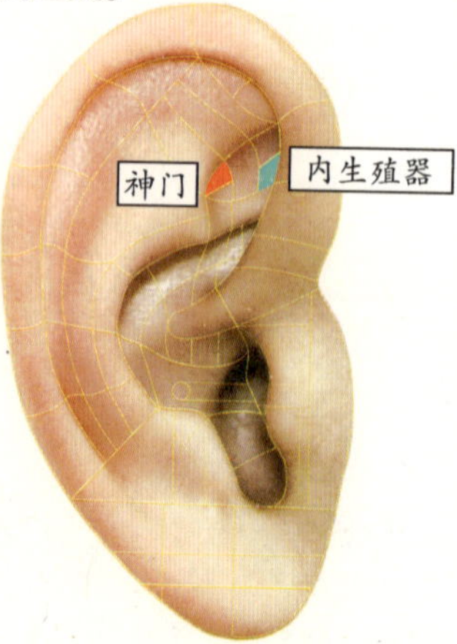

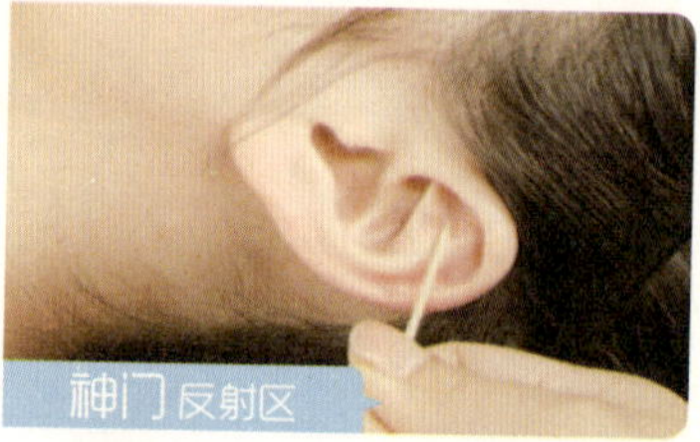

→ **按摩方法**：用切按法切压神门反射区1～2分钟，以按摩部位发红或有酸胀感为宜。

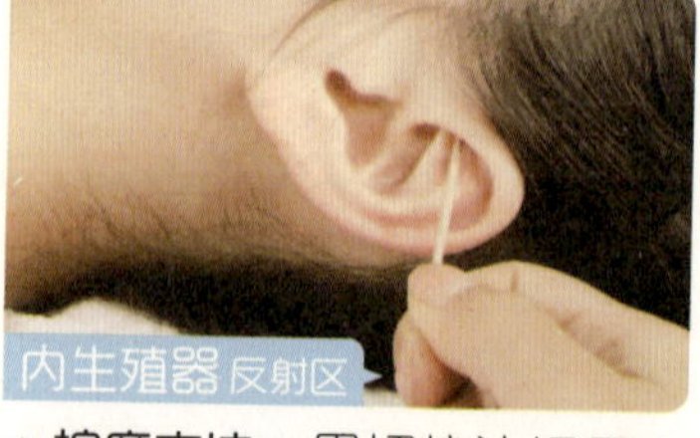

→ **按摩方法**：用切按法切压内生殖器反射区1～2分钟，以按摩部位发红或有酸胀感为宜。

足部反射区

反射区诊断

推按子宫反射区，酸痛感显著，提示可能有阴道炎。

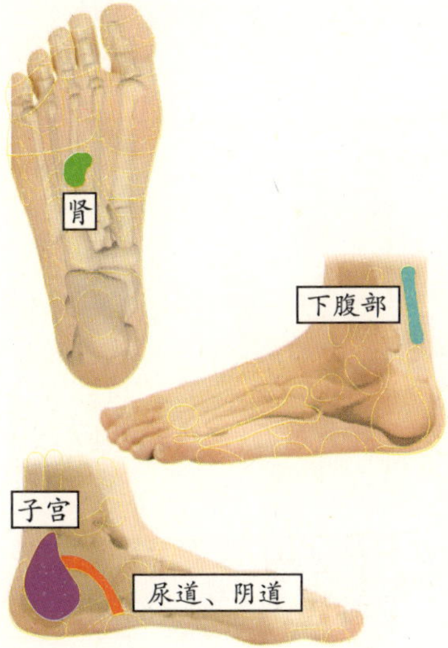

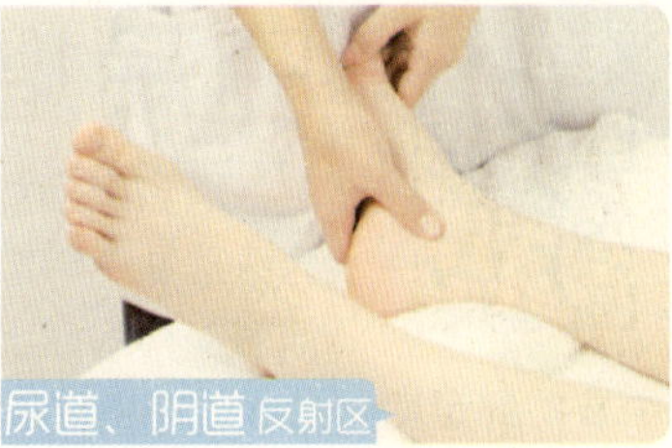

→ **按摩方法**：用拇指指腹按压法按压尿道、阴道反射区2～5分钟，以局部酸痛为宜。

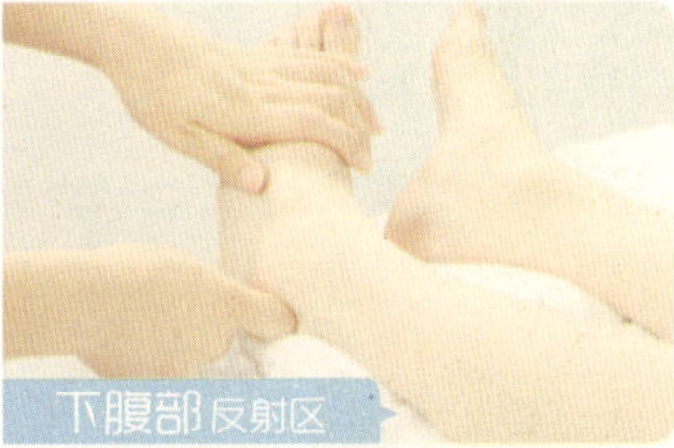

→ **按摩方法**：用单食指叩拳法顶压下腹部反射区2～5分钟，以局部酸痛为宜。

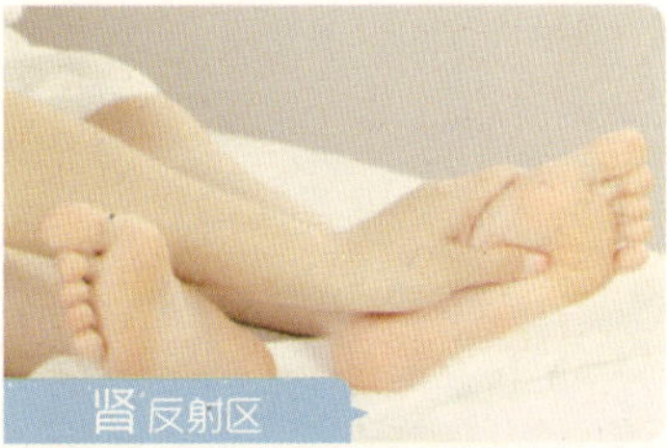

→ **按摩方法**：用拇指指腹按压法按压肾反射区2～5分钟，以局部酸痛为宜。

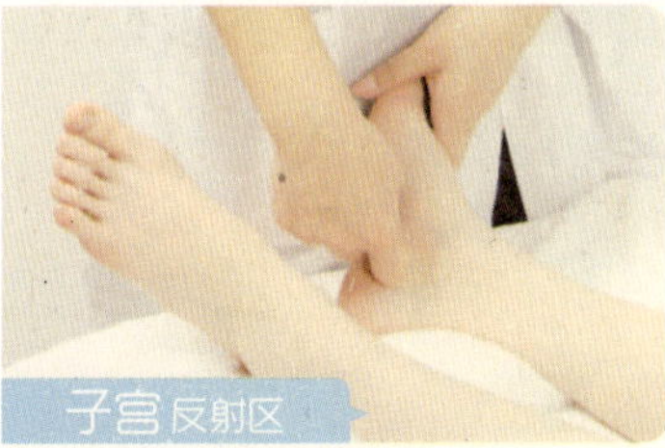

→ **按摩方法**：用单食指叩拳法顶压子宫反射区2～5分钟，以局部酸痛为宜。

扫一扫看视频

白带增多

湿热气血常为病

白带增多是指女性阴道分泌物量的增多。白带增多分为生理性白带增多和病理性白带增多，如果白带增多伴有多种病症出现，就要警惕妇科疾病的发生。生活中要做到定期做全面的妇科体检，不要穿紧身尼龙内裤，最好选择棉质内裤，注意少用卫生护垫。

手部反射区

反射区诊断

手腕青筋伸入到大鱼际，掌色偏红，子宫、阴道、尿道反射区有异常点，提示有白带增多。

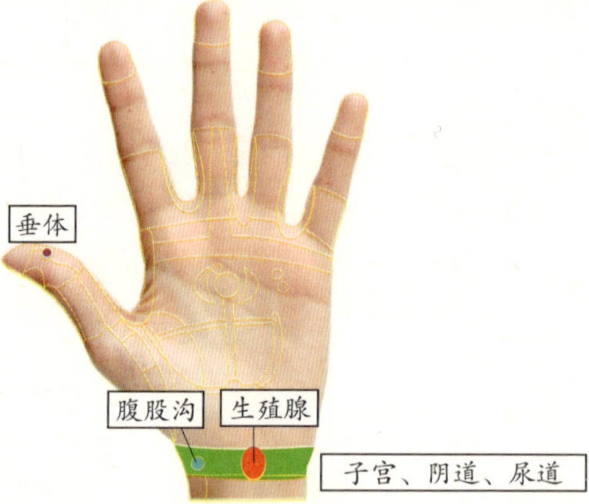

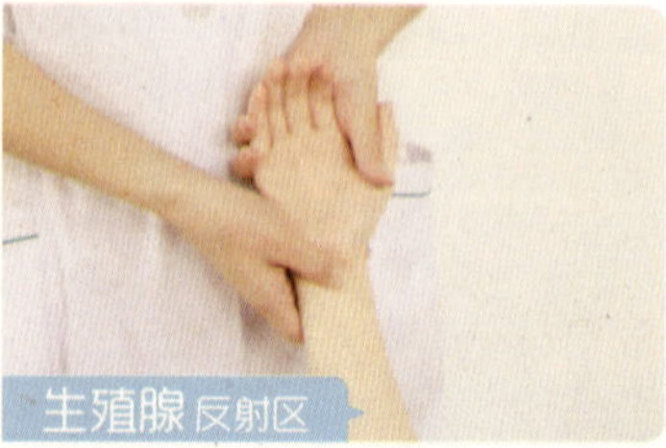

按摩方法：用指揉法按揉生殖腺反射区1～2分钟，以局部酸痛为宜。

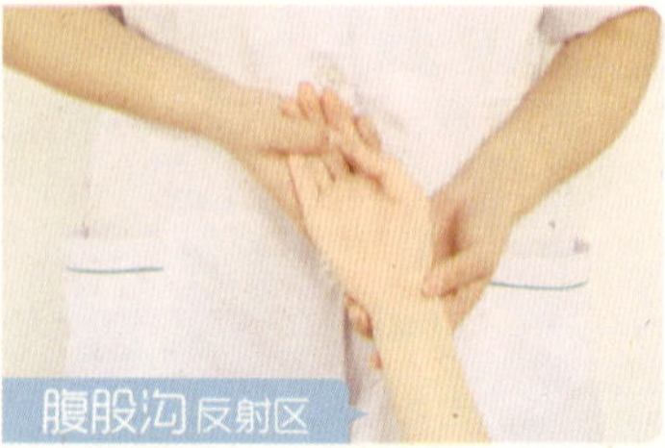

按摩方法：用指揉法按揉腹股沟反射区1～2分钟，以局部酸痛为宜。

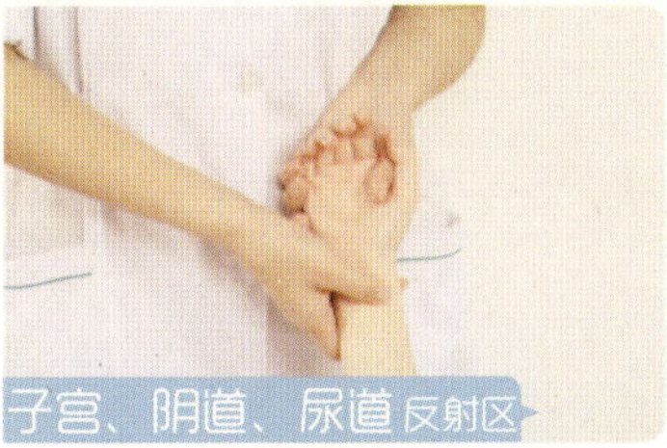

➜ 按摩方法：用指揉法按揉子宫、阴道、尿道反射区1～2分钟，以局部酸痛为宜。

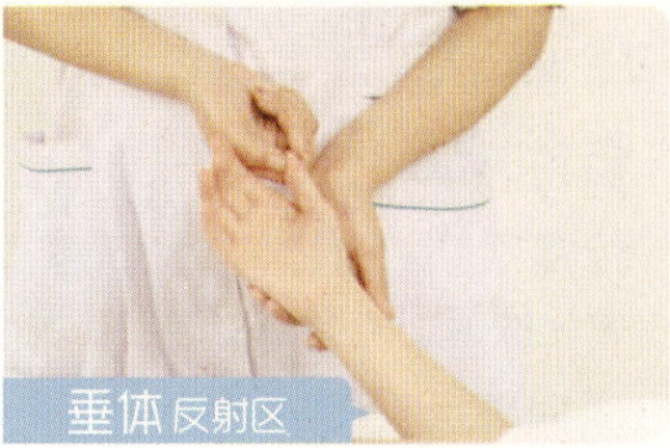

➜ 按摩方法：用掐法掐按垂体反射区1～2分钟，以局部酸痛为宜。

耳部反射区

反射区诊断

三角窝见水泡样丘疹，呈红色或白色，提示可能有白带增多。

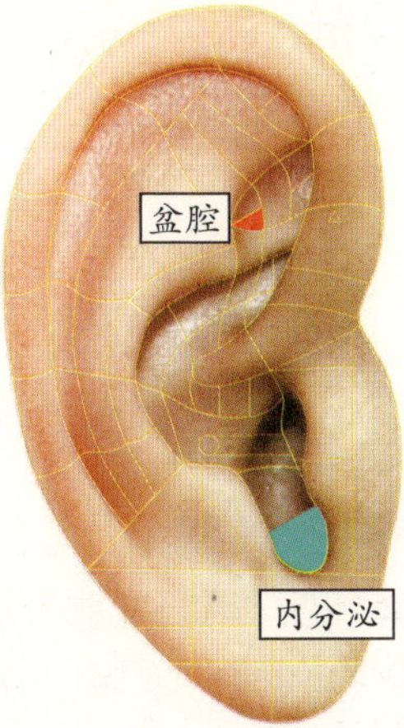

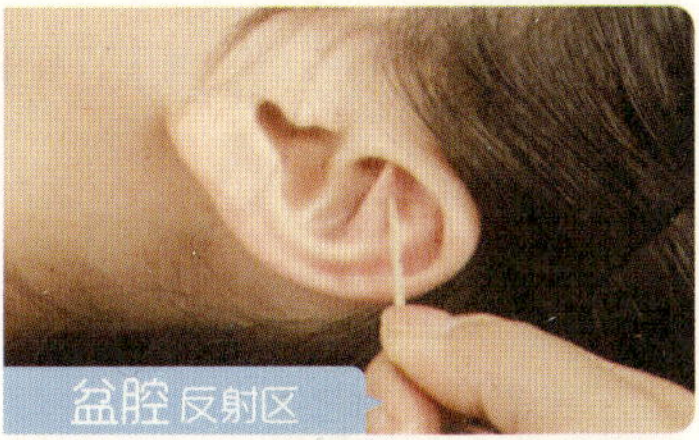

➜ 按摩方法：用切按法切压盆腔反射区1～2分钟，以按摩部位发红或有酸胀感为宜。

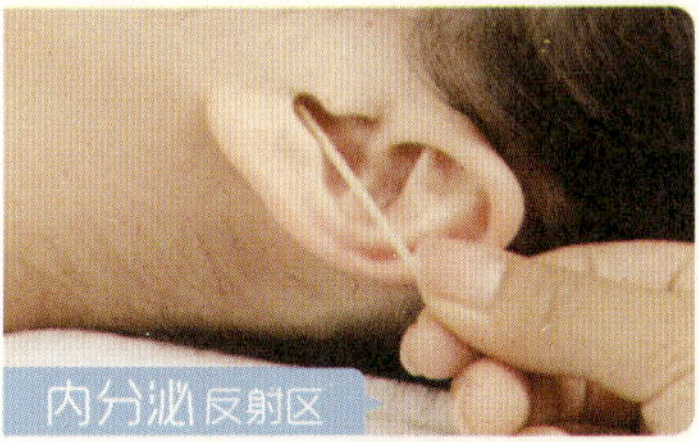

➜ 按摩方法：用切按法切压内分泌反射区1～2分钟，以按摩部位发红或有酸胀感为宜。

足部反射区

反射区诊断

按揉子宫反射区，酸痛感显著，提示可能有白带增多。

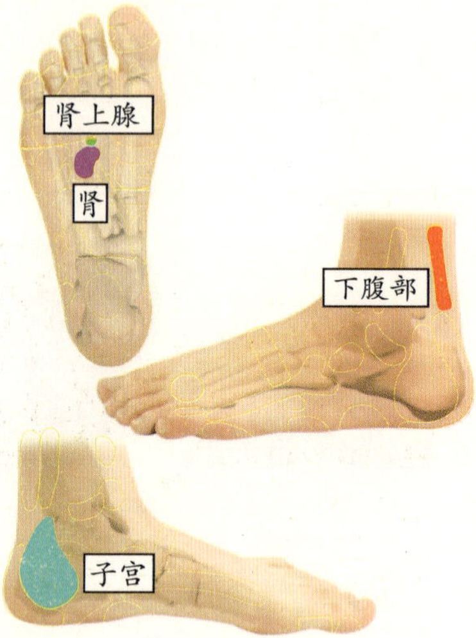

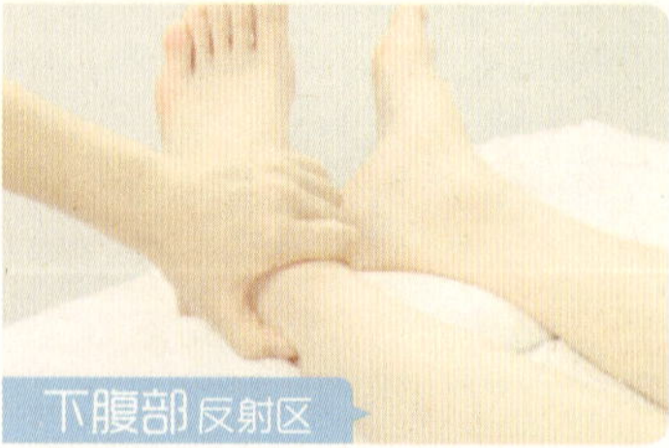

→ **按摩方法**：用掐法掐按下腹部反射区2～5分钟，以局部酸痛为宜。

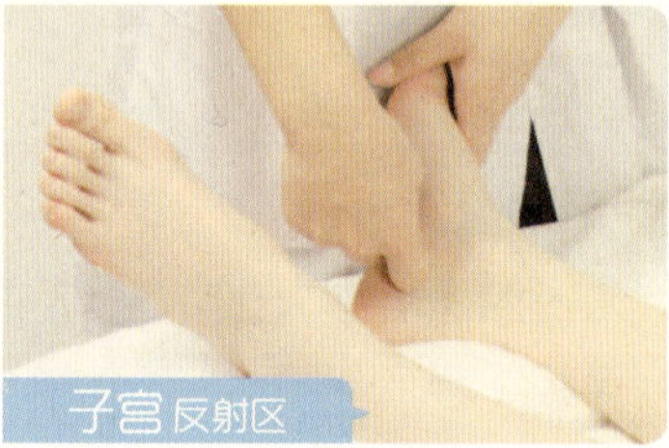

→ **按摩方法**：用单食指叩拳法顶压子宫反射区2～5分钟，以局部酸痛为宜。

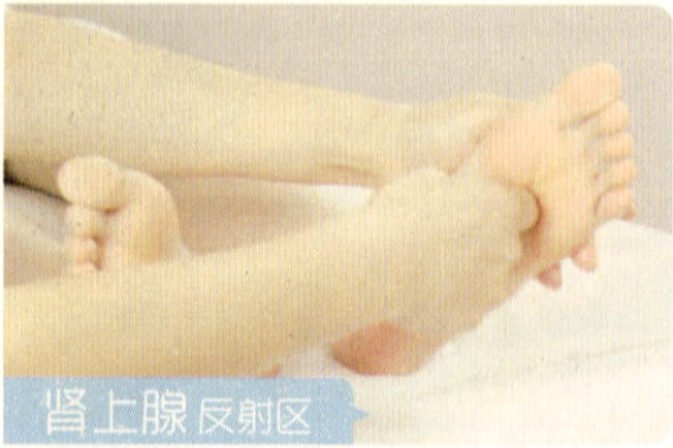

→ **按摩方法**：用单食指叩拳法顶压肾上腺反射区2～5分钟，以局部酸痛为宜。

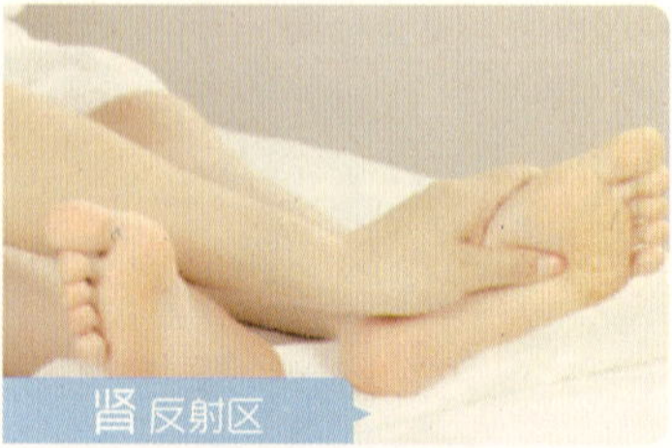

→ **按摩方法**：用拇指指腹按压法按压肾反射区2～5分钟，以局部酸痛为宜。

不孕症

男方无病却无子

扫一扫看视频

不孕症是指夫妇同居而未避孕，经过较长时间不怀孕者。临床上分原发性不孕和继发性不孕两种。同居3年以上未受孕者，称原发性不孕；婚后曾有过妊娠，相距3年以上未受孕者，称继发性不孕。不孕是由多种因素引起的，一般多由于流产、妇科疾病、压力过大和减肥等引起。

手部反射区

反射区诊断

腕横纹有断裂或模糊不清，呈八字状，小鱼际平坦，提示可能有不孕症。

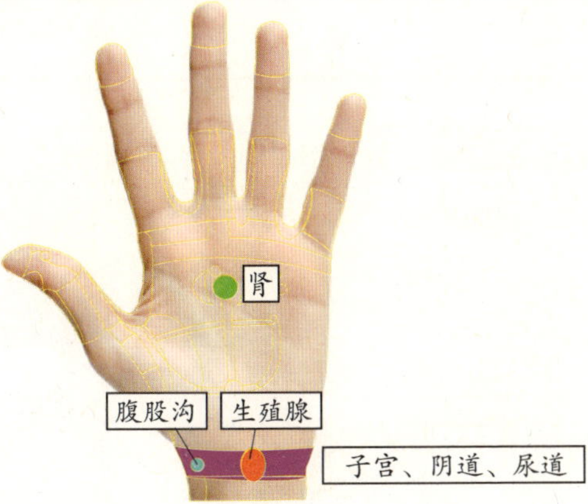

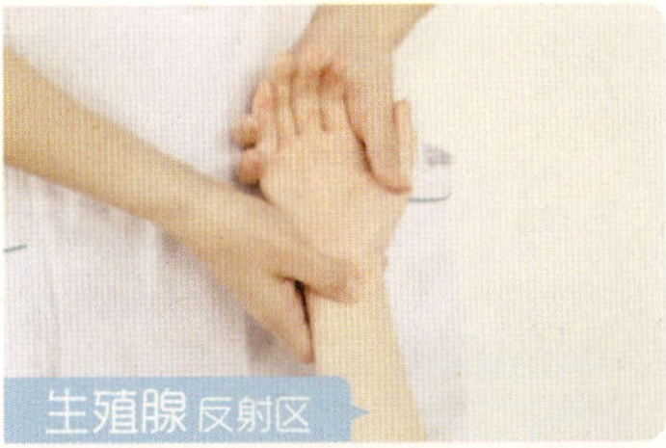

按摩方法：用指揉法按揉生殖腺反射区1～2分钟，以局部酸痛为宜。

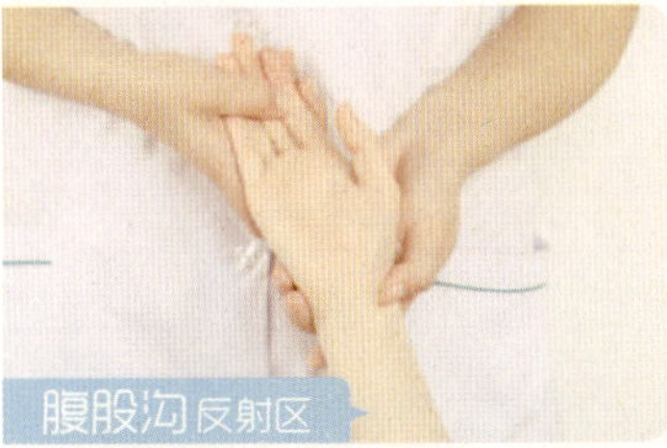

按摩方法：用指按法按压腹股沟反射区1～2分钟，以局部酸痛为宜。

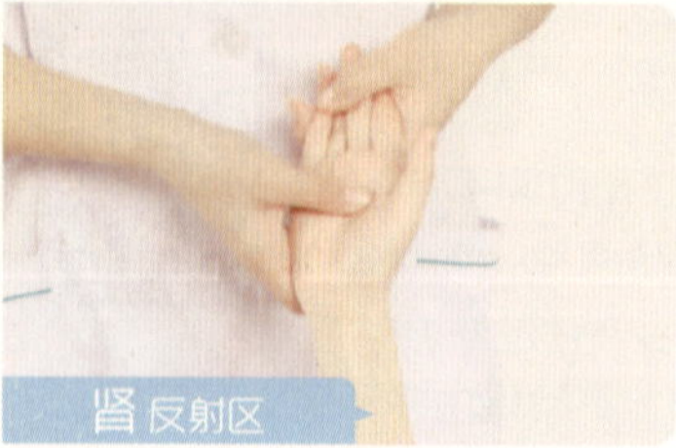

→ 按摩方法： 用指揉法按揉肾反射区1～2分钟，以局部酸痛为宜。

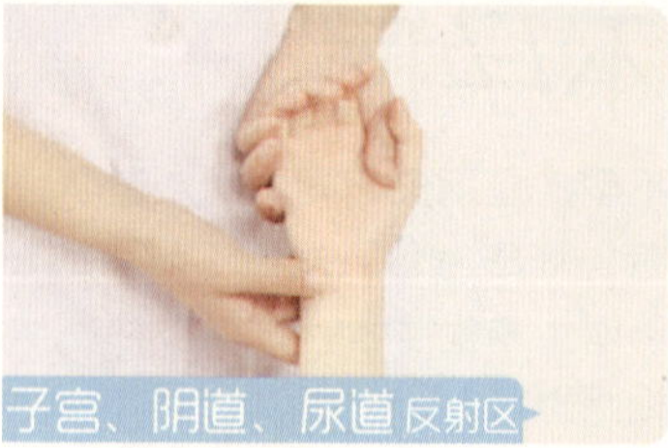

→ 按摩方法： 用指按法按压子宫、阴道、尿道反射区1～2分钟，以局部酸痛为宜。

耳部反射区

反射区诊断

屏间切迹与对耳屏交界处，及内分泌反射区见白色点状或片状红晕，提示可能有不孕症。

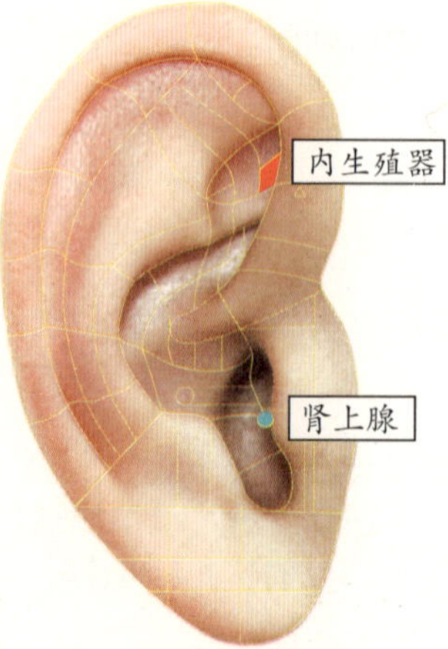

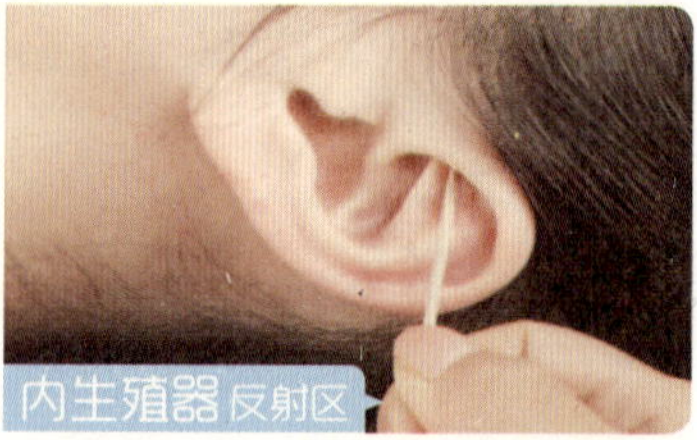

→ 按摩方法： 用切按法切压内生殖器反射区1～2分钟，以按摩部位发红或有酸胀感为宜。

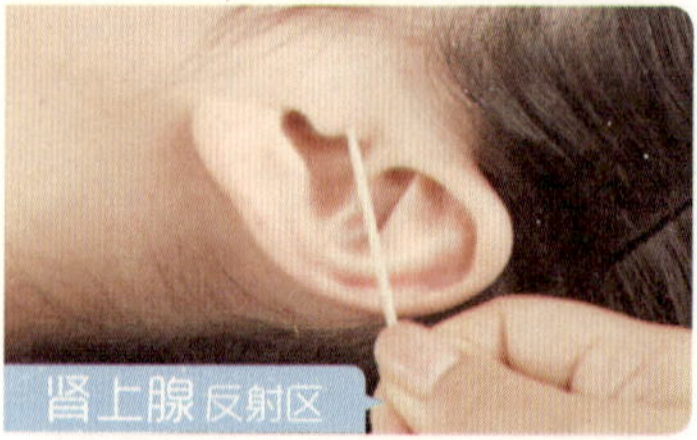

→ 按摩方法： 用切按法切压肾反射区1～2分钟，以按摩部位发红或有酸胀感为宜。

足部反射区

反射区诊断

推按生殖腺反射区，酸痛敏感者，提示可能有不孕症。

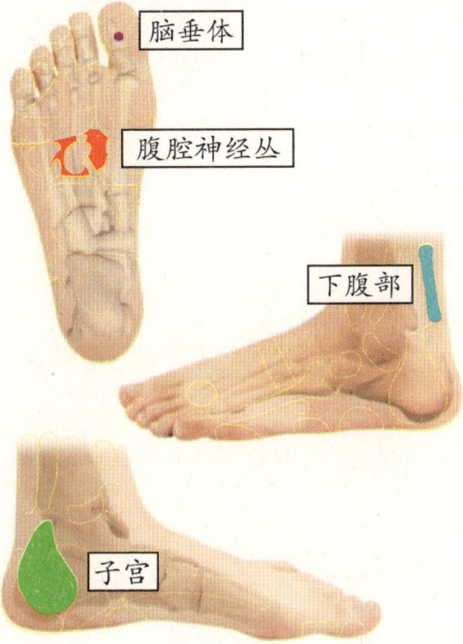

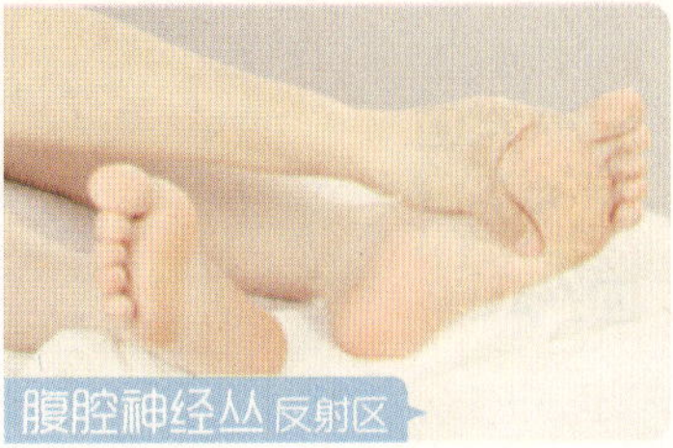
腹腔神经丛 反射区

➜ **按摩方法**：用拇指指腹按压法按压腹腔神经丛反射区2～5分钟，以局部酸痛为宜。

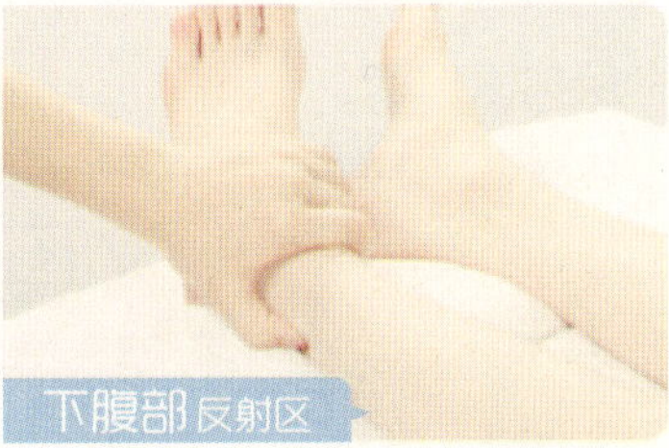
下腹部 反射区

➜ **按摩方法**：用掐法掐按下腹部反射区2～5分钟，以局部酸痛为宜。

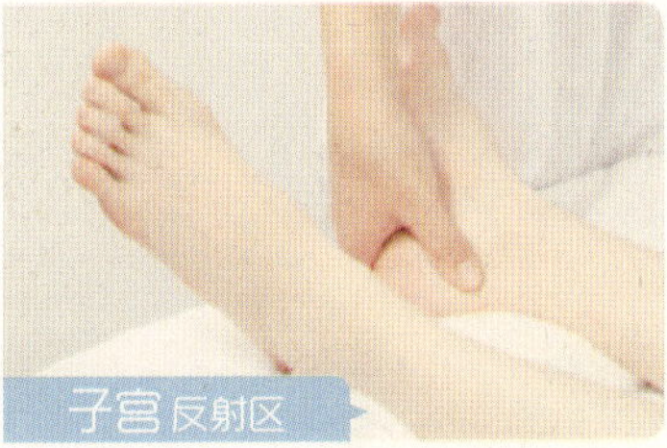
子宫 反射区

➜ **按摩方法**：用拇指指腹按压法按压子宫反射区2～5分钟，以局部酸痛为宜。

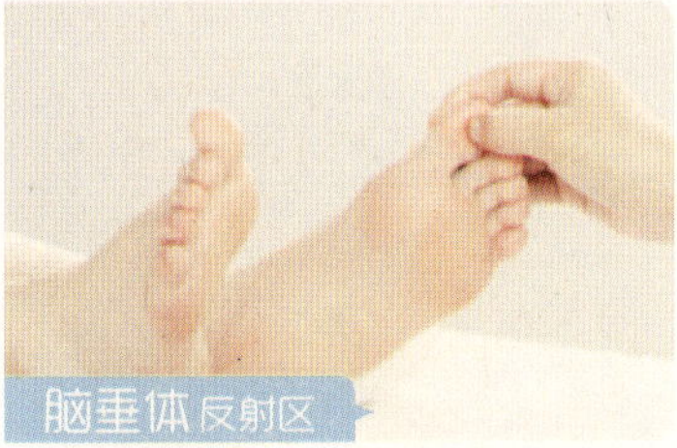
脑垂体 反射区

➜ **按摩方法**：用掐法掐按脑垂体反射区2～5分钟，以局部酸痛为宜。

扫一扫看视频

性冷淡

快感不足恐性事

性冷淡是指由于疾病、精神、年龄等因素导致的性欲缺乏，即对性生活缺乏兴趣。性冷淡的生理症状主要体现在对性爱抚无反应或快感反应不足；无性爱快感或快感不足，迟钝，缺乏性高潮；性器官发育不良或性器官萎缩，老化，细胞缺水，活性不足等。心理症状主要是对性爱恐惧，厌恶及心里抵触等。

手部反射区

反射区诊断

腕横纹有断裂或模糊不清，呈八字状，小鱼际平坦，提示可能有性冷淡。

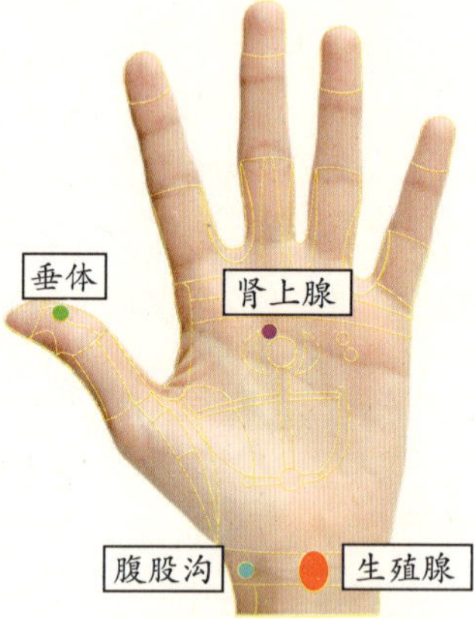

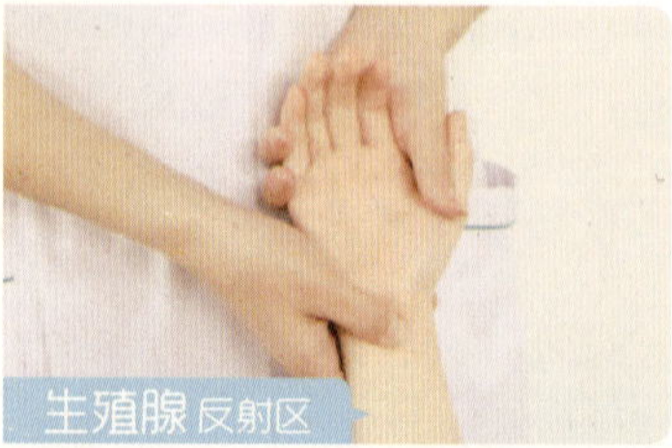

按摩方法： 用指揉法按揉生殖腺反射区1～2分钟，以局部酸痛为宜。

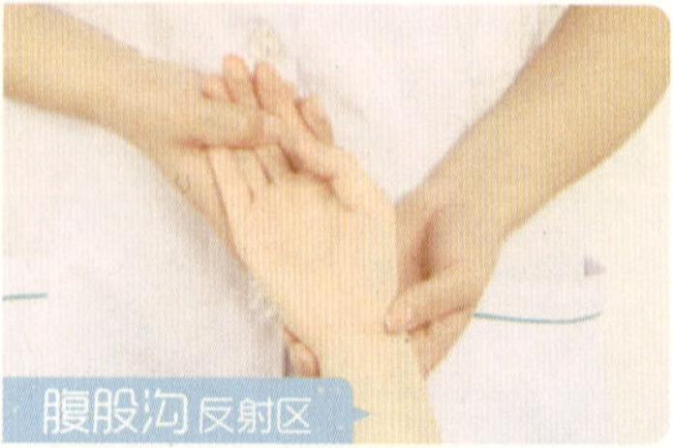

按摩方法： 用指揉法按揉腹股沟反射区1～2分钟，以局部酸痛为宜。

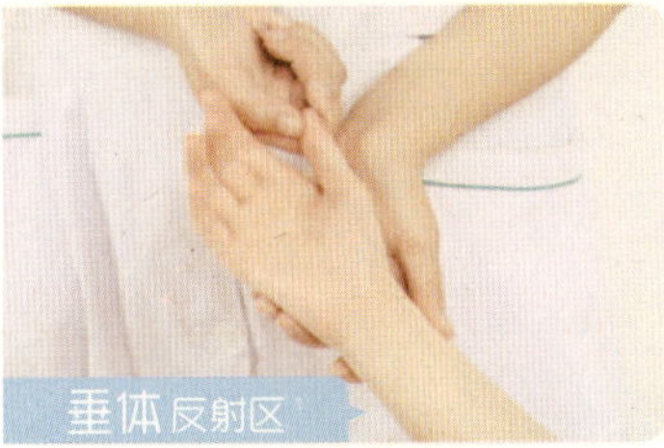

→ **按摩方法**：用掐法掐按垂体反射区1～2分钟，以局部酸痛为宜。

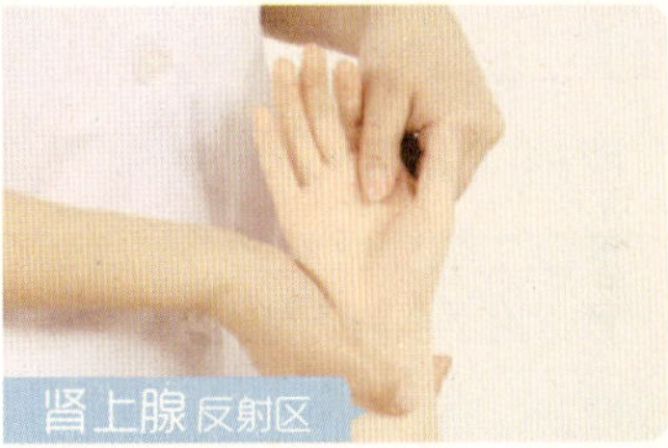

→ **按摩方法**：用指揉法按揉肾上腺反射区1～2分钟，以局部酸痛为宜。

耳部反射区

反射区诊断

用耳穴探棒或火柴棒探查压痛点，内生殖器反射区压痛显著，提示可能有性冷淡。

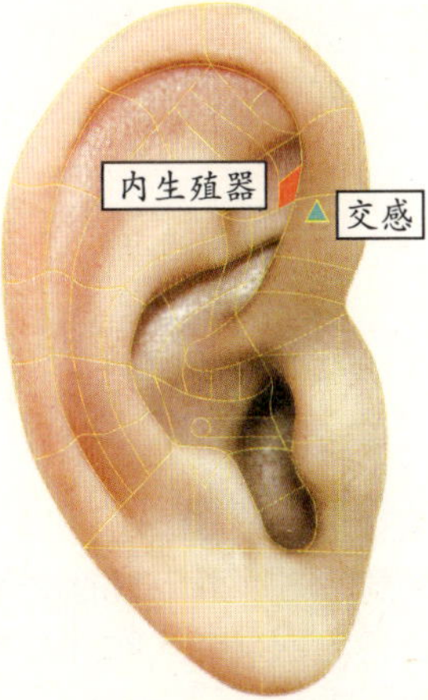

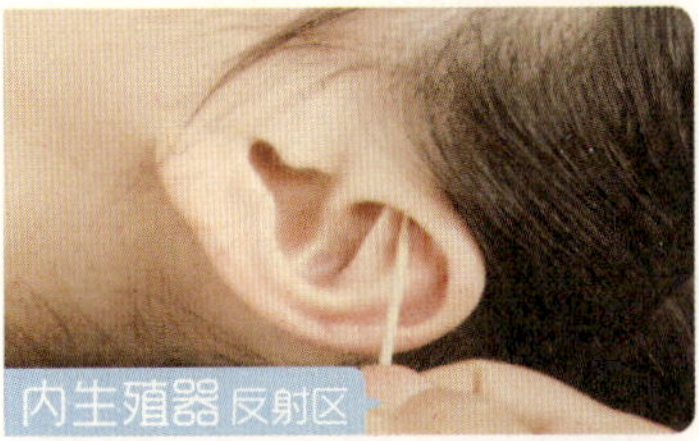

→ **按摩方法**：用切按法切压内生殖器反射区1～2分钟，以按摩部位发红或有酸胀感为宜。

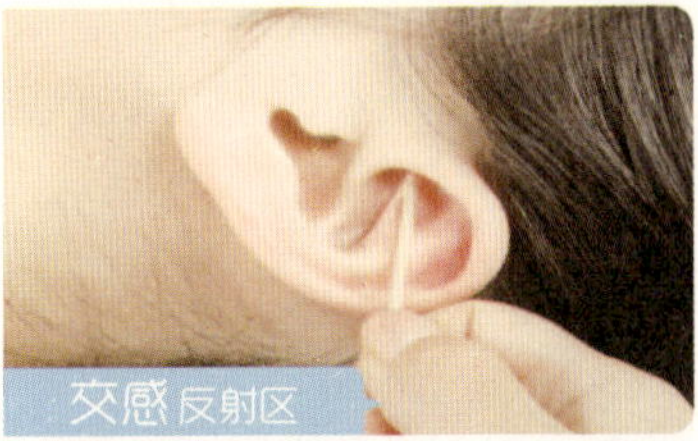

→ **按摩方法**：用切按法切压交感反射区1～2分钟，以按摩部位发红或有酸胀感为宜。

足部反射区

反射区诊断

推按生殖腺反射区，酸痛敏感者，提示可能有性冷淡。

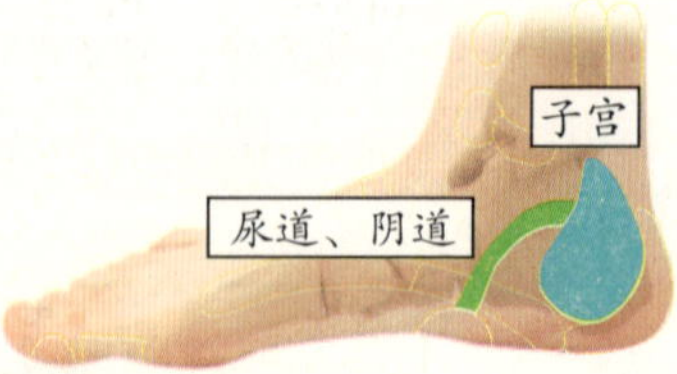

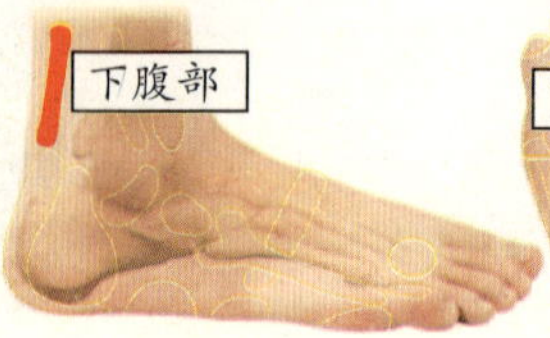

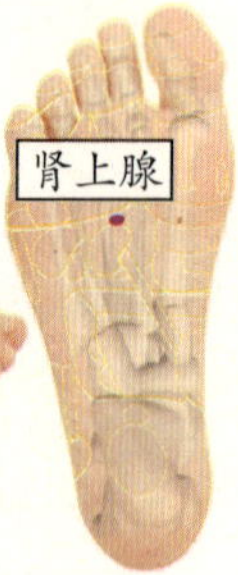

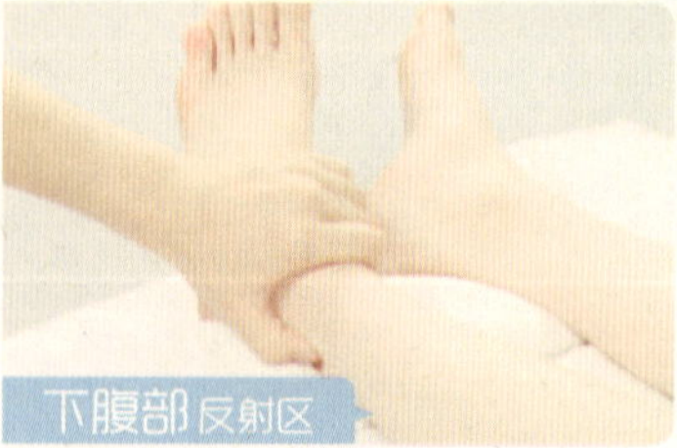

下腹部 反射区

→ **按摩方法**：用掐法掐按下腹部反射区2～5分钟，以局部酸痛为宜。

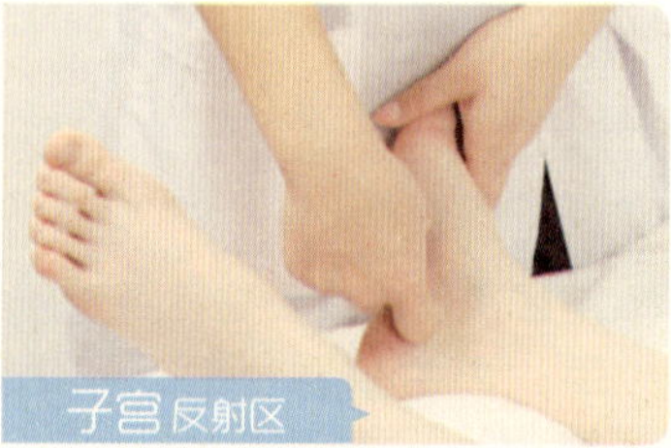

子宫 反射区

→ **按摩方法**：用单食指叩拳法顶压子宫反射区2～5分钟，以局部酸痛为宜。

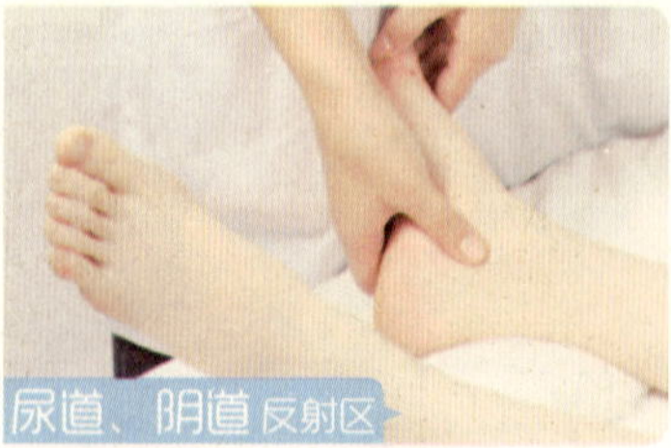

尿道、阴道 反射区

→ **按摩方法**：用拇指指腹按压法按压尿道、阴道反射区2～5分钟，以局部酸痛为宜。

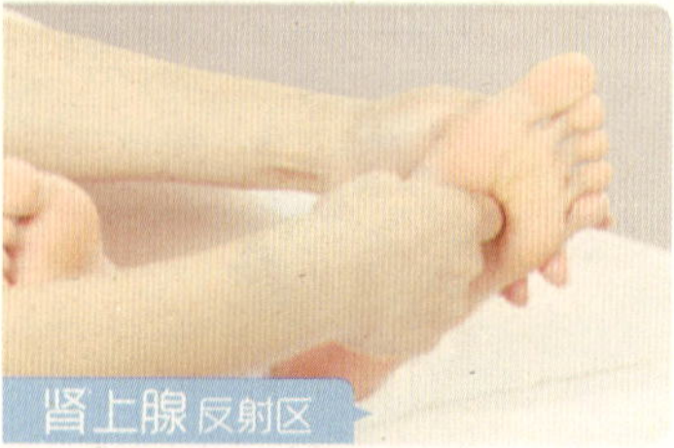

肾上腺 反射区

→ **按摩方法**：用单食指叩拳法顶压肾上腺反射区2～5分钟，以局部酸痛为宜。

第7章

按摩手耳足 保健治未病

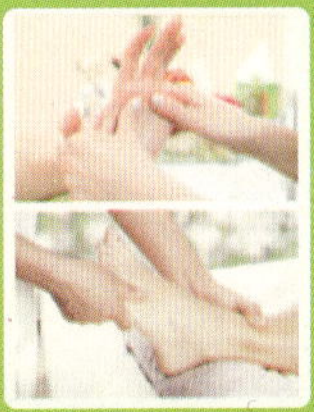

人体天生有一个自然康复系统，当人生病时，人体可以通过多种防御功能抵抗各种致病因素的侵袭。其中对手耳足上的反射区施以按摩，可以通经活络、调和气血，使阴阳归于平衡，脏腑趋于和调。长期坚持，可以提高身体抵抗力，从而达到祛除病邪、强身健体的目的。本章将图文分解，详细介绍12种身体保健的手耳足按摩疗法。

扫一扫看视频

保养心肺

强心通脉止咳喘

心脏和肺腑是人体的重要器官。前者负责为血液循环提供动力，后者主呼吸。心肺功能失调者主要表现为心动过快或过缓，并且伴有胸闷、心悸、气短等症状。经常按摩手耳足的肺、心等反射区，可增强心肺功能，防治心肺病症。

手部反射区

反射区功效

肺及支气管反射区疏风通络、止咳化痰；心反射区理气止痛、强心通脉；劳宫穴清心泻热；合谷穴通经活经。

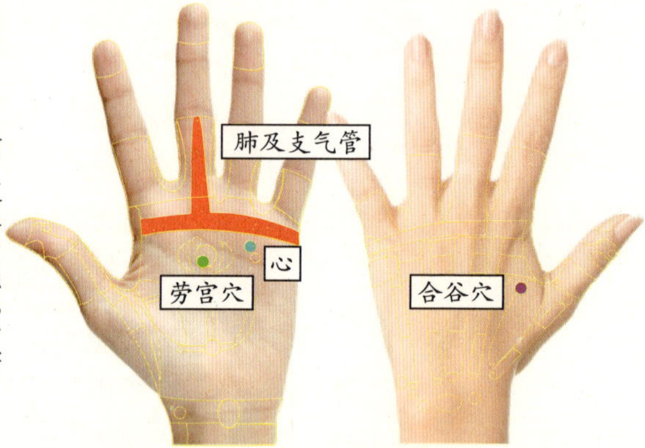

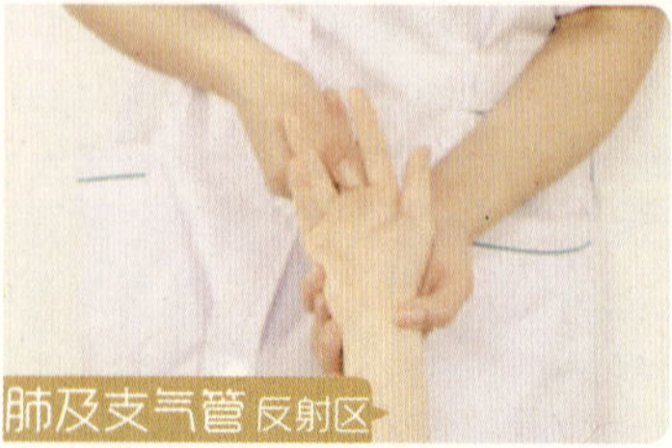

肺及支气管反射区

→ **按摩方法**：用指按法按压肺及支气管反射区1～2分钟，以局部酸痛为宜。

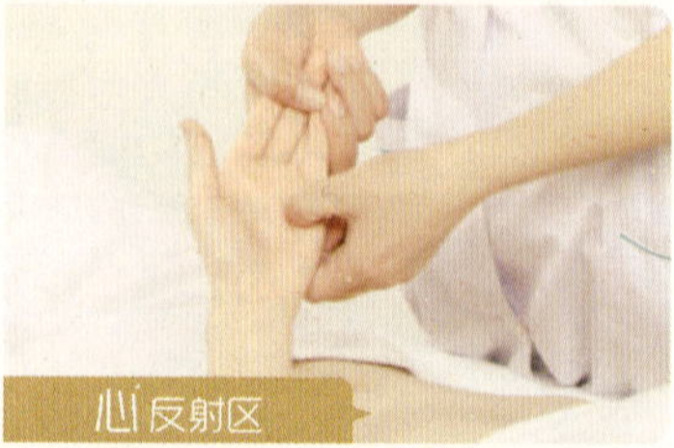

心反射区

→ **按摩方法**：用掐法掐按心反射区1～2分钟，以局部有酸胀痛感为宜。

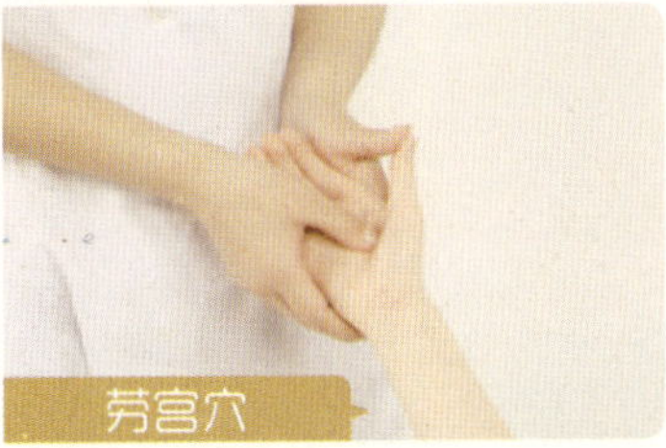

➜ **按摩方法**：用指按法按压劳宫穴1～2分钟，以出现酸痛感为宜。

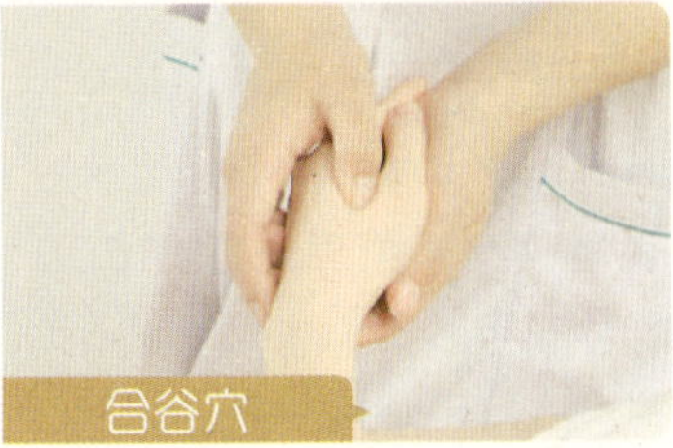

➜ **按摩方法**：用指按法按压合谷穴1～2分钟，以局部有酸胀痛感为宜。

耳部反射区

反射区功效

肺反射区能疏风通络、止咳化痰；心反射区能理气止痛、强心通脉。

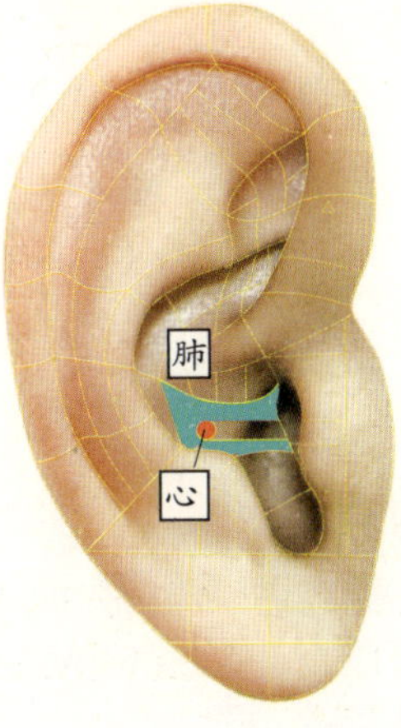

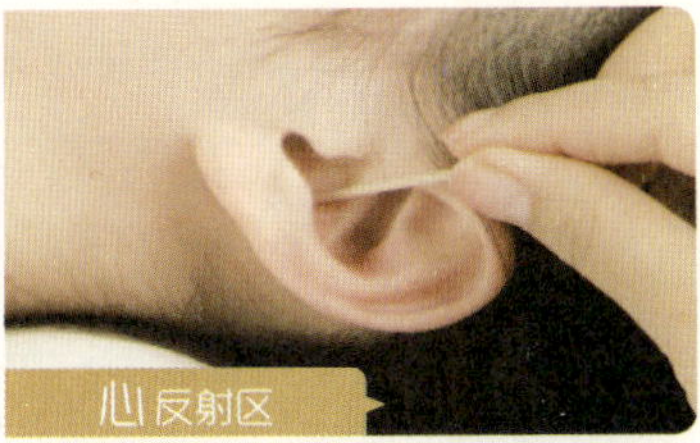

➜ **按摩方法**：用切按法切压心反射区1～2分钟，以按摩部位发红或有酸胀感为宜。

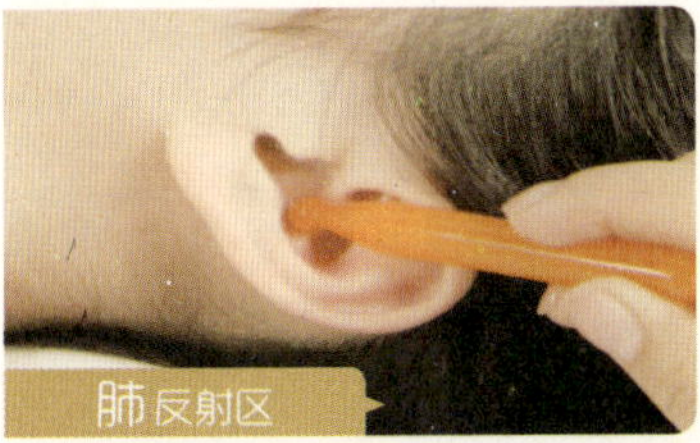

➜ **按摩方法**：用切按法切压肺反射区1～2分钟，以按摩部位发红或有酸胀感为宜。

足部反射区

反射区功效

肺及支气管反射区能疏风活络、止咳化痰；心反射区能理气止痛、强心通脉；涌泉穴泄热宁神；太溪穴清热安神。

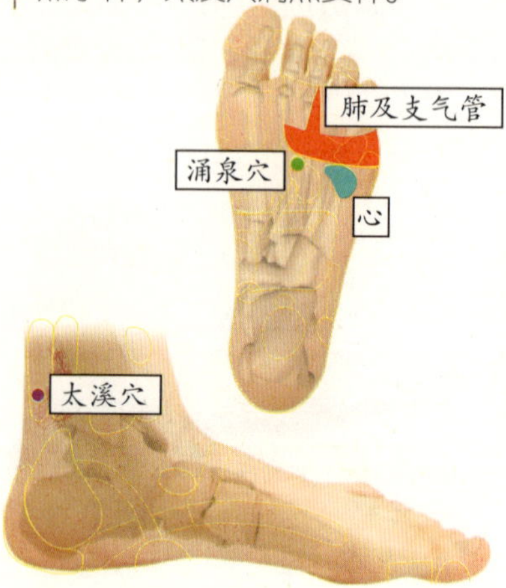

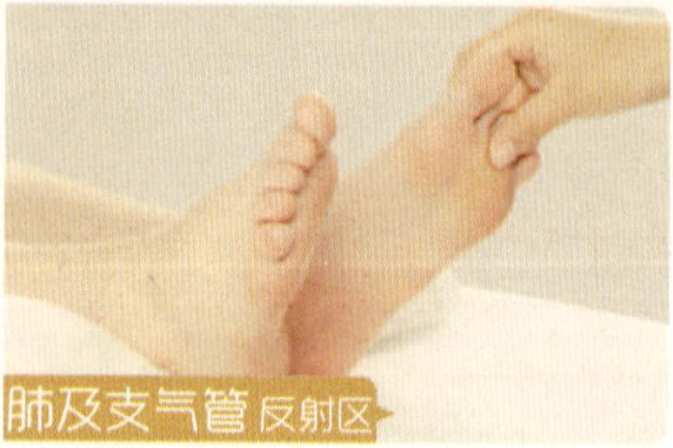

➜ **按摩方法**：用拇指指腹按压法按压肺及支气管反射区2～5分钟，以局部酸痛为宜。

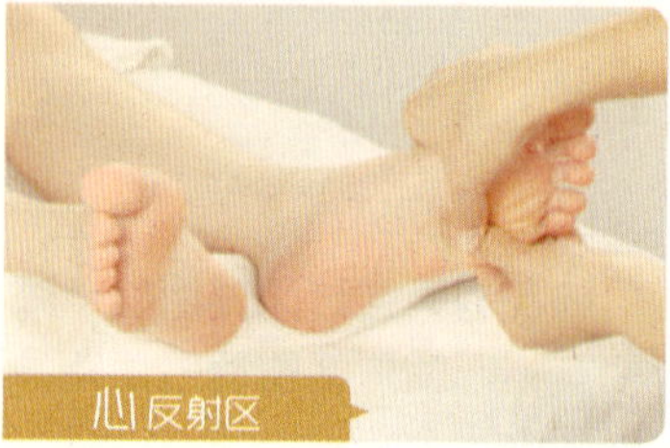

➜ **按摩方法**：用拇指指腹按压法按压心反射区2～5分钟，以局部酸痛为宜。

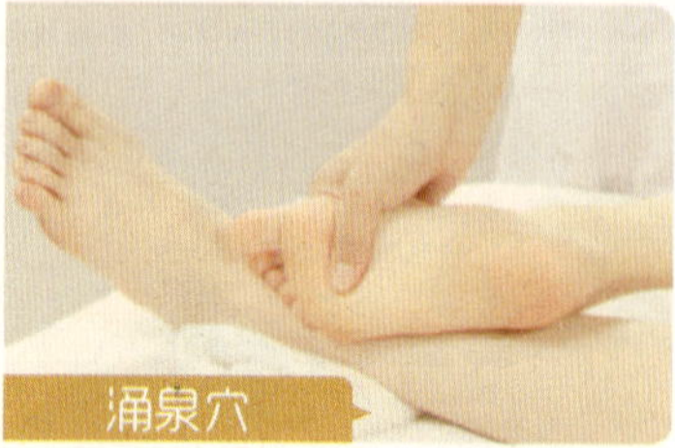

➜ **按摩方法**：用拇指指腹按压法按压涌泉穴2～5分钟，以出现酸痛感为宜。

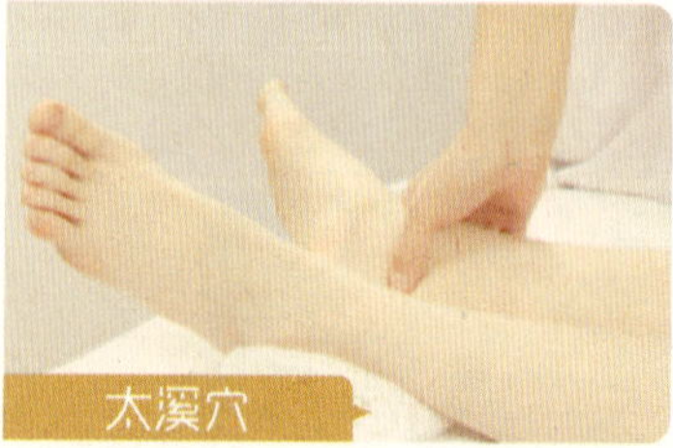

➜ **按摩方法**：用拇指指腹按压法按压太溪穴2～5分钟，以出现酸痛感为宜。

补脾养胃

脾胃安和吃饭香

扫一扫看视频

脾胃虚弱，泛指脾气虚、脾阳虚、脾不统血、胃阳虚、胃气虚、胃阴虚及脾胃虚寒等中医证候，其中脾气虚是脾胃虚弱的基本类型。脾气虚证是指脾气不足，失其健运所表现的证候，多因饮食不节，劳累过度，久病耗伤脾气所致。

手部反射区

反射区功效

胃脾大肠区反射区能保肝利胆、理气调经；腹腔神经丛反射区健脾回阳；肝反射区和胆囊反射区能和胃降逆。

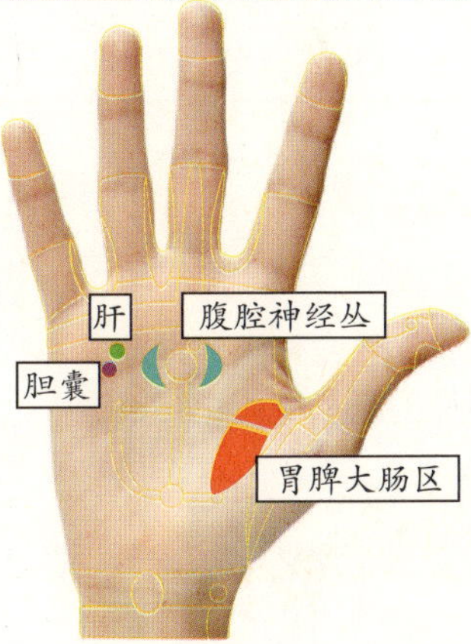

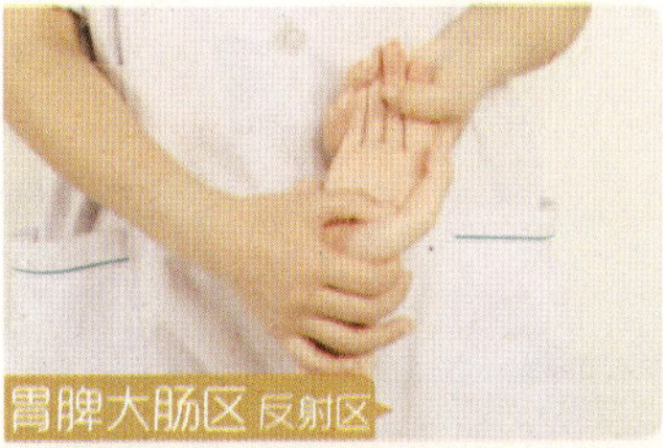

胃脾大肠区 反射区

→ **按摩方法**：用指按法按压胃脾大肠区反射区1～2分钟，以局部酸痛为宜。

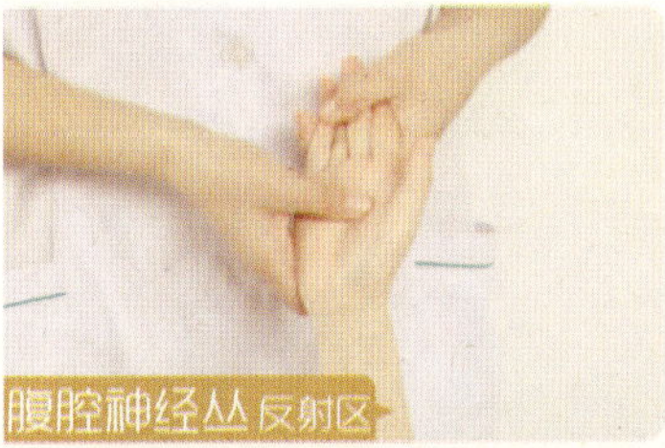

腹腔神经丛 反射区

→ **按摩方法**：用指揉法按揉腹腔神经丛反射区1～2分钟，以局部酸痛为宜。

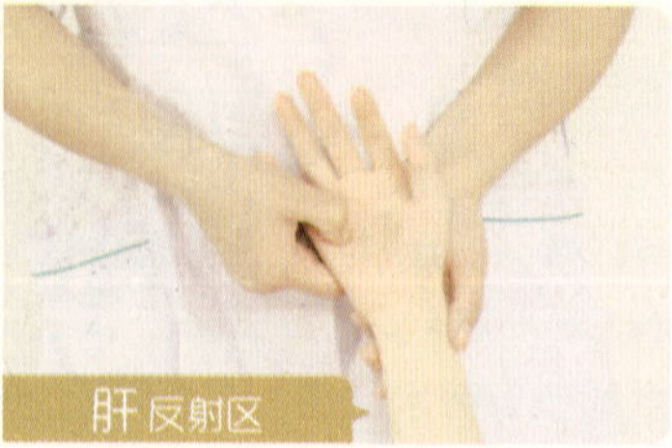

→ **按摩方法**：用掐法掐按肝反射区1～2分钟，以局部有酸痛感为宜。

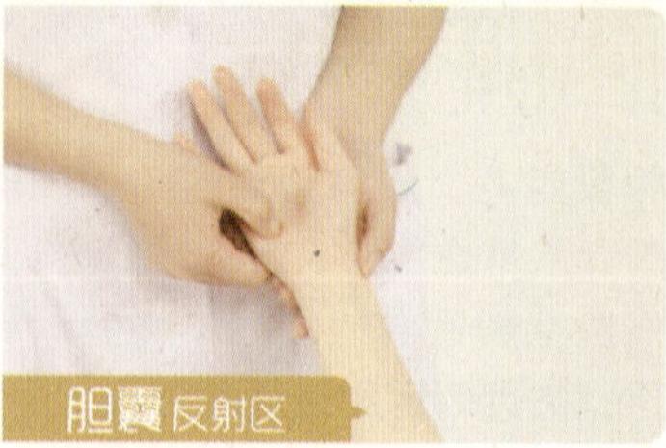

→ **按摩方法**：用掐法掐按胆囊反射区1～2分钟，以局部酸痛为宜。

耳部反射区

反射区功效

胃反射区能生发胃气、燥湿健脾；脾反射区能健脾化湿、理气解痉。

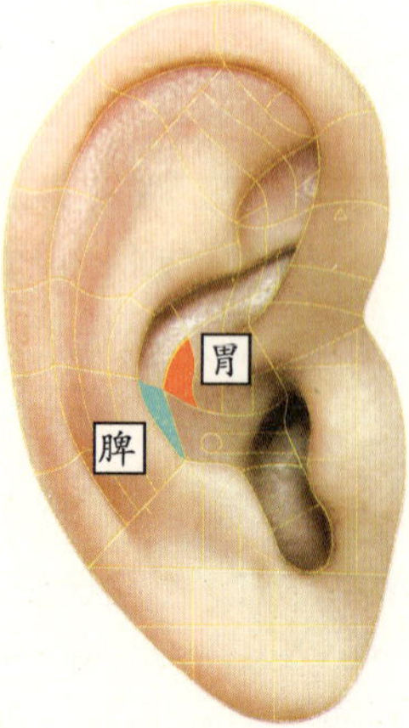

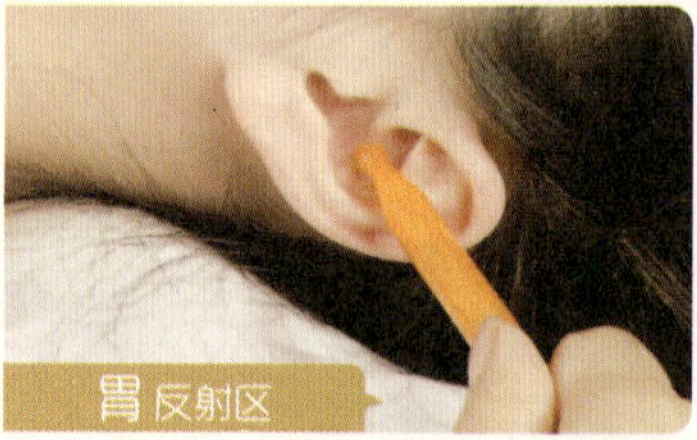

→ **按摩方法**：用切按法切压胃反射区1～2分钟，以按摩部位发红或有酸胀感为宜。

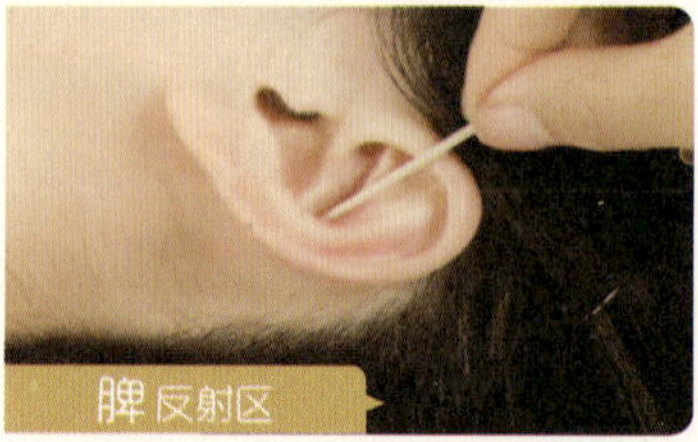

→ **按摩方法**：用切按法切压脾反射区1～2分钟，以按摩部位发红或有酸胀感为宜。

足部反射区

反射区功效

胃反射区理气和胃；胰腺反射区生发胃气、燥化脾湿；十二指肠反射区和胃行水；乙状结肠及直肠反射区调和肠胃。

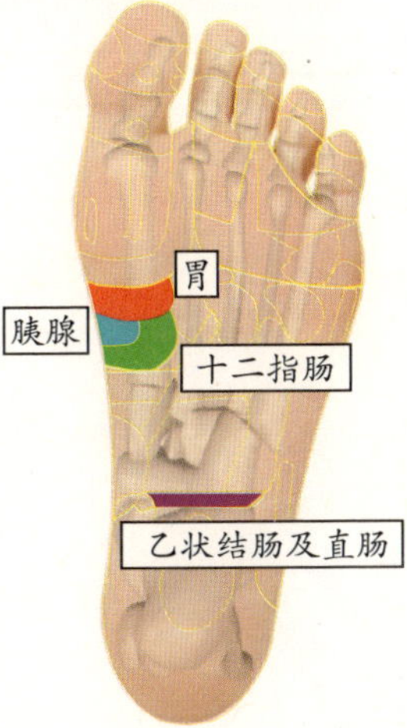

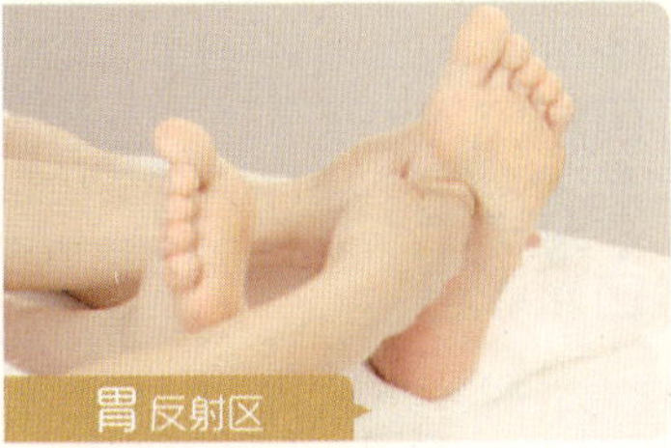

→ **按摩方法**：用单食指叩拳法顶压胃反射区2～5分钟，以局部酸痛为宜。

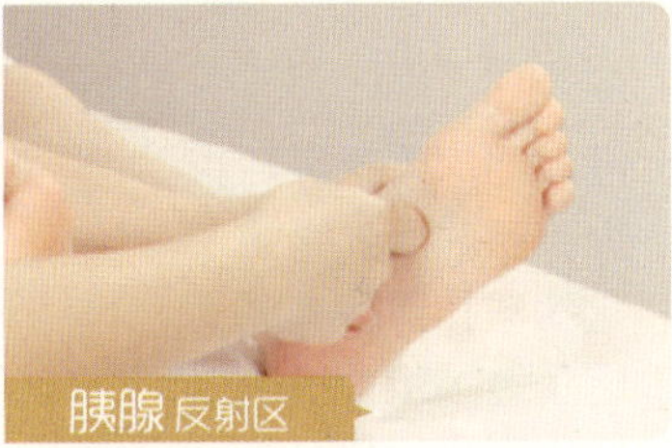

→ **按摩方法**：用单食指叩拳法顶压胰腺反射区2～5分钟，以局部酸痛为宜。

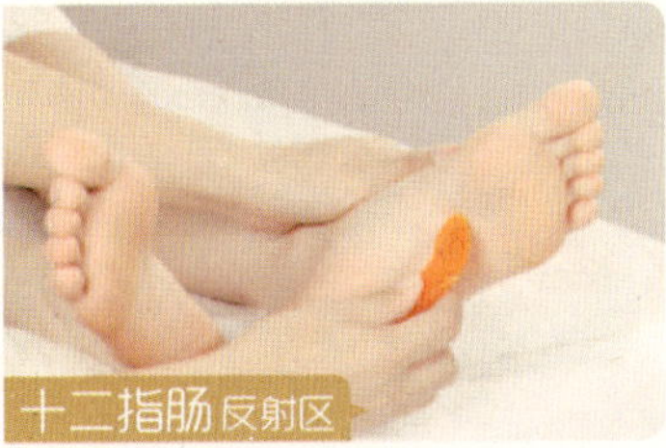

→ **按摩方法**：用刮压法刮压十二指肠反射区2～5分钟，以局部酸痛为宜。

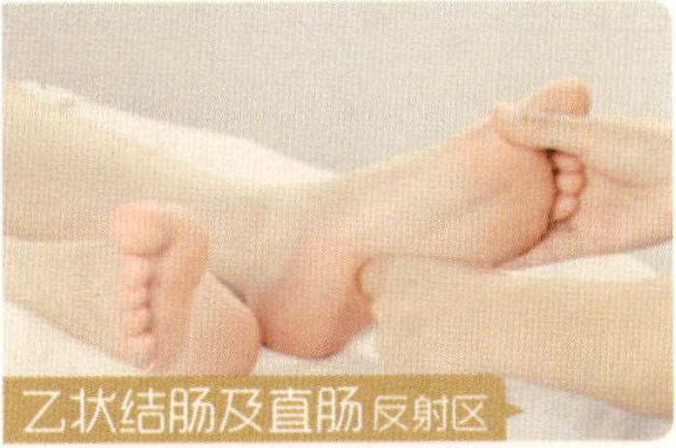

→ **按摩方法**：用单食指叩拳法顶压乙状结肠及直肠反射区2～5分钟，以局部酸痛为宜。

扫一扫看视频

疏肝解郁

纾解郁气心舒畅

肝有疏泄的功能，喜升发舒畅，如因恼怒伤肝，或因其他原因影响气机升发和疏泄，就会引起肝郁的病症。其主要表现有两胁胀满或窜痛，胸闷不舒，且胁痛常随情绪变化而增减。平时要注意调整情绪和心理，使体内之气能够正常的宣泄。

手部反射区

反射区功效

肝反射区能保肝利胆；胰腺反射区燥化脾湿；胃脾大肠区反射区能理气调经；胆囊反射区能利胆疏肝。

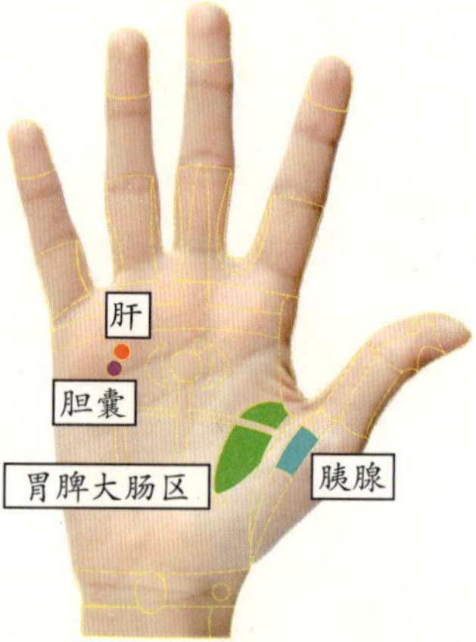

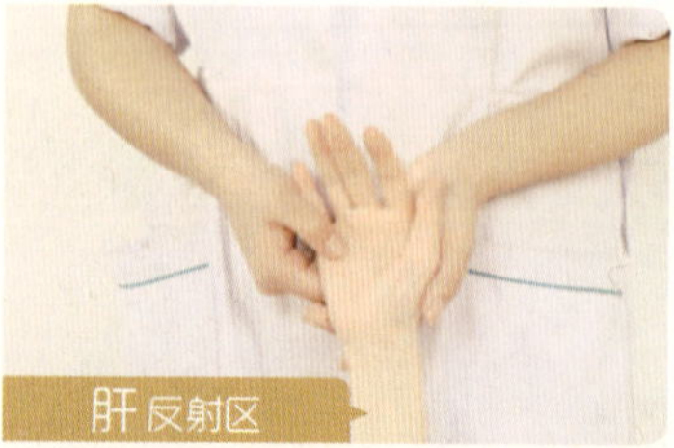

→ **按摩方法**：用指按法按压肝反射区1～2分钟，以局部酸痛为宜。

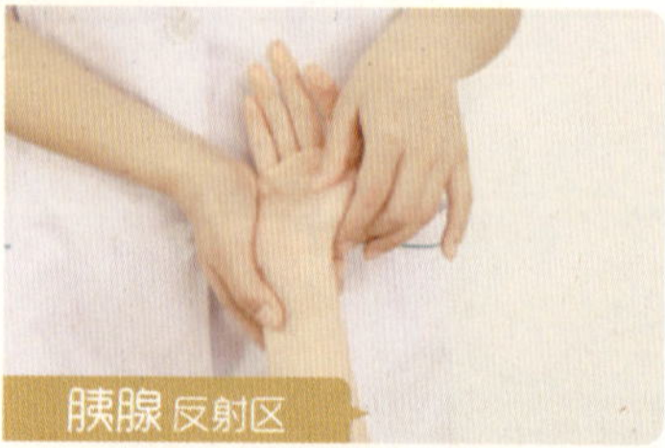

→ **按摩方法**：用指按法按压胰腺反射区1～2分钟，以局部酸痛为宜。

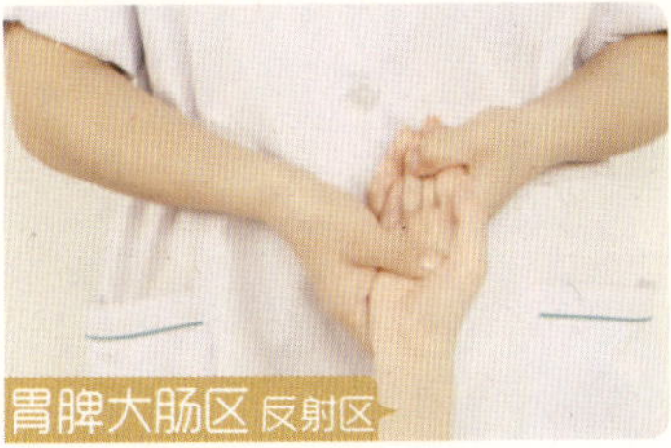

→ **按摩方法**：用指揉法按揉胃脾大肠区反射区1～2分钟，以局部酸痛为宜。

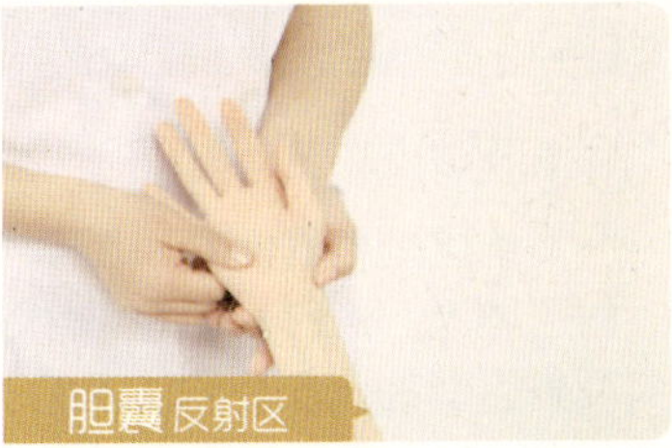

→ **按摩方法**：用指揉法按揉胆囊反射区1～2分钟，以局部酸痛为宜。

耳部反射区

反射区功效

神门反射区舒经通络；肝反射区能疏肝利胆、调节经气。

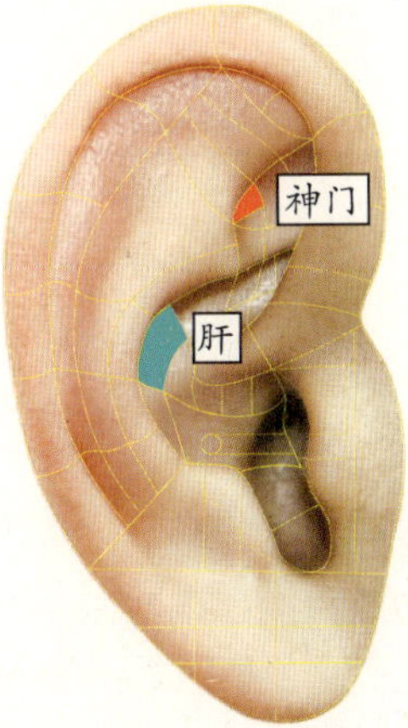

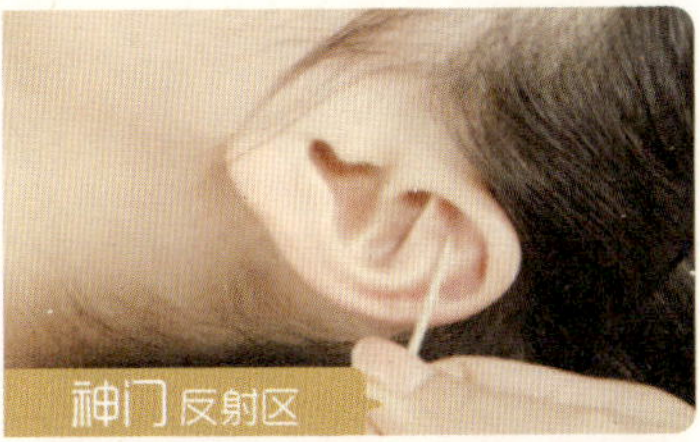

→ **按摩方法**：用切按法切压神门反射区1～2分钟，以按摩部位发红或有酸胀感为宜。

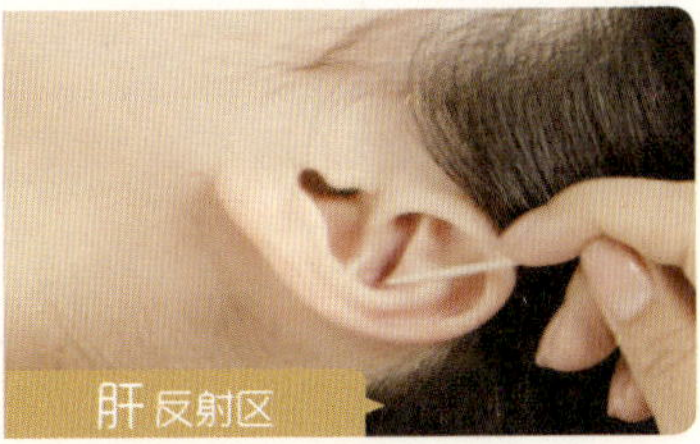

→ **按摩方法**：用切按法切压肝反射区1～2分钟，以按摩部位发红或有酸胀感为宜。

足部反射区

反射区功效

肝反射区能养肝明目；胆囊反射区能利胆疏肝；腹腔神经丛反射区调经统血；胸（乳房）反射区理气活络。

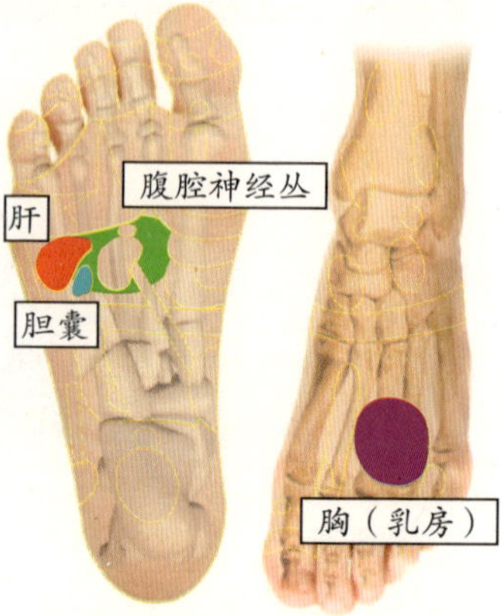

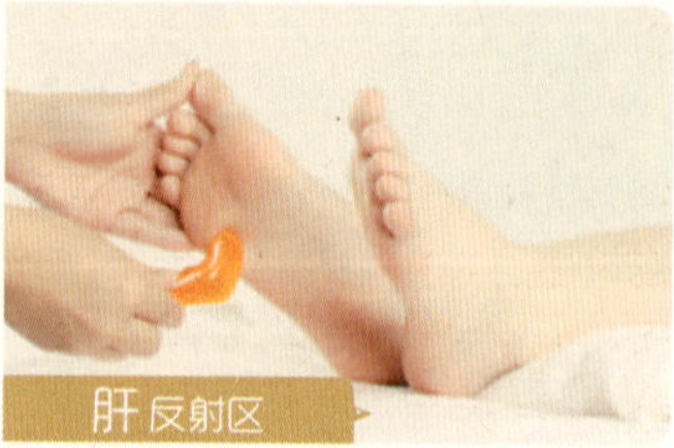

➜ **按摩方法**：用刮压法刮压肝反射区2～5分钟，以局部酸痛为宜。

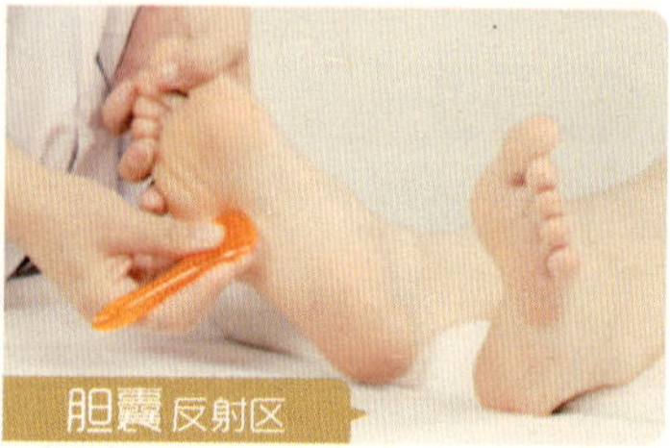

➜ **按摩方法**：用刮压法刮压胆囊反射区2～5分钟，以局部酸痛为宜。

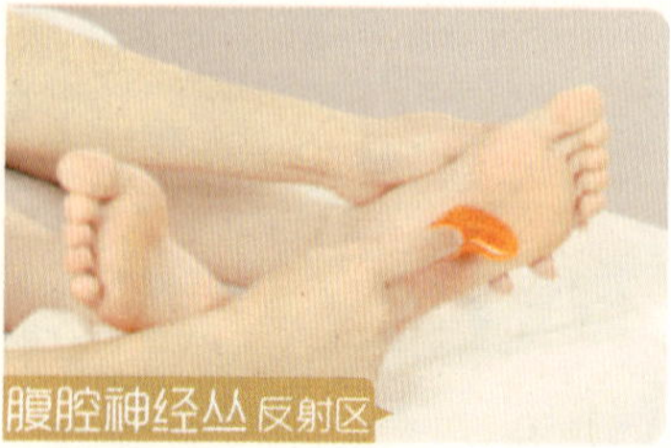

➜ **按摩方法**：用刮压法刮压腹腔神经丛反射区2～5分钟，以局部酸痛为宜。

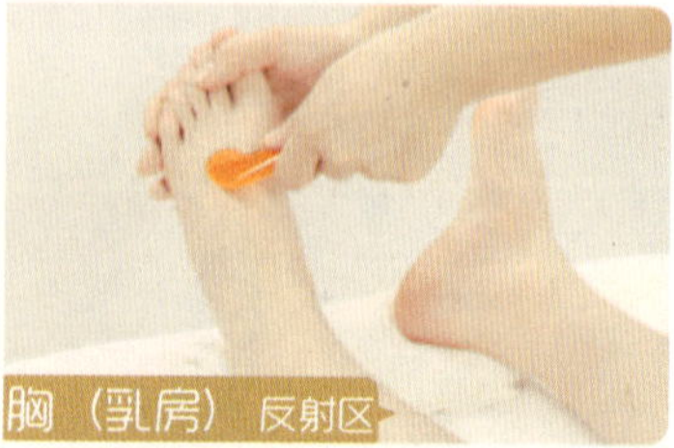

➜ **按摩方法**：用刮压法刮压胸（乳房）反射区2～5分钟，以局部酸痛为宜。

补肾强腰

肾气充足强腰脊

扫一扫看视频

肾是人体重要的器官，它属于泌尿系统的一部分，负责过滤血液中的杂质，维持体液和电解质的平衡。中医认为肾藏先天之精，主生殖，为人体生命之本源。经常进行手耳足按摩可以补肾纳气。此外，腰为肾之府，常做腰部按摩，可防治因肾亏所致的腰肌劳损、腰酸背痛等病症。

手部反射区

反射区功效

肾上腺反射区能清热通络；肾反射区补肾强腰；输尿管反射区清利三焦；下身淋巴结反射区清热消肿。

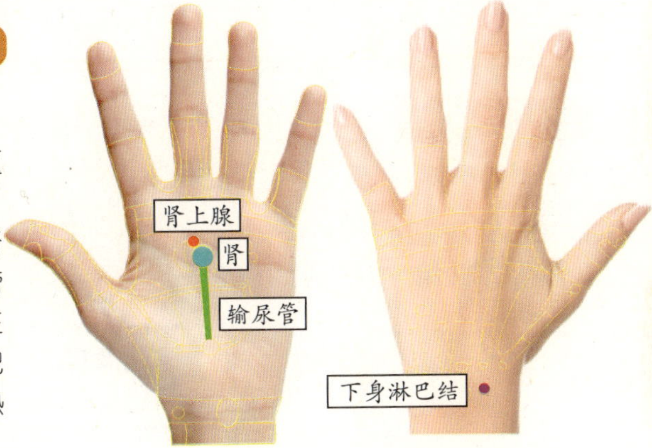

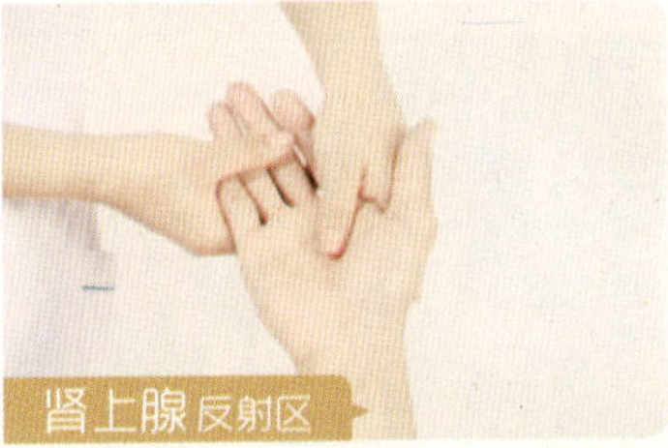
肾上腺 反射区

➜ **按摩方法**：用指揉法按揉肾上腺反射区1～2分钟，以局部酸痛为宜。

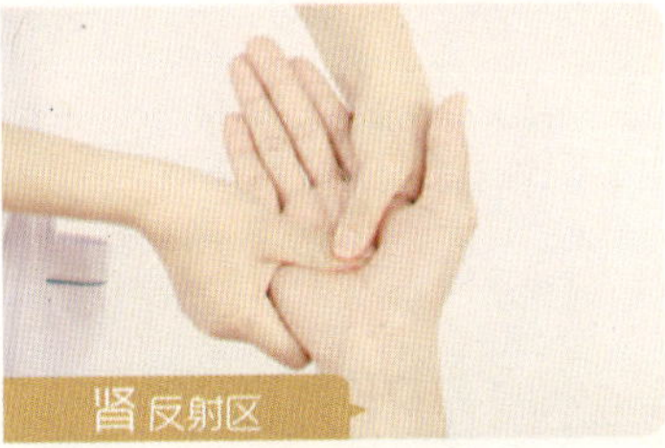
肾 反射区

➜ **按摩方法**：用指揉法按揉肾反射区1～2分钟，以局部酸痛为宜。

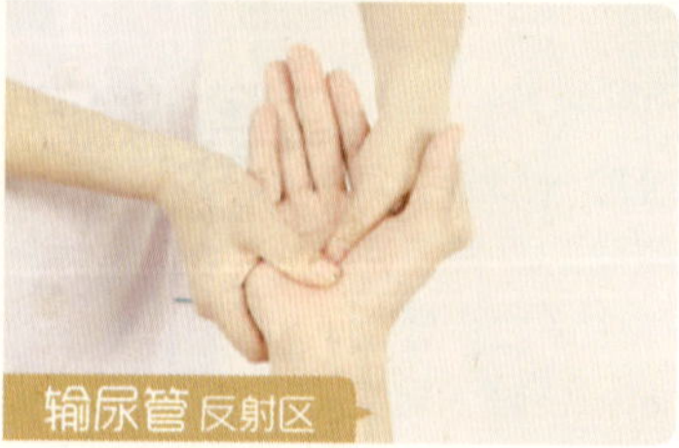

→ **按摩方法**：用指按法按压输尿管反射区1～2分钟，以局部酸痛为宜。

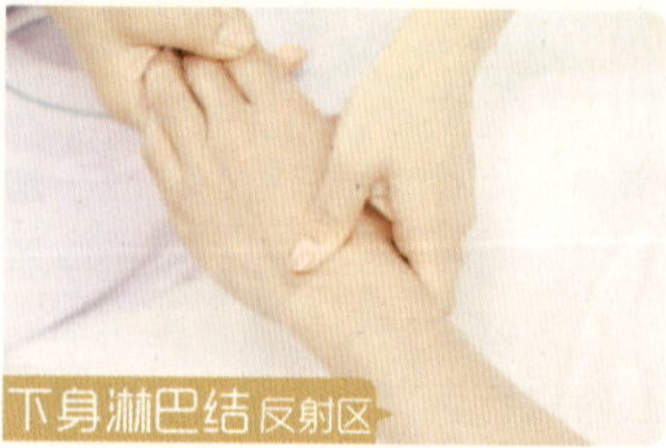

→ **按摩方法**：用指揉法按揉下身淋巴结反射区1～2分钟，以局部酸痛为宜。

耳部反射区

反射区功效

内分泌反射区能调理经气；耳背肾反射区能清热利湿、益肾固带。

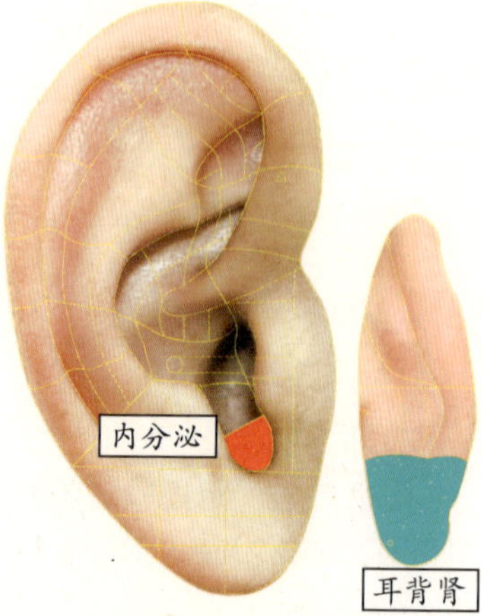

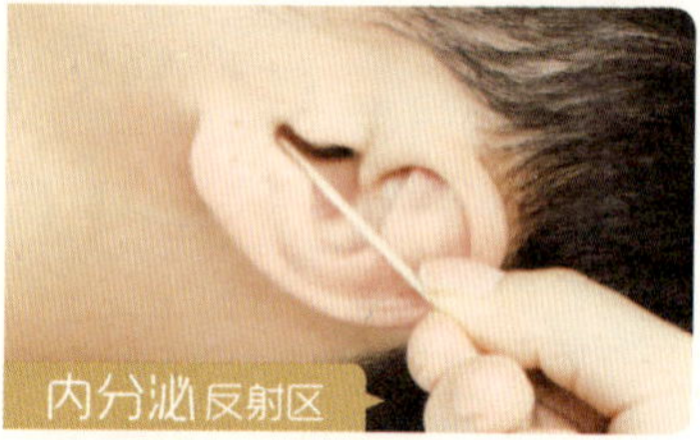

→ **按摩方法**：用切按法切压内分泌反射区1～2分钟，以按摩部位发红或有酸胀感为宜。

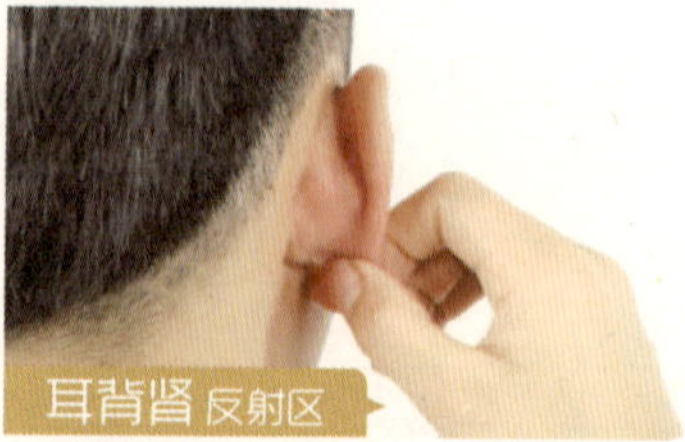

→ **按摩方法**：用捏揉法揉动耳背肾反射区1～2分钟，以按摩部位发红或有酸胀感为宜。

足部反射区

反射区功效

肾反射区清利三焦、通便利腑；生殖腺反射区补肾纳气、调经统血；肾上腺反射区调理脏腑；膀胱反射区活血通络。

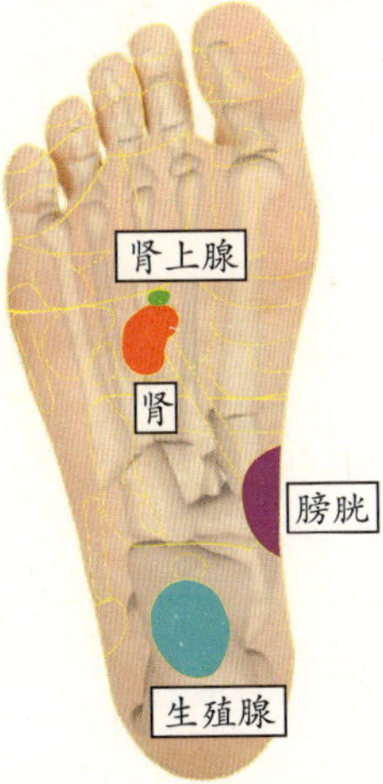

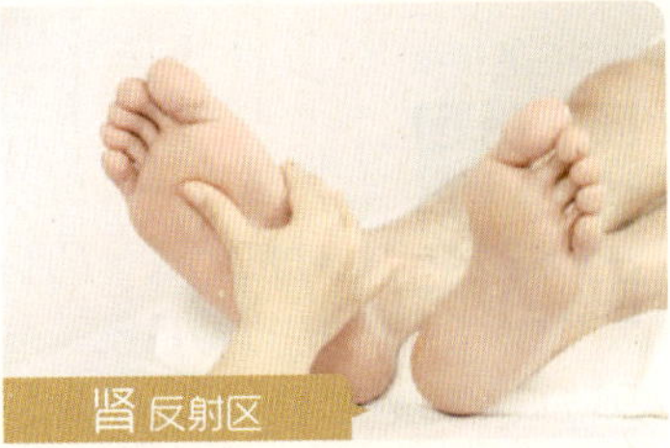

➜ **按摩方法**：用拇指指腹推压法推压肾反射区2～5分钟，以局部酸痛为宜。

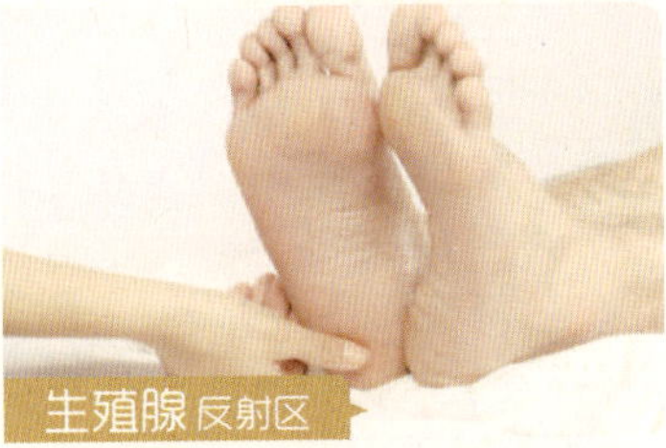

➜ **按摩方法**：用拇指指腹推压法推压生殖腺反射区2～5分钟，以局部酸痛为宜。

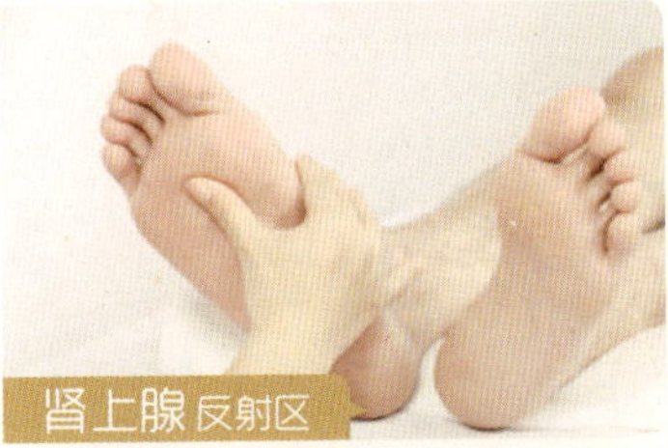

➜ **按摩方法**：用拇指指腹推压法推压肾上腺反射区2～5分钟，以局部酸痛为宜。

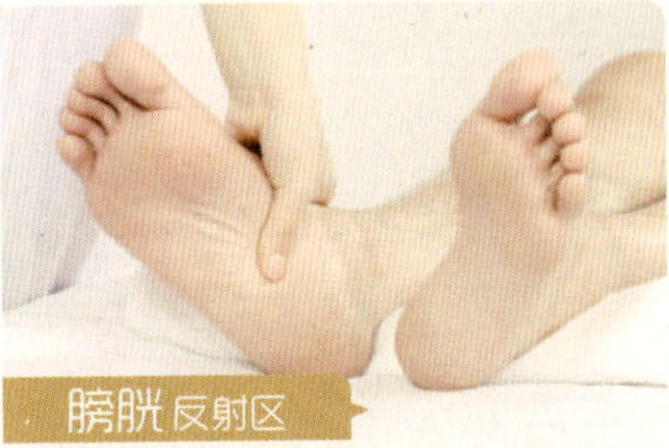

➜ **按摩方法**：用拇指指腹推压法推压膀胱反射区2～5分钟，以局部酸痛为宜。

扫一扫看视频

排毒通便

通利二便一身轻

毒素是一种可以干预正常生理活动并破坏机体功能的物质。人体的肠道、肺、肾、肝，乃至皮肤都是重要的排毒系统。按摩手部、耳部和足部反射区或穴位，可以加快血液循环，调理肠胃，行气活血，疏经活络，对防治便秘及习惯性便秘者改善症状都有良好的效果。

手部反射区

反射区功效

肾上腺反射区清热通络、通利二便；肾反射区补充肾气；输尿管反射区通便利腑；膀胱反射区活血通络。

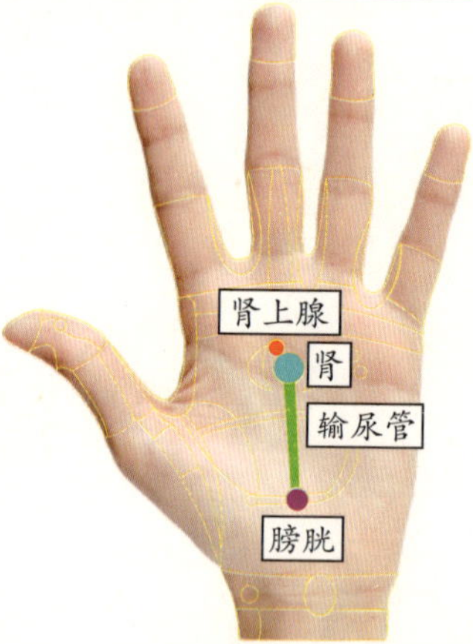

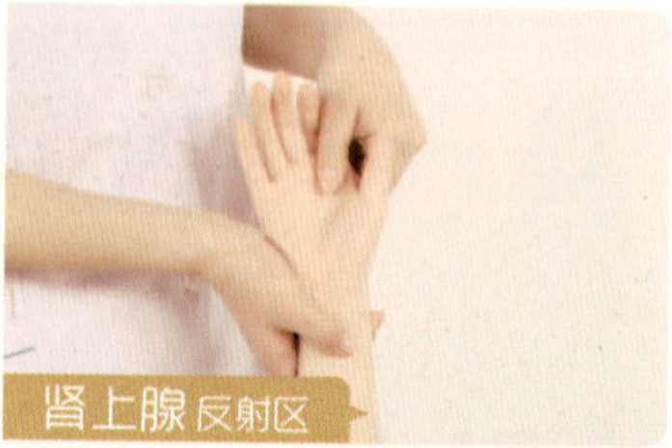

→ **按摩方法：** 用指按法按压肾上腺反射区1～2分钟，以局部酸痛为宜。

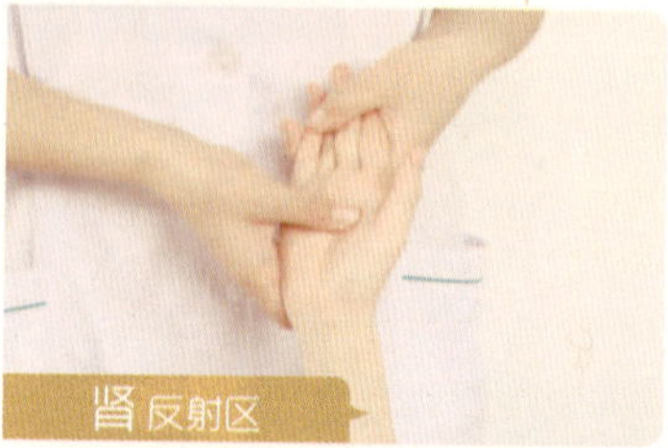

→ **按摩方法：** 用指按法按压肾反射区1～2分钟，以局部酸痛为宜。

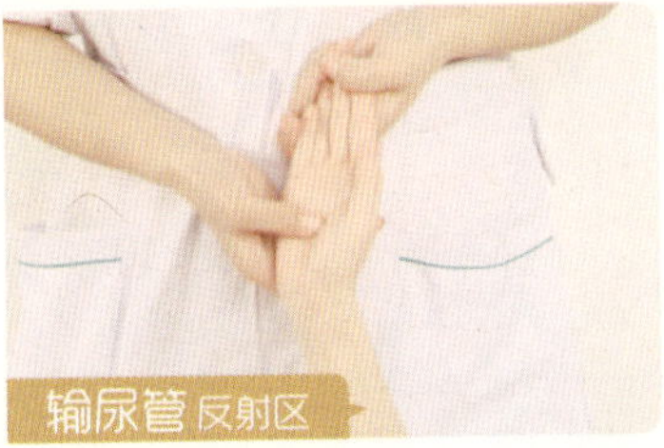

→ 按摩方法：用指按法按压输尿管反射区1～2分钟，以局部酸痛为宜。

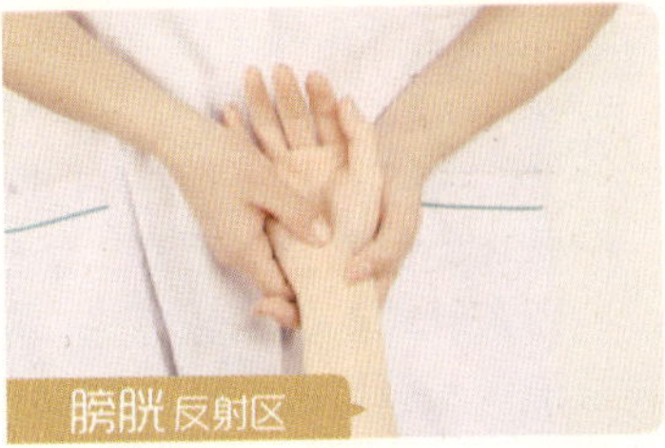

→ 按摩方法：用指揉法按揉膀胱反射区1～2分钟，以局部酸痛为宜。

耳部反射区

反射区功效

内分泌反射区能补肾纳气、调经统血；肾上腺反射区清热通络、通利二便。

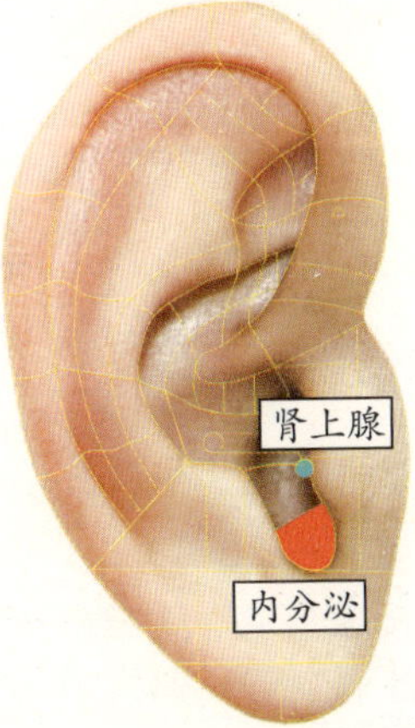

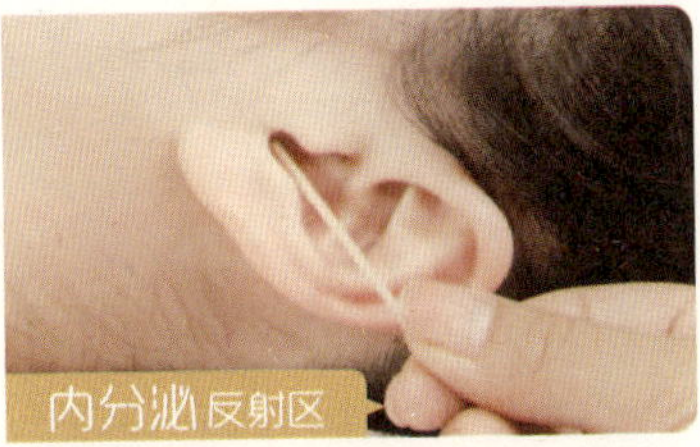

→ 按摩方法：用切按法切压内分泌反射区1～2分钟，以按摩部位发红或有酸胀感为宜。

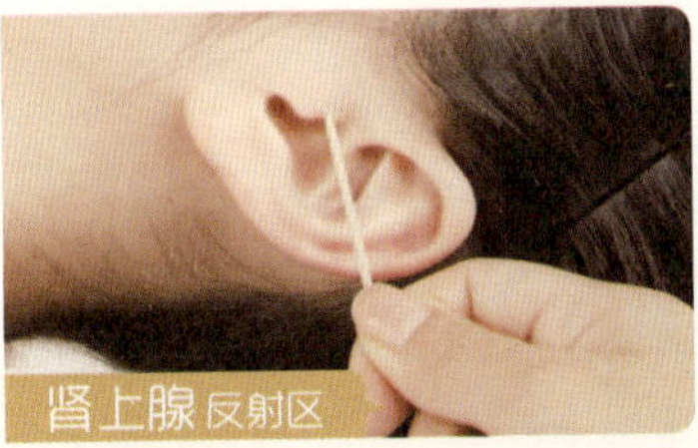

→ 按摩方法：用切按法切压肾上腺反射区1～2分钟，以按摩部位发红或有酸胀感为宜。

足部反射区

反射区功效

脑垂体反射区通经活络；足窍阴穴疏肝解郁、通经活络；足临泣穴疏肝熄风；肾上腺反射区通利二便。

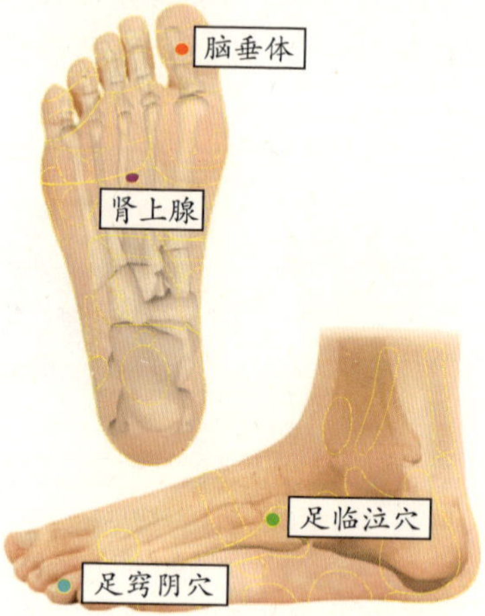

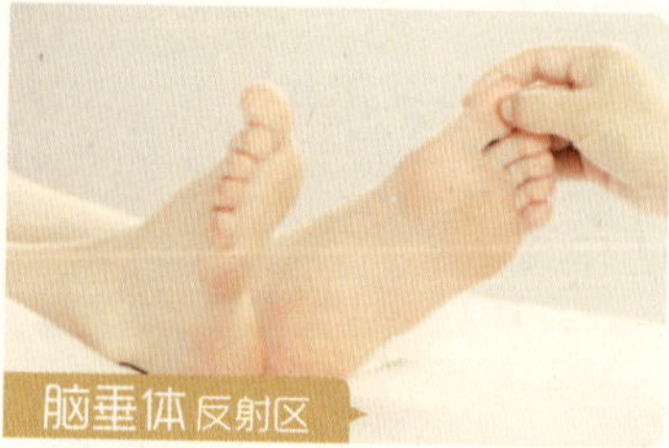
脑垂体反射区

→ **按摩方法**：用掐法掐按脑垂体反射区2～5分钟，以局部酸痛为宜。

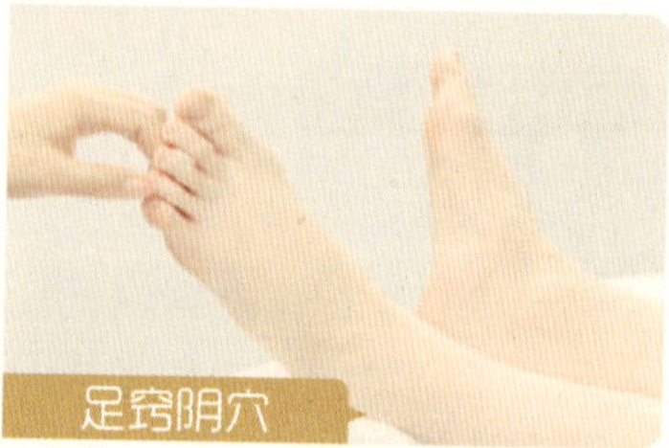
足窍阴穴

→ **按摩方法**：用掐法掐按足窍阴穴2～5分钟，以出现酸痛感为宜。

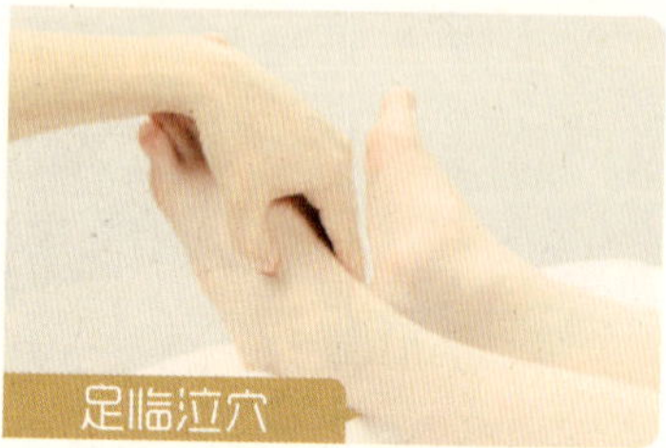
足临泣穴

→ **按摩方法**：用掐法掐按足临泣穴2～5分钟，以出现酸痛感为宜。

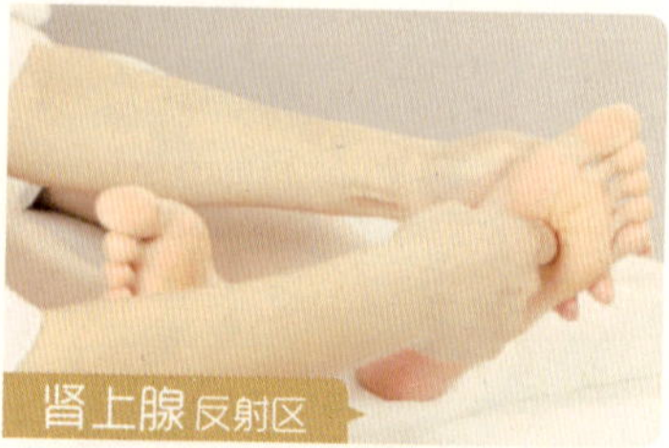
肾上腺反射区

→ **按摩方法**：用单食指叩拳法顶压肾上腺反射区2～5分钟，以局部酸痛为宜。

祛斑美颜

面容白净色斑消

扫一扫看视频

由于工作压力大，经常熬夜，饮食无规律，加上干燥的环境，紫外线的强烈照射，致使肌肤水油平衡失调，新陈代谢能力下降，很多女性朋友的皮肤出现难看的色斑，如果长时间得不到保养改善，就会出现干裂粗糙的现象。每天坚持手耳足按摩能很好地解决这一问题。

手部反射区

反射区功效

垂体反射区调经统血；胃脾大肠区反射区理气调经；肾反射区通利二便、调理脏腑；肝反射区养肝明目。

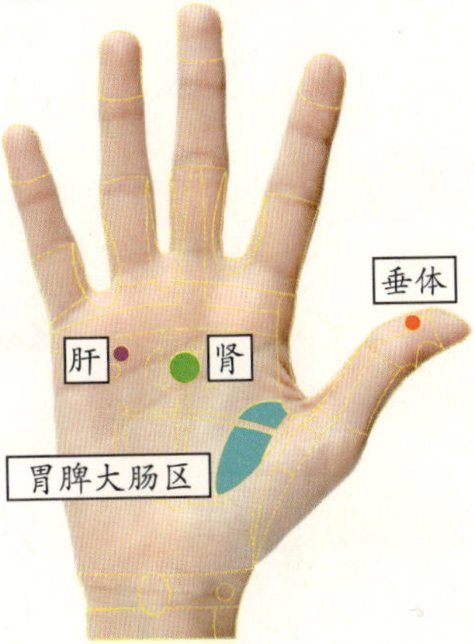

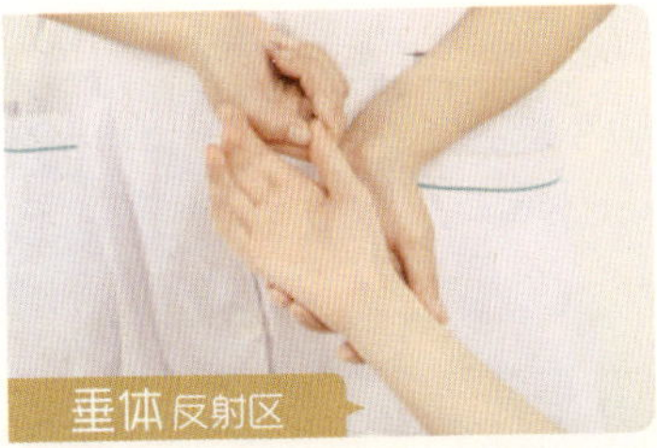

→ **按摩方法**：用掐法掐按垂体反射区1～2分钟，以局部酸痛为宜。

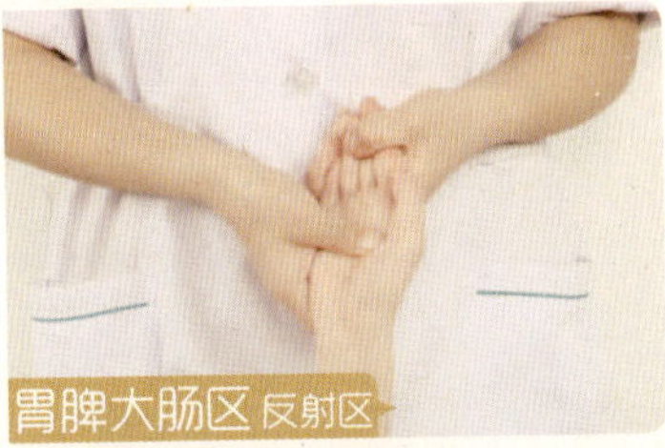

→ **按摩方法**：用指揉法按揉胃脾大肠区反射区1～2分钟，以局部酸痛为宜。

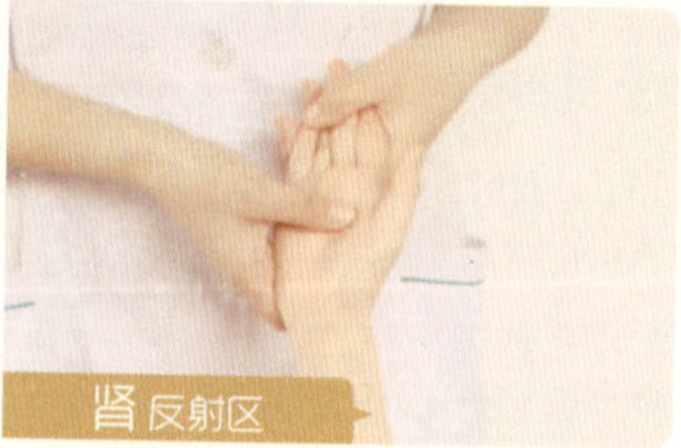

→ **按摩方法**：用指揉法按揉肾反射区1～2分钟，以局部酸痛为宜。

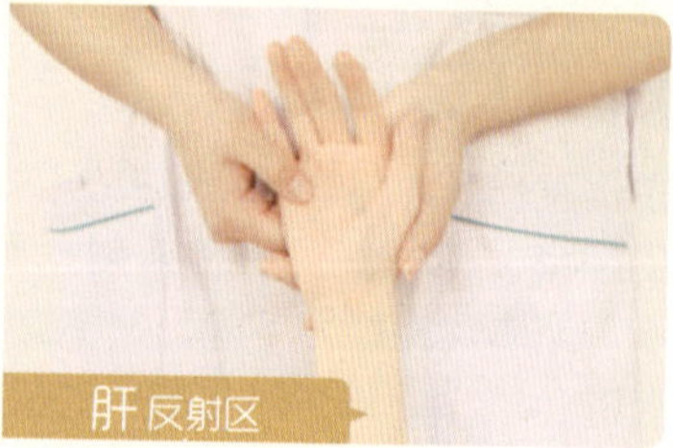

→ **按摩方法**：用指按法按压肝反射区1～2分钟，以局部酸痛为宜。

耳部反射区

反射区功效

胃反射区理气和胃、通经活络；脾反射区助阳健脾、通调肠气。

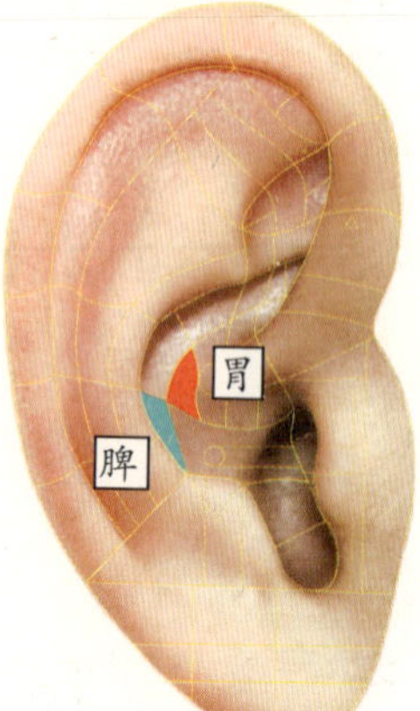

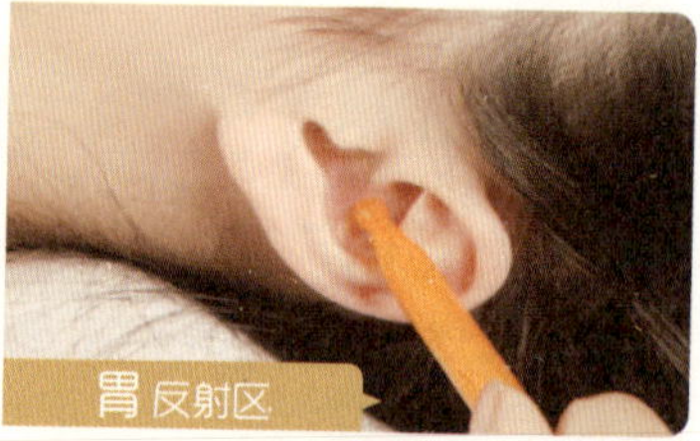

→ **按摩方法**：用切按法切压胃反射区1～2分钟，以按摩部位发红或有酸胀感为宜。

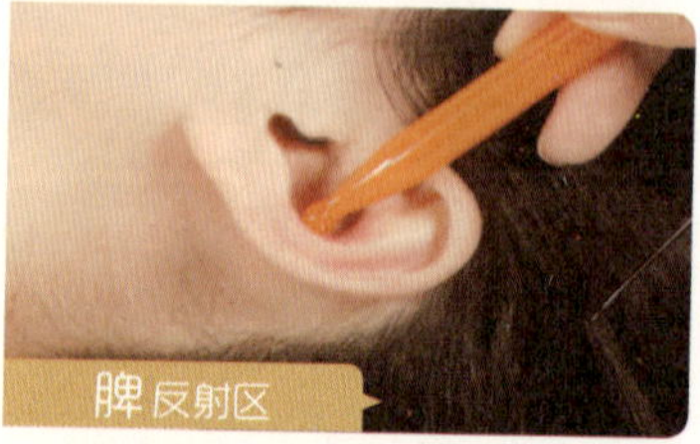

→ **按摩方法**：用搓摩法搓摩脾反射区1～2分钟，以按摩部位发红或有酸胀感为宜。

足部反射区

反射区功效

脑垂体反射区调经统血；脾反射区助阳健脾、通调肠气；肾上腺反射区调理内分泌；输尿管反射区通便利腑。

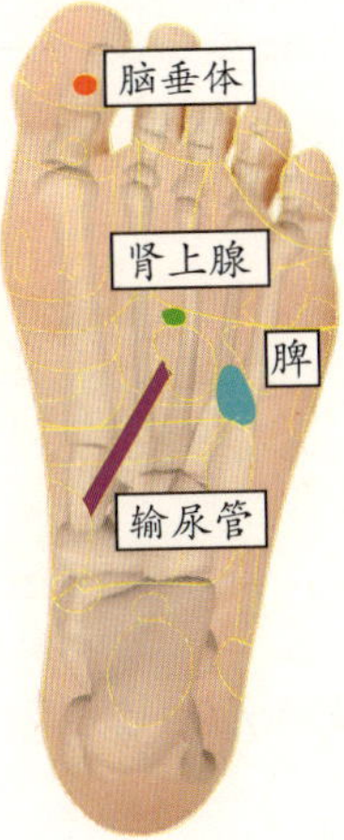

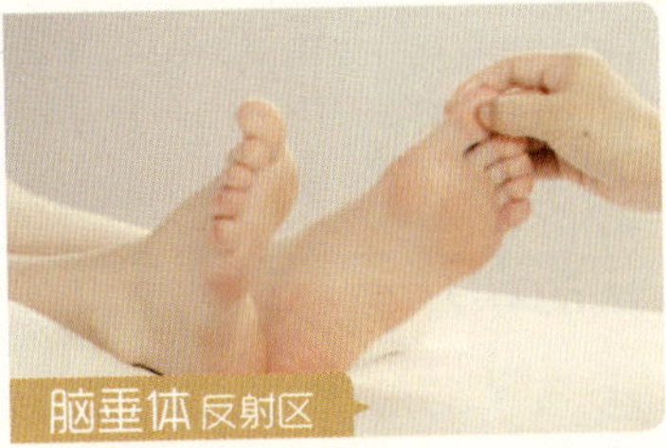

➜ **按摩方法**：用掐法掐按脑垂体反射区2～5分钟，以局部酸痛为宜。

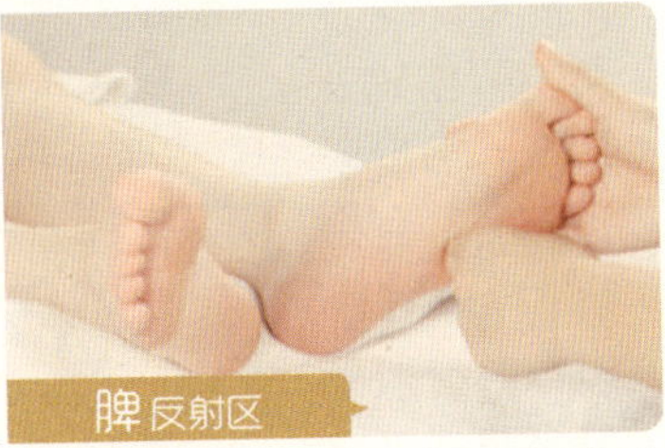

➜ **按摩方法**：用单食指叩拳法顶压脾反射区2～5分钟，以局部酸痛为宜。

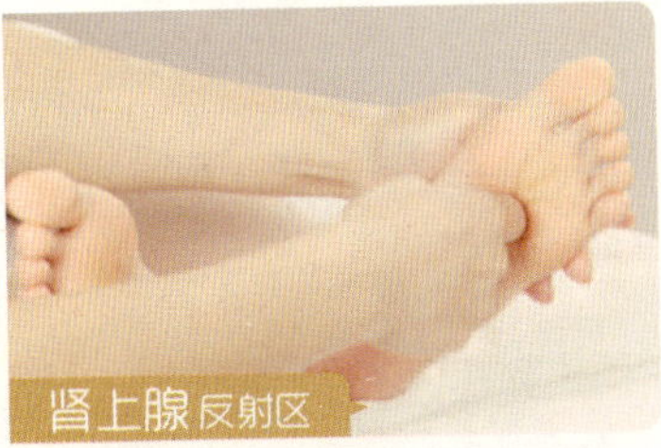

➜ **按摩方法**：用单食指叩拳法顶压肾上腺反射区2～5分钟，以局部酸痛为宜。

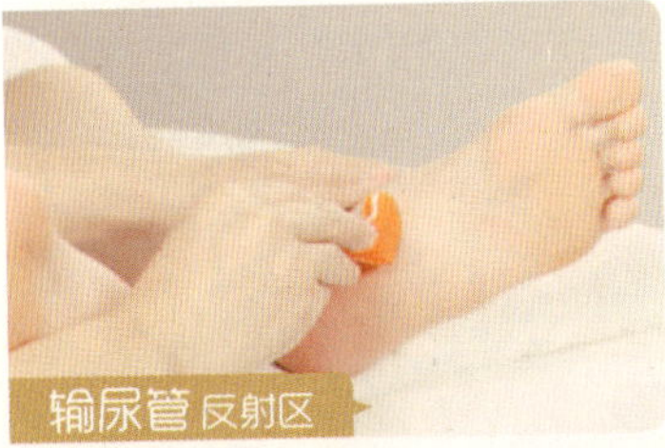

➜ **按摩方法**：用刮压法刮压输尿管反射区2～5分钟，以局部酸痛为宜。

扫一扫看视频

祛皱抗衰

祛除细纹抗衰老

皱纹是皮肤受到外界环境影响，形成游离自由基，自由基破坏正常细胞膜组织内的胶原蛋白、活性物质，氧化细胞而形成的小细纹、皱纹。补充胶原蛋白不仅可以祛除皱纹，也能达到美白保湿、祛斑等功效。坚持按摩手部、耳部和足部相应的反射区和穴位同样能起到祛除皱纹的作用。

手部反射区

反射区功效

垂体反射区调经统血；肾反射区调理脏腑；肾上腺反射区调理内分泌；合谷穴通经活络。

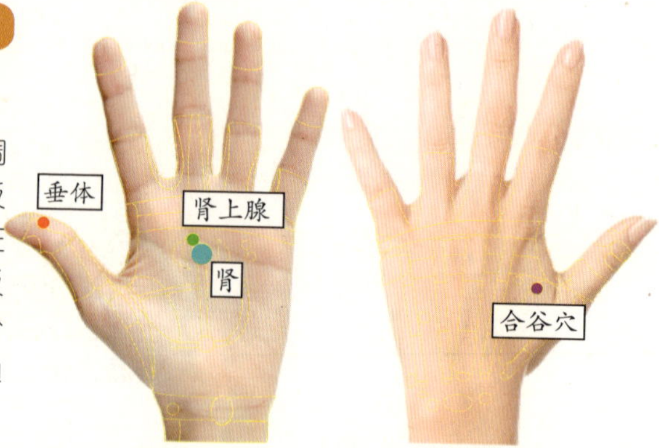

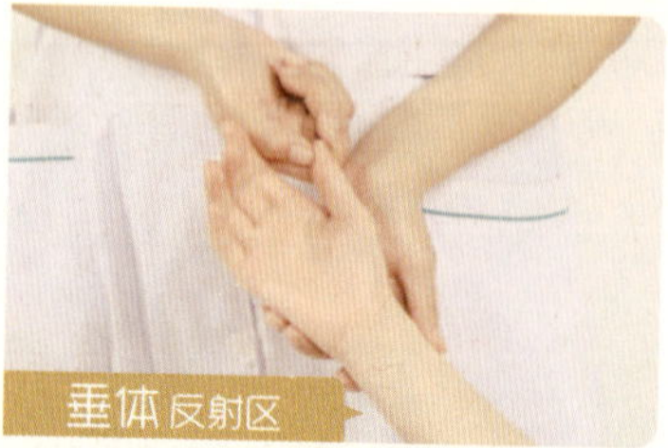

垂体 反射区

→ **按摩方法**：用掐法掐按垂体反射区1～2分钟，以局部酸痛为宜。

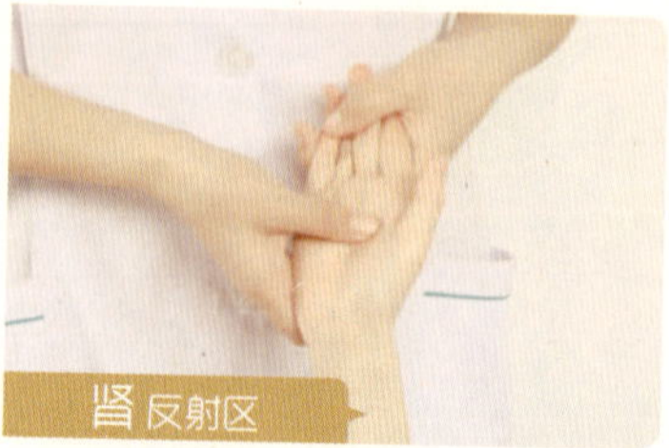

肾 反射区

→ **按摩方法**：用指揉法按揉肾反射区1～2分钟，以局部酸痛为宜。

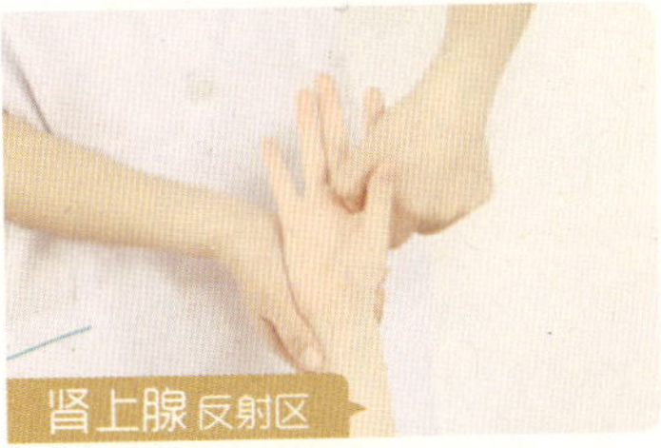

→ **按摩方法**：用掐法掐按肾上腺1～2分钟，以局部皮肤酸痛为宜。

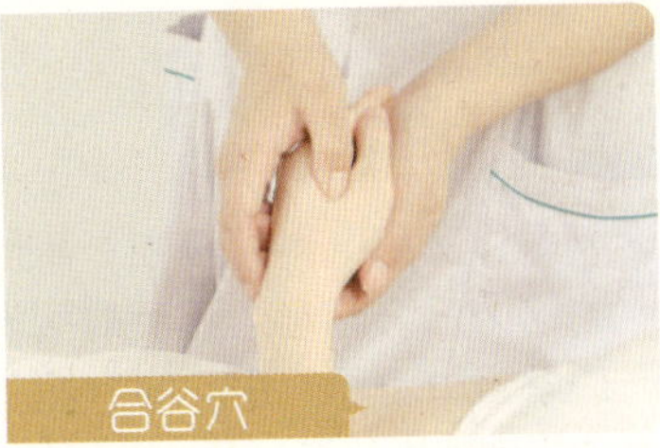

→ **按摩方法**：用指按法按压合谷穴1～2分钟，以局部皮肤酸痛为宜。

耳部反射区

反射区功效

脑干反射区安神定志；肝反射区保肝利胆、理气调经。

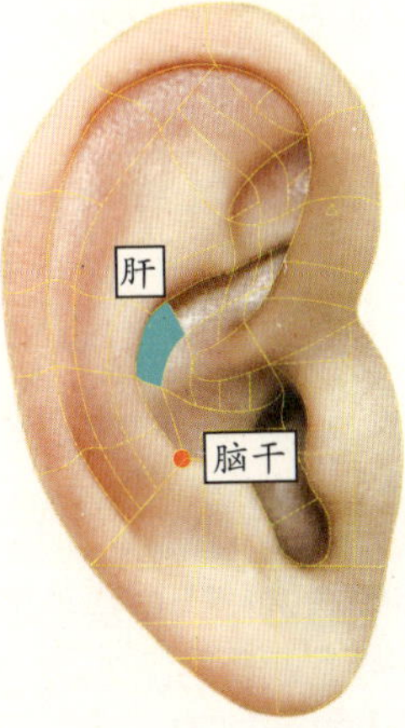

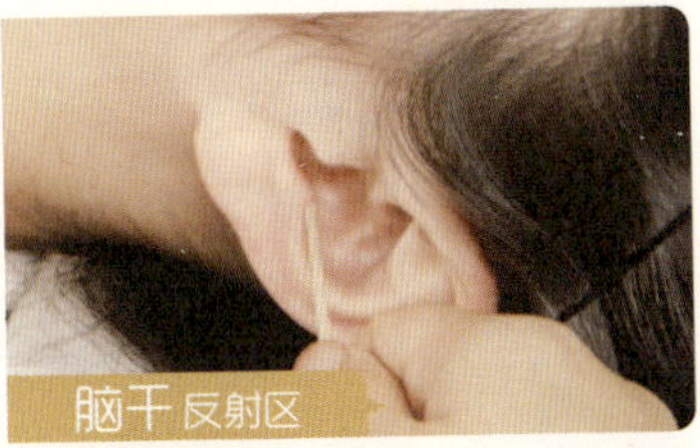

→ **按摩方法**：用切按法切压脑干反射区1～2分钟，以按摩部位有酸胀感为宜。

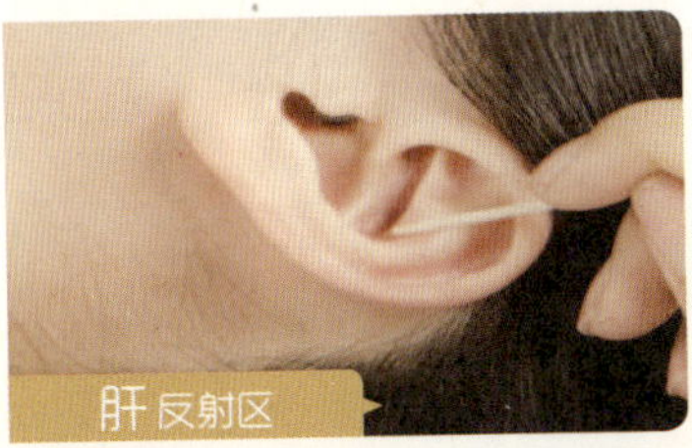

→ **按摩方法**：用切按法切压肝反射区1～2分钟，以按摩部位发红或有酸胀感为宜。

足部反射区

反射区功效

脑垂体反射区调经统血；肾反射区调理脏腑；大脑反射区清热解表、苏厥开窍；肾上腺反射区调理内分泌。

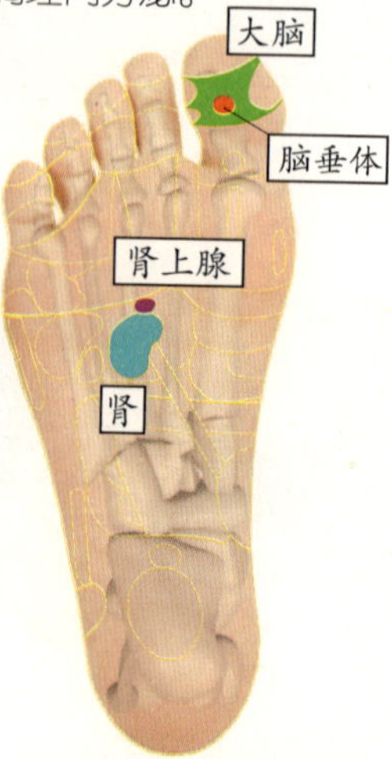

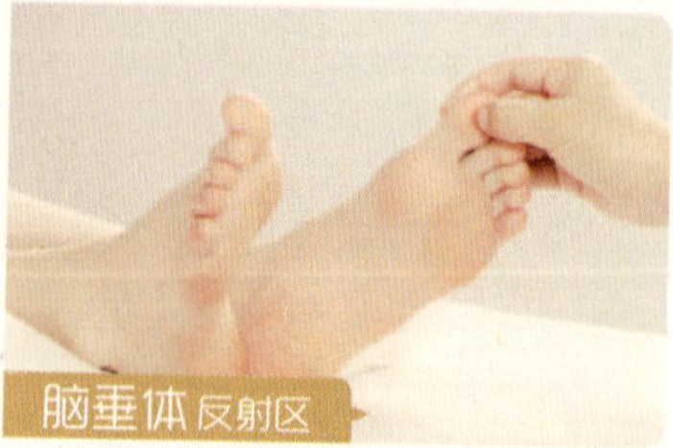

→ **按摩方法**：用掐法掐按脑垂体反射区2～5分钟，以局部酸痛为宜。

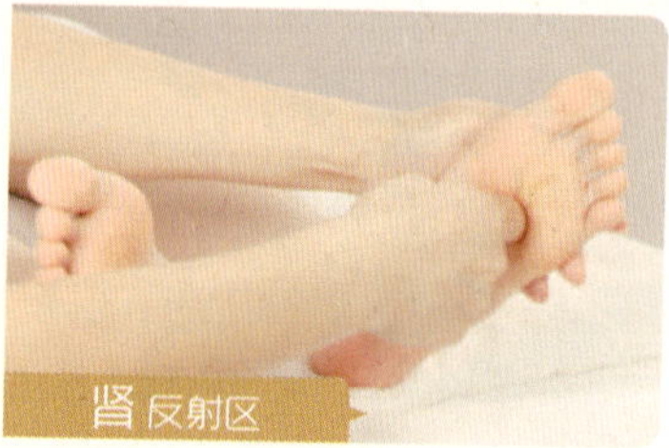

→ **按摩方法**：用单食指叩拳法顶压肾反射区2～5分钟，以局部皮肤酸痛为宜。

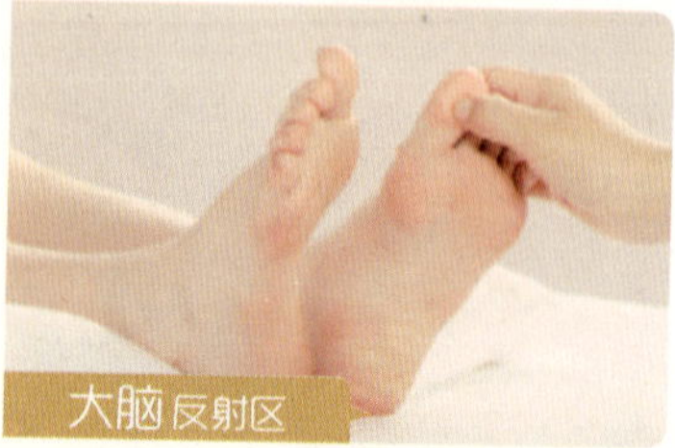

→ **按摩方法**：用掐法掐按大脑反射区2～5分钟，以局部酸痛为宜。

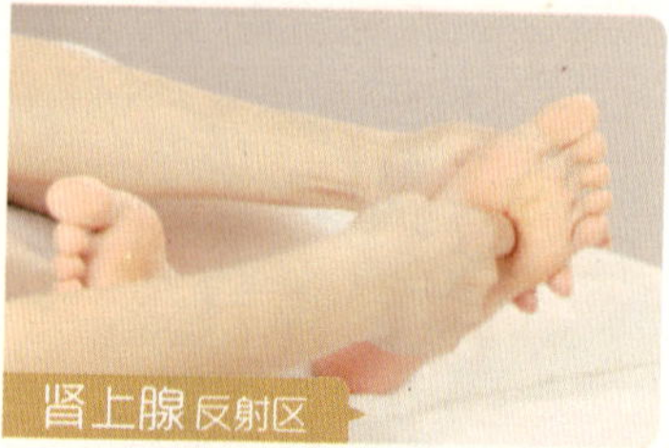

→ **按摩方法**：用单食指叩拳法顶压肾上腺反射区2～5分钟，以局部酸痛为宜。

控油祛痘

平衡油脂不长痘

扫一扫看视频

人们常说的“痘痘”，又被称为痤疮、粉刺，是由于毛囊及皮脂腺阻塞、发炎所引发的一种皮肤病。对待痘痘，要同对待所有的肌肤问题一样，找到适合有效的方法，有耐心，并持之以恒，才能够在根源上将这些“面子”问题根除。

手部反射区

反射区功效

垂体反射区调经统血；小脑、脑干反射区清热散风；肾上腺反射区调理内分泌；肾反射区能调理脏腑。

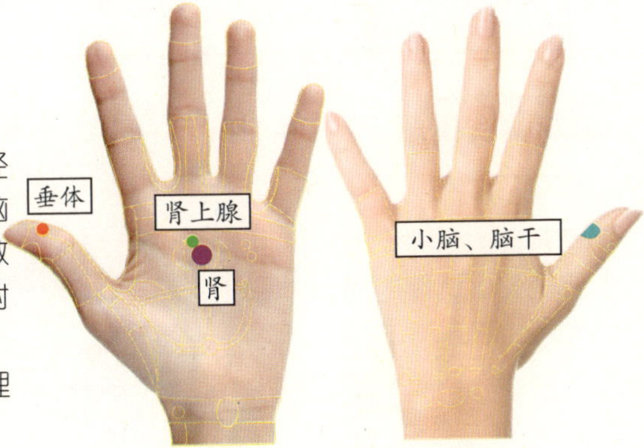

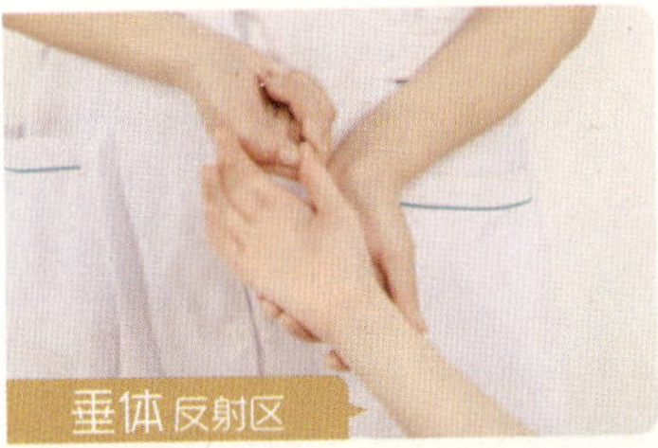

→ **按摩方法**：用掐法掐按垂体反射区1～2分钟，以局部酸痛为宜。

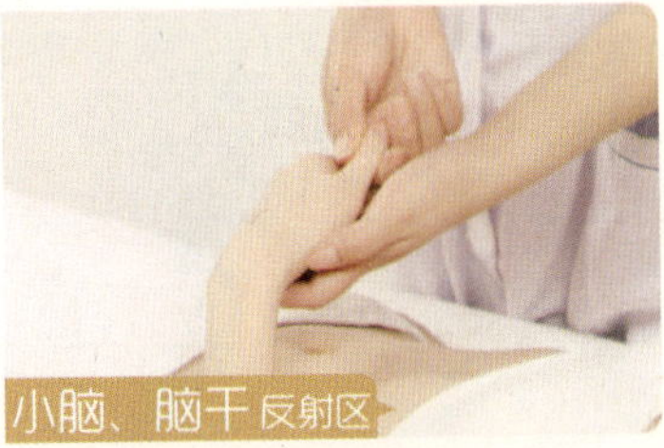

→ **按摩方法**：用指揉法揉按小脑、脑干反射区1～2分钟，以局部酸痛为宜。

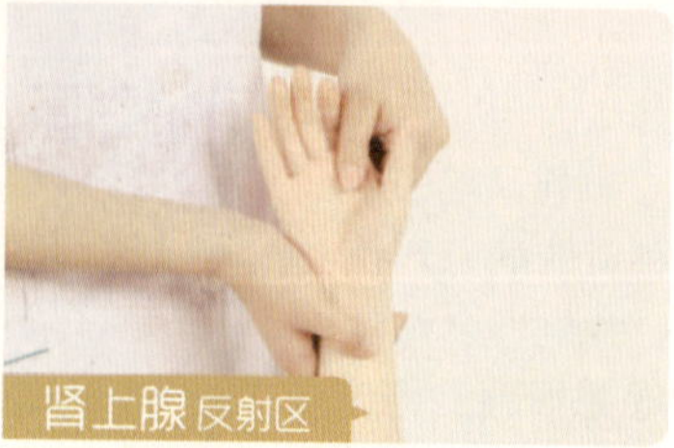

➜ **按摩方法**：用指揉法按揉肾上腺反射区1～2分钟，以局部酸痛为宜。

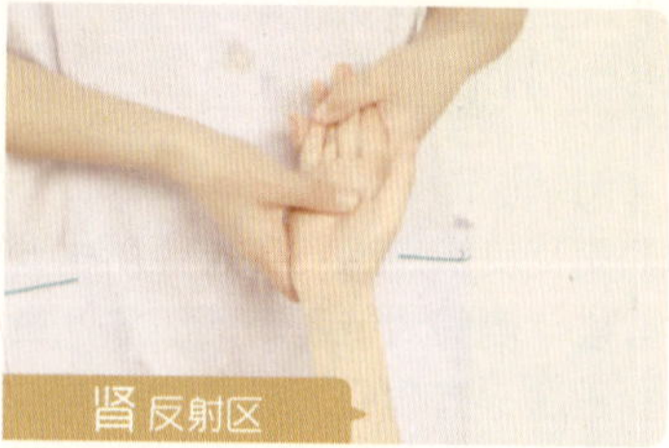

➜ **按摩方法**：用指揉法按揉肾反射区1～2分钟，以局部酸痛为宜。

耳部反射区

反射区功效

面颊反射区舒经活络；内分泌反射区调理内分泌，促进新陈代谢。

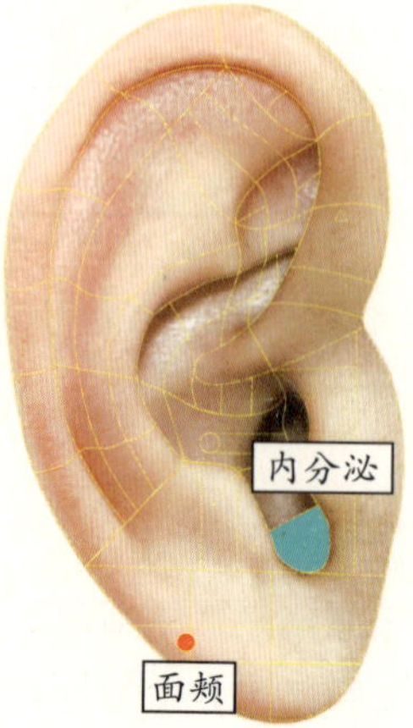

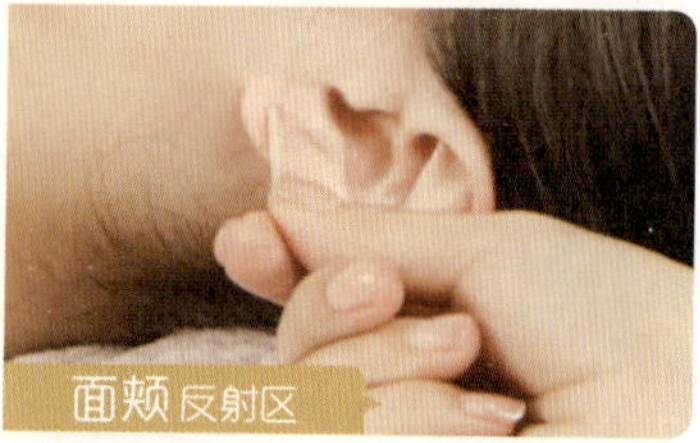

➜ **按摩方法**：用切按法切压面颊反射区1～2分钟，以按摩部位发红或有酸胀感为宜。

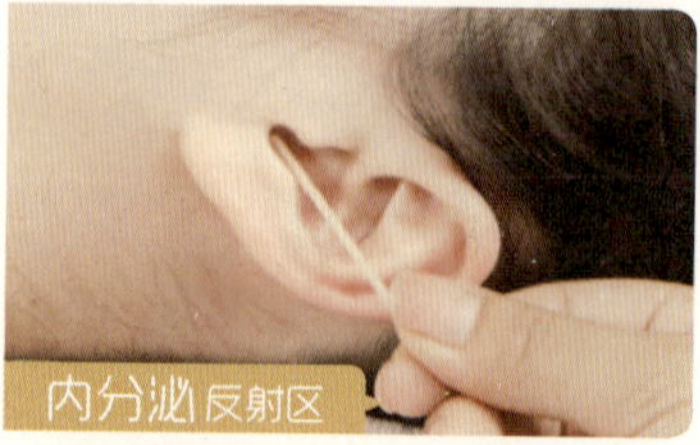

➜ **按摩方法**：用切按法切压内分泌反射区1～2分钟，以按摩部位有酸胀感为宜。

足部反射区

反射区功效

脑垂体反射区调经统血；胃反射区理气和胃、通经活络；小肠反射区清胃泻火、理气止痛；内庭穴清热宁神。

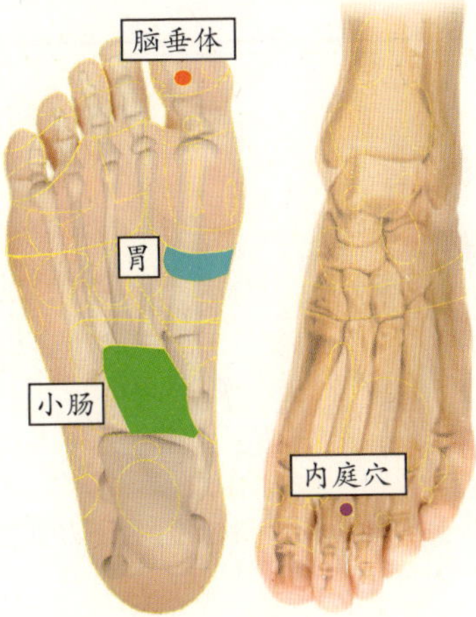

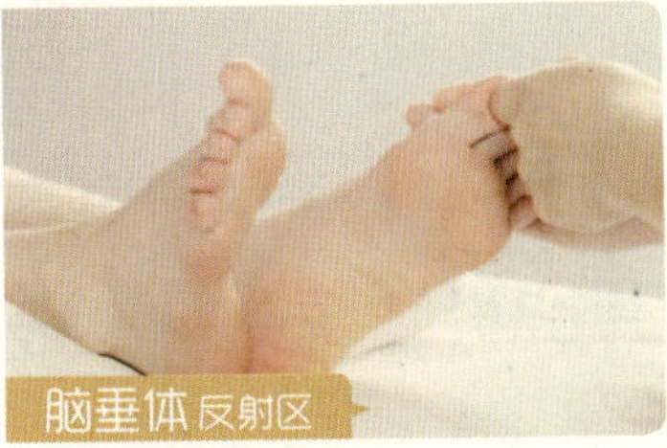

脑垂体 反射区

→ **按摩方法**：用单食指叩拳法顶压脑垂体反射区2～5分钟，以局部酸痛为宜。

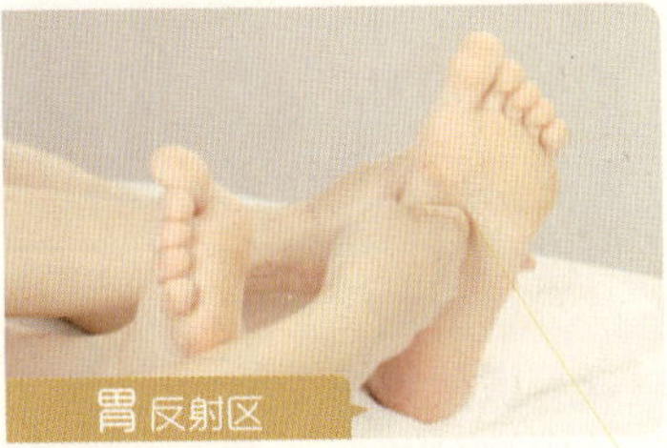

胃 反射区

→ **按摩方法**：用单食指叩拳法顶压胃反射区2～5分钟，以局部酸痛为宜。

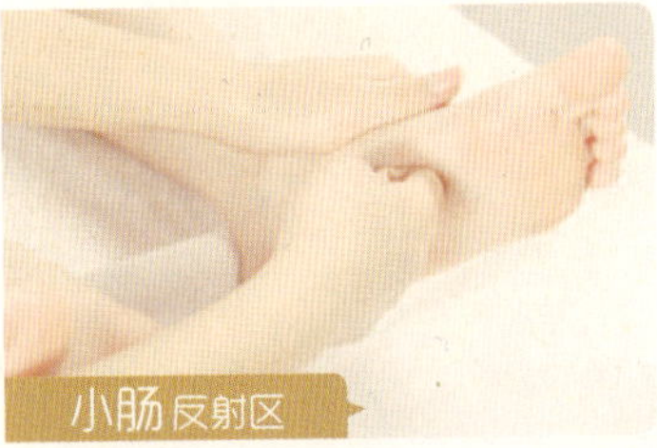

小肠 反射区

→ **按摩方法**：用单食指叩拳法顶压小肠反射区2～5分钟，以局部酸痛为宜。

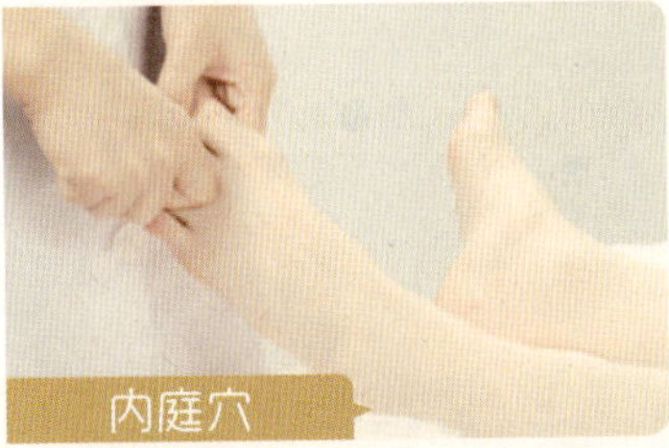

内庭穴

→ **按摩方法**：用单食指叩拳法顶压内庭穴2～5分钟，以出现酸痛感为宜。

扫一扫看视频

丰胸通乳

双峰美挺形体佳

迷人的胸部是女性美丽与否的重要指标，也能极大的增添女性的魅力与自信，所以拥有健康迷人的胸部是每位女性最心仪的事情。然而随着年龄的增长，胸部不可避免地出现下垂、萎缩等问题。如今丰胸的方法各种各样，让人眼花缭乱，而借助手耳足按摩疗法，就能轻轻松松拥有美丽的胸部。

手部反射区

反射区功效

肝反射区理气调经；肾反射区调理脏腑；肾上腺反射区调理内分泌；胸（乳房）反射区改善胸部血液循环。

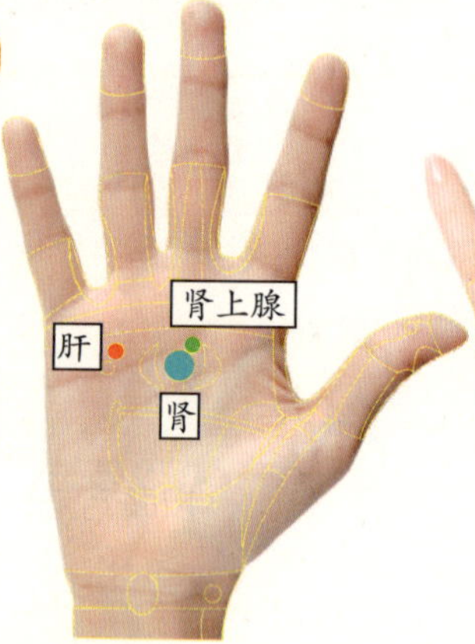

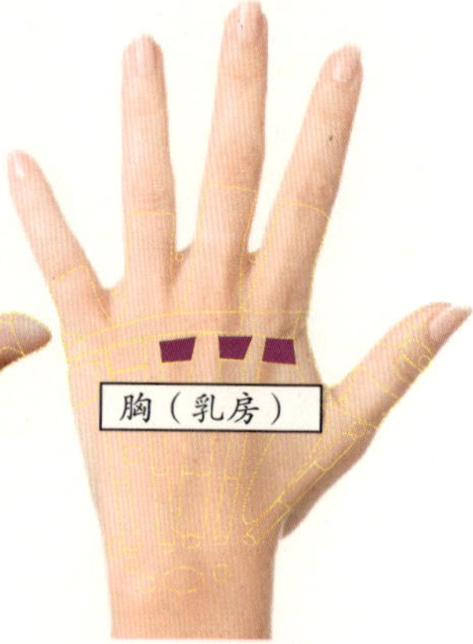

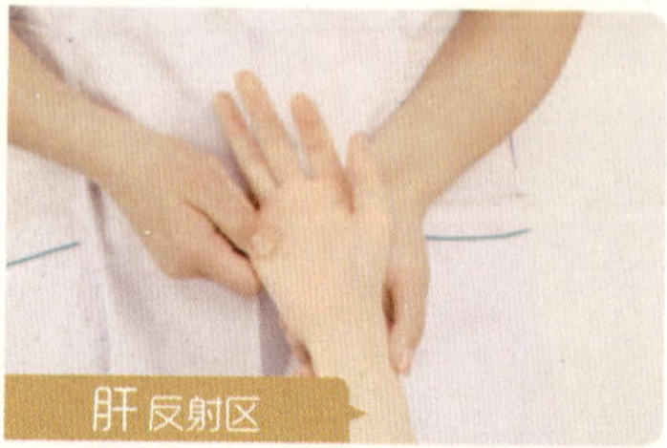

肝 反射区

➜ 按摩方法： 用指揉法按揉肝反射区1～2分钟，以局部酸痛为宜。

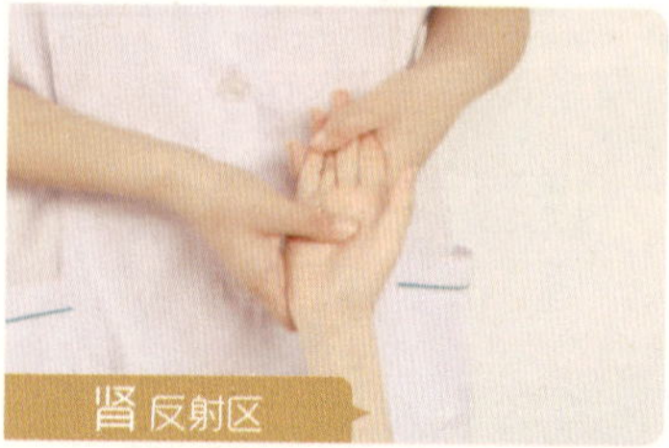

肾 反射区

➜ 按摩方法： 用指揉法按揉肾反射区1～2分钟，以局部酸痛为宜。

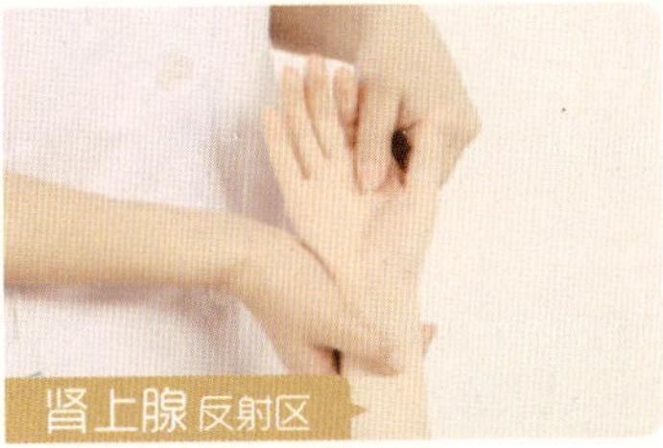

→ **按摩方法：**用指揉法按揉肾上腺反射区1～2分钟，以局部酸痛为宜。

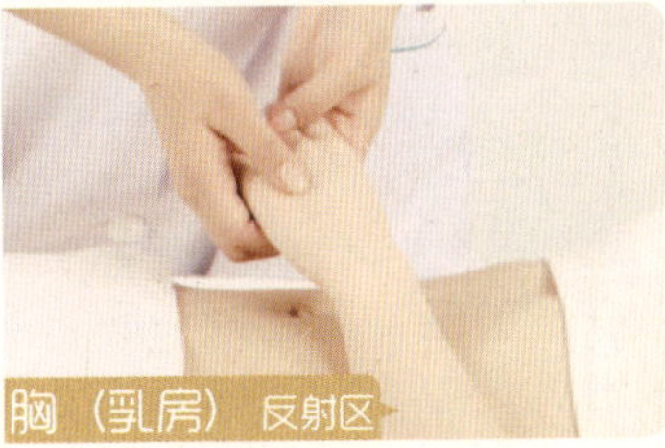

→ **按摩方法：**用指揉法按揉胸（乳房）反射区1～2分钟，以局部酸痛为宜。

耳部反射区

反射区功效

内分泌反射区调理内分泌；胸椎反射区舒经、活络、止痛。

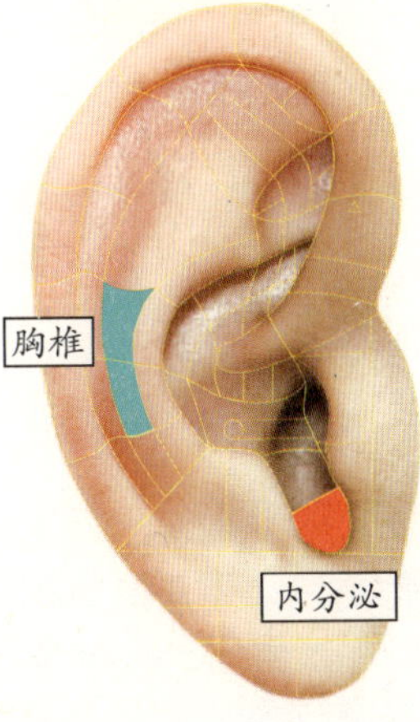

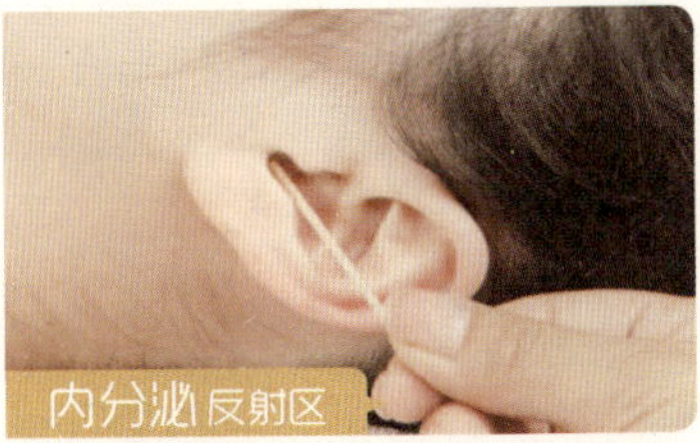

→ **按摩方法：**用切按法切压内分泌反射区1～2分钟，以按摩部位有酸胀感为宜。

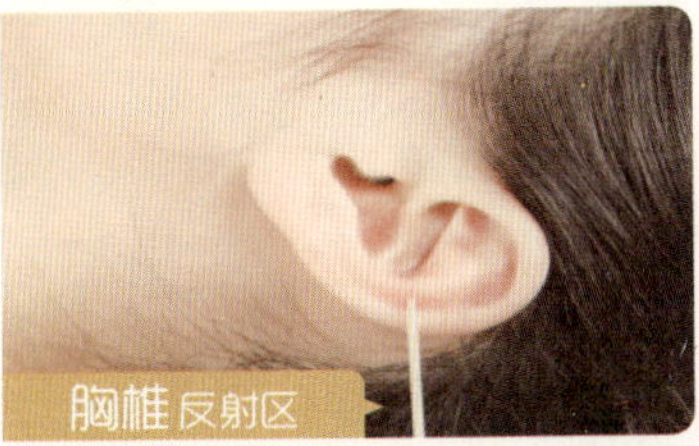

→ **按摩方法：**用切按法切压胸椎反射区1～2分钟，以按摩部位发红为宜。

足部反射区

反射区功效

肩胛部反射区舒经活络；生殖腺反射区益肾调经；胸（乳房）反射区可改善胸部血液循环；肾反射区调理脏腑。

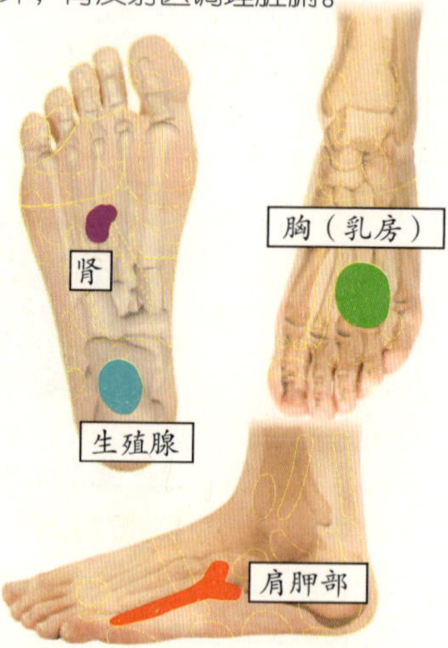

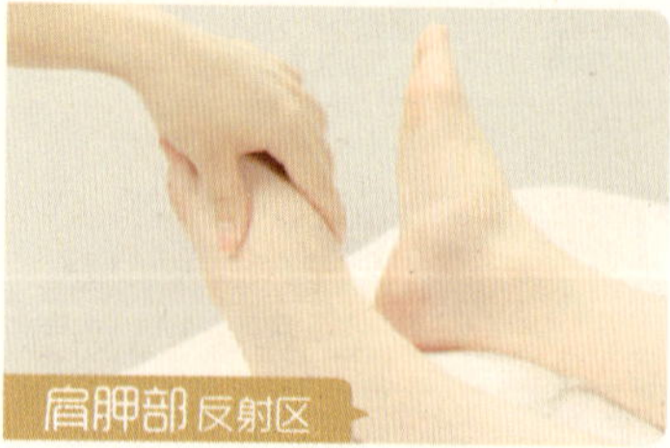
肩胛部 反射区

➜ **按摩方法**：用拇指指腹按压法按压肩胛部反射区2～5分钟，以局部酸痛为宜。

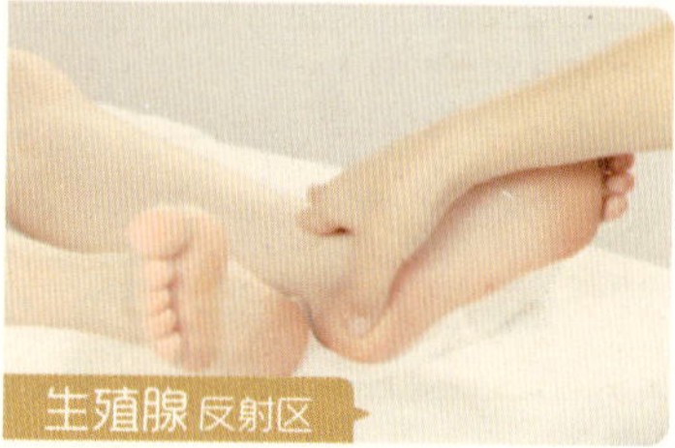
生殖腺 反射区

➜ **按摩方法**：用拇指指腹推压法推压生殖腺反射区2～5分钟，以局部酸痛为宜。

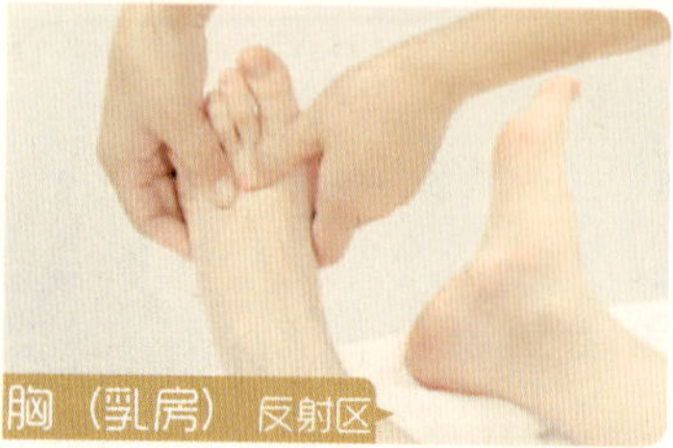
胸（乳房）反射区

➜ **按摩方法**：用拇指指腹按压法按压胸（乳房）反射区2～5分钟，以局部酸痛为宜。

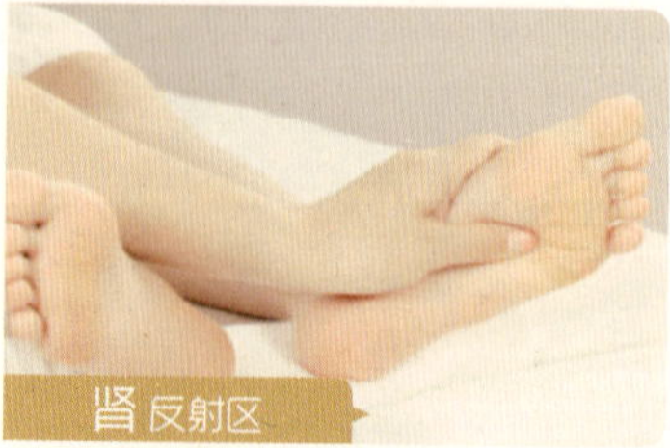
肾 反射区

➜ **按摩方法**：用拇指指腹按压法按压肾反射区2～5分钟，以局部酸痛为宜。

除脂美腿

塑造腿形身材佳

扫一扫看视频

好看的腿型，能给女性增添不少美的视觉感受。大多数女性朋友，由于每天都忙着上班，饮食上不合理，缺乏体育锻炼，容易使脂肪在大腿堆积，从而出现各种难看的腿型。想必，这都是爱美女性所不能容忍的。平时揉一揉手部、耳部和足部的反射区能帮助你塑造完美的腿型。

手部反射区

反射区功效

胃脾大肠区反射区理气调经；肾反射区调理脏腑；腰椎反射区强筋健骨；髋关节反射区通络止痛。

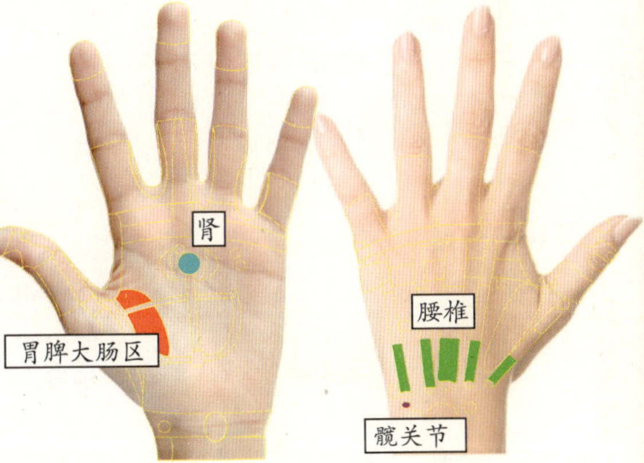

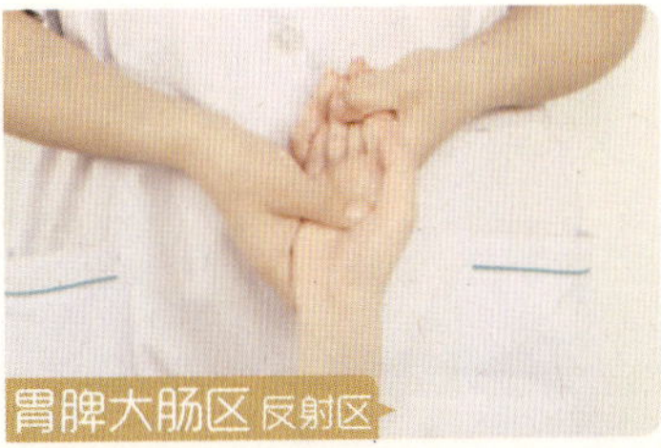

→ **按摩方法**：用指揉法按揉胃脾大肠区反射区1～2分钟，以局部酸痛为宜。

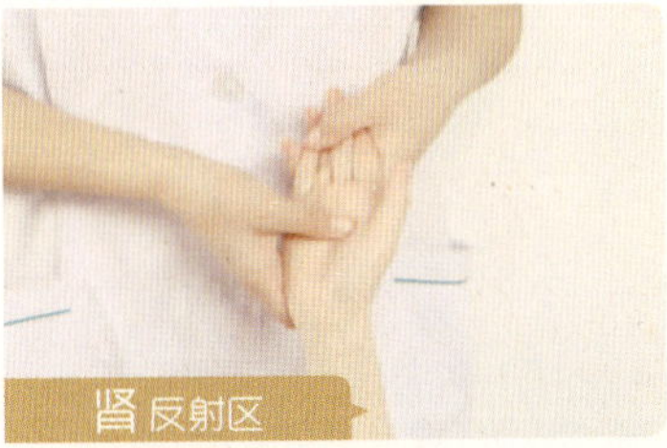

→ **按摩方法**：用指揉法按揉肾反射区1～2分钟，以局部酸痛为宜。

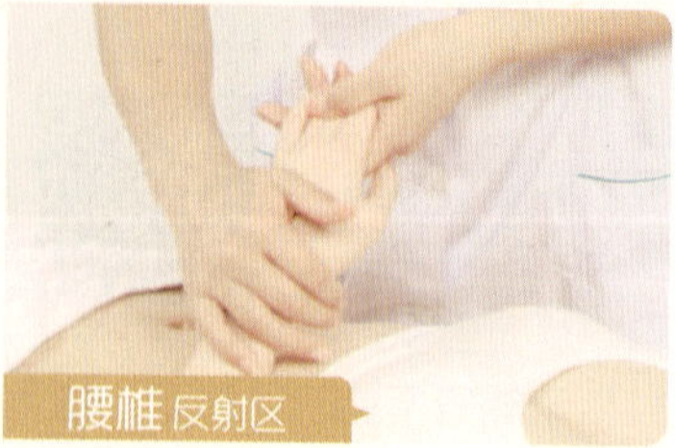

→ **按摩方法**：用擦法推擦腰椎反射区1～2分钟，以局部酸痛为宜。

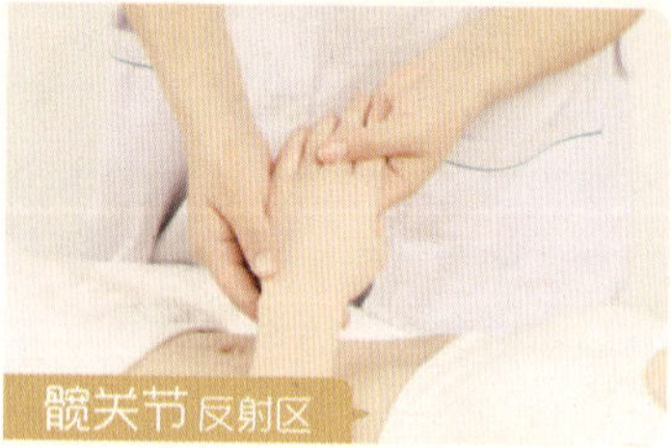

→ **按摩方法**：用指揉法按揉髋关节反射区1～2分钟，以局部酸痛为宜。

耳部反射区

反射区功效

内分泌反射区调理内分泌；膝反射区祛湿镇痛。

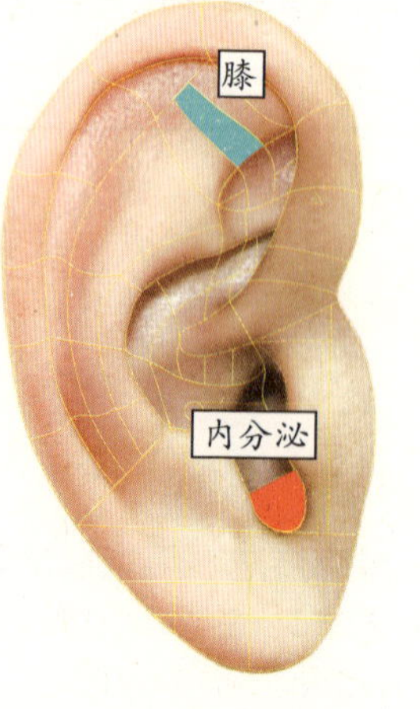

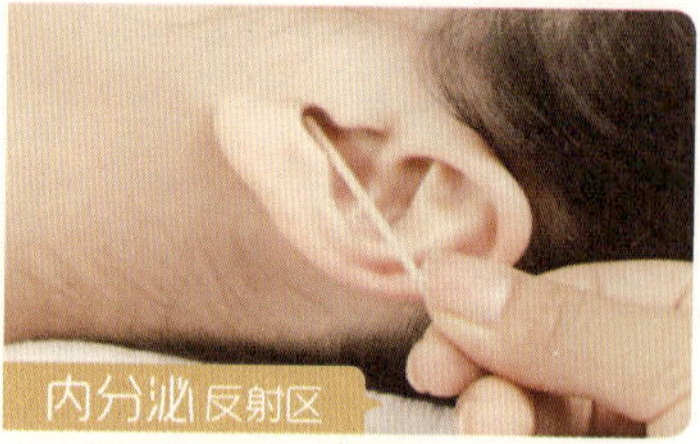

→ **按摩方法**：用切按法切压内分泌反射区1～2分钟，以按摩部位有酸胀感为宜。

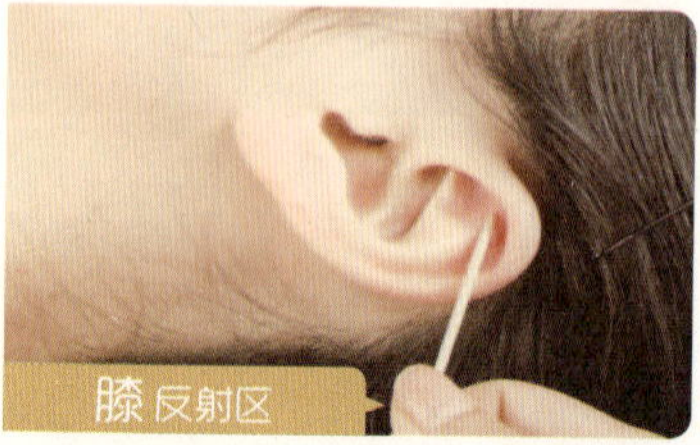

→ **按摩方法**：用切按法切压膝反射区1～2分钟，以按摩部位发红或有酸胀感为宜。

足部反射区

反射区功效

胃反射区理气和胃、通经活络；肾反射区调理脏腑；肾上腺反射区调理内分泌；输尿管反射区通便利腑。

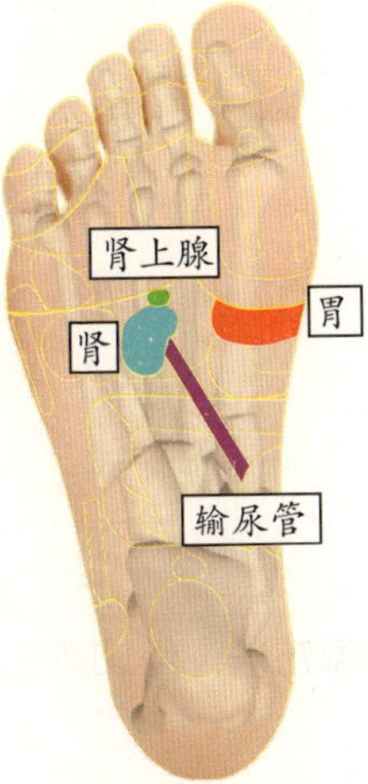

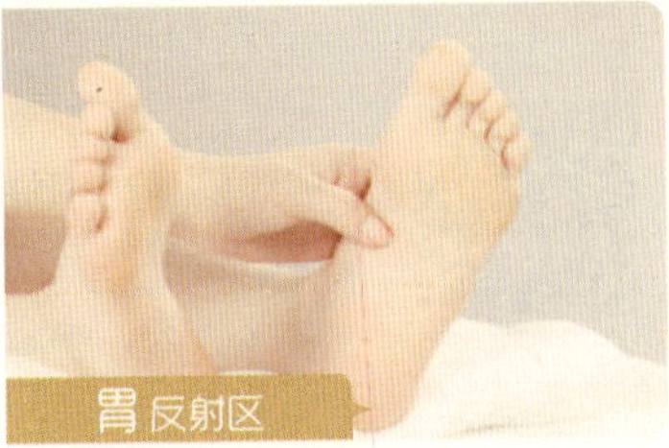

→ **按摩方法**：用拇指指腹推压法推压胃反射区2～5分钟，以局部酸痛为宜。

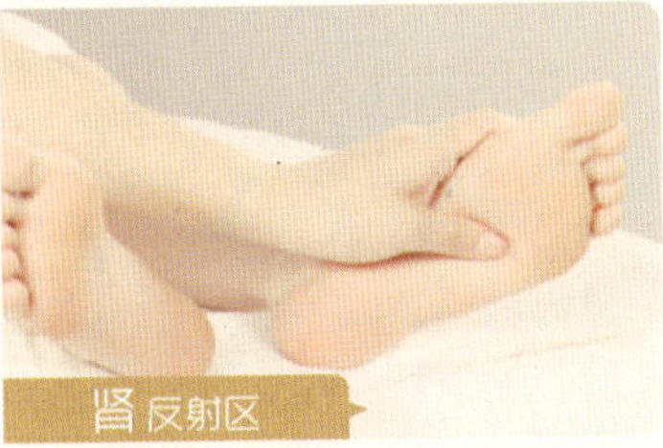

→ **按摩方法**：用拇指指腹推压法推压肾反射区2～5分钟，以局部酸痛为宜。

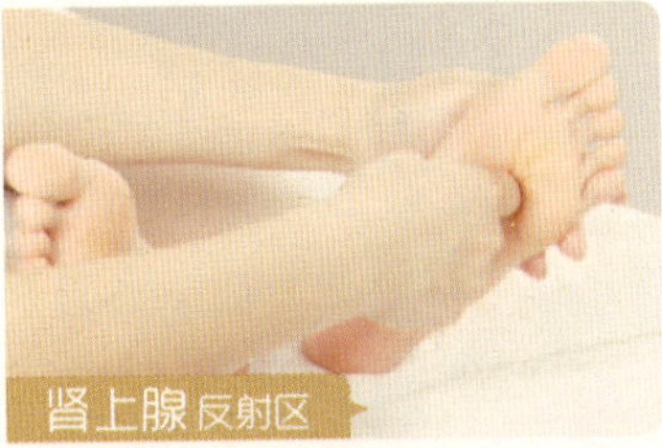

→ **按摩方法**：用单食指叩拳法顶压肾上腺反射区2～5分钟，以局部酸痛为宜。

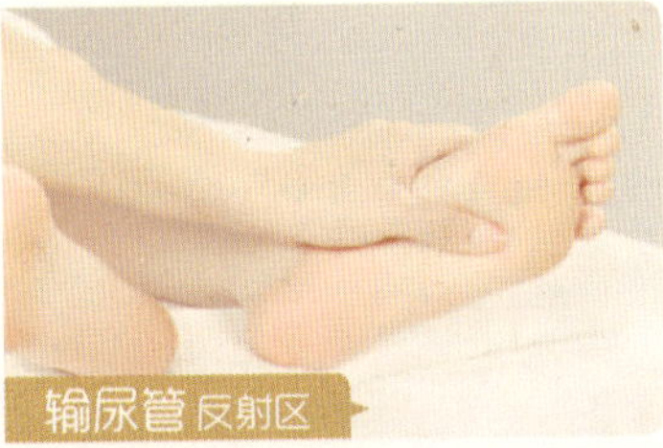

→ **按摩方法**：用拇指指腹推压法推压输尿管反射区2～5分钟，以局部酸痛为宜。

扫一扫看视频

纤腰翘臀

紧致腰臀身曼妙

曲线的身材和性感的翘臀，能够极大地增强女性的自信心。平时经常按摩手部、耳部和足部，按摩腰部和臀部肌肉，刺激这些部位上相应的反射区和穴位，可以疏经活络、行气活血，让腰部、腿部和臀部线条感凸显，成功达到纤腰翘臀的目的。

手部反射区

反射区功效

腰椎反射区强筋健骨；下身淋巴结反射区清热消肿；输尿管反射区通便利腑；膀胱反射区活血通络、消肿止痛。

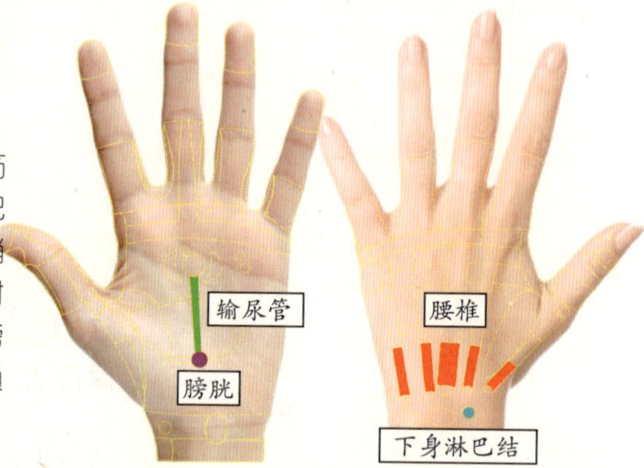

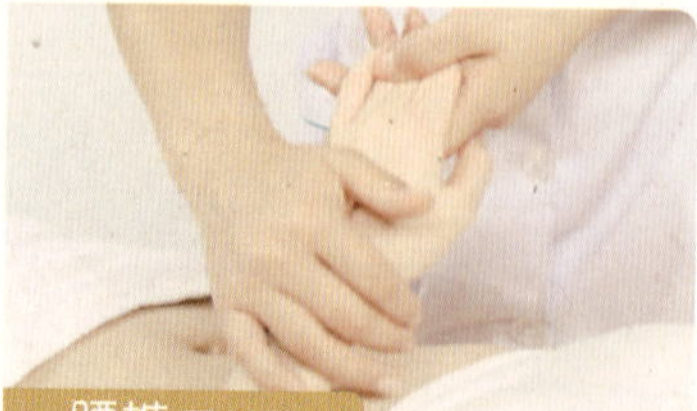

腰椎 反射区

➜ **按摩方法**：用擦法推擦腰椎反射区1～2分钟，以局部酸痛为宜。

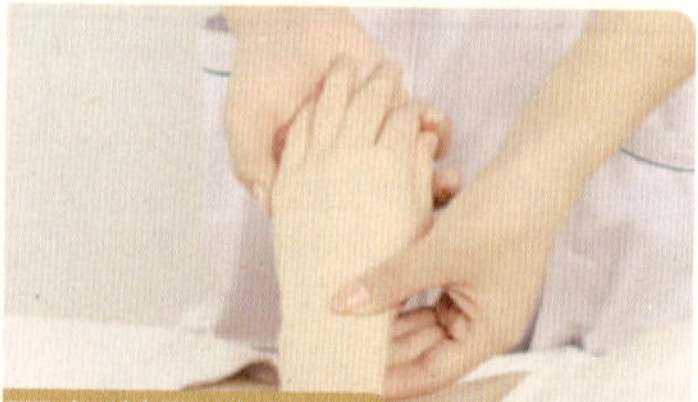

下身淋巴结 反射区

➜ **按摩方法**：用指揉法按揉下身淋巴结反射区1～2分钟，以局部酸痛为宜。

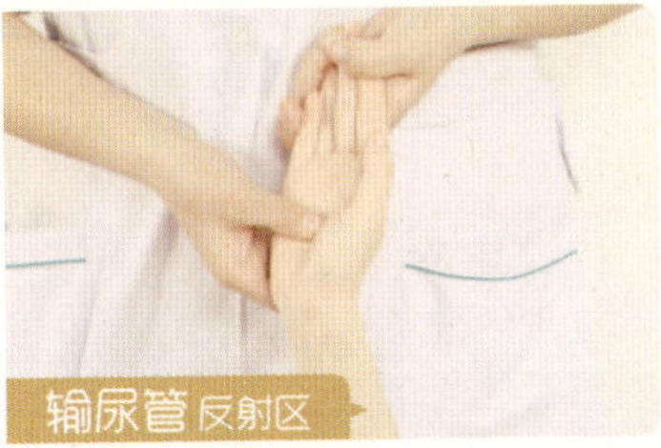

→ **按摩方法**：用指揉法按揉输尿管反射区1～2分钟，以局部酸痛为宜。

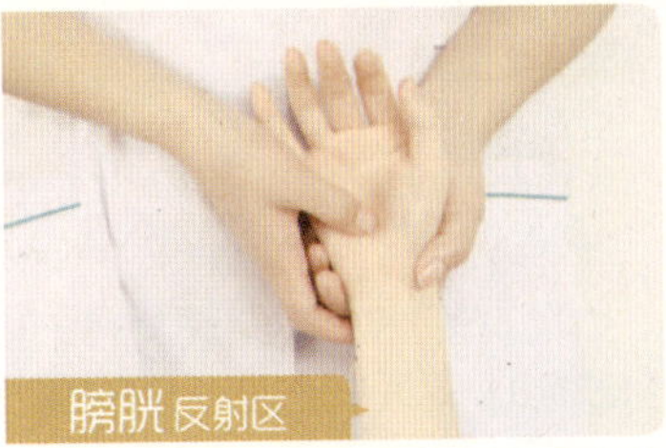

→ **按摩方法**：用掐法掐按膀胱反射区1～2分钟，以局部酸痛为宜。

耳部反射区

反射区功效

腰骶椎反射区补肾强腰、理气止痛；臀反射区活血止痛。

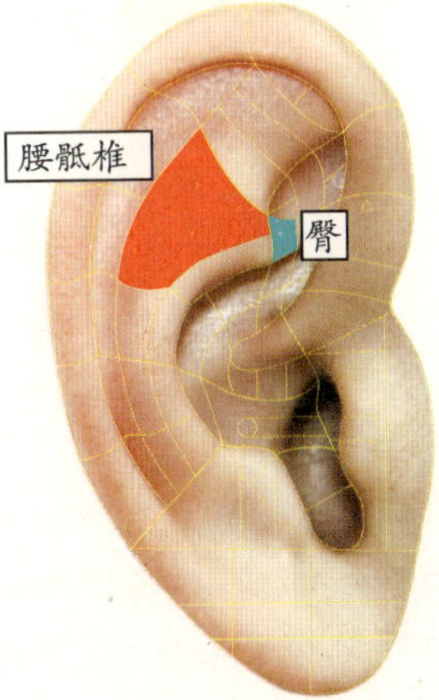

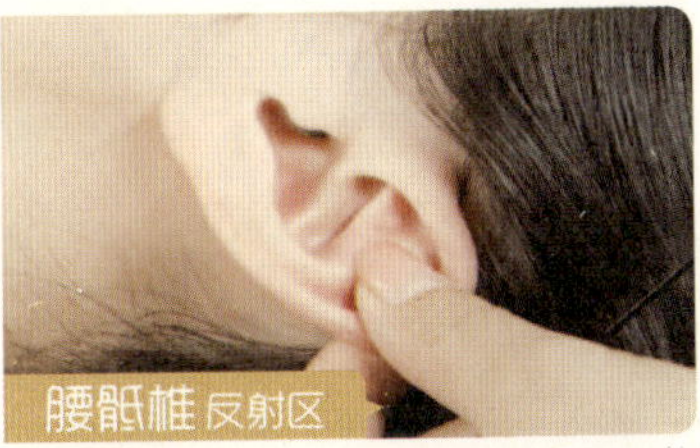

→ **按摩方法**：用捏揉法揉动腰骶椎反射区1～2分钟，以按摩部位有酸胀感为宜。

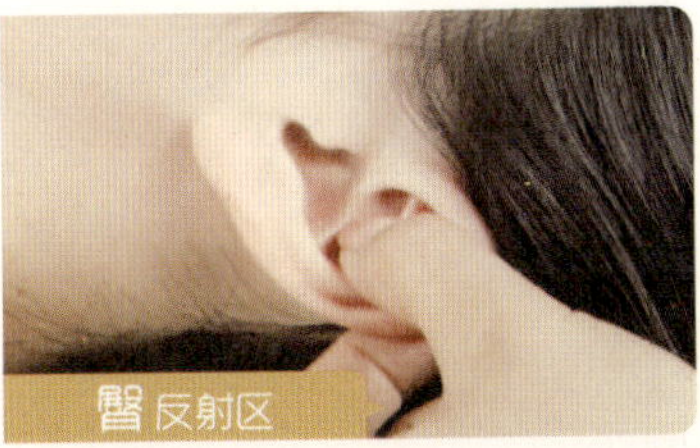

→ **按摩方法**：用捏揉法揉动臀反射区1～2分钟，以按摩部位发红或有酸胀感为宜。

足部反射区

反射区功效

腰椎反射区强筋健骨；下身淋巴结反射区清热消肿；肾上腺反射区调理内分泌；输尿管反射区通便利腑。

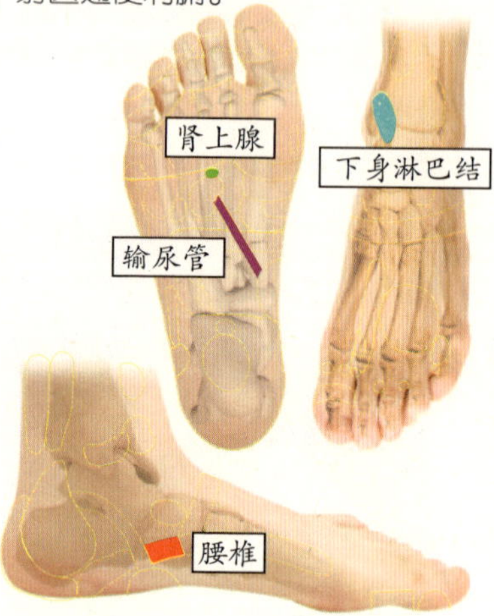

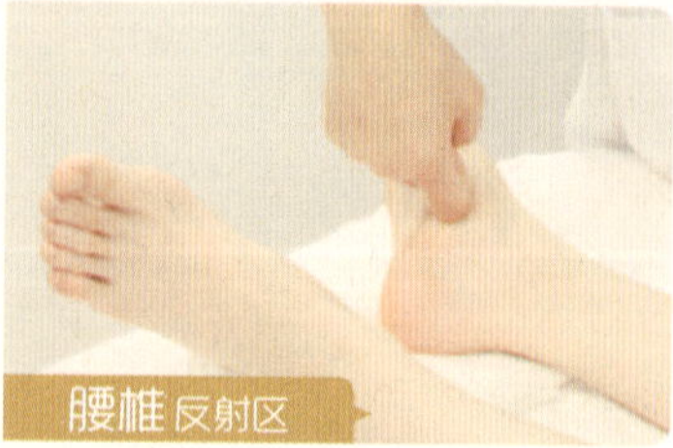

→ **按摩方法**：用单食指叩拳法顶压腰椎反射区2～5分钟，以局部酸痛为宜。

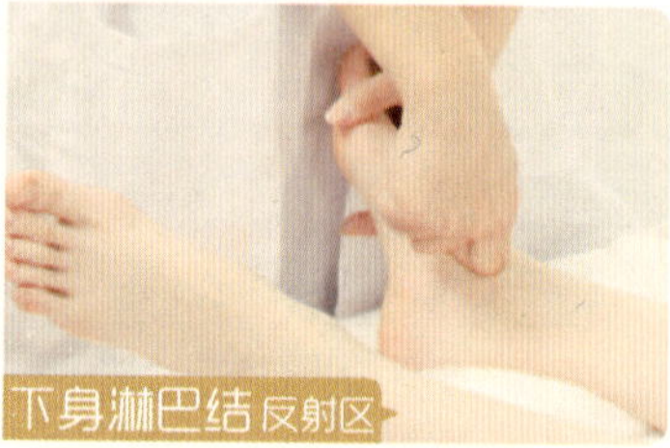

→ **按摩方法**：用单食指叩拳法顶压下身淋巴结反射区2～5分钟，以局部酸痛为宜。

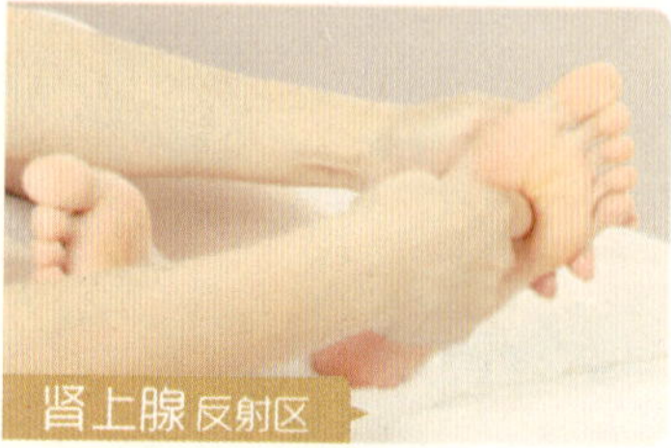

→ **按摩方法**：用单食指叩拳法顶压肾上腺反射区2～5分钟，以局部酸痛为宜。

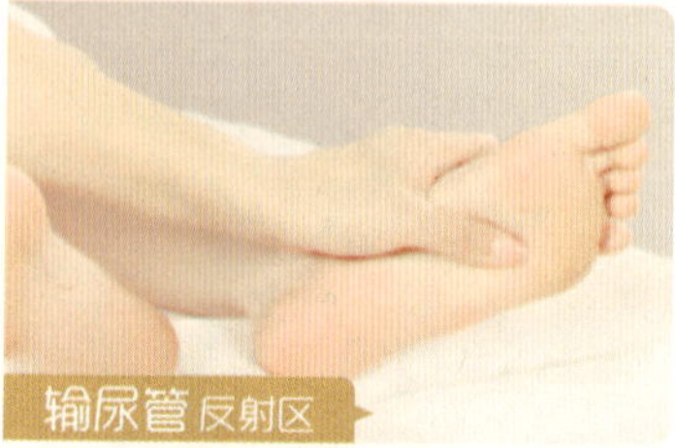

→ **按摩方法**：用拇指指腹推压法推压输尿管反射区2～5分钟，以局部酸痛为宜。